中医师承学堂
一所没有围墙的大学

经方脉法

陈日含 著

全国百佳图书出版单位
中国中医药出版社
·北京·

图书在版编目（CIP）数据

经方脉法 / 陈日含著 . —北京：中国中医药出版社，
2023.3
ISBN 978-7-5132-7983-3

Ⅰ．①经… Ⅱ．①陈… Ⅲ．①脉诊—经方—研究
Ⅳ．① R241.2 ② R289.2

中国版本图书馆 CIP 数据核字（2022）第 243527 号

中国中医药出版社出版

北京经济技术开发区科创十三街 31 号院二区 8 号楼
邮政编码　100176
传真　010-64405721
河北品睿印刷有限公司印刷
各地新华书店经销

开本 710×1000　1/16　印张 32.5　字数 564 千字
2023 年 3 月第 1 版　2023 年 3 月第 1 次印刷
书号　ISBN 978 – 7 – 5132 – 7983 – 3

定价　198.00 元
网址　www.cptcm.com

服 务 热 线　010-64405510
购 书 热 线　010-89535836
维 权 打 假　010-64405753

微信服务号　zgzyycbs
微商城网址　https://kdt.im/LIdUGr
官 方 微 博　http://e.weibo.com/cptcm
天猫旗舰店网址　https://zgzyycbs.tmall.com

如有印装质量问题请与本社出版部联系（010-64405510）

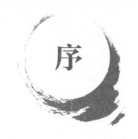

序

　　中华文明源远流长，观星斗类五行附六经辨证，脉指端辨经脉内窥脏腑。至此神农、岐黄这两种原生态医学模式以其独特的临床技巧呵护着中国人的生命，今天它们已走向世界。

　　人类以形、气认识世界，生命就是形与气的载体。西医借助解剖和仪器观形以断病，中医在气的层次上观体质辨证施治。就良莠来说，二者思维汇通才是医学的高智慧。古代中国医家选择观察自然、计量天体运行、斗建"五行学说"，仲景借二十八宿星辰运行构建六经辨证演绎伤寒。在人体体质学思维中诠释和离散疾病，这是生命观的进步，并以取代巫医敬畏神灵为里程碑。而岐黄医学则专注于脏腑与体表的关联，以指下感循体表脉动的方式，构建纵横经络联系于内脏的系统，并取得诸多神奇的临床疗效，技法形而上者洞微膏肓。遗憾的是，岐黄学派的代表扁鹊及其经脉技法暗昧于两汉，至此形、气两参的"辨病症治"高纬度医学衰落。

　　中医采集"脏腑之气"辨证，《象脉学》采集"脉中形"诊病。形、气互参将演绎出神农与岐黄共舞的临床模式。技法的特点以徒手类似仪器而独步于临床。今闻爱徒陈日舍主任再次笔耕《经方脉法》，并将形、气有机活法于临床，于古今中医书籍尚属罕见。惊喜之余欣然为序。

北京中医药大学岐黄导师：许跃远敬颂撰祺

2022 年 7 月 16 日

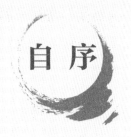

自 序

中医学源远流长,古代文献浩如烟海。《伤寒论》的出现,无疑是中医学历史上一个伟大的丰碑。其中所载方剂,效果显著,为历代所尊崇,2000多年一直指导着中医的临床实践,为历代尊为经方。

围绕着《伤寒论》的注本解读,数以千万。后学多茫然,无所适从。幸有近代先贤胡希恕老先生,独创六经八纲解伤寒,历经冯世纶教授进一步解读完善。历经两代人奋斗,暂成胡一冯经方体系。胡-冯经方体系以六经八纲的形式来解读伤寒。其魅力在于临床验证疗效堪佳,所吸引者众。笔者有幸,参加冯老的经方学习班。所学六经八纲辨证,多年付诸临床实践,取得良好疗效,赢得一方赞誉。

笔者之前爱好脉诊,曾有幸拜师许跃远先生。所学许氏象脉学,临床实践多年,有所心得,并主编《许跃远象脉学临床实录》一书(由上海科学技术出版社出版)。

临床上,笔者常常将六经八纲辨证与脉诊相结合。临床实践多年,稍有心得,便萌生了将六经八纲与脉诊相结合的心得整理成书的想法，历经六年整理与思索终于写成《经方脉法》一书。

出版之前，笔者将书稿呈送冯老审阅，望得冯老指导一二。

冯老回信：

陈日含同学：

您好。

大作拜读过，因外出未及时回函，请多原谅。

非常敬佩您对经方、脉诊的探讨。又非常感谢您对胡希恕先生的学术的认可。

胡老总结出：经方辨证主要依据症状反应，先辨六经，继辨方证，求得方证对应治愈疾病。其中症状反应包括：自觉症状，他觉症状，舌质，舌苔，还有切诊，切诊包括：切肤、切腹、切脉，还有瘀血、痰饮、水湿等病因。胡老的总结皆来自仲景书及结合临床实践。这里可注意到：经方重视脉诊，但脉诊是经方症状反应之一。因此，大作提出"试图通过脉象来研究分析八纲和六经的本质，从而指导六经八纲和方证辨证"，这一大理想、愿望，"把脉象摆在首要位置"妥否？望加考虑。

因对大作未深入理解，仅提出一点参考。

再次感谢您对胡希恕先生的学术的认可和传播。

冯世纶

2022 年 9 月 30 日

以上为冯老回信（全文无摘录），其信中对学生谆谆教诲，殷切期待，作为学生的我通读全文多遍，感铭于心。冯老，为一代经方泰山，高瞻远瞩，学术理念严谨，作为学生，难以望其项背，学生将进一步刻苦学习经方，以更好成绩报效恩师。

书中，所写脉诊之微观脉诊，主要师承于许跃远恩师。其中所用微观脉学术语大多引用许跃远《象脉学》一书。因脉学博大精深，指下感官表达挑战性较大，引用解剖学术语以及影像诊断术语，以期让读者更好地理解脉学内容。成书之时，特呈送许老师审阅。许老师欣然为序，并题字。学生倍受鼓舞，感铭于心。

书中所用脉诊技法用于解读六经八纲，为笔者临床多年总结经验所得。验之临床，多有效验，在"四诊合参"的基础上，我偏重经方脉诊的理论与实践探索，赢得患者的认可。不敢自私，特书，呈送与同行分享，也供师长指正。

虽然本书主要以脉诊的形式来解读六经八纲，进一步解读《伤寒论》。但冯老告诫弟子"经方重视脉诊，但脉诊是经方症状反应之一"。虽然研究脉诊，但不可太过偏执，仍应注意四诊合参，以求全面。

书中所举案例，以及所书内容，因个人水平有限，错谬难免。书中但凡正确，功劳属于冯世纶恩师及许跃远恩师。书中但凡错误，全责作者本人！

希望各位同仁在临床实践中提出意见建议，以便本书进一步完善。谢谢！

陈日含

2022 年 11 月 4 日书

前　言

　　《伤寒论》无疑是中医历代著作中最伟大的著作之一。其记载的方子被我们称为"经方"。《伤寒论》里面的经方在历代中医先辈流传过程中及时至今日，其效果之佳已被公认！历代对《伤寒论》的注释亦层出不穷！而《伤寒论》之难懂也是业内公认！其中，以《伤寒论》解读为业内所称道者，代表人物之一便是近代胡希恕。他对《伤寒论》的讲解被后学者整理成《胡希恕伤寒论讲座》《胡希恕金匮要略讲座》。他以独特的八纲理论解读《伤寒论》，其中，对其学术精华传承、传播贡献最大的要数冯世纶教授。前几年笔者有幸跟师冯世纶教授，学后反复验之临床，方悟《伤寒论》精华之一二！

　　中医的理论总是宏观的，临床上充满个体化的辨证！冯老认为首辨六经，继辨八纲，辨方证是辨证的尖端。临床症状是辨证的依据。我们学习和应用经方的时候需遵循这个原则。随着临床的深入，我们慢慢地发现，完全根据症状来辨证也具有一定的局限性。比如小柴胡汤证的"但见一证便是"就让业内引起无数争议！如小柴胡汤证的"寒热往来、口苦、咽干、胸胁疼痛"，难道有其中一症便是小柴胡汤证吗？显然不是！"胡冯体系"根据症状背后的病机证型辨证为半表半里之阳的少阳证，再进一步根据方证特征确定是小柴胡汤证！这无疑是对《伤寒论》解读和临床应用的最正确的方法之一！然而，临床上又总能看到模棱两可的现象，干扰着各种辨证的结果！为此，我们困扰了多年！

2015 年笔者有幸跟师一代脉神许跃远恩师，经多年刻苦学习与临床实践，我们惊讶地发现：许跃远老师可能是当今中医界较为成功挖掘复现古脉法——扁鹊脉法的医生之一！他的脉法为"象脉学"。许跃远恩师在临床上，几乎复现出扁鹊的"隔垣内照"传奇情景！我本人也在学习实践多年后悟得"象脉学"一二，并尊得恩师同意主编《许跃远象脉学临床实录》(2021 年 4 月由上海科学技术出版社出版)。

两种知识在脑海里面的碰撞，让我产生了想法：如何使用《象脉学》脉法指导《伤寒论》的临床实践？《伤寒论》里面"辨太阳病脉证并治""辨阳明病脉证并治"……非常清楚、明确地告诉我们，在仲景的年代，脉象是首要的辨证特征之一！开篇首节便是"……脉证并治"，肯定了脉象的首要性与重要性！当然，随着时间的推移，脉象落后为四诊之末，重视者寥寥无几！然奇怪的是，《伤寒论》对脉象的着墨并不是特别多！或许是因为古代医者的把脉技能是所有中医家必备的基本技能，还是古人惜字如金的笔法导致，已难以考知！

为此，我们试着把传统脉学的宏观脉法应用于临床当中，发现仍然有些许不足，传统的宏观脉法无法精准指导《伤寒论》里面相关经方的方证辨证，但能够大概分出六经八纲。如此，一个太阳病脉，很难分出太阳病下各个方证的不同。为了解决这个困扰，我们进一步将"象脉学"微观脉法用于临床当中，结果发现，宏观脉象与微观脉象结合后，可以完美地展现六经八纲与方证辨证，从而指导经方精准用于临床。

为了共谋中医事业发展，为了提高中医临床疗效，为了让大家进一步了解这种脉法的应用，我们撰写了《经方脉法》这本书。

本书主要包括五个部分：第一部分，宏观脉图、微观脉图。主要是从宏观与微观两个层面描述指下脉诊的形象图腾。第二部分，是对第一部分脉诊图的解析。第三部分，为特定经方脉象的特殊细节表现，以及经方中药组成及用药比例的调整经验。第四部分，相关经方象脉的鉴别诊断。第五部分，是对特定经方、特定脉象的把脉，有精准把脉过程当中的精细体现，以及把脉当中的经验体会。

我们据宏观脉象与微观脉象的辨证，在书中提出"经方脉法"概念。据脉象特征，辨证六经八纲、六经病机、脏腑病症，指导经方临床应用，而且能够在脉象的指导下对经方中的药物组成比重进行合理的调整，以期达到最高临床疗效！真正体现《伤寒论》经方把脉诊摆在首要位置、重要位置！从而真正做到以脉指导方，以脉的辨证为内核。

希望此书可抛砖引玉，共创中医之繁荣，以利苍生！

陈日含

2022 年 11 月

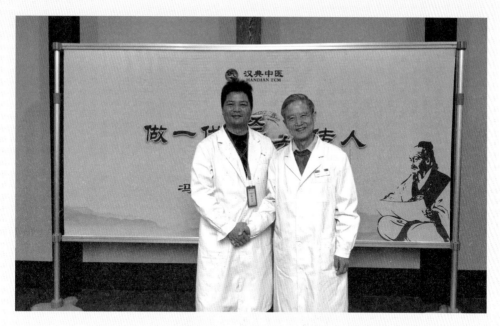

作者与冯世纶老师（右一）合影

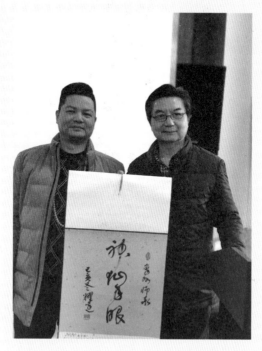

作者与许跃远老师（右一）合影

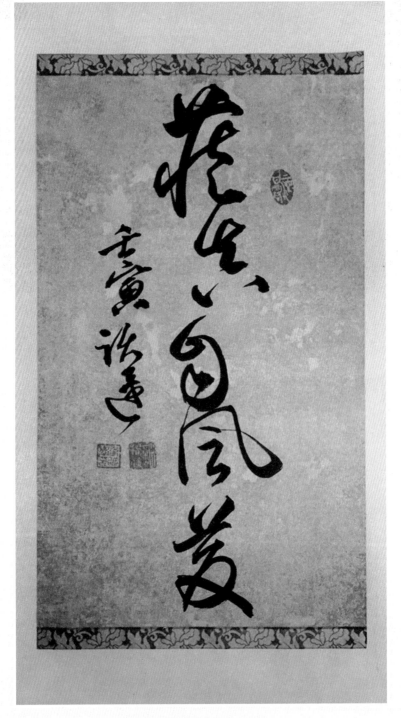

许跃远老师题字：藏真自风发

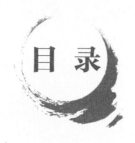

目　录

《 总论 》

〖 分论 〗

总论

第一章 写在前面的话（缘起）

第一节 谈谈我的经方之路

我和大部分学经方的师兄一样，都是先从脏腑辨证的角度来临证。从2001年到2005年，我一直应用脏腑辨证，临床四五年后，发现总体效果并不是很好。虽然理论是正确的，处方也符合法度，但是治疗效果并不能让人满意。我甚至开始质疑中医的效果了，后来曾一度转为西医，之后又转了回来。再回头的时候，我决定刻苦钻研，寻找真正的中医。

如从读经典入手，我曾读过叶橘泉叶老的、刘渡舟刘老的理论，后来才发现，对我来说，胡希恕胡老的"八纲释伤寒"是最适合临床的。也许是我对胡老释《伤寒》的六经八纲较为敏感，也很赞同的缘故。后来，我有幸参加入冯世纶冯老在北京举办的经方学习班。其时，冯老对于八纲释伤寒、传统误读等进行了较大篇幅的演讲，作为学生的我们，顿觉豁然开朗。

学习归来，我谨守六经八纲辨证的大纲，通过运用八纲释伤寒的思路、方证对应的思路来临床辨证处方，实践后发现效果非常好。于是我对胡老、冯老的学术体系进入了比较深入的学习研究。

冯老提出辨方证是辨证的尖端，症状是辨证的依据，我对这个早已是学术观点的结论也进行了多年的临床实践并反复验证，最终我发现临床效果提高了很多。实践是检验真理的唯一标准，我认定这个就是真理。

临床实战多年以后，我又遇到了诸多困惑。

临床上，有些症状的问诊有时较为困难，个别疾病无证可辨。

比如，口渴、口干、口苦等症状的问诊，南方天气炎热，茶水充足，对于南方人基本上问不出口干这个症状，你口会干吗？不会！我每天都喝水。

再如出汗症状问诊。南方夏季炎热，人们每天要喝大量的水，而且每天都会出汗。出汗与否也是模糊不清。

还有尿频、尿多、尿黄症状，南方人经常大量饮水，进水量多，小便则较频，也较清长，尿黄症状少见。假若你问："你喝水多吗？有尿频吗？"他会回答："我喝水多，就尿多，不喝就不会！"这不是狡辩，而是临床上的问题。

上述问题困惑了我多年。

2005年夏天，我有幸跟随许跃远老师学习象脉学。自从学会了许氏"象脉学"之后，我对中医的看法发生了翻天覆地的变化。我曾经以为，中医的诊断，像扁鹊"隔垣内照"，只是单纯通过把个脉就知道患者身上有没有肿瘤、有没有结石，这简直是不可能的。但经过学习后，历经刻苦训练，目前同样的脉诊水平，可以在很多学员身上得到复现。通过脉诊，就能清楚患者有没有肿瘤、结石、肺部结节、甲状腺结节等，而且可以通过现代的影像学检查得到验证，且验证结果，随着脉诊功夫的长进，准确率越来越高。

自此，我开始在临床上对象脉学进行深入研究。也正因为如此，我才写下了人生中的第一本书——《许跃远象脉学临床实录》（由上海科学技术出版社出版）。此后，我又做了许多临床研究。

我时常在思考：根据症状来进行八纲和六经辨证，脉诊能明确判断西医的疾病诊断及临床症状，能做出病理和病因的诊断吗？这两者之间有什么联系吗？既然脉象可以深入人体，如子宫肌瘤、乳腺结节、甲状腺结节、肾结石之类的疾病都能"看"得一清二楚，甚至还能把形状和大小都摸出来，那么，就一定能准确地判断出人体八纲六经、气血阴阳等情况。

我们试图将这两方面的问题联系在一起，试图通过脉象来研究分析八纲和六经的本质，从而指导六经八纲和方证辨证。

我查阅了古今大量的脉学著作，发现诸多脉学理论难以指导六经八纲和方证辨证，难以对经方的临床实践进行深入的指导。为此，我一直寻找脉学与经方两者的结合点。

在2016～2018年这几年里，我一直在思考脉学与临床实践。

最终，我在葛根汤的病例中找到了一个切入点。此葛根汤证头痛患者，以"头痛5天"为主诉来诊，伴畏冷、无汗等症状，查体：颈后肌肉僵硬紧张体征。

宏观脉象，出现相应的右寸浮紧而长脉象。微观脉象，右寸部桡侧缘出现一个"夹心饼"样的肌肉脉晕，右寸上部出现颅脑外围的弧形弦边脉晕。

从症状分析，为太阳病表实重证。处方葛根汤。

药后两天复诊，头痛、畏冷、无汗、颈强等症缓解。复脉诊，浮紧脉消失，"夹心饼"样的肌肉脉晕及弧形弦边脉晕消失。

上述病例可见明确的脉症对应特征：太阳病症状有头痛、畏冷、无汗、颈强；太阳病宏观脉象——浮紧。太阳病微观脉象——"夹心饼"样的肌肉脉晕。浮脉属表，紧脉属寒，符合太阳病表寒的特点。故从脉象上看，其与八纲六经有对应关系。再看微观脉象，颈部出现"夹心饼"样的肌肉脉晕，相应出现颈强、头痛症状，与病症和方证有对应关系。

我终于找到了六经八纲与宏观脉象、方证与微观脉象的相关性。此后，我们记录了大量的临床症状的六经八纲辨证与脉象相结合的案例，并总结为以脉象为主导进行六经八纲进行辨证论治。

通过上述病例，我们对太阳病进行了深度的思考：太阳病的概念是病在表、病性反应为阳的证候。那么，这位患者的症状反应在表，是肌肤之表？是肌肉之表？还是包含肌肉和肌肤之表？若是肌肤之表，则会出现不汗出、恶寒，或有汗出和皮疹症状。若是肌肉之表，就会出现肌肉的酸痛症状，以及肌肉僵硬的项强体征，这也属于太阳之表证范畴。所以我们就以此为契机。对很多经方的宏观与微观脉象两方面做了相应的记录，并寻找两者的契合点，进行多方面的临床总结与研究。

第二节　脉法简介

我所介绍的经方脉法，有宏观脉法和微观脉法。有很多人提出疑问，微观脉法的图像是如何采集到的呢？那我现在就简略地介绍一下。

三部的定位： 寸关尺的定位，比教材的定位稍微下降了半个指头，就是说以桡骨茎突（高骨）为寸部，不是以高骨凸起这个位置为关部，往下下降了半个指头，这样来定位寸，关、尺顺位定下来。

指法： 我们的脉法指力比传统脉法轻一点点，即手指轻轻贴到皮肤，再往下轻轻按一点点。脉法的轻重，所得到的信息是不一样的。很轻的脉法可以得到皮肤上的信息。再重一点点，能得到皮下信息，乃至更深一层的皮下软组织。手指要轻按在皮肤及皮下的寸关尺上面来感知脉中信息，这种手法古人叫"举"；稍用力"寻"，达到第三层脉的皮下脉外层；再施加压力"按"，达到脉管搏动的第四、第五层脉。如《诊家枢要》所言："持脉之要有三：曰举、按、寻。轻手循之曰举，重手取之曰按，不轻不重、委曲求之曰寻。"

皮下信息是有形的。这种脉法通过长期的训练，就能感知到寸关尺皮肤上面的第一层皮上信息层及第二层的皮下信息层的形状，都能以图腾的形式进行解读。这两层就能得到微观脉象所描述的各种脏腑形态的图腾。然后再进一步按下去，就达到了第三层皮下脉外层，可得到卫气信息、脏腑（阳）气信息。进一步到第四层脉管壁层，再依次到第五层，这是脉内信息层的把脉过程。

感知到脉管搏动的这个层次，已达第五层，这是比较深的一个层位，这个层位得到的就是脉管大小有力无力及脉中形态的信息。第一、二层位脉法，我们要求手法要轻，轻如"举"。总体寸关尺上微观脏腑信息把脉采集信息的过程当中，都是通过很轻的"举"脉法，先在皮肤上稍微施加一点点压力，到皮下层这个过程当中，就能够感知到脏腑形态信息。

进一步，从皮下到脉管中间的第三层，使用"寻"脉法，可以感知脉外之卫气信息。若再稍微用力，按到大概脉管搏动的位置，使用"按"脉法，就能感受到沉层位第四、五层位信息。因为我们首先用"举"法采集到脉中一二层的脏腑形态信息，所以脉法之初"举"法要轻，轻如上"举"，不要太重，否则一二层位之表层很多有形信息就无法觉察到，获得的脉中信息就不会完整。一二层位是采集微观脉法信息的最主要层位，应予重视。

微观脉法心法： 微观脉法必须在很轻的贴于皮肤的指法当中静候，静候中就能在皮下与真皮之间触摸到、感知到刻录在寸口的半立体的形状物。通过对形状以图腾形式进行解读，就能得到类似脏腑形态图腾的脉象形态信息。再通过这些信息含义解读，就能得到微观脉的脉象信息。当然，这要通过一定的实操去训练一段时间，才能感知得到。这种脉法的能力，是经过刻苦训练后，人人可得的一个脉诊技能。

我们把脉管的信息分成几个层位，脉中层位及信息分，如图1-1。

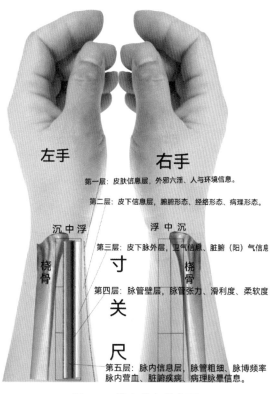

左手　右手

第一层：皮肤信息层，外邪六淫、人与环境信息。

第二层：皮下信息层，脏腑形态、经络形态、病理形态。

沉中浮　浮中沉

第三层：皮下脉外层，卫气信息、脏腑（阳）气信息

桡骨　寸　桡骨

第四层：脉管壁层，脉管张力、滑利度、柔软度

关

尺

第五层：脉内信息层，脉管粗细、脉博频率脉内营血、脏腑疾病、病理脉晕信息。

图1-1　脉中信息分布图

从上图 1-1 可知：第一层：皮肤信息层，可获得外邪六淫、人与环境信息。第二层：皮下信息层，可获得脏腑形态信息。第三层：皮下脉外层，可获得卫气、脏腑（阳气）信息。第四层：脉管壁层，可获得脉管张力、滑利度、柔软度信息。第五层：脉内信息层，可获得脉管粗细、大小、脉搏频率、节律、脉内营血、脏腑疾病、病理信息。

第三节　全视脉象（宏观脉象与微观脉象）

所谓"全视脉象"，就是从比较全面的视角来看（采集）寸口脉中所包含的所有信息，信息主要包括脉中之气及脉中之形两部分，包括宏观脉象与微观脉象两种脉象。

一、宏观脉象

宏观脉象主要指传统脉学部分。

脉学为中医四诊之一，历来都处于比较重要的位置。从《黄帝内经》到《频湖脉学》，脉学体系日渐成熟，并趋于中规中矩。归纳起来，包括八大要素内容：①脉位：浮、稍浮、中、沉、伏脉。②脉张力：紧、弦、软脉。③脉频率：缓、迟、数、疾脉。④脉节律：结、代、促脉。⑤脉长短：长、短脉。⑥脉粗细：洪、大、细、小、微脉。⑦流利度：滑、涩脉。⑧脉虚实：虚、实、有力、无力脉。以上是传统脉学所有的表达要素。

随着脉学发展到当代，许跃远老师在以上八大要素的基础上，又发现脉气中的其他构成要素内容，增加了六大要素：⑨稠度：清、浊脉。⑩对称：左右脉管长度、粗细、虚实等的不对称对比。⑪温度：脉管中冰冷或温热指感脉。⑫幅度：脉搏振动起伏幅度。⑬脉势：脉气向前趋，脉气向后趋。⑭脉外饱和度：脉管外皮肤之下软组织的饱和程度。一共 14 个脉气构成要素，形成了全视脉象的脉气构成部分。14 个脉气要素脉象皆属于宏观脉象部分。

宏观脉象，主要采集寸口脉之脉气部分来解析脉象。

脉气，为脉动之气，"营行脉中，卫行脉外"，候的脉气是脉外之卫气，可解析人体的阴阳气血、八纲六经、病机及证候。候脉气归为宏观脉象范畴，可主要把握脉中整体形态要素而非细微结构。对脏腑功能气机进行诊查，其反映人体功能状态及疾病证候。

综上所述，宏观脉象以候脉气的信息，主要解析阴阳气血、八纲六经、病机及证候的脉象。

二、微观脉象

微观脉象，指的是脉中之形，包含三大部分：经络之形，自然之形以及疾病之形。

其中疾病之形处于寸脉中皮下第二层，包含：①脏腑形，②病灶形，③病理形，解析人体的疾病、症状。寸口脉中之脏腑形为局部寸口脉中刻录的人体脏腑形态信息部分，可呈现出脏腑形态轮廓及脏腑局部功能盛衰状态。寸口脉中之病灶形为机体疾病在脏腑中体现出的病灶结构于脉中的反应信息。寸口脉中之脏腑形、病灶形、病理形，归属于微观脉象部分。

此外，脉中自然之形处于寸口脉中皮肤第一层，刻录人体外自然之形信息，体现人与自然的信息，属于微观脉象部分。寸口脉中第一层与第二层间可得经络之形，刻录人体经络穴位之有形信息，亦为微观脉象部分。如图1-2。

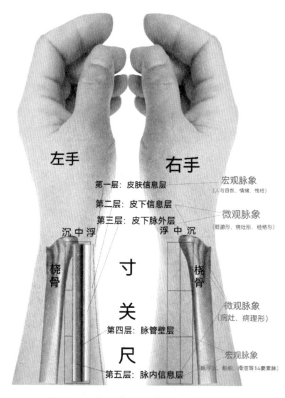

图1-2　全视脉图（宏观、微观脉象）

综合全视脉象中的宏观脉象与微观脉象两部分，我们可以从寸口脉中第一层的宏观脉象中诊察到人体与自然、个人情绪等宏观脉象信息，以及对一个人的性格、性情做出相应的判断。可以从寸口脉中第二、三层的微观脉象中诊察到脏腑形、病灶形、经络形，甚至是微观脉象的病理形，从而对疾病病形、病灶进行诊断，甚至是对病因进行较为准确的诊断。

我们亦可以从寸口脉中第四、五层宏观脉象中诊察到传统脉象中的 14 脉素，从而对病机、症状、证候做出准确的诊断。

我们暂且抛去宏观脉象的人与自然、性格情绪的诊断，仅通过宏观脉象以及微观脉象的诊脉，通过宏观脉象中之"气"而辨八纲六经；结合微观脉象脉中之"形"，而辨脏腑病症。

宏观脉象与微观脉象相结合，就可以完整地进行辨证，得出六经八纲、六经病机、脏腑病症等诊断结论。

本书主要通过宏观脉象对六经八纲进行分析辨证与诊断，结合微观脉象，对六经病机及脏腑病症进行辨证，从而完成辨八纲、辨六经、辨方证一系列完整的经方临床辨证过程。

第四节　关于脉图注解说明

脉诊中的信息包罗万象，各医家于临床中总结出大量论述著作，历来没有固定表述模式。我们于临床当中，通过多年实践总结，企图以更直观的图解形式来解读脉象。在绘制脉图之初，我们设想了很多的模式，也参考了诸家之脉图，感觉都难以表达临床真实的脉诊感受及脉中信息。为此，我们制作了两种基本脉图，分别表达宏观脉象及微观脉象的信息。

基础宏观脉图，如图 1-3。

手腕放置位置为侧位置。这个位置能更好地表达皮肤到桡骨之间、从皮到骨的浮层位的空间脉位感。图中桡骨的位置为正常人体结构位置，参考了教材而绘制。脉管中的黑色方框代表脉诊当中的寸、关、尺位置。而寸关尺方框当中，中间竖线杠代表脉管中位的标准位置。从皮肤到桡骨之间，分别标志浮、中、沉位。红色方框则代表脉管部分，其边缘为脉管壁。以下是我们制订的各种脉管的表达符号。

弦脉：脉管壁上加"＝"两横杠。我们以此来表达，是因为弦脉表达脉管壁的紧张度增高，而脉管壁上加"＝"两横杠，从视觉角度看，为在脉管壁上加固的含义，意为其脉管的紧张度增加。

紧脉：脉管壁上加"—"一横杠。紧脉是脉管壁的紧张度稍微增高的含义，紧张度仅次于弦脉，所以只用一横杠。

涩脉：以"∧∧∧"示涩脉。涩脉表达脉中流利度要素，可见脉管中脉气艰涩难行的指感。因脉行艰涩，指下摩擦力较高，如有锯齿拉锯，故用锯齿图案表达。

滑数脉：以"0000"示滑数脉。滑脉表达脉中流利度要素，示脉行滑利，指下如有滚珠。而"0"形象如珠，可示滑脉。而多个"0000"又示脉动紧贴太快，故同样以此符号示数脉。滑与数常常并行，符号混用，但图中注解会分开解说。

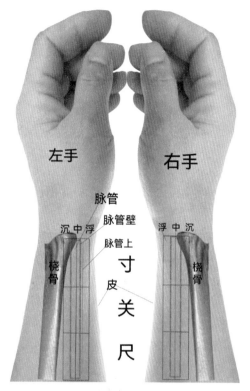

图 1-3　基础宏观脉图

有力脉：以"↑↑↑"示有力脉。箭头符号向上，代表脉气有力。宏观脉象图中箭号方向朝皮肤代表脉气有力。

无力脉：以"↓↓↓"示无力脉。箭头符号向下，代表脉气无力。宏观脉象图中箭号方向朝向桡骨代表脉气无力。

迟脉：以"o～o～o"示迟脉。"o"示脉搏动，而"～"示两次脉搏动间隔较久，脉动缓慢，而组成"o～o～o"示迟脉。

洪大脉：以"∩∩∩"示洪脉。洪脉示脉中粗细及振幅要素。洪脉振幅较大而脉形较粗大，"∩"拱形符号形象表示洪脉脉形特征，故以"∩∩∩"示洪脉。而大脉表达脉管粗大要素，符合相应特征，故混用。脉图中会以文字注解区分使用。

软脉：在脉管壁内以"("示软脉。软脉表达脉管紧张度下降的脉素。而"("弯曲的弧形示无力承载而下弯，取其形象表达脉管壁柔软。

以上是宏观脉图常用的表达符号，但假若遇到洪大而数，就用"∩∩00"

混合表示。涩而无力，就用"∧∧∧↓↓↓"混合表示。但诸如数脉，如此"0000"画上一段，则示六脉皆数，其他段只是为了不重复、画风整洁而省略，读者应知，数脉应六脉皆数。相应迟脉亦然。但倘若是弦脉，则可能出现寸弦而关弱，脉图上的标注会提示相应的弦部。其他有力脉、无力脉、涩脉，亦可能只局限于部分脉部。倘若是细脉、小脉、微脉，则直接从脉管的粗细绘图中体现。若是浮脉、稍浮脉、沉脉，亦直接从脉图中脉管的位置中体现。

微观脉图的基本脉图，如图1-4。

图1-4微观脉图中之脏腑器官的定位，是师承于许跃远老师得出的。我们实验于临床多年，发现寸口脉中脏腑形态可随脏腑气血盛衰而变化，并且与八纲六经有密切关联，特别是与方证辨证关系密切。为此我们拓展应用于经方八纲六经方证辨证。经过多年摸索，终于寻找出一方一脉图，并呈献给大家。由于经方微观脉图表达了阴阳气血盛衰及很多相应病灶病理信息。为了更好地表达相应的信息，我们制订以下规则符号，用于表达脉中信息。

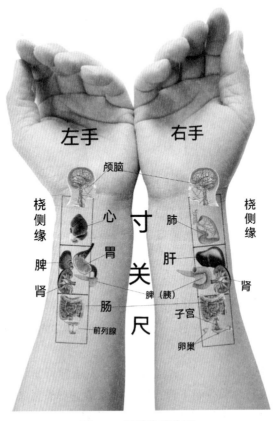

图1-4 基础微观脉图

脉图中脏腑形态：脏腑形态大，示相应脏腑气血旺盛。脏腑形态小，则相应脏腑气血衰弱。如脏腑形态瘦小，则相应脏腑气血衰竭。脏腑有浮沉，但由于微观脉图之脉在手腕为正位，无法表达浮沉，则用相应的文字表达注解。

脏腑脉气：脉气有力，则用"↑↑↑"表示。箭头指向桡侧缘，代表脉气有力。反之，"↓↓↓"箭头指向尺侧缘，示脉气无力。

涩指感脉：以"∧∧∧"示涩指感脉。因指下脉气行之涩手，而用锯齿样符号示之。

灼热指感脉：以"🔥🔥🔥"示灼热指感脉。因灼热指感脉示脉中温度偏高，而"🔥"火苗符号表示温热、灼热，可形象表达此意。

冰冷指感脉：以"＊＊＊"示冰冷指感脉。因冰冷指感脉示脉中温度偏低，而"＊＊＊"雪花符号可表示冰冷、寒冷，脉图中用蓝色冷色调表示，可形象表达此意。

颗粒指感脉：以"◇◇◇"示颗粒指感脉。"◇"是斜放的正方形，有指下颗粒的形象感觉，故以此为符号表达。有个别脉中能直接画出形象的图案，则以形象图案标志。

粗糙指感脉：以"△△△"示粗糙指感脉，指下脉感粗糙而不平整和不细腻。"△"为三角形，表达指下的感觉"粗糙"。

紧绷成弦脉象：以"≡"示微观脉图的紧绷成弦脉象，表达脏腑形态表面张力增高而指下感觉紧绷，指下形成如同屋脊一般的隆起形象。我们以"≡"三横夹成如脊，表达如同屋脊一般的隆起形象，与"="两横宏观脉图的弦脉区分。一个是脏腑形象图案，一个是脉管壁单纯张力感。

水滑脉晕：以"≈≈≈"示水滑脉晕。"≈"为水波纹，指下如有水波荡漾，故用此为形象表达。

黏腻样、黏胶样脉晕：以"＄＄＄"示黏腻样、黏胶样脉晕。"＄"是取其形象。一个弯曲的线，中间被黏住，为拉扯不开的含义。表达指下如胶、黏而腻手之意。黏腻样的指感轻，而黏胶样则为黏腻如胶着。

弦边脉：弦边脉以线条表示。因弦边较为形象、固化，故直接画线条示之，指下如同图中之线条。

以上为常用的微观脉图的表达方式及表达符号，也可以组合使用。如"≈＄＄"示水滑黏腻脉晕，为两种脉晕同时存在。

虽然我们想尽了各种办法来绘制脉图，也使用了各种可用的符号代表脉中指感，尽可能地表达脉中信息，但指头可获得的脉中信息实在是太丰富了，区区几张脉图无法表达全部含义。希望后续在读者的帮助下不断完善。

第二章 经方脉法与六经八纲

第一节 六经方证分类

一、太阳病

1. 太阳病（表实证）

麻黄汤，葛根汤，葛根加半夏汤，麻黄加术汤，射干麻黄汤，桂枝麻黄各半汤，小青龙汤。

2. 太阳中风（表虚）证

桂枝汤，桂枝加桂汤，桂枝加黄芪汤，桂枝加厚朴杏子汤，桂枝加龙骨牡蛎汤，小建中汤，当归建中汤，黄芪建中汤，桂枝加芍药生姜各一两人参三两新加汤，桂枝人参汤，当归四逆汤，苓桂术甘汤，苓桂枣甘汤，茯苓泽泻汤，五苓散，桂枝茯苓丸，半夏散及汤，炙甘草汤，《古今录验》续命汤。

3. 太阳病其他方证

防己黄芪汤，葛根黄芩黄连汤，升麻鳖甲汤，半夏厚朴汤，旋覆花汤。

二、少阴病

麻黄附子甘草汤，白通汤，麻黄附子细辛汤，桂枝芍药知母汤，桂枝加附子汤，真武汤。

三、阳明病

1. 阳明病之太阳阳明合病

大青龙汤，麻杏石甘汤，越婢汤，越婢加术汤，越婢加半夏汤，麻黄杏仁薏苡甘草汤，小青龙加石膏汤，麻黄连翘赤小豆汤，竹皮大丸，木防己去石膏加茯苓芒硝汤，厚朴麻黄汤，桂枝加大黄汤，防己地黄汤，茵陈五苓散。

2. 阳明病之少阳阳明合病

大柴胡汤，柴胡加芒硝汤，柴胡加龙骨牡蛎汤。

3. 阳明病之正阳阳明病

白虎汤，白虎加人参汤，调胃承气汤，小承气汤，大承气汤，麻子仁丸，下瘀血汤，桃核承气汤，大黄牡丹汤，抵当汤，大黄䗪虫丸，大陷胸丸，己椒苈黄丸，小陷胸汤，葶苈大枣泻肺汤，泻心汤，大黄黄连泻心汤，附子泻心汤，茵陈蒿汤，栀子豉汤，栀子厚朴汤，黄连阿胶汤，《千金》三物黄芩汤，白头翁汤，白头翁加甘草阿胶汤，《千金》苇茎汤，薏苡附子败酱散，猪苓汤，百合地黄汤，竹叶石膏汤。

四、太阴病

四逆汤，四逆加人参汤，茯苓四逆汤，甘草干姜汤，理中丸（汤），大建中汤，吴茱萸汤，桃花汤，小半夏汤，干姜人参半夏丸，厚朴生姜半夏甘草人参汤，旋覆代赭汤，《外台》茯苓饮，芍药甘草汤，枳术汤，栝楼薤白白酒汤，栝楼薤白半夏汤，当归芍药散，芎归胶艾汤，酸枣仁汤，麦门冬汤，泽泻汤，茯苓杏仁甘草汤，甘草干姜茯苓白术汤，苓甘五味姜辛汤。

五、少阳病

小柴胡汤，柴胡桂枝汤，四逆散，黄芩汤，鳖甲煎丸。

六、厥阴病

乌梅丸，柴胡桂枝干姜汤，黄连汤，甘草泻心汤，半夏泻心汤，黄土汤，温经汤，八味（肾气）丸。

第二节　八纲脉法概要

六经脉法来源于八纲，为了更好地了解本书所介绍的六经脉法，我们概述一下八纲的脉象特征。八纲脉法分为宏观脉象与微观脉象。以下对宏观脉法与微观脉法粗略阐述。

宏观脉法是区别微观脉法的讲法，主要阐述的是传统脉法的脉素部分。而微观脉法主要来自许跃远恩师的《象脉学》，是以象思维对寸口脉中的皮下有形脉管信息以"图腾"形式进行解读，主要以"脉晕"的语言概念进行解释。"脉晕"是指脉中有形图腾，是人体脏腑气血阴阳信息于寸口脉中刻录并聚集成的气团形态。因指下感触形态如同月亮周边的光晕，许跃远恩师称之为"脉晕"。笔者师承并遵循、延续学术命名。在本书中，大量以脏腑命名的脉晕并非脏腑本身，而是寸口脉中脏腑气团信息，故称之"某脏腑脉晕"。其他病因病理脉晕亦是此意。

一、阴阳脉

阴阳脉总概念：阴阳脉是对一切脉象的阴阳两极的最大分类。阳性脉，符合阳性的亢进、激烈、兴奋、上升、粗大、有力、快速特征的都属于阳性脉。符合阴性的滞后、衰弱、疲惫、下沉、细小、无力、缓慢特征的都属于阴性脉。阴阳是总纲，概括总领了表里、寒热、虚实六纲脉象。

宏观阴阳脉概念：在阴阳总概念的指导分类下。凡是符合脉管径比平脉粗大，脉搏振幅比平脉大，脉搏频率比平脉快，脉管壁滑利度比平脉滑利，脉管张力比平脉高，脉管承压力度比平脉大，脉管所处层位比平脉（中位）高（浮），脉管中有力物质比平脉多等，都属于阳脉，反之则属于阴脉。

宏观阳脉：洪、大、滑、数、实、牢、浮、有力脉等。

宏观阴脉：细、小、微、迟、虚、软、沉、无力脉等。

微观阴阳脉概念：微观阴阳脉是在宏观阴阳脉象特征的取象类比的思维下拓展的。强于、大于或浮于脉象的搏动脉点，或是脉晕质感实而指下有力，皆属阳性脉晕。弱于、小于或沉于、细于脉道的搏动脉点，或是脉晕质感虚而指下无力，皆属阴性脉晕。脉晕的大小以脉管的管径比，其脉晕点大于脉管的管径为大，反之为小。脉晕的浮、沉以脉管的浮、沉比，浮于脉管之上为浮，沉于脉管之内为沉。脉晕的脉力相对于脉管的脉力比，强于脉管的脉力则为强，弱于脉管的脉力则为弱，或对比正常平脉的脉力。

微观阴性脉晕：脏腑脉晕形瘦小、纤细、塌陷、沉下、质柔软、按之无力、指下空虚、冰冷指感、水滑细腻指感等属于阴性脉晕。

微观阳性脉晕：脏腑脉晕形大、饱满、膨隆、浮起、质感硬、按之有力，指下殷实，灼热指感、粗糙指感、团块脉晕等属于阳性脉晕。

也会有出现混合性质脉象，如宏观脉沉而有力，浮而细软等脉象；微观脉也会出现混合性质的脉晕，如大而弱的脉晕，沉而强的脉晕，小而尖如沙石的脉晕等。这就是具有阴阳两面的性质的脉晕。

二、表里脉

表里脉概念：表里指表达人体疾病病位浅深的基本纲领。"表"是指疾病主要矛盾位于人体肌肤腠理表层，邪正分争于肌肤腠理表层，气血津液聚集于肌肤腠理表层，疾病反应于肌肤腠理表层等。其宏观脉象因气血津液聚集于肌肤腠理表层，而随之浮于寸口脉之浮层。

而"里"是指疾病主要矛盾位于人体之里层，邪正分争于脏腑之里层，气血亦聚集于里层，疾病反应于胃肠之里层等。其宏观脉象因气血聚集于胃肠之里层，而随之沉于寸口脉之沉层。

宏观表里脉：表脉：浮位脉。里脉：沉或中层位脉。

微观表里脉概念：微观表里脉是指在宏观表里脉象特征的取象类比的思维下拓展。微观表脉，是指脏腑脉晕（特别是心肺脉晕）浮于浮层，或指处于人体表层的肌肉、经筋等脉晕；而微观里脉，是指脏腑脉晕沉于里层，或出现胃肠脉晕等处于人体结构里层的脏腑脉晕。

微观表脉：脏腑脉晕浮于浮层，或显现"夹心饼样"或"柔软竹片样"人体表层肌肉脉晕。

微观里脉：脏腑脉晕沉于里层，或出现胃肠脉晕及"泥团样"燥屎脉晕。

三、寒热脉

寒热脉概念：寒热是辨别疾病性质的两纲。寒性具有凝滞、收引、沉下、痉挛、冰冷、苍白特征等性质。热性具有炎上、舒张、升腾、松弛、温暖、红肿特征等性质。其脉象秉承相应寒热特质。

宏观寒热脉：寒脉：迟、缓；热脉：滑、数。

微观寒热脉概念：微观寒热脉是指在宏观寒热脉象特征的取象类比的思维下拓展，指诊脉时，可以在寸口脉上感知到脉管中及脉管周边温度异于平脉的脉象。温度高于平脉为热脉。反之，温度低于平脉为寒脉。

微观寒脉：是指脏腑脉晕久候出现冰冷指感脉象。

微观热脉：是指脏腑脉晕久候出现轻热或灼热指感脉象。

从微观脉象定寒热更为直接、直观而感性。

四、虚实脉

虚实脉概念：虚实是辨别疾病邪正盛衰性质的两纲。"邪气盛则实，精气夺则虚"。实，主要指邪气亢盛而正气不衰，正邪相搏，斗争剧烈，反应明显，而出现反应剧烈的、亢奋的、有余的证候，谓之为实证。

虚，主要指正气不足，人体内气、血，阴阳和脏腑等生理功能衰弱，机能低下，出现虚弱、衰退和不足的证候，谓之为虚证。其脉象秉承相应虚实特质，而出现相应的脉象特征。

宏观虚实脉：实脉：洪、大、滑、数、实、牢、弦、紧、促、长、有力脉等。

虚脉：细、小、微、迟、虚、弱、软、散、芤、革、短、无力脉等。

微观虚实脉概念：微观虚实脉是指在宏观虚实脉象特征的取象类比的思维下拓展。微观实脉，是指脏腑脉晕符合亢奋、有余、反应剧烈、太过等；反之，脏腑脉晕符合衰弱、机能低下不足、不及等为虚。

微观虚脉：脏腑脉晕形态质感柔软、按之上举无力为气虚之象，脏腑之形塌陷、指下如虚为阳虚之象。而形态较瘦小为血虚之象，形态纤细为阴虚之象。形态塌陷纤细为气血阴阳虚衰之象。

微观实脉：是指脏腑脉晕形态质感较厚实、按之上举有力的实象，脏腑脉晕之表紧绷、隆起、饱满之象。

微观虚实脉象在指下直观、形象、容易识别，是宏观虚实脉象的重要补充。

以上我们大概讲述八纲脉法的基本纲领。八纲脉法是解释六经脉法的基础。六经脉法据八纲脉法为基础，可进行进一步组合。如：太阳病属表阳证，就出现了表脉特征与阳脉特征的组合脉象。阳明病属里实热证，就出现里脉、热脉与实脉的组合脉象。以此类推。当然不会出现完全叠加的机械模式，也会出现相应的变动，这在具体的六经和方脉证讨论当中会体现。

第三节　六经脉法概要

据不完全统计，有关《伤寒论》的专著，我国具有代表性的著作就不下1600 种，日本汉方学者也有 300 多种；而且对仲景《伤寒论》中的三阴三阳六病理论，已涌现出了至少四十多种学说。虽然各种说法学说各异，但是都尊张仲景为"医圣",而且至今没有人敢提出过异议;新中国成立后伤寒界内也涌现出诸多具有代表性的伤寒大家,如刘渡舟、陈亦人、叶橘泉、胡希恕等先贤。

我们在临床实践当中发现,以八纲解读六经为代表的胡冯体系在临床上具有较好疗效。我们进一步从脉象的角度来理解八纲六经,并经过脉象特征更好地理解八纲与六经的关系,进一步理解六经本质。经过脉象含义,细化了八纲解读六经内涵,为了更好地从脉象理解方证、辨方证,从而并强化了气血阴阳理论,强调痰饮、瘀血、气滞、食积等病理病因产物,以图更好地解读伤寒,更好地服务临床,提高临床疗效。

以下我们概括一下六经的含义及脉象。

一、太阳病

太阳病宏观脉象:太阳表实证宏现脉象,浮紧脉;太阳表虚证宏观脉象,浮缓偏细脉。

太阳病为表阳证。疾病在表,病性为阳。疾病在表,指的是疾病的主要矛盾与主要反映在表层。其内在病机为邪正分争于表,气血津液聚集于表。其症状体征表现于表。症状包括肌表疼痛、不适,皮肤无汗、汗出,皮肤瘙痒,出疹,脉象浮于表层。

病性为阳,指的是疾病的反应具备阳性特征。阳性具有亢进、激烈、亢奋、快速、刚硬、高处、粗端等宏观概念。其脉象亦表现为在表层的浮脉,及具有阳性脉象特征:紧、有力、紧绷等。

八纲中有表里、寒热、阴阳、虚实。太阳病的纲领可以用表里、虚实、阴阳来解释。但假如要进一步细化太阳伤寒、太阳中风,则太阳伤寒为表实证,太阳中风为表虚证。

也可以引入寒热概念再细化,则表实证更细化为表实寒证,但太阳中风的表虚证却不能称之为表虚寒证。因为太阳中风的表虚证,只是营卫之表略有亏虚而已,并没有里虚,但虚寒的含义更多表示为里虚寒。

我们引进八纲,只是为了更好地理解六经,因为仲景的六经概念实在太遥远了,而八纲却是目前所有中医学者较容易理解的。所以我们把太阳伤寒理解并表述为太阳表实,太阳中风理解并表述为太阳表虚,与之相对应的是麻黄汤类方及桂枝汤类方,这更符合临床麻黄汤类方证与桂枝汤类方证的理解与使用。

太阳病微观脉象： 太阳病表实证微观脉，显现人体周身表层肌肤腠理脉晕，并出现形态宽大、张力紧绷、按之实性等具有实性特征的"夹心饼样"肌肉脉晕。

太阳病表虚证微观脉，显现人体周身表层肌肤腠理脉晕，并出现形态稍瘦、张力稍柔、按之虚性等具有虚性特征的"夹心饼样"肌肉脉晕。

太阳病微观脉引申于太阳病表阳证概念：疾病在表，病性为阳，并从微观脉象的角度进行规范。疾病在表，病位体现在人体周身表层组织，包括人体周身皮肤、人体表层肌肉等。病性为阳，微观脉"夹心饼样"肌肉脉晕为阳性表现特征，不可能出现非常纤细的阴性肌肉脉晕。在"夹心饼样"肌肉脉晕的基础上，稍有虚实特征不同表现，实性，则宽大、紧绷，虚性则稍瘦、稍柔。

二、少阴病

少阴病宏观脉象：脉浮而细、小、缓、迟、柔软、无力。

少阴病为表阴证。疾病在表，病性为阴。疾病在表，指的是疾病的主要矛盾与主要反应在表层。其内在病机亦为邪正分争于表，气血津液聚集于表。病性为阴。疾病的反应具备阴性特征。阴性则有沉衰、和缓、困倦、退缩、柔软、低处、细微等宏观概念。

其症状体征表现于表。症状包括肌表疼痛、不适，皮肤感觉异常，汗出等症。包括脉象也体现为浮于表层；病性为阴，症状脉象都体现为阴性，症状不出现肌表和肌肉隆起高处等阳面疼痛特征，而是以肌肉细端、低处及近关节起止点附着处的疼痛与酸胀感觉为主。皮肤不出现红肿、热痛、出疹等阳性特征，而是出现皮肤感觉异常、麻木，或者只有瘙痒，没有红肿的皮疹等阴性特征。肌表症状多区别于太阳表证的阳性特征，表现为阴性的阴柔体征。

其脉象同样表现为在表层的浮脉及阴脉特征：细、小、缓、迟、柔软、无力冰凉等。

少阴病微观脉象：呈现人体周身表层肌肤腠理脉晕，并出现形态纤瘦而扁平、张力柔软、按之无力等阴性特征的"柔软扁竹片样"肌肉脉晕。

少阴病微观脉引申于少阴病表阴证概念：疾病在表，病性为阴。疾病在表，故脉象体现于人体表层，包括人体周身皮肤和表层肌肉。病性为阴，规范了"柔软扁竹片样"肌肉脉晕总体为阴性的表现特征，出现了形态扁平、张力柔软的阴性脉晕。此处区别于同为表证的太阳病的"夹心饼样"阳性特征肌肉脉晕，应予鉴别。

三、阳明病

阳明病宏观脉象：脉象不浮而洪、大、滑、数、有力。

阳明病为里阳证。疾病在里，病性为阳热、为实热。阳明病为里实热证。疾病在里，指的是疾病的主要矛盾和主要反应在里层。里层，这里指的是咽、食管、胃、肠、肛门等吞咽、消化、运输、接触食物及消化物的消化系统并常年处于关闭状态的里层，代表邪正交争和病因病理产物聚集于脾胃肠道等的里层。

这里的阳性表现于里层，体现为实热证。实，相对虚的概念。"实"的本义是殷实、富裕。《说文解字》："实，富也。从宀，从贯。"引申之为艸木之实。中医学引申其概念为充满、殷实、充实、壅盛，亦指邪气盛实。阳明之实则指脾胃肠道之里的邪气盛实，而体现出充满、充实的特征，从而表现出心下、上腹部胃腑之食、痰、饮、瘀等内邪盛实而胀满疼痛，痞满，按之实，表现出脐腹、下腹部肠腑之内燥屎、痰、饮、瘀等邪气盛实而胀满疼痛，痞满，按之实。

而阳明病之里实热证体现出阳热体征：代谢亢进、精神亢奋。代谢亢进则发热怕热、汗出、口干，脉数，精神亢奋则烦躁易怒、失眠、谵语、言语高亢、动作亢奋有力等；而脉象应体现出里实热特征：病在里，脉象不浮，可见实热之洪、大、滑、数、有力之脉。

阳明病微观脉象：阳明病出现心肺、肝、脾胃肠等脏腑脉晕，位沉或不浮，脉晕形大，表面饱满圆隆，按之实而脉气上举有力等阳实脉象，或出现灼热指感脉晕，或出现肠脉晕内"泥团样"燥屎脉晕。

阳明病微观脉引申于阳明病里实热证概念，故相应出现病位在里的心肺、肝、脾胃肠等脏腑脉晕，并出现了阳性实热特征，体现于脏腑脉晕位沉于里或不处于浮位。同时出现脉晕形大、饱满圆隆、按之实有力等实性特征。或于脉管内或脉管周边组织直接可感知到脉中温度升高的变化，而体现于脉中局部灼热指感脉晕，这种灼热脉也表达出阳明里热的征象。

阳明病有阳明腑实证，此证于微观脉中可以展现出相应形态，于肠脉晕内显"泥团样"燥屎脉晕。这种燥屎脉晕可为阳明腑实证最为直观的微观脉象。

四、太阴病

太阴病宏观脉象：沉、迟、弱、微脉。

太阴病属里阴证。疾病在里，病性为阴、为虚、为寒。疾病在里，同样指的是咽、食管、胃、肠、肛门等吞咽、消化、运输、接触食物及消化物的消化系统并常处于关闭状态的里层。这里的里的概念与三阴三阳病是类似的，太阴之虚相对于阳明之实。虚即虗（xū），从虍（hū），从丘（qiū，从北，从一）。虚本谓大丘，大则空旷，故引申之为空、虚。

中医学引申其为衰弱、不及之意；太阴病之里虚包含人体内（周身）气血（津）阴阳的亏虚（不包括人体肌表营血卫气之亏虚），包含胃肠道机能低下及空虚状态。胃肠道机能低下，故出现了胃腑蠕动缓慢的腹满，出现了肠道空虚的腹泻等典型症状。

太阴病气血（津）阴阳的亏虚，主要表现为全身虚衰状态。气之虚有疲惫、倦怠、乏力、气促之症，相应出现虚、弱、无力脉象。津血之虚有头晕眼花、毛发干枯、肌肤干燥等症，相应出现细脉。气血为阴阳之基础，气虚严重则伤及阳，而津血亏虚严重则伤及阴。阴阳亏虚是气血亏虚的严重状态。阴虚在津血虚的基础上，出现脉管充盈更加不足的质的改变，可见体质羸瘦、皮肤干燥，相应出现小、微脉象。

讨论至此，我们必须规划出《伤寒论》的太阴病之阴虚概念，不包括现代中医学的阴虚完整概念。这里的阴虚，指的是血虚的严重亏虚状态而伤及阴的本质，不包含阴虚里热及阴不涵阳的概念范畴。之所以规范概念，是因为临床中太阴病并不等同于教材《中医基础理论》的阴虚里热、阴不涵阳概念。

我们引申太阴病气血（津）阴阳的亏虚概念，是为了更好地理解太阴病"虚"的本质。现代中医学阴虚里热、阴不涵阳的概念包含《伤寒论》中部分阳明里热及少阳阳热的概念，但太阴病并没有阳性（热）概念。在伤寒六经分类中，仲景把这一部分阳性（热）概念，规划到少阳阳明病中。我们不管引入八纲或者气血阴阳理论，都是为了更好地理解六经，其中虽有重叠，并不完全对等，不能混淆，更不可牵强附会。

关于太阴病的阳虚里寒，阳虚是在气虚的基础上出现的，气虚严重状态下，气损及阳，从而出现阳虚。阳虚是太阴病的衰弱集中表现，出现机能衰竭、温煦不足的畏寒怕冷、手足温度低的里虚寒状态，这也是太阴病最具特征性的表现之一，可见相应的微脉、迟脉。

综上所述，太阴病具备里、虚、寒三个特征。疾病在里，病性为虚，有里寒特征，与阳明病对举。

太阴病因为里虚寒，容易出现瘀血、痰饮的病理产物。里寒温煦不足，寒凝血瘀，则瘀血常留。里寒温化不足，津液不化，失之输布，停聚局部，则成痰饮。

太阴病微观脉象：心肺脉晕沉下，心肺位稍后移（近心端），按之软塌无力，久候有冰冷指感。肝、胃肠脉晕沉下，而形瘦小，按之软塌无力，久候有冰冷指感。

太阴病微观脉，引申于太阴病里虚寒证概念：疾病在里，病性为阴、为虚、为寒。疾病在里，故脏腑脉晕沉下。病位之里特指食管、胃、肠之腑。但因病为里虚寒，心肺亦为脏腑之里，五脏六腑气血相关联，故里虚寒又波及心肺之气血衰弱，亦体现心肺之特征性改变。

而太阴病病性为阴、为虚、为寒，则多体现脏腑机能严重不足、下沉、无力、消失、衰败、不及等阴性特征。脏腑脉晕机能衰退下降而见脏腑脉晕沉下之象，脏腑脉晕亦相应出现形态瘦小，按之软塌无力之衰弱、不及象。脏腑机能严重不足，脏腑之气鼓动无力，脏位下沉且按之无力。而当脏腑之阳衰败，失其温煦，则体现脉中局部温度下降，久候有冰冷指感。

五、少阳病

少阳病宏观脉象：脉位稍浮而弦细、有力、滑数。

少阳病为半表半里之阳证，是病在半表半里、性质为阳的疾病。半表半里为六经之精华所在。假若伤寒没有半表半里的少阳病和厥阴病，那《伤寒论》就可以去六经而改八纲解释。假若在注解或应用伤寒六经的时候，忽略了半表半里之证，则有失伤寒之精华。所谓半表半里，病不在于表，亦未入于里，邪正分争于表里之间，则为半表半里之证。正气虽减未衰，正邪交争不下，邪正分争激烈，则为少阳病。少阳病因邪正分争激烈而表现出阳热征象。其阳热郁于半表半里，外不能透于表，内不陷于里，滞而不行，则胸胁苦满疼痛。热逼筋膜孔窍而出现相应的口苦、咽干、目眩等症。

少阳病之阳热郁于半表半里，出现相应的稍浮脉象。阳热滞而不行，而有气机郁滞之象，出现相应的弦脉。因邪正分争激烈，故而脉象滑数有力。正气虽减未衰，而有细脉特征。

少阳病正气已弱，如条文"血弱、气尽、腠理开，邪因而入"，此"血弱"为营血虚，此"气尽"为卫气虚。少阳病具备营卫亏虚的病机，常常因为太阳病中风的太阳表虚证的营卫亏虚加重，藩篱失守，腠理尽开，邪因而入半表半里。所以少阳病必然伴随着营卫亏虚的前提条件。

有学者认为少阳病有虚象，其本身带有太阴病，认为太阴病是六经里虚的代表，特别认为小柴胡汤证是少阳太阴合病。这样理解少阳病则是站在以药测证的角度，片面而不完整。须知少阳病之虚是营卫之肌表亏虚，而非太阴之里虚，两者有表里之别，不可一概而论。

综上所述，少阳病是病在半表半里、病性为阳的疾病，但其中包含少阳气滞、少阳阳热（郁热）、营卫亏虚等病机。脉象可出现相应的稍浮、弦细、有力、滑数。

少阳病微观脉象：肺脉晕稍浮起，肺表形态稍瘦，表面绷紧而隆起成弦。心脉晕形态稍瘦，形态比肺晕略饱满，心搏动稍快，搏动有力而有神。肝、胃肠脉晕，脏腑之形态稍瘦而稍浮起，脏腑脉晕表面绷紧而隆起成弦，按之脉气上举有力，久候轻热指感。

少阳病微观脉引申于少阳病概念：为半表半里之阳证。病在半表半里，故脏腑脉晕处于稍浮起之位。外不浮于表，内不沉于里，邪正分争于半表半里而性质属阳，属阳则正气虽减而未衰。故脏腑脉晕出现稍瘦之态，即稍有虚象而不衰。

脏腑脉晕表面绷紧而隆起成弦，为气滞、郁而不畅之象。脉气上举有力示正气未衰，邪不内陷。

久候轻热指感则为少阳病的一种特征性指感。脉管中或脉管周边组织局部温度略有上升，但不至于灼热，故有轻热指感脉象，此示少阳病有阳热的一面。

六、厥阴病

厥阴病宏观脉象：脉位稍浮而微、细、无力、弦。

厥阴病为半表半里之阴证，是病在半表半里、性质为阴的疾病。厥阴病与少阳病同样为病在半表半里，但厥阴病正气已衰，无力抵御外邪，邪正交争疲惫，导致半表半里之阳热上炎于上，而正气虚衰于下，出现了特有的上热下寒之症。其上热亦表现出口苦咽干之上焦阳热证，其下寒则有下利不止、四肢厥冷、畏冷肢寒等下焦虚寒症状。

有学者认为，厥阴病是少阳太阴合病。厥阴病固然有类似少阳病之上焦阳热病机，但厥阴病只出现下焦虚寒病机，不会出现全身虚寒病机，特别是厥阴病不出现上焦虚寒病机。而太阴病是里虚寒病，包含上焦虚寒病机，如栝楼薤白白酒汤证（太阴阳明合病，包含上焦阳虚寒厥病机）。

厥阴病也不能理解为寒热错杂，因只出现上热下寒，不会下热上寒之症。

如大黄附子汤证（太阴阳明合病，包含阳明腑实病机）。

综上所述：厥阴病是病在半表半里、病性为阴的疾病，包含上焦阳热、厥阴气滞、下焦虚寒病机，具有上热下寒病机特征。可出现相应的脉象：脉稍浮，而细小微无力。

厥阴病微观脉象：心脉晕稍浮起而形瘦小，搏动弱而无力、无神。心尖部及心前区灼热指感。肺、肝、脾胃脉晕稍浮起而形态瘦小，脏腑脉晕表面绷紧而隆起成弦，按之脉气上举无力，久候轻热指感。双尺下肠形脉晕形态纤瘦而沉下，表面扁塌而柔软，按之脉气下陷，指下如虚，久候有冰冷指感。

厥阴病微观脉引申于厥阴病概念：厥阴病为半表半里之阴证，是病在半表半里，性质为阴的疾病。病在半表半里，故脏腑脉晕处稍浮之位。病性为阴，正气已衰，邪陷入阴，故出现相应的形态瘦小之不足羸瘦之象，亦出现脏气不足按之脉气上举无力之象。厥阴病为半表半里之病，邪外不出于表，虽正气已衰，但却不入于里，邪正仍分争于半表半里，气机郁而不行，故有绷紧而隆起成弦之气机郁滞之象。轻热指感亦是厥阴上焦郁热之象。

厥阴病出现下焦虚寒之象，寒象体现于尺部温度下降，而出现冰冷指感脉象。虚象体现于双尺下肠形脉晕沉下而形态纤瘦，表面扁塌，脉气下陷。

厥阴病全脉体现：上（中）焦之实热脉象，而下焦之虚寒脉象。

以上概述了六经病的概念、临床症状及与之相应的脉象特征。

第四节　六经病机及脉象概要

六经病机：指的是以引进气血津液、藏象、病因、病理产物等理论阐述六经病及六经病下各方证涵括的内在机理规律。六经病机是以病机理论形式对六经病在八纲解读的基础上进一步细化解析，以期进一步对六经病详尽解读，对六经病范畴下的方证病机细化解读，以达到辨方证的目的。

六经病机脉象：指的是对六经病在八纲解读的基础上进一步细化病机、解读相应脉象。

我们首先以八纲解六经。八纲解六经是以八纲的理论形式对六经进行解读。通过八纲来理解六经及最终辨六经病证。但既辨六经病以后辨方证，这中间仅依靠各方证症状特征进行辨证，其间缺少必要的理论机制联系，容易陷入经验主义，以致有人抱经方为圭臬，原方造抄，不敢越雷池半步，美其名尊经重道，实对仲景方义未深入理解。

六经病机对六经病在八纲解读的基础上进一步细化解读，实是对六经病下方证的病机进行详细剖析，以期进一步理解方证、准确辨方证，并对经方灵活加减应用。而其相应的六经病机脉象则可抓住方证核心病机脉象，从而可以通过脉象途径准确把握辨证、方证。以下我们简述下六经病机及六经病机脉象。

一、太阳病病机及太阳病机脉象

八纲解读： 太阳病为表阳证（表实寒证）。

病机解读：

太阳表实证（太阳伤寒），包含卫表寒邪病机，及正气充实病机→对应脉浮紧，对应麻黄汤类方。

太阳表虚证（太阳中风），包含卫表寒邪病机，及营卫亏虚病机→对应脉浮缓，对应桂枝汤类方。

二、少阴病病机及少阴病机脉象

八纲解读： 少阴病为表阴证（表虚寒证）。

病机解读： 少阴病包含营卫气血衰弱→对应脉浮微，卫阳亏虚病机→对应脉迟。常伴有寒湿、水饮病机→对应微观脉水滑黏腻样脉晕。

三、阳明病病机及阳明病机脉象

八纲解读： 阳明病为里阳证（里实热证）。

病机解读：

太阳阳明合病，包含太阳表阳证（卫表寒邪病机→对应脉浮紧）及阳明里实热病机（里热炽盛→对应脉洪大滑数，阳明腑实病机→对应微观脉"泥团样"燥屎脉晕）。

少阳阳明合病，包含少阳病病机（营卫亏虚→对应脉细、气机郁滞→对应脉弦、上焦郁热（阳热）病机→对应脉滑数有力）及阳明病病机（里热炽盛→对应脉洪大滑数，阳明腑实→对应微观脉"泥团样"燥屎脉晕）。

正阳阳明病，包含里热炽盛→对应脉洪大滑数，阳明腑实病机→对应微观脉"泥团样"燥屎脉晕。

四、太阴病病机及太阴病机脉象

八纲解读： 太阴病为里阴证（里虚寒证）。

病机解读： 太阴病包含里虚（气、血、阴、津（阳）亏虚病机→对应无力细小微脉）及里寒（阳虚→对应脉迟、阴寒病机→对应微观脉冰冷指感脉晕）常伴有病理产物（痰饮、寒湿→对应微观脉水滑黏腻样脉晕、瘀血→对应脉涩等）等病机。

五、少阳病病机及少阳病机脉象

八纲解读： 少阳病为半表半里阳证。

病机解读： 少阳病包含营卫亏虚→对应脉细、气机郁滞→对应脉弦、上焦郁热（阳热）→对应脉弦滑数有力等病机，还可同时包括半表半里之稍浮脉象。

六、厥阴病病机及厥阴病机脉象

八纲解读： 厥阴病为半表半里阴证。

病机解读： 厥阴病包含营卫气血衰弱→对应脉微，气机郁滞→对应脉弦、上焦郁热（阳热）→对应脉弦数有力，下焦虚寒→对应脉沉迟微无力。还可同时包括半表半里之稍浮脉象。

以上概述了六经病机及六经病机脉象概要。

分论

第三章 太阳病脉象

第一节 太阳病脉象特征

太阳病脉象宏观脉图。

太阳病伤寒（表实）宏观脉象图如图 3-1 所示。

太阳病中风（表虚）宏观脉象图如图 3-2 所示。

《伤寒论》第 1 条：太阳之为病，脉浮，头项强痛而恶寒。

这条为太阳病之提纲。提纲具有纲领性，也就是说，无论是什么疾病，只

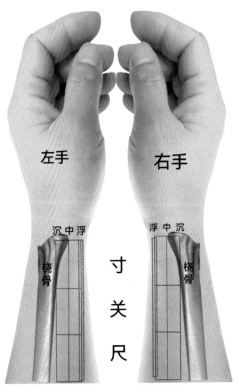 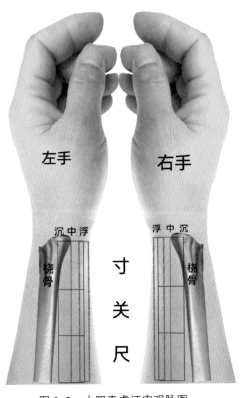

图 3-1　太阳表实证宏观脉图　　　　　图 3-2　太阳表虚证宏观脉图

要见到脉浮、头项强痛而恶寒，就能够诊断为太阳病。这里强调的是脉浮，在脉浮的前提下，有头项强痛而恶寒症状可以诊断为太阳病。有头项强痛，倘若没有脉浮，是不能诊断为太阳病的；有恶寒，倘若没有脉浮，也是不能诊断为太阳病的。所以脉浮是前提，也是关键，是纲领中的纲领。如此重要的位置，却常为医者所忽略。

有人认为有恶寒就一定有太阳表证，这种认识是片面的，也容易出差错。有的医生一见头项强痛，就认定是太阳表证，同样是依据不足的。仲景开篇第一条就强调脉浮，自有其深意。

平人之寸脉，居于筋骨之间，自不浮，亦不沉。营血行于脉中，卫气固于脉外，而置于沉浮之间。此常人之脉象也。

太阳病为表阳证，则症状反应于表的阳性病证。脉象能够快速体现人体气血阴阳盈亏盛衰状态。

既然症状反应于表，脉象自然也反应于表。随着津液聚于皮肤腠理之体表，正邪交争于表，体内之气血也趋向于表，以助正气，抵御外邪！本来居于中层位的脉管也随着气血津液移趋表层，而显现浮脉！所以浮脉是太阳表证最典型、最自然的反应脉象，是人体内在气血津液阴阳最直接最确切的反应。

患者常先有脉浮脉象，后有恶寒、头痛。脉浮的脉象反应先于临床症状反应。因气血津液趋于表抵抗疾病，而脉管体现气血津液水平的位置，自然升浮于表层。当正邪交争激烈，人体才反应出头项强痛而恶寒的症状，所以脉象反应先于症状反应，而脉象可以体现真实病机，把握脉象才能把握住疾病本质。正确的把脉以及正确的脉象诊断，是疾病诊断正确的先提条件！

《伤寒论》第 2 条：太阳病，发热，汗出，恶风，脉缓者，名为中风。

第 2 条强调太阳表虚证（太阳中风）的脉缓，前提条件是太阳病。出现的特征：汗出而恶风，脉缓者为点睛之笔，也是重中之重。

这里表述的是太阳表证的另外一种特征：脉浮而缓。脉动和缓，说明营卫气血不足，不足以推动脉行。临床上相应出现发热、恶风、汗出等症状。

《伤寒论》第 3 条：太阳病，或已发热，或未发热，必恶寒、体痛、呕逆，脉阴阳俱紧者，名为伤寒。

阴阳俱紧者，阴阳分别指的是脉管的寸部脉以及尺部脉。有人解释为阴阳是浮或沉，但临床上行不通。因为沉脉不属于表证，而第 3 条冠之以太阳病，主要描述太阳表证的另外一种特征脉象：脉浮而紧。这种浮紧脉可能出现于寸部，也可能出现于尺部（寸尺喻阴阳）。这是一种太阳表实证的（太阳伤寒）

脉象。临床上也相应出现身痛、恶寒、发热、呕逆等临床症状。临床上可见尺部浮而紧，还出现腰痛和痛经的葛根汤脉象病证，这也较为常见。

综上所述，太阳病在《伤寒论》上记载的常见的浮缓、浮紧脉，分别代表太阳表虚证（太阳中风）与太阳表实证（太阳伤寒），为太阳表证纲领性的两个宏观脉象。

根据上述这两个宏观脉象，可以明确辨证是否处于太阳表证，可以进一步细分是表虚证（太阳中风）或表实证（太阳伤寒）。

但单纯太阳表证的方证众多，宏观脉象只能分辨属于太阳表证的表实和表虚，并无法精细地指导遣方用药！所以我们进一步引进了经方的微观脉象，从比较精细的角度来进一步辨太阳表实或表虚脉象下的各个方证的特征脉象。以下我们大概讲述一下太阳表证的微观脉象特征。

双寸上部的头颈脉晕，双寸下部的心肺脉晕，双关部的腹肌、背肌脉晕，双尺部的腹肌、腰肌脉晕。以上是寸关尺三部下所显现的微观脉象与太阳表证相关的脉象脉晕。分述如下：

太阳病脉象微观脉图

如图 3-3 所示。

太阳表证双寸上部的头颈脉晕特征：

太阳表证微观脉象，寸上部出现头颈脉晕、头颅脉晕。头颅脉晕桡侧缘出现弧形弦边脉，切入颅脑脉晕内，颅内并无夹杂异常脉晕。此邪正交争于太阳之表，因颅脑之外表处于肌肤腠理之层，未入于里，患者当相应出现头痛、头皮发麻等症状。

太阳表证微观脉象，寸中部出现头颈脉晕、颈部脉晕。颈部脉晕桡侧缘出现弧形"夹心饼样"肌

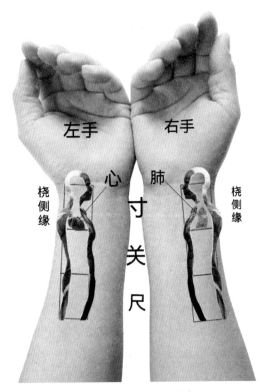

图 3-3　太阳表证微观脉象图

肉异常脉晕，45 度角指法，切入颈椎脉晕内，颈椎脉晕排列正常，无异常夹杂脉晕。此邪正交争于太阳之表，颈部之外表处于肌肤腠理之层，未入于颈椎之里，患者当出现相应的项强等症状。

太阳表证双寸下部的心肺脉晕特征：

太阳表证微观左寸下部出现心脏脉晕，心脉晕浮起。若表虚证：心形偏瘦小，心脏表面柔软、饱满度降低，搏动缓慢无神。

若表实证：心形形态正常，心脏表面紧绷，搏动或可偏快。切入心肺内，均无夹杂异常脉晕。

患者出现相应的恶寒、发热、肌痛表实症状，或出现相应的恶风、汗出等表虚症状。

太阳表证双关部的上腹肌、上背肌脉晕特征：

双关部尺侧缘，可以出现"夹心饼样"腹肌脉晕。这种关部脉晕的出现，表明病在太阳表层，并未入里。患者可见相应的腹中急、脐下悸、气往胸中冲等临床症状。

若于出现双关部桡侧缘出现"夹心饼样"背肌脉晕。患者当有明显的浑身肌肉疼痛、腰酸背痛等表证症状。这种脉晕也表明，病在太阳之表，未入里。

如果肌肉脉晕绷紧如弦，多为表实证；肌肉脉晕柔和如棉，多为表虚证。

太阳表证双尺部的下腹肌、腰肌脉晕特征：

双尺部尺侧缘，可以出现"夹心饼样"腹肌脉晕，切入其内，未见明显肠形脉晕。病在太阳表，患者出现相应的少腹弦急、脐下悸、气上冲喉等临床症状。

妇人若于经期痛经明显，双尺脉下微观出现"夹心饼样"腹肌脉晕，切入其内，子宫脉晕无异常夹杂，知病仍在表，未入子宫之血府也。此类患者痛经当会夹杂汗出、恶风或恶寒等表证症状。

双尺部桡侧缘，出现"夹心饼样"腰肌脉晕，切入其内，腰椎脉晕顺列，未出现异常夹杂脉晕，知病仍在太阳之表。

以上从寸关尺各部微观脉象，简述常见的太阳表证微观脉象。微观脉象是宏观脉象的补充，判断太阳病脉，首先要看宏观脉，宏观脉象在宏观状态下判断整体的脉象方向，在宏观之下，进一步分析寻找微观脉象。结合宏观、微观脉象，可以精准地导航到相应的方证。为了进一步说明，以下是个方脉证的详细脉象。

第二节　太阳伤寒（表实）证脉象详解

一、麻黄汤脉象

1. 脉象图

宏观脉象（如图3-4）：双寸浮，右寸浮紧，关尺稍沉或居中层位。

微观脉象（如图3-5）：右肺浮起，肺晕表面稍紧而按之有力，久候指下有冰寒之指感，此乃肺之表部受寒之象。

右寸中之咽喉脉晕浮起而表面稍紧，指下少量弯曲细纹理之象，此乃咽喉受寒之象。

2. 脉症

《伤寒论·辨太阳病脉证并治（中）》

第35条： 太阳病，头痛发热，身疼腰痛，骨节疼痛，恶风无汗而喘者，

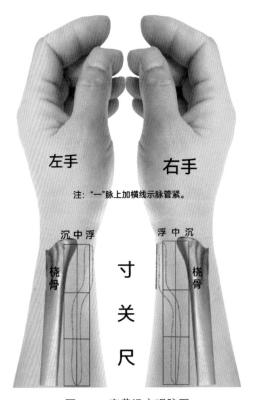

图3-4　麻黄汤宏观脉图

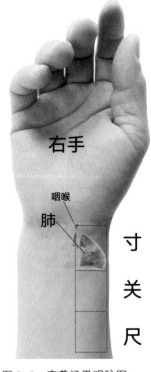

图3-5　麻黄汤微观脉图

麻黄汤主之。

第 36 条：太阳与阳明合病，喘而胸满者，不可下，宜麻黄汤。

第 37 条：太阳病，十日已去，脉浮细而嗜卧者，外已解也。设胸满胁痛者，与小柴胡汤，脉但浮者，与麻黄汤。

第 46 条：太阳病，脉浮紧，无汗，发热，身疼痛，八九日不解，表证仍在。此当发其汗。服药已，微除。其人发烦，目瞑，剧者必衄。衄乃解。所以然者，阳气重故也。麻黄汤主之。

第 51 条：脉浮者，病在表，可发汗，宜麻黄汤。

第 52 条：脉浮而数者，可发汗，宜麻黄汤。

第 55 条：伤寒，脉浮紧，不发汗，因致衄者，麻黄汤主之。

《伤寒论·辨阳明病脉证并治》

第 232 条：脉但浮，无余证者，与麻黄汤。若不尿，腹满加哕者，不治。

第 235 条：阳明病，脉浮，无汗而喘者，发汗则愈，宜麻黄汤。

3. 麻黄汤脉象经验

麻黄汤证为太阳表实证，为太阳表寒实证病机脉象。

麻黄汤宏观脉象：双寸浮。右寸浮紧。太阳病，病处太阳之表，邪正交争于表，故脉浮于表层。

太阳之表，肺之皮毛首当其冲，脉之表面受寒邪之侵犯，寒主收引，而脉管亦因收引而略显紧绷。此谓表寒之特象。

麻黄汤脉象最特征性的宏观脉象：浮脉，浮中带紧。这是最基本的特征，可确定病在太阳表证。

浮紧脉有几种情况。双寸浮的病在上焦（同时关尺处中平位），关尺浮的病在身躯皮肤腠理，可表现于上身，也可以表现在下身皮表。尺特别浮应考虑下半身皮肤或者下肢皮表感觉异常！

麻黄汤微观脉象：肺脉晕浮起，肺晕表面稍紧而按之有力。肺脉晕浮起为病在太阳之表，按之脉气有力，为实象，正气未虚。

表寒进而内侵咽喉之表，而微观咽喉之脉晕有收紧的纹理之象，此象会随着表寒一驱而散！太阳之表寒侵袭于肺脏之表，肺脏之表受寒而收引，微观肺脏之表，如收引绷紧之寒象。

符合上述脉象都可以用麻黄汤，偏于寸浮会出现恶寒、发热、头痛等症，麻黄汤使用后诸症消除。偏于关尺浮的，恶寒身痛明显，麻黄发汗，寒去而身痛除，有效者，一剂之后，浮脉立即下沉处于中平位，病则可愈。

尺脉之浮紧常有皮痒或者皮肤感觉异常。只要浮而紧和脉中有力，不必考虑其他因素，尽可能用麻黄汤。咽喉异样痒感，右寸中浮紧，作为特例，麻黄汤使用后很快痊愈。

麻黄汤用得好不好？还要看微观麻黄汤之脉象。

微观脉中之肺脉晕，肺脉晕应浮起而其表紧绷，但可以排除肺内之病，假如肺晕内出现支气管之纹理脉晕，或者有痰饮之脉象，说明病已非单纯的太阳表证，至少兼有里证，或其他病理因素存在，单纯用麻黄汤效果不佳。应据脉辨证，加减处方。

微观脉象中之咽喉脉晕浮起而表面稍紧，倘若咽喉脉晕有颗粒粗糙感，则病入少阳，非单纯在表证，必须细分。

4. 麻黄汤脉象用药加减

《伤寒论》方

麻黄汤：麻黄三两（去节），桂枝二两（去皮），甘草一两（炙），杏仁七十个（去皮尖）。

上四味，以水九升，先煮麻黄，减二升，去上沫，内诸药，煮取二升半，去滓，温服八合。覆取微似汗，不须啜粥，余如桂枝法将息。

宏观脉象，双寸脉浮而紧，以紧为主者，外寒较重，通常患者头痛、身痛较明显，重用麻黄量。若浮而力量不足，说明营卫不足，患者只是无汗，头身痛不是很明显，主要加重桂枝量。若右寸微观咽喉象明显，患者咽喉症状比较明显，主要增加甘草量。根据脉象特征进行调和诸药，临床效果可以增加。

5. 麻黄汤脉象与其他方脉象鉴别

麻黄汤与桂枝汤的脉象鉴别：麻黄汤与桂枝汤，从宏观脉象看，均为浮脉，均以双寸浮为主。但桂枝汤脉浮而细，浮而无力。桂枝汤脉不紧，偏缓。从微观脉象看，桂枝汤之肺脉晕偏扁小而细。

麻黄汤与麻黄连翘赤小豆汤的脉象鉴别：从宏观脉象看，麻黄连翘赤小豆汤六脉浮而数，不独寸浮，关尺亦浮数有力。从微观脉象看，右寸咽喉脉更浮而燥热。

麻黄汤与麻黄杏仁甘草石膏汤脉象鉴别：从宏观脉象看，麻杏甘石汤脉象脉体偏宽，脉幅较大而偏浮而洪。从微观脉象看，麻杏甘石汤脉象肺脉晕隆起饱满，肺表灼热而肺内细支管肺晕纹理呈现。

麻黄汤与大青龙汤脉象鉴别：从宏观脉象看，麻黄汤双寸浮，大青龙汤双寸而有力、双关浮而有力，而且脉管偏宽。

二、葛根汤脉象

1. 脉象图

宏观脉象（如图 3-6）：双寸浮。右寸浮紧。右寸浮而长，关尺稍沉。或尺浮而弦。

微观脉象（如图 3-7）：右寸中桡侧颈椎脉晕浮起而指感偏硬。久候之，颈椎外侧呈现"夹心饼样"肌肉脉晕，透冰冷手感，脉气内敛而收紧。此为太阳之表外受寒气，上犯上焦头颈之皮表。

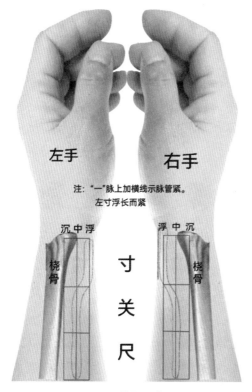

图 3-6　葛根汤宏观脉图

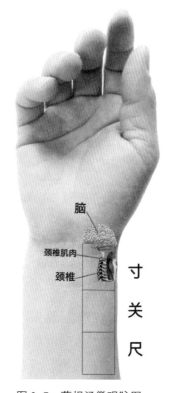

图 3-7　葛根汤微观脉图

双寸上，特别右寸上之颅脑脉晕之颅脑边缘呈现弧形弦边脉。颅脑弦边，偶尔现双边线条样脉晕。患者出现头颈疼痛之症。此时注意鉴别，是颅外脉象，非颅内脉象。颅内脉象手感应突破颅脑硬壳，指下有突破感，把脉者应予鉴别。如果出现颅内脉象，就非单纯太阳病，会有少阳及瘀血之证。

右尺部桡侧缘微观腰椎脉晕，脉气浮而指下质感偏弦紧，患者多有腰痛、腰部强直感。

右尺部尺侧缘微观腹部脉晕，浮起而弦紧，此下焦之肌腠太阳之表受寒，病家多有腹阵痛或痛经症状。

2. 脉症

《伤寒论·辨太阳病脉证并治（中）》

第 31 条：太阳病，项背强几几，无汗恶风，葛根汤主之。

3. 葛根汤脉象经验

葛根汤脉象，最特征性的宏观脉象就是太阳病脉浮脉，而右寸脉浮长而弦紧。

葛根汤脉象有几种情况。

第一种葛根汤脉象：双寸浮紧脉。双寸浮的病在上焦，太阳受之，病见头颈部肌肤腠理受邪明显，邪正交争，头颈部肌肉紧张度明显增高，表现为颈强、颈部活动辗转不利，符合上述宏观脉象的同时，微观脉象见颅脑之外双边脉晕，排除颅内病理脉晕或微观颈椎脉晕，肌肉脉晕呈现，则符合葛根汤脉象，用之无不效。

第二种葛根汤脉象：寸关尺三部脉都浮而紧，且指下有力。脉中之紧，如有收引内敛之象，此象大多为太阳病之肌肤邪正交争激烈，患者恶寒发热，高热，周身肌肉疼痛，只要符合以上宏观脉象，从微观脉象排除肺部感染脉晕，肺部脉晕没有明显灼热感，说明病未入里，则用葛根汤解之，恶寒发热、高热当立可除！

第三种葛根汤脉象：尺部脉浮而弦。虽三部浮紧，但尺部脉浮而弦为显著，脉管紧张度甚于寸关。此种脉象为外邪侵于身体之腰腹。若偏尺部脉之桡侧缘弦紧，病在腰间，患者腰痛、腰部肌肉强直、转侧不利。进一步微观脉象，腰椎脉晕之外，肌肉脉晕呈现。排除脊柱内病理脉晕，则可以施葛根汤，腰部肌肉僵硬转日则愈。

若偏尺部脉之尺侧缘弦紧，病在前面腹部间，患者腹痛，或妇人痛经。微观脉象腹中肠晕不明显，尺缘有弦边脉，则是腹中肌表皮腠受寒、腹肌痉挛而致，葛根汤脉象具足，施之则愈。

若妇人经期尺部脉之尺侧缘弦紧，微观子宫脉象，子宫内膜弦紧而无不均匀，则为经期受外寒，为葛根汤脉证。倘若子宫内膜弦紧而伴内膜不均匀脉象，则子宫有瘀血，为瘀血疼痛，非葛根汤可为，需鉴别。

4. 葛根汤脉象用药加减

《伤寒论》方

葛根汤方：葛根四两，麻黄三两（去节），桂枝二两（去皮），芍药二两（切），甘草二两（炙），生姜三两（切），大枣十二枚（擘）。

宏观脉象，右寸脉浮而紧，关尺浮不甚明显者，邪正交争于头颈为主。葛根汤中当重用葛根与麻黄，可以迅速祛头颈之邪。

宏观脉象，若六脉多浮而紧，脉中以紧为主，为全身太阳之肌表邪正交争剧烈，患者恶寒、高热、身痛明显，葛根、麻黄与桂枝三药重用。

宏观脉象，尺脉多浮而紧。微观脉象，腰肌脉晕明显，腰肌营卫不和，肌肉痉挛僵直，可重用桂枝、白芍与甘草，腰痛可迅速缓解。

脾胃不和者，出现三部皆浮，唯独关脉较弱者，为平时脾胃较弱，重用甘草姜枣！以固后天之本。

5. 葛根汤脉象与其他方脉象鉴别

葛根汤与麻黄汤的脉象鉴别：葛根汤与麻黄汤同为太阳病，病在太阳之表。故从宏观脉象看两脉均为浮脉。

不同的是，麻黄汤双寸浮紧，关尺中位。而葛根汤可以表现为双寸浮，也可以表现为双寸关尺六部皆浮，也可以表现为尺脉独浮，它的特征是浮而紧，右寸浮紧而长，以紧为特殊要点，体现出太阳之皮腠邪正交争激烈之象。

从微观脉象看二者，葛根汤有颅脑颈椎之象，腰椎腰肌脉晕，而麻黄汤无。特别是葛根汤的脉象特征，都偏向于脉之桡侧缘，从微观脉象看也就是整体偏向于身体之脊柱后背之表层。

三、葛根加半夏汤脉象

1. 脉象图

宏观脉象（如图3-8）：双寸浮。左寸浮紧。右寸浮紧而长，关尺部稍沉细而无力。

微观脉象（如图3-9）：右寸中桡侧颈椎脉晕浮起而紧，右寸颅脉脉晕呈现，颅外依旧呈弧形线样脉晕。此为太阳之表外受寒气，上犯上焦头颈之皮表腠理。此为太阳病之葛根汤脉象。

微观左关胃脉脉晕气下沉，而胃晕之形稍细而显瘦小，此太阴中焦之不足也。而胃晕中脉气薄弱但无颗粒或黏腻块状脉晕，需鉴别之。

微观左尺上肠脉脉晕气亦下沉，按之无力。此亦太阴中焦之不足。但肠晕中无团块无颗粒等异常脉晕，可有弦边脉。

2. 脉症

《伤寒论·辨太阳病脉证并治（中）》

第33条：太阳与阳明合病，不下利，但呕者，葛根加半夏汤主之。

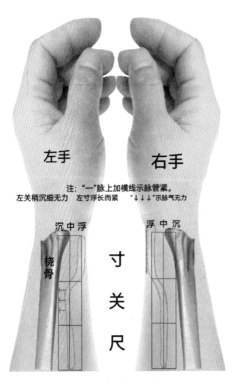

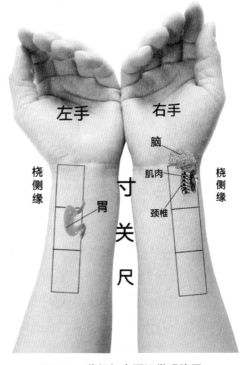

图3-8　葛根加半夏汤宏观脉图　　　　图3-9　葛根加半夏汤微观脉图

3. 葛根加半夏汤脉象经验

葛根加半夏汤方脉象为葛根汤脉象加太阴之小半夏脉象之典型相合。葛根加半夏汤方脉象为太阳太阴合病，其脉象组合太阳病与太阴病脉象之特征。宏观脉象中有太阳病之浮脉，有太阴病之左关尺脉浮沉而无力特征。

葛根加半夏汤太阳太阴合病宏观脉象： 要先确定葛根汤脉象之太阳病浮脉，而且以寸为主的浮紧脉。然后再确定关部太阴中焦的沉脉，因中焦脾胃较为亏虚，所以呈现左关部甚至左尺上部脉气下沉而上举无力。也只有关部脉的特征性改变，才断定夹有太阴病。此脉象者，大多数平常就有脾胃亏虚基础，在未出现葛根汤脉象的太阳病时，也有相应的左关弱的脉象。根据以上两个特殊的脉象的叠加，从宏观脉上确定是葛根加半夏汤的太阳太阴合病脉象。

葛根加半夏汤太阳太阴合病微观脉象： 葛根加半夏汤脉象呈现头颅颈椎脉晕，有颈后夹心饼样肌肉脉晕。同时于关部沉位呈现细瘦胃形脉晕。在胃晕的表面多数呈现颗粒样异常脉晕，久候指下冰冷指感脉象。胃晕上可有弦边脉出现，此时患者除了恶寒发热身痛以外，还有胃肠道症状。出现相应的恶心下利等症。这个就是可以确定为葛根加半夏汤脉象。

值得一提的是，这个脉象有先后顺序。大多数这种患者平时就有脾胃虚弱的太阴病脉象。偶感风寒，出现太阳病症。就表现为以太阳为主夹太阴的葛根加半夏汤脉象。

4. 葛根加半夏汤脉象用药加减

《伤寒论》方

葛根加半夏汤方： 葛根四两，麻黄三两（去节），甘草二两（炙），芍药二两，桂枝二两（去皮），生姜二两（切），半夏半升（洗），大枣十二枚（擘）。

上八味，以水一斗，先煮葛根、麻黄，减二升。去白沫，内诸药，煮取三升，去滓，温服一升。覆取微似汗。

宏观脉象，右寸脉浮而紧，右寸脉浮为主要特征者，关尺沉无力不甚明显者，邪正交争于头颈为主。重用葛根加半夏汤中的葛根、麻黄与桂枝。此类患者大多数头痛，身痛比较明显，而恶心比较轻，药的比例改变后，能迅速缓解上述症状。

如果从宏观脉上看右关沉无力，而微观脉象右关胃晕扁塌无力，此类患者应重用半夏，患者大多数恶心症状明显，部分还会有腹痛、下利等症。

如果宏观右尺有上较弱，而微观脉中有肠形脉晕，此患者脾胃亏虚较甚，可以重用葛根与姜枣。

但如果微观脉象，胃肠脉晕灼热指感，这是中焦湿热，非葛根加半夏汤方可宜，需鉴别之。

5. 葛根加半夏汤脉象与其他方脉象鉴别

葛根加半夏汤需与葛根汤的脉象鉴别：葛根加半夏汤为太阳太阴合病，脉象自然也表现为太阳病脉象合太阴病脉象两种特征。

从宏观上鉴别：葛根汤宏观脉象浮紧，可以表现在双寸，也可以关尺部脉浮，而且可以单独尺部浮紧。而葛根加半夏汤，关尺部是不能出现浮紧的，不但不能浮紧，反而沉而无力。

从微观上鉴别：葛根加半夏汤脉象出现特有的胃肠脉晕，而且胃肠脉气偏沉而无力。单纯的葛根汤脉象会出现相应的腰椎微观脉象。微观脉上有非常明显的差别。

四、麻黄加术汤脉象

1. 脉象图

宏观脉象（如图 3-10）：双寸浮大而长，双关上浮大，关下及尺部稍沉无力而居中位。

微观脉象（如图 3-11）：双寸中桡侧颈椎脉晕呈现，双关上胸椎脉晕呈现，脉气上举而浮。

右寸下肺脉晕浮起，肺晕周边脉气如棉，左寸下心肺脉晕浮起，心晕周边脉气亦如棉。指下黏腻感。

2. 脉症

《金匮要略·痉湿暍病脉证治第二》

第 20 条：湿家身烦疼，可与麻黄加术汤，发其汗为宜，慎不可以火攻之。

3. 麻黄加术汤脉象经验

麻黄加术汤证为太阳太阴合病，其脉象亦组合太阳病与太阴病之特征。

麻黄加术汤太阳病宏观脉象：宏观脉象中亦有太阳之浮脉，但麻黄加术汤之浮脉指下较长，寸上比平常要长，而关上也偏浮，所以浮的长度偏长。除此之外，浮脉脉管也偏宽，这是麻黄加术汤脉象中最特征的脉象。

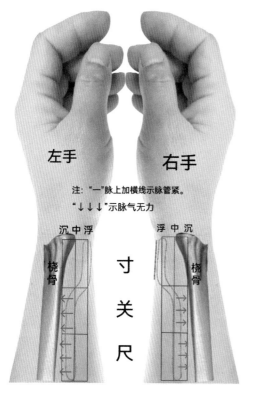

注："一"脉上加横线示脉管紧。
"↓↓↓"示脉气无力

图 3-10　麻黄加术汤宏观脉图

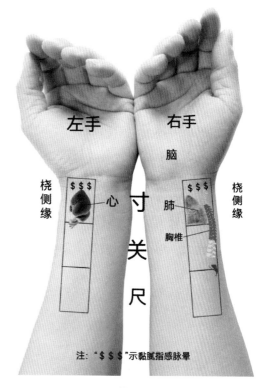

注："$ $ $"示黏腻指感脉晕

图 3-11　麻黄加术汤微观脉图

麻黄加术汤太阴病宏观脉象：关下及尺部稍沉无力。沉为太阴之里病，关沉为脾阳不足、脉气无力上举的一方面。

麻黄加术汤微观脉象：右寸下之右肺脉晕浮而宽大，浮起为病在表，宽大为实象。肺晕旁边脉气充盈如棉，此为湿象。左寸下之心脉晕亦浮而宽大。心晕旁边脉气亦充盈如棉。心脉晕亦提示表实之象。

以上宏观与微观脉象中麻黄加术汤脉象都显得特殊，把握住这两个特殊就能够准确地开麻黄加术汤。

麻黄加术汤证大多数表现为周身关节疼痛或者关节肿胀，但是红肿不明显，关节疼痛遇冷加重。凡是这种症状的患者又具备上述脉象，就可以使用麻黄加术汤。

出现麻黄加术汤脉象，有些患者有受寒的病因。比如南方人突然去北方过冬，运动后浑身出汗，突然进入空调房或冷库，后面出现关节疼痛。这些患者素体太阴亏虚，平日右关脉通常较弱，或者较沉。具有这种脉象的患者，脾胃化湿功能较弱，脾阳亏虚，平日应注意保暖，以防受寒。寒气易直趋筋骨关节，导致关节疼痛出现。当然，这样的患者亦应少食生冷、冰寒食品，以免损伤脾阳。

4. 麻黄加术汤脉象用药加减

《伤寒论》方

麻黄加术汤方：麻黄二两（去节），桂枝二两（去皮），甘草一两（炙），杏仁七十个（去皮尖），白术四两。

上五味，以水九升，先煮麻黄，减二升，去上沫，内诸药，煮取二升半，去滓，温取八合，覆取微似汗。

宏观脉象，双寸脉浮长为主要特征者，微观脉象，脊柱脉象不明显者，外寒较重，重用麻黄加术汤中的麻黄与桂枝。假若夹有脉缓者，寒气较重，可重用桂枝。

宏观脉象，关下尺部都较弱而显沉无力者较明显，而双寸浮起不是特别明显，中焦太阴脾阳较弱，应重用白术，临床上经常白术与苍术合用，可迅速缓解关节疼痛之苦。

方中，白术四两和麻黄二两，白术量是麻黄量的两倍。在关下与尺部都较弱的情况下，白术可以加到大于麻黄三倍的量，鼓舞正气，以御外邪！

5. 麻黄加术汤脉象与其他方脉象鉴别

麻黄加术汤脉象需与麻黄汤的脉象鉴别：

宏观脉象鉴别：麻黄汤脉象，双寸浮，右寸浮紧，关尺稍沉或居中层。而麻黄加术汤脉象双寸浮大而长，这明显不同。麻黄汤脉象又以右寸为特征性改变，麻黄加术汤脉象双寸都有特征性改变。麻黄汤脉象浮而紧，麻黄加术汤脉象则脉管体偏大。

从微观脉象鉴别：麻黄汤脉象有右肺脉晕的呈现，而麻黄加术汤脉象心肺脉晕双呈现。而且心肺脉晕边缘出现如棉样特征性脉象。

从宏观脉象上看，麻黄加术汤右关下部较弱也是特征性改变之一。虽然右关下弱，但微观右关下之肾胰等原有脉晕却一般不太明显，可以进一步排除下焦以及厥阴的疾病。

五、射干麻黄汤脉象

1. 脉象图

宏观脉象（如图 3-12）：双寸浮，右寸浮长，右寸中浮甚于右寸中，关下部稍沉细无力而居中位。

微观脉象（如图 3-13）：右寸下肺脉晕浮起，肺脉晕内有树枝样支气管纹理分布于双肺下野，支气管纹理脉晕内有黏胶样痰饮象。

2. 脉症

《金匮要略·肺痿肺痈咳嗽上气病脉证治第七》

第 6 条：咳而上气，喉中水鸡声，射干麻黄汤主之。

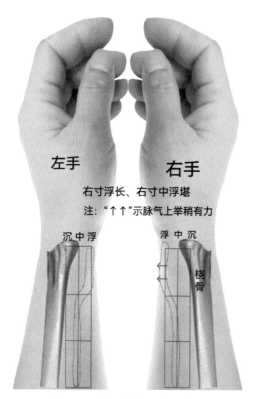

图 3-12　射干麻黄汤宏观脉图

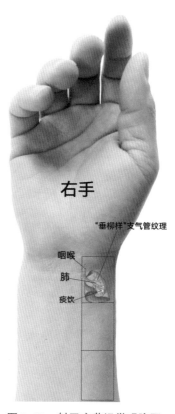

图 3-13　射干麻黄汤微观脉图

3.射干麻黄汤脉象经验

射干麻黄汤证为太阳阳明太阴合病。

宏观脉象：首先看双寸浮脉。这是邪正交争于表、病在太阳的特征性脉象。而后把握浮脉特征。射干麻黄汤脉象之浮主要在右寸浮，左寸亦浮，但右寸比左寸更加浮起。特别是寸中更加明显。关尺部处于正常的中层位，有时关尺部较弱，这就明确了主要病机为太阳加太阴虚。

微观脉象：确定宏观脉象后进一步微观脉象。从特征性浮起的右寸中进一步切脉，微观右寸中呈现咽喉部脉晕。咽喉脉晕浮起而有灼热指感脉象，此为热入阳明之里。

感寻咽喉部脉晕其内，指下有"黏胶样"痰饮脉晕，患者应有喉间痰鸣之证。

再进一步从右寸下切脉，微观右寸下的肺部脉晕。肺晕浮起，应指有力，切入肺晕内，肺内下野布满树枝样垂柳样支气管纹理。其时患者应气促、气喘或咳喘，咽喉有痰鸣，双肺听诊也会有哮鸣音，此内饮之证。

以上宏观到微观脉象，综合太阳太阴阳明合病之机。又有痰饮里饮重之特征，则符合射干麻黄汤之脉象特征。施之，无不愈。

4.射干麻黄汤脉象用药加减

《伤寒论》方

射干麻黄汤方：射干三两，麻黄四两，生姜四两，细辛四两，紫菀三两，款冬花三两，五味子半升，大枣七枚，半夏（洗）半升。

上九味，以水一斗二升，先煮麻黄两沸，去上沫，内诸药，煮取三升，分温三服。

宏观脉象，双寸浮，右寸浮长为主要特征。微观脉象，右肺晕内垂柳样纹理较粗而紊乱者，外寒明显，内饮轻，重用麻黄、紫菀、款冬花解表、降气、化痰。

若宏观脉象，右寸中浮较甚，而微观脉象咽喉脉晕明显而灼热者，邪入于里，阳明热重，而重用射干清其里热。

若宏观脉象，关下部稍沉细明显者，太阴病而脾胃虚弱。而微观脉象，双肺垂柳样纹理夹杂胶黏胶样痰饮，则寒饮较重。须重用细辛、半夏以化痰饮。

若宏观脉象，关下部无力明显者，脾胃中虚，重用姜、枣、甘补中焦脾胃之气。

如此，则可根据脉象来调整药物轻重，以达到药症对应，提高临床疗效。

5. 射干麻黄汤脉象与其他方脉象鉴别

射干麻黄汤脉象需与小青龙汤的脉象鉴别：射干麻黄汤证与小青龙汤证同属太阳太阴合病，同有外寒里饮之病机。其病机一致，脉象表现应该一致。

从宏观脉象看，同样有双寸浮、左关沉细的太阳太阴合病脉象特征。不同的是射干麻黄汤证同时有阳明合病，微观脉上体现出咽喉脉晕明显而有灼热手感，这是射干麻黄汤脉象阳明里热唯一的表现点。

另外射干麻黄汤脉象的寒饮比较重，从微观脉上，咽喉和肺内脉晕，多可感循到黏胶样痰饮指感，而小青龙汤微观脉象双肺脉晕内痰饮象不甚明显。

以上表现，主要从脉象当中区分阳明里热以及痰饮轻重。有些临床症状为痰饮象，比如喉中痰鸣不甚明了，根据宏观脉象及微观脉象进一步分析则可明了，射干麻黄汤应用指标就可明确。有些患者并无喉咙痰鸣声，但从微观脉上发现，肺中痰饮特别明显，这是应用射干麻黄汤的指征。这也是从脉象上看病机，会比从症状上分析病机更加明了，更加有优势，更加肯定，临床效果也更好。

六、桂枝麻黄各半汤脉象

1. 脉象图

宏观脉象（如图 3-14）：双寸浮软，重按有力。左关下部沉而无力。

微观脉象（如图 3-15）：右寸下肺脉晕浮起，肺表平滑，肺脉晕内清亮而无夹杂。左关上桡侧脾脉晕呈现。脾脉晕稍浮起，表面呈现放射样纹理，夹杂少量泡沫指感。

2. 脉症

《伤寒论·辨太阳病脉证并治（上）》

第 23 条：太阳病，得之八九日，如疟状，发热恶寒，热多寒少，其人不呕，清便欲自可，一日二三度发。脉微缓者，为欲愈也，脉微而恶寒者，此阴阳俱虚，不可更发汗、更下、更吐也。面色反有热色者，未欲解也。以其不能得小汗出，身必痒，宜桂枝麻黄各半汤。

3. 桂枝麻黄各半汤脉象经验

桂枝麻黄各半汤脉象为太阳病脉象。

宏观脉象：先从宏观脉象看，双寸均显浮脉，知病在表无疑。细探脉管

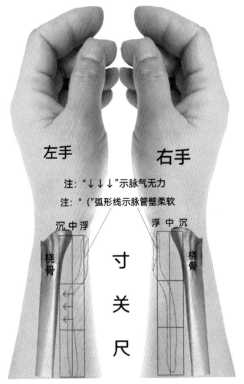
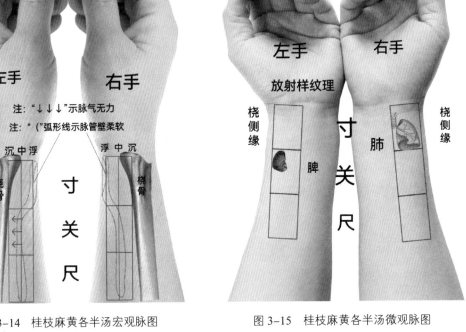

图 3-14　桂枝麻黄各半汤宏观脉图　　　　图 3-15　桂枝麻黄各半汤微观脉图

紧张度，不高而偏软，但轻按之脉气上举有力，知其正气尚旺，但表邪亦未衰减！脉管壁并非太过紧张，邪正交争于肌表不甚激烈，偶尔胜负难分。此为桂枝麻黄各半汤特殊宏观脉象！此时，患者当有寒热如疟状，一日二三度发。

　　往下循脉，宏观脉象之关尺不浮不沉，处于中位，重按之无力，知外邪未内陷，病仍处于表。右关稍有无力，提示平时中焦脾胃偏虚。脾胃为后天之本，脾胃亏虚，气血生化之源匮乏，营卫可能不足，透表之力亦不足。平时当见食欲不振，纳少等症。

　　微观脉象：左关上桡侧之脾脉晕呈现。脾脉晕稍浮起而形微大。细循脾脉晕，按之脉气上举而有力，脾晕表面向脾门细放射样纹理呈现，间隔少量泡沫样脉晕。此时患者多有皮肤瘙痒或皮疹等症状！这也是桂枝麻黄各半汤一个特殊的微观脉象。

　　综上所述，宏观与微观脉象结合，在定性太阳病的同时，定下桂枝麻黄各半汤脉象。临床上常见于反复发热、有皮疹和皮肤瘙痒等疾病。把握好脉象特征，用之则愈。

4. 桂枝麻黄各半汤脉象用药加减

《伤寒论》方

桂枝麻黄各半汤方；桂枝一两十六铢（去皮），芍药，生姜（切），甘草（炙），麻黄（去节）各一两，大枣四枚（擘），杏仁二十四枚（汤浸，去皮尖及两仁者）。

上七味，以水五升，先煮麻黄一二沸，去上沫，内诸药，煮取一升八合，去滓，温服六合。

宏观脉象，双寸浮，重按有力，而脉管不紧张，但也不软，以此为主要特征者，重用桂枝麻黄各半汤中的麻黄汤。

宏观脉象，双寸浮而软，脉管紧张度偏低者，可以重用桂枝麻黄各半汤的桂枝汤。其中，以脉管的紧张度来判断用药。偏紧说明外邪外寒明显，麻黄汤解表祛寒为主。偏软说明营卫不足为主要矛盾，桂枝汤调和营卫为要。

这个脉象有比较特征性的微观脉象，就是左关上脾脏脉晕浮起，而且呈现出比较特殊的脾脏脉晕特征，有纹理，有泡沫样特征脉晕。有这种特征脉晕的患者皮肤症状特别明显。多有比较明显的肌肤瘙痒甚至皮疹的出现。有的患者没有明显皮疹，但是皮肤有瘙痒的抓痕。有的患者平时不瘙痒，但是夜间盖被子的时候也瘙痒。这些细微的症状都要采集。

具足上述宏观、微观脉象特征，可先定下太阳病脉象，然后寻找符合桂枝麻黄各半汤特殊脉象特征，则可使用桂枝麻黄各半汤。甚至是有些患者只出现寒热往来，一日二三度发，没有皮肤症状者，只要符合脉象就可以使用桂枝麻黄各半汤，寒热很快得以平息！有些患者没有寒热症状，单纯出现不明原因皮肤瘙痒，只要符合上述脉者，同样施予桂枝麻黄各半汤，皮肤症状很快痊愈！

5. 桂枝麻黄各半汤脉象与其他方脉象鉴别

桂枝麻黄各半汤脉象需与麻黄汤的脉象鉴别：桂枝麻黄各半汤证与麻黄汤证同属太阳病。同样是症状反应于表的阳性证。其病机一致，用方如何不同呢？

从宏观脉上进行鉴别：麻黄汤的太阳病脉象双寸浮，右寸浮而紧，但桂枝麻黄各半汤双寸浮软，重按有力。这其中表现在寸部的脉管紧张度不同。麻黄汤脉象明显右寸脉管紧张度要高，这就体现了外邪不单纯聚集于皮表，或者体内正气无法鼓外邪于表，体现出邪正相当、不相上下的特殊脉象。

从微观脉上进行鉴别：桂枝麻黄各半汤有特殊的左关上脾脉晕象可供鉴别

（如上描述）。在临床上，桂枝麻黄各半汤在皮肤症状上有很广泛的应用空间，在出疹性发热疾病也有非常理想的疗效。只要符合上述脉象都可以择机而用！

七、小青龙汤脉象

1. 脉象图

宏观脉象（如图3-16）：双寸浮紧。左关部沉细无力。

微观脉象（如图3-17）：右寸下肺脉晕浮起，肺表饱满而肺气上举，肺脉晕下野见垂柳样或树枝样脉晕。久候肺晕冰冷指感。左关脾胃脉晕沉下而脉气上举无力。

2. 脉症

《伤寒论·辨太阳病脉证并治（中）》

第40条：伤寒表不解，心下有水气，干呕，发热而咳，或渴，或利，或噎，或小便不利、少腹满，或喘者，小青龙汤主之。

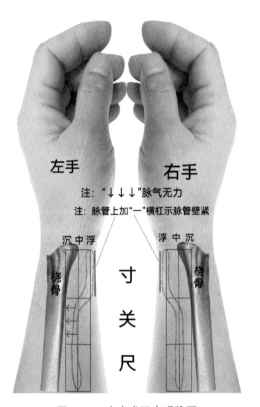

图3-16 小青龙汤宏观脉图

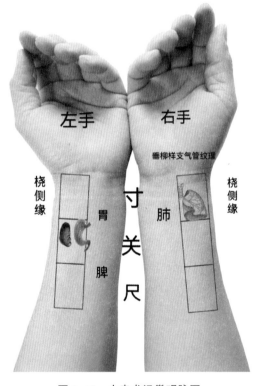

图3-17 小青龙汤微观脉图

第 41 条：伤寒，心下有水气，咳而微喘，发热不渴，服汤已，渴者，此寒去欲解也。**小青龙汤**主之。

《金匮要略·肺痿肺痈咳嗽上气病脉证并治第七》

第 15 条：肺痈胸满胀，一身面目浮肿，鼻塞清涕出，不闻香臭酸辛，咳逆上气，喘鸣迫塞，**葶苈大枣泻肺汤**主之。方见上，三日一剂，可至三四剂，此先服小青龙汤一剂乃进。小青龙汤方见咳嗽门中。

《金匮要略·痰饮咳嗽病脉证并治第十二》

第 23 条：病溢饮者，当发其汗，**大青龙汤**主之，**小青龙汤**亦主之。

第 35 条：咳逆倚息不得卧，**小青龙汤**主之。

《金匮要略·妇人杂病脉证并治第二十二》

第 7 条：妇人吐涎沫，医反下之，心下即痞。当先治其吐涎沫，**小青龙汤**主之；涎沫止，乃治痞，**泻心汤**主之。

3. 小青龙汤脉象经验

小青龙汤脉象为太阳太阴合病脉，包含太阳表实证与太阴里饮病机脉象。

宏观脉象：双寸显浮脉。病在表，浮脉之脉管紧张度偏高，轻按之脉气上举有力。病在表，脉气有力、正气未衰属阳，此表阳之脉，为太阳病脉象。进一步感循关尺部脉象。关脉不浮，处于中位偏沉，此为病在里。轻按之，脉气无力上举，虚也，关为脾胃中焦，中焦脾胃里虚，为太阴之不足脉象。综上观为太阳太阴合病脉。

此时患者当有太阳之表阳证，又有太阴之里虚证。患者有外感风寒史或当下有畏寒无汗症状；患者平时当有便溏或者上腹胀满之太阴证症状。

微观寸部脉象：右寸下部之右肺脉晕稍浮起，肺藏之表面稍绷紧，切下肺晕内，肺下野可见垂柳样或树枝样脉晕。垂柳样脉晕，多见于急性支气管炎，树枝样脉晕多为旧病外感风寒复起。两种特殊脉晕久候指下皆现冰冷指感，此为内饮之象。此时，患者当有咳嗽、咳痰之病症，有的患者有气促、气喘之症。

微观左关上部脉象：左关上部之脾胃脉象均下沉，按之脉气上举无力，胃晕较瘦小而显细象，胃之壁薄而软塌，此为中焦脾胃运化无力之脉象。患者平时当有纳少、纳呆、上腹胀满之症，知有太阴里虚之疾，或有太阴病之体质。

综上所述，通过观察宏观、微观两种脉象，太阳太阴病之小青龙汤外寒内饮之象足，施之效无不佳。

小青龙汤常用于急性支气管炎、慢性支气管炎、慢性阻塞性肺气肿、小叶性肺炎等呈现上述脉象者。

4. 小青龙汤脉象用药加减

《伤寒论》方

小青龙汤方：麻黄三两（去节），芍药三两，五味子半升，干姜三两，甘草三两（炙），细辛三两，桂枝三两（去皮），半夏半升（洗）。

上八味，以水一斗，先煮麻黄，减二升，去上沫，内诸药，煮取三升，去滓，温服一升。

宏观脉象，双寸浮，病在表，邪集肌肤之表。浮而紧，紧为有力之阳刚之脉，为太阳病之表阳证。患者当有无汗、头痛等症，或有外受风寒之病史，可重用小青龙汤中的麻黄、桂枝以解太阳之表证。如紧脉因素突出，表寒更重，头痛肌痛更加明显，可重用其中之桂枝、白芍量，借以辛温解表、调和营卫。

宏观脉象，脉象偏缓而不急，左关部沉下而脉细无力者，左关沉为中焦太阴里虚，细而无力更佐里虚之象，重用干姜、甘草，以温化中阳。

微观脉象，右寸下部之右肺脉晕浮起，久候肺脏中透出冰冷指感者，肺脏之内寒饮较重。此时，患者应咳喘较重，吐泡沫样痰，应重用细辛、半夏、干姜以温化寒饮。

综上所述，对小青龙汤在脉象的指导下，可以有侧重地加减以图更佳的临床效果！

5. 小青龙汤脉象与其他方脉象鉴别

小青龙汤脉象除了与射干麻黄汤的脉象鉴别外（参看射干麻黄汤篇），还应该更与苓甘五味姜辛汤脉象相鉴别：小青龙汤脉象为太阳太阴合病脉象，苓甘五味姜辛汤脉象却为太阴病脉象。两者虽同具有太阴病，但临床症状、脉象迥异。

宏观脉象：小青龙汤脉象双寸浮紧，苓甘五味姜辛汤脉象寸脉不浮，而居中层位。小青龙汤脉象左关部沉细无力，苓甘五味姜辛汤脉象左关部亦沉细无力。这两点相同，也就是太阴病部分相同。但苓甘五味姜辛汤脉象左关部之沉细无力更甚。

微观脉象： 小青龙汤脉象右寸下肺脉晕浮起，肺脉晕下野见垂柳样或树枝样脉晕。而苓甘五味姜辛汤脉象除了上述表现外，于肺晕中有大量黏腻泡沫样伏饮脉晕。两者明显不同。

第三节　太阳中风（表虚）证脉象详解

一、桂枝汤脉象

1. 脉象图

宏观脉象（如图3-18）：双寸浮缓或偏浮细，或浮软。关尺居中层位。

微观脉象（如图3-19）：右寸下肺脉晕浮起，肺表扁平而肺气平整而柔软，肺脉晕内无纹理夹杂。

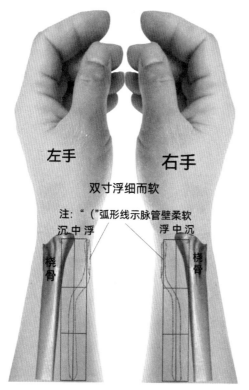

图3-18　桂枝汤宏观脉图

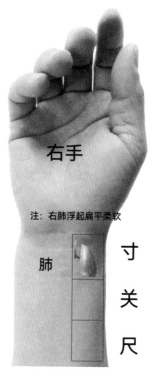

图3-19　桂枝汤微观脉图

2. 脉症

《伤寒论·辨太阳病脉证并治（上）》

第 12 条：太阳中风，阳浮而阴弱。阳浮者，热自发；阴弱者，汗自出。啬啬恶寒，淅淅恶风，翕翕发热，鼻鸣干呕者，桂枝汤主之。

第 13 条：太阳病，头痛发热，汗出恶风，桂枝汤主之。

第 15 条：太阳病，下之后，其气上冲者，可与桂枝汤，方用前法。若不上冲者，不得与之。

第 17 条：若酒客病，不可与桂枝汤，得之则呕，以酒客不喜甘故也。

第 19 条：凡服桂枝汤吐者，其后必吐脓血也。

第 24 条：太阳病，初服桂枝汤，反烦不解者，先刺风池、风府，却与桂枝汤则愈。

第 25 条：服桂枝汤，大汗出，脉洪大者，与桂枝汤，如前法，若形似疟，一日再发者，汗出必解，宜桂枝二麻黄一汤。

第 26 条：服桂枝汤，大汗出后，大烦渴不解，脉洪大者，白虎加人参汤主之。

第 28 条：服桂枝汤，或下之，仍头项强痛，翕翕发热，无汗，心下满，微痛，小便不利者，桂枝去桂加茯苓白术汤主之。

第 29 条：伤寒，脉浮，自汗出，小便数，心烦，微恶寒，脚挛急。反与桂枝汤，欲攻其表，此误也。得之便厥，咽中干，烦躁吐逆者，作甘草干姜汤与之，以复其阳。若厥愈足温者，更作芍药甘草汤与之。其脚即伸。若胃气不和，谵语者，少与调胃承气汤，若重发汗，复加烧针者，四逆汤主之。

《伤寒论·辨太阳病脉证并治（中）》

第 42 条：太阳病，外证未解，脉浮弱者，当以汗解，宜桂枝汤。

第 44 条：太阳病，外证未解，不可下也。下之为逆。欲解外者，宜桂枝汤。

第 45 条：太阳病，先发汗，不解，而复下之，脉浮者不愈，浮为在外，而反下之，故令不愈。今脉浮，故知在外，当须解外则愈，宜桂枝汤。

第 53 条：病常自汗出者，此为荣气和。荣气和者，外不谐，以卫气不共荣气谐和故而。以荣行脉中，卫行脉外，复发其汗，荣卫和则愈，宜桂枝汤。

第 54 条：病人脏无他病，时发热、自汗出而不愈者，此卫气不和也，先其时发汗则愈，宜桂枝汤。

第 56 条：伤寒，不大便六七日，头痛有热者，与承气汤，其小便清者，知不在里，仍在表也，当须发汗；若头痛者，必衄，宜桂枝汤。

第 57 条：伤寒发汗，已解。半日许复烦，脉浮数者，可更发汗，宜桂枝汤。

第 63 条：发汗后，喘家不可更行桂枝汤。汗出而喘，无大热者，可与麻黄杏仁甘草石膏汤。

第 91 条：伤寒，医下之，续得下利清谷不止，身疼痛者，急当救里。后身疼痛，清便自调者，急当救表。救里，宜四逆汤；救表，宜桂枝汤。

第 95 条：太阳病，发热汗出者，此为荣弱卫强，故使汗出，欲救邪风者，宜桂枝汤。

《伤寒论·辨太阳病脉证并治（下）》

第 162 条：下后，不可更行桂枝汤；若汗出而喘，无大热者，可与麻黄杏仁甘草石膏汤。

第 164 条：伤寒大下后，复发汗，心下痞，恶寒者，表未解也。不可攻痞，当先解表，表解乃可攻痞。解表，宜桂枝汤，攻痞，宜大黄黄连泻心汤。

《伤寒论·辨阳明病脉证并治》

第 234 条：阳明病，脉迟，汗出多，微恶寒者，表未解也，可发汗，宜桂枝汤。

第 240 条：病人烦热，汗出则解，又如疟状，日晡所发热者，属阳明也。脉实者，宜下之；脉浮虚者，宜发汗。下之，与大承气汤，发汗，宜桂枝汤。

《伤寒论·辨太阴病脉证并治》

第 276 条：太阴病，脉浮者，可发汗，宜桂枝汤。

《伤寒论·辨厥阴病脉证并治》

第 372 条：下利腹胀满，身体疼痛者，先温其里，乃攻其表。温里，宜四逆汤；攻表，宜桂枝汤。

《伤寒论·辨霍乱病脉证并治》

第 387 条：吐利止而身痛不休者，当消息和解其外，宜桂枝汤。小和之。

《金匮要略·呕吐哕下利病脉证治第十七》

第36条： 下利，腹胀满，身体疼痛者，先温其里，乃攻其表。温里宜四逆汤，攻表宜桂枝汤。

《金匮要略·妇人妊娠病脉证并治第二十》

第1条： 师曰：妇人得平脉，阴脉小弱，其人渴，不能食，无寒热，名妊娠，桂枝汤主之。于法六十日当有此证，设有医治逆者，却一月加吐下者，则绝之。

《金匮要略·妇人产后病脉证治第二十一》

第8条： 产后风，续之数十日不解，头微痛，恶寒，时时有热，心下闷，干呕汗出，虽久，阳旦证续在耳，可与阳旦汤。即桂枝汤。

3. 桂枝汤脉象经验

桂枝汤脉象为太阳病脉象，为太阳表虚证，包含太阳表虚证与营卫亏虚病机脉象。

宏观脉象： 双寸均显浮脉，知病在表。桂枝汤脉象之浮脉有其特征性：其一，浮脉之脉管紧张度偏低而显柔软，轻触脉管之顶端扁塌，但稍重按，脉气上举有力。浮之病在表，脉管柔软，营血濡养不足而显表之虚状，可区别于表实之紧。按之脉气有力，说明病在表不在里，体内正气充足。宏观双寸，浮而脉缓，脉气缓而不燥，体内体表均无热也。此时，患者应发热、汗出而恶风。

此类患者大多数脉管比正常稍微偏细。未外感之时，此类患者平日脉管亦偏细软。说明患者平日营卫亦较亏虚，平常亦较怕风、怕冷而显体质较差。如此反推，平常血虚体质的患者外感后易形成太阳表虚证，易出现相应桂枝汤脉象。

从宏观脉象看关尺部脉。关尺处于正常中层位，其脉力也较正常，故排除了中下焦之病。

微观脉象： 右寸下之肺脉晕亦浮起。肺晕之外形偏瘦小而浮，但肺晕之表面失去弧度而显平塌，轻触之指感柔软。切入肺内，无纹理夹杂。显然，肺脏未病，欲御邪于外。病仍然于肌肤之表也！患者应无咳嗽、咽痛等症。并无里证，无热证。

从双寸之宏观脉象，知病在营卫之表。微观脉象，寸下之肺脉晕，知病并未传里。此太阳之表虚桂枝汤脉象。

桂枝汤常用于上呼吸道感染、鼻炎、多汗症等疾病。具有上述脉象特征则可应用。上感人皆常用。多汗症具上述桂枝汤脉象者，加减用之，疗效较佳。

4. 桂枝汤脉象用药加减

《伤寒论》方

桂枝汤方：桂枝三两（去皮），芍药三两，甘草二两（炙），生姜三两（切），大枣十二枚（擘）。

上五味，㕮咀三味，以水七升，微火煮取三升，去滓，适寒温，服一升。服已须臾，啜热稀粥一升余，以助药力，温覆令一时许，遍身漐漐，微似有汗者益佳，不可令如水流漓，病必不除。若一服汗出病差，停后服，不必尽剂；若不汗，更服依前法；又不汗，后服小促其间，半日许，令三服尽。若病重者，一日一夜服，周时观之。服一剂尽，病证犹在者，更作服。若汗不出，乃服至二三剂。禁生冷、粘滑、肉面、五辛、酒酪、臭恶等物。

宏观脉象，双寸浮缓为特征，病在太阳之表。患者有发热、微汗出等症。太阳表证为主者，应重用桂枝汤中之桂枝量，以温散表寒。

若宏观双寸，脉管之柔软明显；微观双肺，双肺之表扁而平，说明太阳表之营血亏虚，患者汗出当更多，恶风也更明显！此体现的是营血之亏虚更加不足，应轻用桂枝量，而当重用芍药、甘草、生姜、大枣，以滋补营血、调和营卫，抵御外邪！

如果汗出少了而恶风明显，患者脉管应偏细，需注意啜热稀粥一升余！热稀粥体现在热字。临床当中患者之脉也会偏缓，这种患者没有里热，但又没有明显的恶寒，脉管本身也不紧，明显营卫之阳气亏虚，不足以卫外，患者又没有脉管无力等气虚状态，也没有达到脉迟缓等阳虚状态，即属于表之卫阳不足。仲景设置了药后"啜热稀粥一升余"以滋营卫，以助药力，温覆令一时许，便可出现遍身漐漐的持续微汗现象，很快，寒热平，汗出止而恶风宁而病愈矣。

综上所述，桂枝汤脉象，在宏观脉指导下，精准表现太阳之表虚。经过微观脉象，排除了里证、里病。根据脉象之侧重对桂枝汤用量加减，其中根据脉象强调药后啜热稀粥！让临床疗效更加彰显！

5.桂枝汤脉象与其他方脉象鉴别

桂枝汤脉象与麻黄汤脉象相鉴别：桂枝汤脉象与麻黄汤的脉象均为太阳病脉，两者有共同的脉浮特征，说明病之邪正交争均在太阳之表层。其中，桂枝汤脉象双寸均浮，而麻黄汤脉象右寸偏浮。

桂枝汤脉象与麻黄汤脉象同中有异：麻黄汤为太阳表实证，其脉浮而紧，以紧为特征性，表明邪正剧烈交争于肌表。患者以恶寒、无汗为主要表现。其中，脉管紧，皮肤汗孔亦紧闭。麻黄汤脉象虽然也有脉管紧张度高与低，但是基本特征还是以紧为主。

而桂枝汤脉象则不同，桂枝汤浮脉当中的特征是脉管壁柔软而缓。这是营卫不足的表虚现象。两者有明确的区别！

从微观脉象鉴别：桂枝汤脉象之肺脉晕浮起，但肺表扁平而肺气平整而柔软，肺脉晕内无纹理夹杂。而麻黄汤脉象之右肺浮起，肺晕表面稍紧而按之有力，久候指下有冰寒之指感，除了肺部之象，还出现咽喉脉晕浮起而表面稍紧，指下少量弯曲细纹理之象。从微观脉象可以更加明显区分两者之差别！

二、桂枝加桂汤脉象

1.脉象图

宏观脉象（如图3-20）：双寸关浮缓或浮而弦细，左关浮甚。

微观脉象（如图3-21）：左关上尺侧缘显现夹心饼样肌肉脉晕，指下稍僵硬，其下胃脉晕浮起，胃体稍大而胃表隆起而弦，胃内无颗粒和其他夹杂指感。

2.脉症

《伤寒论·辨太阳病脉证并治（中）》

第117条：烧针令其汗，针处被寒，核起而赤者，必发奔豚，气从少腹上冲心者，灸其核上各一壮，与桂枝加桂汤，更加桂二两也。

《金匮要略·奔豚气病脉证治第八》

3.发汗后，烧针令其汗，针处被寒，核起而赤者，必发奔豚，气从少腹上至心，灸其核上各一壮，与桂枝加桂汤主之。

3.桂枝加桂汤脉象经验

桂枝加桂汤脉象为太阳病脉，但并非单纯太阳表虚证，而是包括太阳表虚与气逆病机。

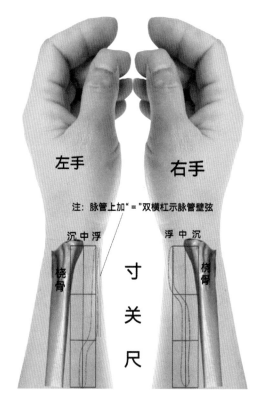

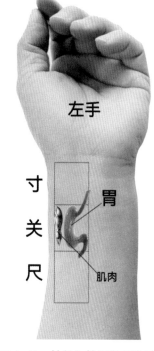

图 3-20　桂枝加桂汤宏观脉图　　　图 3-21　桂枝加桂汤微观脉图

宏观脉象：双寸关浮缓或浮而弦细，左关浮甚，体现出来的脉象与桂枝汤不完全相同。首先，体现出双寸、双关部皆为浮脉，浮脉病在表；兼有细的特征，说明营卫之不足。

双寸属于上焦，双关则为中焦。中焦脉之浮于上，说明病邪交争显现于膻中与肚脐之间之腠理或表层，患者亦有肚脐或腹中气上冲的表现。

整体脉管偏弦，特别左关部浮起较甚，弦亦较甚，体现气血聚滞于此，不得运行。患者亦偶尔会觉得肚脐和（或）上腹部有胀满不适，这也是气滞不运的现象之一！

微观脉象：左关上浮之，微观其下之尺侧缘，显现竖行夹心饼样肌肉脉晕，其下段指感稍僵硬。轻切下，胃脉晕展现，亦较常浮起。胃晕表面偏僵硬而略显弦意，胃晕内并无颗粒团块等夹杂。其时，患者相应有腹肌紧张、痉挛等体征。有的瘦弱女性竟然能显示出明显的腹肌外形。按之并无疼痛，这也反证了病在肌表而非在胃腑。这是辨证为太阳病脉之下，桂枝加桂汤的特征性微观脉象。这单纯从宏观脉来看是很难分辨出来的！

值得一提的是：太阳病脉从宏观上大多数显示浮软和浮缓脉象，只有桂枝加桂汤显示出特殊的浮细而弦的脉象。这种弦细脉是患者的本身体质表现。桂枝加桂汤脉象患者在平日当中就出现弦细脉，也出现特殊的谨慎、认真、较真甚至钻牛角尖的特殊性格。所以有些人问：这个弦脉本不属于太阳表虚证的脉象，在这里为什么出现呢？实际上，这个弦脉是患者本身的体质脉象，它夹杂在太阳表虚的脉象里，一并体现出来。大家要注意理解并区分这种现象。反过来讲，凡是具备弦细基础脉象的人，又因太阳表虚而外邪侵袭，就容易出现桂枝加桂汤脉象，容易出现桂枝加桂汤脉证，出现相应的气从肚脐往咽喉冲的特殊症状！这种患者需加大桂枝的量，这就属于桂枝加桂汤的专用！

4. 桂枝加桂汤脉象用药加减

《伤寒论》方

桂枝加桂汤方：桂枝五两（去皮），芍药三两，甘草二两（炙），生姜三两（切），大枣十二枚（擘）。

上五味，以水七升，煮取三升，去滓，温服一升。

从药物的组成来看，桂枝加桂汤的组成就是桂枝汤，只是增加了桂枝汤中的桂枝，从三两变成五两的量，其余均不变，治疗的主证风格且大有变化。患者没有外太阳的恶寒、身痛、怕冷、汗出等症状，却大多数有腹中气往上冲心的特殊奔豚症状！

从宏观脉象看：患者双寸浮，双关也浮，并且左关浮甚，病在太阳。桂枝汤可为之。为何要加桂？患者脉缓而不促，并无阳热。如此，只要桂枝加桂汤原方则可。

假若患者宏观脉偏缓，桂枝可加一倍量（折合 24~30g）。假如患者宏观脉偏弦，白芍亦可加量。如果患者有明显的腹痛，白芍量可大于桂枝，并且加赤芍佐之。

如果患者在奔豚发作的时候有明显的怕风和怕冷，可以加大桂枝量的同时加肉桂！方可收效！

桂枝加桂汤在用药加减中，如果有一部分患者是因练气功或其他修行功法导致的，单纯用药效果不佳！临床上两种情况特别多见：

第一，站桩或打坐时含胸拔背，太过含胸！长年累月，腹肌处于紧张状态！容易郁滞中、下丹田之气机。调整一下站姿或坐姿，加以桂枝加桂汤，可很快平息气机。

第二，意守下丹田过程中，把意守的位置处于脐下三寸，这种患者导致奔豚发作者，调整一下意守的位置。把意守的位置想象于脐与命门中间的空间，而且把这个空间放大为有婴儿头部大。再加上桂枝加桂汤，奔豚很快解决！

患者不管是通过药物还是通过练功指导调整解决奔豚症状，宏观与微观脉象都能缓解下来！双寸、双关浮会下调为中层位，弦脉也会变得柔软！但临床当中，只要左关脉仍然偏浮弦，症状就没有彻底解决，复发可能性就存在。只要微观脉象左关下肌肉脉晕存在，患者也可能复发。所以脉象仍然是评估患者治疗疗效以及预后的重要标准，医者当不可忽视！

5. 桂枝汤脉象与其他方脉象鉴别

桂枝加桂汤脉象与桂枝汤脉象相鉴别：

桂枝加桂汤与桂枝汤均为太阳病脉。两者均是太阳表虚证，药物组成均一致，只是桂枝加桂汤在桂枝汤桂枝三两的基础上加二两成为五两，其他药物组成均不变。然而两者的脉象却有较大差别，临床主证亦有较大差别。

从宏观脉象看：两者有共同的脉浮特征。其中，桂枝汤脉象双寸均浮，而桂枝加桂汤脉象双寸、双关均浮。桂枝汤脉象浮而软、浮而缓，而桂枝加桂汤脉象浮而弦细。两者脉象明显不同。

从微观脉象看：桂枝加桂汤有明显的左关尺侧缘腹肌脉晕特征，这也是鉴定属于桂枝加桂汤主证奔豚证而非腹部其他脏腑器官病变的特征脉象之一。其他腹部气从脐往心上冲者，有明显胃部内颗粒和团块脉晕或有肠形团块脉晕者，均不属桂枝加桂汤脉象，需注意区分鉴别！

三、桂枝加黄芪汤脉象

1. 脉象图

宏观脉象（如图3-22）：双寸浮短而缓或浮而细软。

微观脉象（如图3-23）：左寸下，心脏脉晕浮起，外形瘦小而弱，按之脉气无力。右寸下肺脏脉晕浮起，外形瘦小而弱，按之脉气亦无力。

2. 脉症

《金匮要略·水气病脉证并治第十四》

第29条：黄汗之病，两胫自冷。假令发热，此属历节。食已汗出，又身常暮盗汗出者，此劳气也。若汗出已，反发热者，久久其身必甲错；发热不止者，

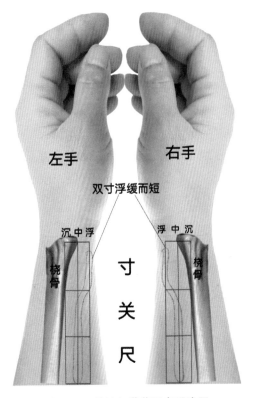
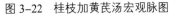
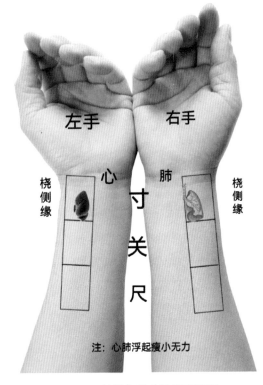

图 3-22 桂枝加黄芪汤宏观脉图 　　　　图 3-23 桂枝加黄芪汤微观脉图

必生恶疮。若身重，汗出已辄轻者，久久必身瞤。瞤即胸中痛，又从腰以上必汗出，下无汗，腰髋弛痛，如有物在皮中状，剧者不能食，身疼重，烦躁，小便不利，此为黄汗。桂枝加黄芪汤主之。

《金匮要略·黄疸病脉证并治第十五》

第 16 条： 诸病黄家，但利其小便。假令脉浮，当以汗解之，宜桂枝加黄芪汤主之。

3. 桂枝加黄芪汤脉象经验

桂枝加黄芪汤脉象为太阳病脉，包含太阳表虚证与营血卫气虚病机脉象。

宏观脉象： 双寸浮短而缓或浮而细软。其特征性，双寸与普通太阳病一样，具有浮起特性，体现病在太阳。但双寸浮而短，寸上不及本部。脉动缓，脉中阳气鼓动无力。脉管壁柔软，无外举之力，亦是脉气不足无以上举。脉管宽度偏细，营血之不足，表虚也。

患者常有汗多甚至大汗症状，天气不热而稍微一动就大汗淋漓！常常汗出渗衣，衣领透汗。汗多易加重营卫之亏虚，固外更不足，汗出更多矣。如此当以调和营卫为要务。

从宏观看关尺部，关尺部虽然处于中位，但亦细软无力，说明平时患者气血亏虚不足，只是寸部浮而短，病机体现在太阳之表虚，病症可见汗多，特别头汗增多。有的患者有黄汗等特殊现象，但这种黄汗不一定出现胆红素增高，却能看到贴身皮肤被染黄的现象。大多患者脉三部皆较软，按之脉气无力。患者平常有疲惫、倦怠之象。双寸之脉短，是脉气上供不足，患者动则气促，或伴有头晕现象。

有的患者却出现周身肢体关节僵硬疼痛病症。这种患者在寸关尺三部桡侧缘，多出现相应的弦边脉，但整体三部脉仍然偏细软。患者可能出现类风湿关节炎或强直性脊柱炎等病症。

微观脉象： 左寸下，心脏脉晕浮起，外形瘦小而弱，心脉晕表面失去饱满度，跳动无神而缓，按之脉气上举无力。而右寸下之肺脏脉晕浮起，外形瘦小而弱，肺晕之表柔软无力，按之脉气亦无力。心脉晕及双肺脉晕内均无夹杂，知脏腑之气血不足，但疾病仍未侵入脏腑之里，主要矛盾仍然在肌肤腠理。

综上，从宏观到微观脉象，太阳之表营血卫气虚甚。营卫亏虚导致固外不足，汗多、恶风明显。而肌肤腠理受外邪侵袭，易出现肌肉关节疼痛之症。使用桂枝汤调和肌腠之营卫，另加黄芪卫外固表！则成桂枝加黄芪汤之脉证也！

4. 桂枝加黄芪汤脉象用药加减

《金匮要略》方

桂枝加黄芪汤方：桂枝、芍药各三两，甘草二两，生姜三两，大枣十二枚，黄芪二两。

上六味，以水八升，煮取三升。温服一升，须臾，饮热稀粥一升余，以助药力，温服取微汗；若不汗，更服。

桂枝加黄芪汤从药物的组成来看，为桂枝汤加黄芪二两而成，其余均不变。从宏观脉象看，若双寸浮而细短明显。并冷汗多，恶风明显，是营卫不和为主要矛盾，重用桂枝加黄芪汤的桂枝汤，以调和营卫为要务。

假若宏观脉象双寸皆短，脉管又柔弱无力，是脉中之卫气亏虚为主要矛盾，可以加重黄芪量，予补卫气、固表止汗，亦可增加营卫之气，以周通肌腠之气血，平肌肤之痛。

如果患者以汗出为主要症状，单纯桂枝加黄芪汤原方原量可用，或只要增加黄芪之量，效果则佳。假若汗出、恶风甚猛，黄芪可从 20 克到 30 克使用。

假若关节肌肤疼痛甚猛，脉动又较缓，可同时加大桂枝和黄芪剂量，桂枝从 10 克到 30 克，黄芪从 30 克到 60 克。方可收功！

患者如果桡侧缘弦边脉较明显，说明肌肤腠理气血营运亏虚，筋骨濡养不足，大多数关节肌肉疼痛明显。再用桂枝加黄芪汤的同时可以加蜈蚣、全蝎、土鳖虫等虫药，可增疗效！亦可以加青风藤、鸡血藤等藤类药，祛风湿、利筋骨，疗效则可倍增。

5. 桂枝加黄芪汤脉象与其他方脉象鉴别

桂枝加黄芪汤脉象可与桂枝汤脉象相鉴别：桂枝加黄芪汤脉象与桂枝汤脉象均为太阳病脉。桂枝加黄芪汤为桂枝汤加味变化而来，就是在桂枝汤的基础加黄芪而成，但其属性仍然为太阳病证。

宏观脉象：两者同属于太阳表虚之证。

桂枝汤宏观脉象，双寸浮缓，但脉气相对有力、充盈，故而浮而不短，主要表现为太阳表虚而营卫不和。

桂枝加黄芪汤宏观脉象，双寸浮缓而短。双寸虽然浮缓，是太阳表虚甚为主。因为表虚太甚，脉气无力充盈。虽然桂枝汤脉象脉管也软，但桂枝加黄芪汤脉象脉管更加柔软无力，同时关尺也细软无力，体现出气虚更甚为主要矛盾。

微观脉象：桂枝加黄芪汤脉象之左寸下心脉晕和右寸下肺脉晕均浮而缩小。心肺之脉气较弱。另外，弦边脉也是桂枝汤脉象所没有的特征表现。从宏观和微观脉象上，两者均有明显差别，不难鉴别！

四、黄芪桂枝五物汤脉象

1. 脉象图

宏观脉象（如图 3-24）：双寸浮缓或浮软无力。左关沉细无力，或尺部脉细紧。

微观脉象（如图 3-25）：左关上胃晕显现，胃晕下沉而外形瘦小。按之脉气上举无力。胃脉晕气较薄，其内无夹杂。双尺桡侧缘可出现柔软肌肉脉晕。

2. 脉症

《金匮要略·血痹虚劳病脉证并治第六》

第 2 条：血痹，阴阳俱微，寸口关上微，尺中小紧，外证身体不仁，如风痹状，黄芪桂枝五物汤主之。

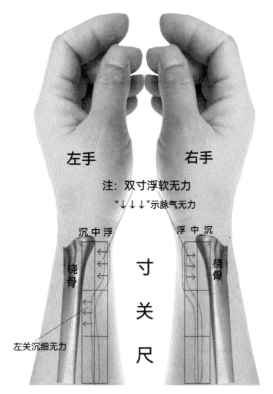

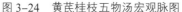

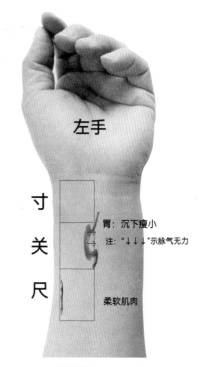

图 3-24 黄芪桂枝五物汤宏观脉图　　图 3-25 黄芪桂枝五物汤微观脉图

3. 黄芪桂枝五物汤脉象经验

黄芪桂枝五物汤脉象为太阳病脉象，包含太阳表虚证卫气亏虚病机脉象。药方为桂枝加黄芪汤去甘草增生姜而成。

宏观脉象：双寸浮缓或浮软无力。浮缓为太阳表虚病脉的基本特征。从宏观脉象看，其仍然具备自身的特征，左关上部下沉而细，左关上为脾胃之区，脾胃之区下沉说明脾阳上举无力。无力升阳气至表，卫阳生化之源不足。整体三部脉象较缓。周边阳气布散不足。双尺部偶尔可以出现特殊的浮细紧脉。

此处之紧脉与太阳表实之葛根汤脉象之尺浮紧不同。葛根汤证为实证，脉管宽度与正常无异。此处之黄芪桂枝五物汤脉象之尺为细紧。脉管气血不足，充盈无力则细。这种细紧可见四肢特别是双下肢末端麻木疼痛。医者不可不细辨！患者左关下沉，平时常有体虚、恶风、多汗等症状，也会有纳少、食则饱甚的中焦运化亏虚等症状。

左关微观脉象：左关上之胃晕处于沉层而外形瘦小。胃晕之壁指下指感偏薄，其内并无颗粒、团块、条索等异常病理脉晕。虽有虚象，但脉气有力，说明病为卫之虚，并未陷入太阴，仍旧处于肌肤腠理之表。但察关部之脉象，患者易出现肢肤麻木之病症。

双尺部微观脉象：双尺之桡侧缘出现竖行细小弦边脉。放大其中，可见片状肌肤脉晕，触之指下冰冷，而质感干枯。患者出现相应的双下肢或者单下肢麻木不仁。这种脉象偶尔也会出现在双寸下桡侧缘，可见相应上肢肌肤麻木。两者均是营卫亏虚，卫表不足，气血无以濡养肌肤，导致肌肤麻木不仁。

黄芪桂枝五物汤脉象虽然从宏观脉象看与桂枝加黄芪汤差别不大，但从尺部脉及微观脉仍然能够明确区分两者之差别。

临床上其经常用于颈椎病（神经根型）上肢手掌麻木者，符合以上脉象特征者，可获良效。这可应用于肢肤麻木、肌力下降、表虚多汗症、体虚外感等病症，也可以用于腰椎间盘突出、下肢麻木者，符合黄芪桂枝五物汤脉象特征者，用之，无不效。临床当中，风湿病或者脊髓神经根疾病者，病虽重，但符合上述脉象仍然可收一定疗效。

4.黄芪桂枝五物汤脉象用药加减

《金匮要略》方

黄芪桂枝五物汤：黄芪三两，芍药三两，桂枝三两，生姜六两，大枣十二枚。

上五味，以水六升，煮取二升。温服七合，日三服。一方有人参。

黄芪桂枝五物汤从药物的组成来看，为桂枝汤加黄芪汤去甘草增生姜而成。生姜从二两倍增为六两，一下多了两倍量。这也道出了黄芪桂枝五物汤的特殊之处：肌表营卫亏虚，肌肤卫阳不足，无力驱动气血运行。集中表现于三部整体脉偏细而缓，而左关部独沉。

凡是表现为左关部，特别是左关上部沉下明显者，就要大量用生姜！生姜应用到黄芪、桂枝、芍药的两倍以上。

从宏观脉象看：如果脉偏软者，卫气不足，可倍用黄芪；如果脉动偏缓，卫阳不足，可以倍用桂枝，甚者加肉桂合用以鼓其卫阳；肌肤麻木甚，可重用白芍，另加赤芍合用，以增其散瘀之力！如此，可事半而功倍！

综上宏观和微观脉象，黄芪桂枝五物汤脉象更加显示卫阳不足的病机，临床上应更加重视桂枝与生姜的灵活运用。

5.黄芪桂枝五物汤脉象与其他方脉象鉴别

黄芪桂枝五物汤脉象与桂枝加黄芪汤脉象相鉴别：两方药物组成，仅仅去甘草、倍生姜。临床上应用很多人混淆，但仲景示人之意，非示人之方！

黄芪桂枝五物汤脉象与桂枝加黄芪汤脉象虽同样为太阳表虚、卫表不足之病脉，脉象表现有一致之处。两者均出现脉浮缓细软。但黄芪桂枝五物汤脉动更加得缓，通常脉动在 50 次 / 分钟 到 60 次 / 分钟 之间，体现出卫阳更加不足。另外，出现独特的左关上部下沉，这是脾阳不足的表现。再从微观脉区分，黄芪桂枝五物汤有着独特的尺部脉桡侧缘弦边脉，这也是肌肤麻木特有的脉象，也是黄芪桂枝五物汤最主要的脉证。

五、桂枝加厚朴杏子汤脉象

1. 脉象图

宏观脉象（如图 3-26）：双寸浮缓或浮软。左关沉细无力。

微观脉象（如图 3-27）：右寸下肺脉晕浮起，肺晕表面扁平而软，肺晕下野出现垂柳样支气管纹理，久候现冰冷指感脉象。

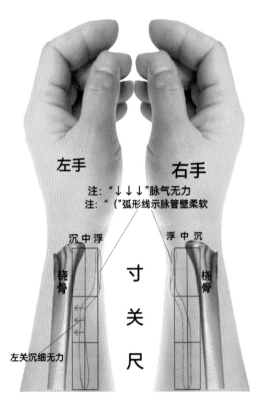

图 3-26　桂枝加厚朴杏子汤宏观脉图

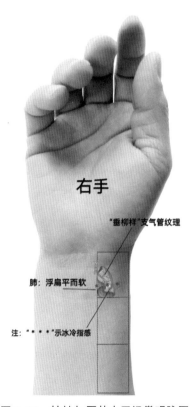

图 3-27　桂枝加厚朴杏子汤微观脉图

2. 脉症

《伤寒论·辨太阳病脉证并治（上）》
第 18 条： 喘家作桂枝汤加厚朴、杏子佳。

《伤寒论·辨太阳病脉证并治（中）》
第 43 条： 太阳病，下之微喘者，表未解故也，桂枝加厚朴杏子汤主之。

3. 桂枝加厚朴杏子汤脉象经验

桂枝加厚朴杏子汤脉象为太阳太阴合病脉，包含太阳表虚与太阴里饮病机脉象。

其药方组成为桂枝汤加厚朴和杏仁两味药，但并非单纯桂枝汤的太阳表虚病机，而是在太阳表虚之前，有一个内有痰饮的基础太阴病病机，所以患者表现出特殊的桂枝加厚朴杏子汤脉象。

宏观脉象：

太阳病宏观脉象：双寸浮缓或浮软。左关沉细无力。脉象仍然表现出双寸浮缓或浮软的类桂枝汤太阳表虚脉象。浮脉，代表病在表，而浮中带缓和浮中带软提示表虚。这里不再赘述。

太阴病宏观脉象：左关沉细无力。左关为太阴之区。太阴之脾胃脉沉，太阴之脉气不足也。沉中带细，为太阴里虚之象。无力更是脉气无力上举的直接表现。这是从宏观脉分析太阴病的一面。

微观脉象： 右寸下肺脉晕浮起，肺晕表面扁塌而软。肺脉晕浮起也说明病位于肺之表，未入内也。但肺晕表面扁塌而软，表明病在肺之表，卫外亏虚，无力上举。这也是太阳表虚的肺脉微观特征。

进一步切入到肺晕之内，双肺下野可见垂柳样支气管纹理，这是疾病入里的表现，说明桂枝加厚朴杏子汤病证已并非单纯在表，肺内已有病邪。于肺脉晕内，可及冰冷指感，少数患者可及少量"水滑样"痰饮脉晕。知本病宿有伏饮也。则仲景之所讲："喘家！"此处"喘家"是指平常有气喘或哮喘发作宿疾的患者，又新感桂枝汤病证。则在桂枝汤的基础上，加上厚朴和杏仁以治"喘家"之伏饮。

在桂枝加厚朴杏子汤脉象里还有个细节必须强调：在微观肺脉晕时，必须久候，以感知肺晕之寒热，可感循知肺内透出冰冷之意，则直接辨证为寒饮。排除里热等其他病机！在微观脉象之下，脉象之表里、寒热、虚实表现得酣尽淋漓！

桂枝加厚朴杏子汤常用于过敏性支气管炎、哮喘、慢性阻塞性肺疾病、心功能不全等症，符合上述脉象者，疗效佳。

4. 桂枝加厚朴杏子汤脉象用药加减

《伤寒论》方

桂枝加厚朴杏子汤方：桂枝三两（去皮），芍药三两，甘草二两（炙），生姜三两（切），大枣十二枚（擘），厚朴二两（炙，去皮），杏仁五十枚（去皮尖）。

上七味，以水七升，微火煮取三升，去滓，温服一升。覆取微似汗。

桂枝加厚朴杏子汤从药物的组成来看，为桂枝汤加厚朴、杏子而成。从宏观脉象看，双寸浮缓或浮软为主者，主要用桂枝加厚朴杏子汤里面的桂枝汤。

若左关沉细无力为主要特征者，重用其中之姜、枣。但单纯从宏观脉象看，很难得出结论必须加厚朴和杏仁。临床上大多数情况看患者有没有哮喘病史，或者说患者目前有没有喘这种症状，再决定是否加厚朴和杏仁。但这样的辨证仍然容易出现误差，我们决定从微观脉上去鉴别：左寸下，肺晕下野出现垂柳样支气管纹理，出现这样的特征性表现，可直接认定有内饮，处方上直接加厚朴和杏仁。如果指下脉晕偏寒，应重用厚朴以温中散寒行气！或者在重用桂枝的同时再加肉桂，以增加温化之功！

5. 桂枝加厚朴杏子汤脉象与其他方脉象鉴别

桂枝加厚朴杏子汤脉象与小青龙脉象相鉴别：临床上，两者都出现外感的气喘症状，其患者也大都均有哮喘或咳嗽病史。所以临床上两个经方的应用很容易混淆。

从病机鉴别：桂枝加厚朴杏子汤证与小青龙汤证虽然同属太阳表证。但桂枝加厚朴杏子汤证属于表虚内饮，而小青龙汤证属于表寒内饮！其中主要的不同点是表寒与表虚。

从脉象鉴别：小青龙汤脉象当中出现了寸脉的浮紧，为表寒的脉象，而桂枝加厚朴杏子汤脉象寸脉浮缓、浮软。应主要从寸脉的脉管紧张度进行鉴别，脉管紧张度高，表寒明显，因凝滞收引之象；脉动缓，脉管紧张度低而软，表虚明显，因气血充盈之不足之象。注意辨别，差异还是很明显的。

六、桂枝加龙骨牡蛎汤脉象

1. 脉象图

宏观脉象（如图 **3-28**）：双寸浮缓或浮软。左寸浮细而短。双尺芤动微紧。右关浮弦而有力。

微观脉象（如图 **3-29**）：左寸下心脉晕浮起，心晕外形瘦小，表面扁平而软，搏动无神。按之脉气无力。双尺下可及前列腺脉晕，或及双睾丸脉晕，睾丸外形瘦小而弱，按之脉气无力。

2. 脉症

《金匮要略·血痹虚劳病脉证并治第六》

第 8 条：夫失精家，少腹弦急，阴头寒，目眩（一作目眶痛），发落，脉极虚芤迟，为清谷、亡血、失精。脉得诸芤动微紧，男子失精，女子梦交，桂枝加龙骨牡蛎汤主之。

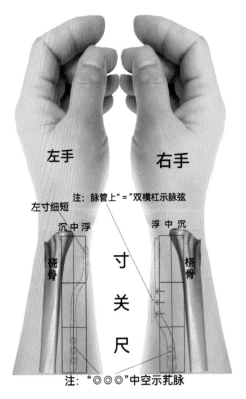

图 3-28 桂枝加龙骨牡蛎汤宏观脉图

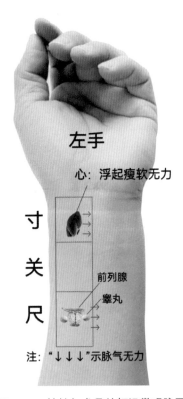

图 3-29 桂枝加龙骨牡蛎汤微观脉图

3. 桂枝加龙骨牡蛎汤脉象经验

桂枝加龙骨牡蛎汤脉象为太阳阳明合病脉。其药味组成为桂枝汤加龙骨、牡蛎而成。在脉象上，首先符合桂枝汤之太阳表虚特征，包含太阳表虚、阳明里热、心神不宁病机脉象。

桂枝加龙骨牡蛎汤宏观脉象：

双寸浮缓或浮软。桂枝加龙骨牡蛎汤以桂枝汤为基础，所以出现类似桂枝汤证的双寸浮缓、浮软等太阳表虚特征性脉象。

桂枝加龙骨牡蛎汤特殊太阳病宏观脉象：

左寸浮细而短，左寸为心脉，心脉无力。浮起为病在表，而左寸为心脉，寸短，为心之营血不足，患者常有心悸、怔忡之症。

桂枝加龙骨牡蛎汤阳明病宏观脉象：

右关浮弦有力。右关为阳明之区，右关浮弦，阳明里热较盛。其脉象表明桂枝加龙骨牡蛎汤脉象不单纯为太阳表虚证，同时合并阳明里热，是在太阳与阳明合病。

桂枝加龙骨牡蛎汤特殊双尺宏观脉象：

双尺芤、动、微紧。双尺芤，亏而不充之象；双尺脉动（浮起如豆状）常见于男子前列腺炎、女子宫颈炎的一个特殊脉象；微紧，是下腹部和会阴部疼痛的脉象。下部之病，体现于尺部脉，成双尺部微紧脉。

上述双尺芤、动、微紧脉象，会呈现腹痛或腹部动悸、搏动感，对于这种有腹部动悸、搏动感症状的患者，我们曾经做过很多例腹主动脉彩超以及腹部其他动脉血管的彩超和腹部的 CT 扫描，均没有发现阳性结论。这个症状是仲景通过临床观察提出来的独特临床症状，我们通过手掌去体察腹部，也感受到如同脉搏感的搏动，并非患者主观臆想症状。这种患者会出现相应的尺部与关上部的微紧脉。

这种微紧脉在微观脉象下，出现片带状的弦边脉！这也是桂枝加龙骨牡蛎汤证特殊的脉象之一。值得进一步区分的是，双尺芤动微紧，并不一定同时出现在所以患者的身上，则有些患者出现芤脉，有些患者出现动脉，而有些患者出现微紧脉！出现芤脉的患者，并不是桂枝加龙骨牡蛎汤脉象应该有的表现，而大多数是桂枝加龙骨牡蛎汤证遗精病症后出现的脉象！

这里需要进一步说明的是，在现代中医临床当中，桂枝加龙骨牡蛎汤脉象中芤脉的出现并不一定代表有遗精病症，很大的一部分代表房事太过频繁和手淫太过频繁，精漏太甚。但桂枝加龙骨牡蛎汤并非男子专用，女子在出现桂枝加龙骨牡蛎汤脉象中的芤脉的时候，大多数是崩漏而致！施之桂枝龙牡汤，疗效同样显著！

桂枝加龙骨牡蛎汤宏观脉象中动脉特征：

动脉是古脉法之一，表现是脉局限性浮起如豆状。在这里两个部分比较常见。

其一，动脉处于左寸部，左寸脉如豆状浮起。这种患者有明显的心悸、怔忡症状！很多患者有显著的器质性心脏病变，比如扩张性心肌病、心瓣膜病或心肌肥大等器质性性心脏疾病。遇到左寸如豆之左寸动脉，医者应进一步做相关检查，以排除非必要风险。

其二，双尺部动脉。见到这种动脉，男子大多有前列腺炎、前列腺增生肥大等病症。而女子可出现宫颈肥大、宫颈炎。此处特殊，不可不察。男子出现相应的遗精、早泄，女子出现相应的带下淋沥不尽等症状，且很多患者同时有与桂枝龙牡汤证结合在一起的心悸失眠、烦躁等病症。如此一来，则可施用桂枝加龙骨牡蛎汤，疗效可期！

桂枝加龙骨牡蛎汤脉象出现右关弦而有力，大多数这样的患者会有烦躁多梦、心神不宁、脾气较大的临床表现，出现相应的阳明里热扰神症状！

桂枝加龙骨牡蛎汤寸部微观脉象：桂枝加龙骨牡蛎汤脉象之左寸下心脉晕浮起，大多数心晕外形瘦小，为心中气血充盈不足。心晕表面扁塌而软，搏动无神，按之脉气无力。其次患者出现相应的心慌、心悸症状，大多数患者都伴有疲惫、乏力、胸闷等症状，有的患者还有头晕、嗜睡、多汗等，这些多是因为气血亏虚，无以濡养。大多数症状体现在头、胸、颈部。大多数人出现汗多、动则出汗等症状，这是太阳表证营卫亏虚的病症。

桂枝加龙骨牡蛎汤尺部微观脉象：尺下部出现相应的前列腺脉晕和睾丸脉晕。这种患者大多数有早泄或阳痿等性功能下降症状。予桂枝龙牡汤疗效显著！

当上述微观脉出现女子宫颈肥大脉晕的时候，可出现相应的宫颈口涩状脉晕，患者带下淋沥、心悸、胸闷，符合上述桂枝龙牡汤宏观脉象则使用桂枝龙牡汤，疗效可期。

我们在临床应用当中，还遇到过桂枝加龙骨牡蛎汤脉象相应的女子尺部芤脉，此类患者都有崩漏或者月经量相对较多多的病史，患者同时会出现贫血和临界贫血的病症，心悸、失眠、烦躁、崩漏所有症状同时出现，符合桂枝加龙骨牡蛎汤脉象，施之无不效。

综上所述，桂枝加龙骨牡蛎汤脉象是太阳表虚证和阳明合病下的一个特殊脉象病症。临床上应用比较广泛，疗效也较理想。其脉象也较复杂特殊，但细分开，仍然不难掌握！

这其中也展现了一个辨方证、辨经方脉象精准用方的重要性！如果仅仅是从宏观脉象认为符合太阳阳明病脉，可用方较多，通过特殊宏观脉象与特殊微观脉象进行区分，精准应用于各个病证，可得良好疗效！

4. 桂枝加龙骨牡蛎汤脉象用药加减

《金匮要略·血痹虚劳病脉证并治第六》

桂枝加龙骨牡蛎汤:《小品》云：虚弱浮热汗出者，除桂，加白薇、附子各三分，故日二加龙骨汤。

桂枝，芍药，生姜各三两，甘草二两，大枣十二枚，龙骨，牡蛎各三两。

上七味，以水七升，煮取三升，分温三服。

桂枝加龙骨牡蛎汤药味组成为桂枝汤加龙骨、牡蛎而成。桂枝汤是其基本方，太阳表虚是其基本病理状态。

倘若脉象以双寸浮缓或浮软为主，左寸短不明显，可重用桂枝加龙骨牡蛎汤中的桂枝汤。

倘若脉象以缓为主，应该重用桂枝外加肉桂以温补卫阳；若脉象偏软，营血之不足矣，应注重甘草、生姜、大枣，予温中补血生津。

若脉象出现左寸短细者，为心之阴血不足，心神不宁。患者当出现烦躁、失眠等心神症状，应重用生龙骨与生牡蛎。

若脉象出现左寸短细同时出现尺脉芤，知精漏太甚，应重用龙骨、牡蛎，并改成煅龙骨与煅牡蛎，以涩精安神。上述用法于女子崩漏或带下淋沥不尽者同样适用。

临床上，微观脉象见到前列腺脉晕、睾丸脉晕，患者常常有阳痿、早泄等症，或有精冷不育之症。这不单纯是营血亏虚，亦有下元阳亏之嫌，可以选用《小品方》二加龙牡汤，则桂枝龙牡汤加上白薇、炮附子，可收奇功。此方用于女子性冷淡者亦有佳效！医者当灵活用之！

倘若有患者出现上腹部、脐周悸动者，宏观脉见关下尺上部微紧，于其下微观脉下出现带片状弦边脉，此类患者应重用龙骨、牡蛎，临床用到60~90克方可收功。重者，可以加磁石以重镇安神。大多患者有烦躁不安之态，左心宏观脉偶尔有焦虑脉象，可特别重用龙骨、牡蛎、磁石！若宏观脉较细，可重用白芍、生姜、大枣以滋营卫。

5. 桂枝加龙骨牡蛎汤脉象与其他方脉象鉴别

桂枝加龙骨牡蛎汤脉象与桂枝汤脉象相鉴别：桂枝加龙骨牡蛎汤其药味组成是在桂枝汤基础上加龙骨、牡蛎而成，其病机也是以太阳表虚证为基础。在脉象的表现上，也以太阳表虚脉为基础。两者均出现双寸浮缓或浮软。

不同的是，桂枝加龙骨牡蛎汤脉象左寸浮细而短，表现出相应的心神不宁。有了这个特殊表现，再进一步从微观脉象看。左寸下心脉晕浮起，心晕外形瘦小，表面扁塌而软，搏动无神，可出现相应的心悸、失眠症状，而桂枝汤则无。

从宏观脉象看：桂枝加龙骨牡蛎汤脉象有特殊的双尺扤动微紧，而桂枝汤则无。两者脉象差异较为明显，可资鉴别！

七、小建中汤脉象

1. 脉象图

宏观脉象（如图3-30）：双寸浮缓而涩。左关尺沉弦而涩。

微观脉象（如图3-31）：左寸下心脉晕浮起，心脉晕瘦小而弱，按之脉气上举无力，心尖部有涩指脉晕。左关上现胃脉晕，胃脉晕下沉，胃体稍弦紧而指感若僵。切下胃体，可及椭圆形或"啤酒盖样"异常溃疡脉晕；尺上部可及肠形脉晕，肠形脉晕下沉，触之涩指；于女子尺中下部可及宫内膜线脉晕，子宫内膜线脉晕下沉无力而涩手！

2. 脉症

《伤寒论·辨太阳病脉证并治（中）》

第100条：伤寒，阳脉涩，阴脉弦，法当腹中急痛。先与小建中汤，不差者，小柴胡汤主之。

第102条：伤寒二三日，心中悸而烦者，小建中汤主之。

《金匮要略·血痹虚劳病脉证并治第六》

第13条：虚劳里急，悸，衄，腹中痛，梦失精，四肢酸疼，手足烦热，咽干口燥，小建中汤主之。

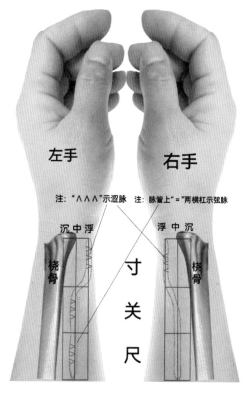

注:"∧∧∧"示涩脉　注:脉管上"="两横杠示弦脉

沉中浮　　　浮中沉

桡骨　　　　　　桡骨

寸
关
尺

图 3-30　小建中汤宏观脉图

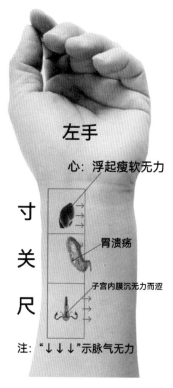

左手

心: 浮起瘦软无力

寸
关
尺

胃溃疡

子宫内膜沉无力而涩

注: "↓↓↓"示脉气无力

图 3-31　小建中汤微观脉图

《金匮要略·黄疸病脉证并治第十五》

第 22 条: 男子黄, 小便自利, 当与虚劳小建中汤。

《金匮要略·妇人杂病脉证并治第二十二》

第 18 条: 妇人腹中痛, 小建中汤主之。

3. 小建中汤脉象经验

　　小建中汤脉象为太阳太阴合病脉。本方为桂枝汤倍芍药加胶饴一升而成。桂枝汤是基础, 太阳表虚的基础仍然存在。所以, 小建中汤脉象仍然具备太阳表虚的基础脉象, 包含太阳表虚、太阴血虚病机脉象。

　　小建中汤寸部宏观、微观脉象: 双寸浮缓或浮软。这是太阳表虚证桂枝汤脉象典型脉象特征。但小建中汤脉象具备其特殊表现, 寸部经常出现涩脉, 这也是区别于其他太阳表虚证的一个特殊表现。

　　从宏观脉象看双寸涩。双寸下心尖部仍然出现涩脉, 这种情况下的患者,除了出现营卫亏虚之汗多以外，还出现心悸、胸闷的心中营血不足以濡养等症状。

小建中汤关部宏观、微观脉象：进一步感循左关上，左关上从宏观来看，脉沉细而弦。进一步微观其下之胃脉晕，胃脉晕亦沉伏，但胃表却体现出指感相对紧绷有力的弦脉。轻拂之，胃体指感涩手。进一步切下胃体，胃内出现"椭圆形凹陷区"或者"啤酒盖样"异常溃疡脉晕。

其时，患者出现相应的上腹部疼痛或上部饥饿疼痛，患者在查体当中也会出现上腹部压痛，但腹直肌多数柔软中带绷紧感，这是小建中汤脉象当中特有的脉象特征。此时，应用小建中汤当效如桴鼓！

小建中汤尺部宏观脉象：尺沉弦而涩。这其中，还可以细分出尺上部、尺下部两部分。于尺上部可及肠形脉晕，肠形脉晕下沉，触之涩指，此类患者多数出现脐周疼痛，儿童多见。临床上见很多儿童脐周疼痛伴汗出，这是明显的太阳表虚和太阳合病证。出现肠形脉晕微观脉象，则小建中汤脉象无疑，施之，效当显于覆杯！此种情况男女皆可见！

小建中汤尺部微观脉象：于女子尺中下部可及子宫内膜线脉晕，宫内膜线脉晕下沉绷紧如弦，触之涩指！此种妇人腹痛当是痛经，于行经前、经中和经后小腹疼痛不止。

符合宏观太阳表虚脉象同时出现特殊子宫内膜线脉晕者，为小建中汤脉象，可施之。进一步说明的是：这种小建中汤脉象的痛经大多数出现经期小腹隐隐作痛，月经干净后还会痛一两天，伴随疲乏、汗出等症，可资鉴别。

小建中汤尺部微观特殊脉象：于尺部出现斜样弦边脉。此类患者（妇人）会出现平日少腹隐隐作痛，个别出现会阴下坠感或小腹下坠感，大多数为慢性盆腔炎，个别疼痛也同时出现心悸和多汗。

符合宏观太阳表虚脉象同时出现特殊尺部斜样弦边脉脉晕者，为小建中汤脉象，可施之，效佳。

4.小建中汤脉象用药加减

《伤寒论》方

小建中汤方：桂枝三两（去皮），甘草二两（炙），大枣十二枚（擘），芍药六两，生姜三两（切），胶饴一升。

上六味，以水七升，煮取三升，去滓，内饴，更上微火消解，温服一升，日三服。呕家不可用建中汤，以甜故也。

小建中汤为桂枝汤倍芍药加胶饴一升而成。芍药由三两倍增到六两。本方桂枝汤为汤底，必须符合桂枝汤太阳表虚脉象。脉浮缓、浮软为特征者，以太阳表虚为重。患者心悸、汗出明显而偶尔腹痛或处于腹痛的缓解期，重用小建中汤中的桂枝汤。

倘若患者腹痛明显，而左关上沉弦，当倍用白芍。患者左关上沉弦的同时出现涩脉，营卫气血亏虚，营血不足，卫气无力而瘀血欲成，当白芍、赤芍合用，可助化瘀，防瘀血产生。

宏观脉象偏细，特别是左关尺偏细，为太阴里虚明显，当重用饴糖，以增滋补之力。白芍性微寒，而太阴里虚本为寒证，在重用白芍的同时，也应重用饴糖，以逆转阴寒之白芍化为止痛温补太阴之力！

倘若患者脉缓明显，同时汗出恶风明显，特别是腹痛的时候同时伴有恶风汗出，此类患者卫阳不足，太阴里虚严重，可以在重用桂枝的同时加用肉桂，可增温化之功！

小建中汤脉象部分患者出现便秘或大便难等现象，此为营血之不足，在使用小建中汤倍用白芍的同时，部分患者出现腹泻水样便症状，或排便次数增加，大便不成形。这种情况是小建中汤使用当中的正常反应之一，只要给够监管，有助于病情的痊愈。

监管主要是监测大便的次数，以及有无脱水现象，可以让患者多喝水，特别是多喝米汤！脱水现象当可避免！如果出现一日五次以上的水样便，就可以停药一天，或者一日只吃半剂药。以避免脱水。大多数出现这种反应的患者在三天后会好转，不必有太多顾虑！

5. 小建中汤脉象与其他方脉象鉴别

小建中汤脉象与桂枝汤脉象相鉴别：小建中汤是在桂枝汤的基础上倍芍药加饴糖而成。所以，其具有桂枝汤的基础脉象，也就是太阳表虚脉象：双寸浮缓或浮软。小建中汤脉象在浮缓的基础上出现涩脉，也是小建中汤证营卫更加不足的附加表现之一。

小建中汤脉象还体现出本身特有的宏观脉象：左关尺沉弦而涩。桂枝汤脉象无。同时，其也体现出特殊的腹痛症状。

从微观脉象鉴别：小建中汤脉象出现左关尺下肠形脉晕，女子子宫内膜脉晕以及女子盆腔斜行脉晕等特殊微观脉晕，这些都是桂枝汤当中所不能出现的，两者脉象差别悬殊！

八、当归建中汤脉象

1. 脉象图

宏观脉象（如图 3-32）：双寸浮缓而细。双关尺沉细。

微观脉象（如图 3-33）：左寸下心脉晕浮起，心脉晕瘦小而弱，按之脉气上举无力；右寸下肺脉晕浮起，肺脉晕瘦小而弱，按之脉气上举无力；左关下胃晕沉下而胃形瘦小，按之脉气无力。轻拂胃表，胃之表层轻盈而薄，切下胃晕内，可及散在颗粒脉晕，或椭圆形凹陷脉晕。左尺上可及肠形脉晕，肠形脉晕沉下，肠形轮廓明显而稍涩；右关下肝脉晕沉下而肝晕外形瘦小，按之脉气无力。

2. 脉症

《金匮要略·妇人产后病脉证治第二十一》

附方:《千金》内补当归建中汤：治妇人产后虚羸不足，腹中刺痛不止，吸吸少气，或苦少腹中急，摩痛引腰者，不能食饮。产后一月，日得四五剂为

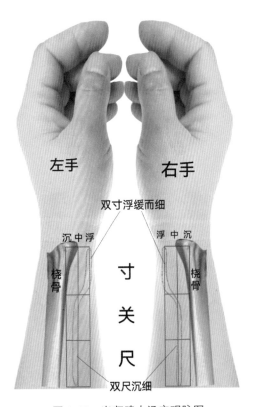

图 3-32　当归建中汤宏观脉图

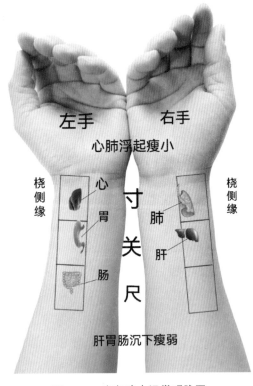

图 3-33　当归建中汤微观脉图

善，令人强壮，宜。

3. 当归建中汤脉象经验

当归建中汤脉象为太阳太阴合病脉。本方为小建中汤加当归四两而成。太阳表虚仍是基础。其包含太阳表虚、太阴血虚病机脉象。

当归建中汤太阳表虚宏观脉象：双寸浮缓。浮居表，缓为虚，虚为营卫表虚也。其中，当归建中汤脉象具有自身特征性的细脉，故而表现出浮缓而细。细为营血亏虚之特征性表现，因血液亏虚，无以充盈脉管，故脉细。"气为血之帅"，细脉之脉管多偏软。"血为气之母"，营血之亏虚影响到卫气，但脉中表现仍然以细为主，体现以营血之亏虚为主。

此时，患者当有疲惫、汗出或平日多汗等太阳表虚等症，亦有部分患者出现易感冒、易着凉、怕风等表虚症状。医者可以结合症状以证脉象，但仍然以脉为主，临床上有些患者并不会有明显的多汗、易感冒等症状，但如此双寸脉象仍然代表太阳表虚，主次依据不可不辨！

当归建中汤太阴血虚宏观脉象：进一步循察双关、双尺脉。双关尺脉皆沉而细。脉沉，说明病已脱离太阳，进而入里。关尺皆沉，病入太阴，关尺皆细，其性当虚，太阴里虚也。其时，患者当有上腹或脐周疼痛症状。有些患者饥饿和劳累时疼痛加重。饥饿时，肌体气血不足，疼痛加重，说明虚痛也。若机体能量消耗大，病情加重，也说明里虚。医者可从症状反证脉象，进一步精准把握脉象。

从宏观脉象看，太阳表虚，太阴里虚，病之位、性已定。但太阳表虚、太阴里虚合病之可用经方有许多，把脉至今，未能定方，应从微观脉进一步辨明！

当归建中汤寸脉微观脉象：微观双寸下。左寸下之心脉浮而细小，右寸下之肺脉浮亦而细小。心肺脉晕均按之无力，其内均无夹杂！知心肺之营血亏虚，知病未入心肺之里。

当归建中汤关脉微观脉象：下一步感循微观双关、双尺下。右关之肝晕沉而肝形瘦小，按之脉气无力，进一步切入肝脉晕内，其内空虚如棉，并无夹杂！

转指左关：左关上见胃脉晕，胃脉晕下沉，胃脉晕之胃壁触指薄而弱。切下胃晕，可及散在颗粒脉晕，或椭圆形凹陷脉晕，说明病已入里。细察胃内之脉气，脉气薄而无力，为脾胃里虚也；此时患者上腹疼痛明显，多有慢性非萎缩性胃炎或萎缩性胃炎或者胃溃疡等病症。通过消化道电子胃镜等影像检查可以互相印证。

当归建中汤尺脉微观脉象：微观左尺上部，可及肠形脉晕，肠形脉晕沉下，肠形轮廓明显而稍涩；按之脉气薄而无力，亦为里虚之脉象也。患者可见脐周疼痛等病症，大多数为肠痉挛或肠易激综合征。

值得一提的是，当归建中汤脉象有个别患者出现尺部芤脉，若是妇人，多为崩漏，气血亏虚而致。若是男子，多是入房太甚，失精所致。此患者亦会小腹疼痛，喜温喜按，腹中空虚感。如同时具备上述太阳表虚脉象，亦属当归建中汤脉象，当归建中汤可施之无误。

如此宏观脉下可辨太阳太阴合病脉，微观脉象辨当归建中汤脉象，则用方无不精准！

4. 当归建中汤脉象用药加减

《金匮要略·妇人产后病脉证治第二十一》

附方：《千金》内补当归建中汤：治妇人产后虚羸不足，腹中刺痛不止，吸吸少气，或苦少腹中急，摩痛引腰者，不能食饮。产后一月，日得四五剂为善，令人强壮，宜。

当归四两，桂枝三两，芍药六两，生姜三两，甘草二两，大枣十二枚。

上六味，以水一斗，煮取三升。分温三服，一日令尽。若大虚，加饴糖六两，汤成，内之于火上暖，令饴消。若去血过多，崩伤内衄不止，加地黄六两、阿胶二两，合八味，汤成，内阿胶。若无当归，以芎劳代之；若无生姜，以干姜代之。

当归建中汤为小建中汤加当归四两而成。两者均为太阳太阴病脉。当脉中出现太阳表虚脉浮缓或浮缓而涩的小建中汤脉象，应该重用当归建中汤中的小建中汤，以滋补营卫、温中补虚为要。特别是脉偏缓者，应重用桂枝，可另加肉桂。

若左关沉者，应重用饴糖。倘若双寸、双关尺都较细者，应重用当归。

若患者腹中疼痛，而左关弦紧者，可重用桂枝，加白芍以温中止痛。

倘若尺部脉芤者，应重用当归、饴糖以温补气血。

妇人崩漏不止，而寸细、尺芤，说明气血亏虚太甚，可以在当归建中汤内加熟地黄六两、阿胶二两。假若正在血崩，应在使用熟地黄的同时，加生地黄八两，以增止血之功！阿胶亦可加量。

当归建中汤之方义和脉象提示，重在营血亏虚，重在补血，重用当归，当归在脉较细的情况下，可以从六两增到八两，增其温补气血、温中止痛之功。但临床上大量用当归（12g以上）则有部分人出现腹泻等症状。临床当中，可加苍术、茯苓以制之。

5. 当归建中汤脉象与其他方脉象鉴别

当归建中汤脉象与小建中汤脉象相鉴别：当归建中汤在小建中汤的基础上加当归四两而成，两者仅一味之差，但功效与临床应用则差别大矣！所以在临床当中要特别注意脉象的鉴别。

从宏观脉象鉴别：两者均有双寸浮缓特征。但当归建中汤脉象双寸浮缓而细，双关尺沉细，三部脉均出现金属线样明显的细脉。而小建中汤脉象出现双寸浮缓而涩，左关尺沉弦而涩，三部脉象都出现轻度的涩脉。所以从宏观脉象鉴别，两者的主要区别是当归建中汤相伴的细脉特征。

当然，小建中汤出现左关弦涩脉，而当归建中汤出现左关沉细脉。这也说明，小建中汤的腹部疼痛以痉挛或阵发性疼痛为主，而当归建中汤的疼痛以隐隐作痛、喜按的虚痛为主。两者性质迥然不同。

从微观脉象鉴别：小建中汤与当归建中汤脉象可及胃脉晕内椭圆形或"啤酒盖样"异常溃疡脉晕；不同的是，小建中汤脉象出现胃体弦紧、僵硬的痉挛象，而当归建中汤脉象出现胃脉晕之表层轻盈而薄的虚弱不足象。

综上所述，不管是宏观还是微观脉象，当归建中汤脉象都处处体现细、虚等特征，而小建中汤脉象主要体现疼痛、痉挛、弦涩等特征脉象语言。

九、黄芪建中汤脉象

1. 脉象图

宏观脉象（如图3-34）：双寸短、浮缓而无力。左关沉无力。

微观脉象（如图3-35）：左寸下心脉晕浮起，心脉晕位置偏于寸下，心脉之表柔软，而脉气上举无力；右寸下肺脉晕浮起，肺脉晕位置偏于寸下，肺晕外形扁塌，而按之脉气上举无力；左关下胃晕沉下而无力。胃表柔软，按之脉气无力。

2. 脉症

《金匮要略·血痹虚劳病脉证并治第六》

第14条：虚劳里急，诸不足，黄芪建中汤主之。

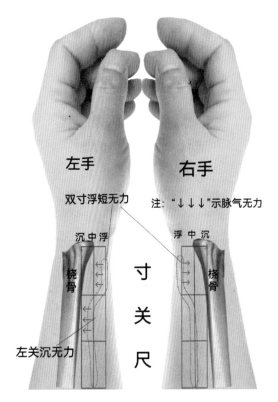

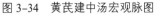

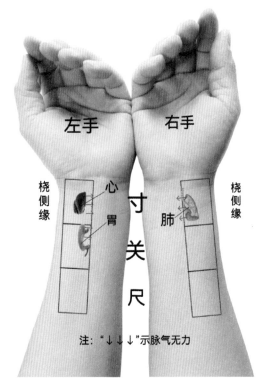

图 3-34　黄芪建中汤宏观脉图　　　　图 3-35　黄芪建中汤微观脉图

《金匮要略·黄疸病脉证并治第十五》

第 22 条：男子黄，小便自利，当与虚劳小建中汤。

3. 黄芪建中汤脉象经验

黄芪建中汤脉象为太阳太阴合病脉。本方为小建中汤加黄芪一两半而成。小建中汤是其基础方，其具备小建中汤证的太阳表虚及太阴里虚的合并脉象特征。

黄芪建中汤宏观脉象：其具备双寸浮缓、左关沉的基本特征。这种患者皆有恶风、汗出等太阳表虚症状，或有易感冒病史。左关沉为太阴里虚，有腹中疼痛等小建中汤证症状。

黄芪建中汤特征性宏观脉象：双寸短。黄芪建中汤脉象之太阳表虚具备明显卫气亏虚、卫气无法上行的脉象特征。卫气亏虚无力上升，双寸亦体现出不足的短脉。寸之上为头颈，头颈清阳不足，则昏昧不清！患者会出现头晕、疲乏、气短等症状。

黄芪建中汤微观脉象：双寸下，左心脉浮起，扁软无力，心脉晕位置下移。右肺脉浮起，亦扁软无力，肺脉晕位置亦下移。心肺缺少营血卫气之滋养而略显虚弱不足！进一步切入心脉晕内，心内无夹杂异常脉晕。而切入双肺脉晕内，肺内亦无夹杂。知病未入心肺脏腑之里。

进一步感循左关，左关脉沉下，脉气无力上举。微观左关之胃脉晕，胃之脉晕下沉，形状扁塌，胃腑之表面柔软，按之脉气无力上举。轻轻切入胃，出现椭圆形凹陷区或者啤酒盖样异常脉晕，病入太阴之里腑。此时，患者会出现上腹或脐周疼痛，痛时偶尔伴有汗出、恶风、疲乏、头晕等表虚之症。可有便溏、小便频等里虚症状。

综上所述宏观和微观脉象：黄芪建中汤脉象为太阳太阴合病脉，同时，具备太阳、太阴病脉象特征，又有自身寸短、脉软无力等特征性改变！抓住这特征性脉象改变，则可大胆用黄芪建中汤。可建奇效！

4. 黄芪建中汤脉象用药加减

《金匮要略·血痹虚劳病脉证并治第六》

黄芪建中汤方：桂枝三两（去皮），甘草三两（炙），大枣十二枚，芍药六两，生姜二两，胶饴一升，黄芪一两半。

上七味，以水七升，煮取三升，去滓，内胶饴，更上微火消解。温服一升，日三服。气短胸满者，加生姜；腹满者，去枣加茯苓一两半。及疗肺虚损不足，补气，加半夏三两。

黄芪建中汤为小建中汤加黄芪一两半而成。两者均为太阳太阴病脉，病、脉同时体现小建中汤的太阳表虚与太阴里虚脉象，有双寸浮软、左关沉等特征。

假如以此为特征，当重用黄芪建中汤中的小建中汤，特别是左关沉、以腹痛为基础者，左关脉象不太软而稍弦者，重用小建中汤中的白芍、饴糖。

如果出现双寸短，脉管紧张度低而柔软者，当重用黄芪。黄芪建中汤中黄芪一两半，众人皆说少，临床上也略显不足，一般会用到24~40克。

特别是寸短明显，而脉软也明显者，同时出现疲惫乏力，汗多等症状，更应大量使用黄芪，才能收到奇效。黄芪当中有炙用、有生用。以左关脉软为主，腹中疼痛为表现者，则多用炙黄芪。

若以汗多为主要表现者，可选用生黄芪。"气短胸满者，加生姜"一般气短则是重用黄芪。

如果黄芪用量太多，滋补太过，出现胸满症状，则可佐用生姜，以宣散卫阳。"腹满者，去枣加茯苓一两半"，临床上这种症状也大多数是加大黄芪的量，出现上腹部胀满，可以加茯苓 12 到 24 克，以利中焦。

"及疗肺虚损不足，补气，加半夏三两"，肺虚损不足可以出现气短现象，同时右寸更短。这里应该是省略了用黄芪，其实仍然是加黄芪量为主。倘若有痰，另加半夏。

5. 黄芪建中汤脉象与其他方脉象鉴别

黄芪建中汤脉象与小建中汤脉象、当归建中汤脉象相鉴别：黄芪建中汤在小建中汤的基础上加黄芪一两半而成。当归建中汤在小建中汤的基础上加当归四两而成。两者均在小建中汤的基础上加味成方，只是加黄芪与加当归不同而已。临床上有多大差别呢？脉象又有多少差别呢？

三者之同点：双寸浮缓，左关沉。

三者之异：

当归建中汤：双寸浮缓而细。双关尺沉细。

黄芪建中汤：双寸短、浮缓而无力。左关沉无力。

小建中汤：双寸浮缓而涩。左关尺沉弦而涩。

从上述对比下，双寸浮缓，左关沉，是太阳表虚、太阴里虚的共同特征脉象。三者均是太阳太阴合病。

黄芪建中汤最大的不同是双寸短，脉软无力。

当归建中汤最大的特征是脉细。

从宏观脉象鉴别：只要掌握上面的异同点，则可区分三者的不同用方。

从微观脉象鉴别：为了精准用方，可以从微观脉上进一步辨方。小建中汤左关下胃晕表面僵硬而弦；黄芪建中汤左关下胃晕表面扁塌而柔软；当归建中汤左关下胃晕外形瘦小而弱。

综上所述，抓住以上三方各自特征性脉象改变，就可以精准用方。根据各自脉象细节特征改变，可调整方中药味用量，达到精准用方、精准遣药的高效医疗目标！

十、桂枝加芍药生姜各一两人参三两新加汤脉象

1. 脉象图

宏观脉象（如图 3-36）：双寸浮软而迟。左寸稍短而细，略比右寸沉。左关沉迟而无力。

微观脉象（如图 3-37）：左寸下心脉晕稍浮起，心脉晕位置偏寸下，心尖搏而无神，搏动缓慢而迟，心晕外形瘦小，按之无力；右寸下肺脉晕浮起，肺表柔软；心晕位略低于（近心端）肺晕之位；左关下胃晕沉下，胃表柔软，按之无力。

2. 脉症

《伤寒论·辨太阳病脉证并治（中）》

第 62 条：发汗后，身疼痛，脉沉迟者，桂枝加芍药生姜各一两人参三两新加汤主之。

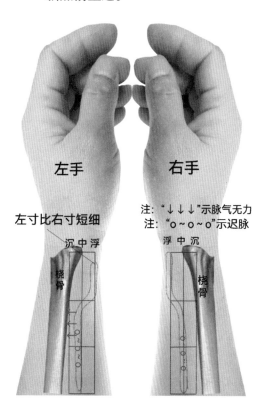

图 3-36　桂枝加芍药生姜各一两人参三两新加汤宏观脉图

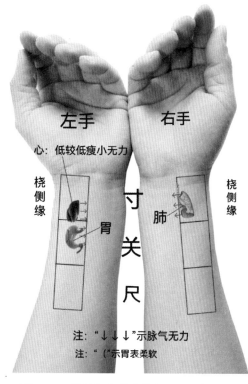

图 3-37　桂枝加芍药生姜各一两人参三两新加汤微观脉图

3. 桂枝加芍药生姜各一两人参三两新加汤脉象经验

桂枝加芍药生姜各一两人参三两新加汤脉象为太阳太阴合病脉。本方为桂枝汤加芍药生姜各一两和人参三两而成，可以简称桂枝新加汤。桂枝新加汤证具备太阳表虚证、太阴气血亏虚病机脉象。

桂枝加芍药生姜各一两人参三两新加汤宏观脉象特征：双寸浮而软。寸浮而软为太阳表虚证特征脉象。

桂枝新加汤太阴病宏观脉象：左关沉而无力。左关为脾胃之脉，左关沉而无力，脾胃气血亏虚之象。此虚亦应太阴病之里虚。

但表现出如此脉象的太阳太阴合病经方太多，无法确定是否为桂枝新加汤，所以必须进一步把握桂枝新加汤脉象的特征。桂枝新加汤的宏观脉象整体偏迟，虽然双寸浮起。但右寸浮起明显，左寸稍微浮起，浮起幅度略低于右寸。左寸脉还偏短，总体左寸脉不足。患者会较为疲惫，恶风明显。多数患者历经数次中药发汗或者西药退热药（解热镇痛药）发汗后，有的患者反复发热好多天，表现出明显体力消耗下降。表虚之浮脉，但浮而迟，此时表虚更甚，脉中卫阳不足，从平常之表虚的浮缓脉降为浮而迟。但患者仍然表现为右寸浮起，说明邪正交争仍然聚于表之腠理，表证仍未解。此时患者出现周身肌肉疼痛的表证症状，如头颈、肩背、大腿、小腿等处疼痛，同时出现明显的恶风、疲惫、倦怠等虚证症状。

桂枝加芍药生姜各一两人参三两新加汤寸部宏观、微观脉象：左寸偏短而不甚浮，只比正常位置稍微浮起又略低于右寸，上举无力，说明正气不足，无力升举脉气，左寸偏短，清阳不升。脉气无力升举寸上，也证明卫阳之不足。微观心脉，心脉晕位置偏寸下，心尖搏动无神，心晕外形瘦小，切入心内，脉气虚薄，按之无力，心脏之气血不足也！说明病已非仅仅是太阳表虚，已致太阴里虚。

桂枝加芍药生姜各一两人参三两新加汤关部宏观、微观脉象：进一步循察关部。右关无异，而左关沉下无力而迟。进一步微观左关之胃脉：胃脉晕沉下，胃表柔软，按之无力，亦太阴之里虚也。

桂枝加芍药生姜各一两人参三两新加汤宏观脉象两特征：

第一，双寸浮软，但左寸偏短，左关沉而无力。

第二，六脉偏迟，说明有表邪，邪正仍在交争，但里已虚。左关沉迟、脉无力。里虚甚。

表证之未解，而里虚太甚，可选用桂枝新加汤方。患者同时出现周身疼痛疲惫、汗出、恶风等表证未解之表虚症状。又出现倦怠、乏力、精神不振、病情延迟不愈等里虚太甚、无法抵御外邪的症状。所以重用用桂枝新加汤中的桂枝汤，并重用白芍滋补营血、调和营卫，以解表证。又同时用生姜散寒温里、人参温中补气，以壮正气。

需要进一步强调的是：桂枝新加汤脉象出现的脉迟一般为脉搏60次/分钟左右，不会低于60次/分。如果低于60次/分为寒太甚。虽然脉搏较迟，但脉中脉温不会出现寒冷指感。这也是桂枝新加汤证虽然卫阳亏虚但又不会太寒的特征之处。需要特别谨慎鉴别，遣方才不致产生误差！

4. 桂枝加芍药生姜各一两人参三两新加汤脉象用药加减

《伤寒论》方

桂枝新加汤方：桂枝三两（去皮），芍药四两，甘草二两（炙），人参三两，生姜四两（切），大枣十二枚（擘）。

上六味，以水一斗二升，煮取三升，去滓，温服一升。

桂枝新加汤为桂枝汤加芍药生姜各一两人参三两而成，主要组成是桂枝汤。宏观脉双寸浮软为主要特征者，重用桂枝新加汤的桂枝汤药味。

若肌体疼痛较为明显，重用白芍。宏观脉左寸短、左关沉，重用人参。六脉皆迟，可以再加重人参量，另加重生姜量，以温太阴中阳。如果左关沉太深，可以另加干姜。

桂枝新加汤证太阳表虚重，太阴里虚也重，脉动从缓到迟，体内津液以及卫阳逐步被伤。所以方中主要特征是人参量、白芍量增加。白芍增大以滋津液、充营血，人参量大以补卫气、壮卫阳。为补阳之不足，故另加生姜量，以增加温中壮阳之力，另有散寒达表的作用。制方有深意！

5. 桂枝加芍药生姜各一两人参三两新加汤脉象与其他方脉象鉴别

桂枝加芍药生姜各一两人参三两新加汤脉象需与桂枝加黄芪脉象相鉴别：两者在临床上都有表证，有汗多、疲惫等虚弱症状。两者均有双寸浮起无力的太阳表虚证脉象。

从宏观脉象鉴别：桂枝加黄芪汤脉象双寸浮起而短。而桂枝新加汤脉象只有左寸偏短。桂枝加黄芪汤脉象仅仅体现太阳表虚证，桂枝新加汤证除了太阳表虚，还有太阴里虚，出现左关脉沉迟等里寒脉象。

经方脉法

从微观脉象鉴别：桂枝新加汤脉象左寸下心脉晕稍浮起，心脉晕位置偏寸下，心尖搏而无神，搏动缓慢而迟，心晕外形瘦小，按之无力；而桂枝加黄芪汤脉象左寸下心脏脉晕浮起，外形瘦小而弱，按之脉气无力。

两者心脉皆浮软瘦小无力。不同的是，桂枝新加汤脉象心脉位置偏下，脉动迟，可资鉴别！

十一、桂枝人参汤脉象

1. 脉象图

宏观脉象（如图 3-38）：双寸浮缓。左关沉而无力，双尺上沉无力。

微观脉象（如图 3-39）：左寸下心脉晕稍浮起，心表柔和，心晕内无夹杂；右寸下肺脉晕浮起，肺表柔软，肺晕内无夹杂；左关上胃晕沉下，胃表稍紧，按之无力，切入胃内可及"棉团块样"食物脉晕；双尺上部肠脉晕沉下，肠脉晕表面柔软，久候有寒冷指感。

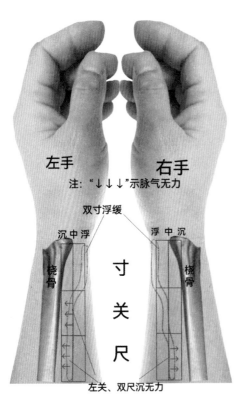

图 3-38 桂枝人参汤宏观脉图

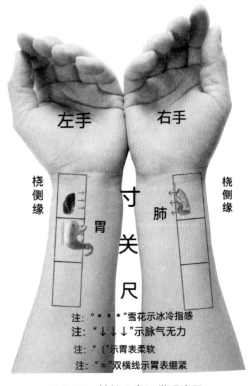

图 3-39 桂枝人参汤微观脉图

2. 脉症

《伤寒论·辨太阳病脉证并治（下）》

第 163 条：太阳病，外证未除，而数下之，遂协热而利，利下不止，心下痞硬，表里不解者，桂枝人参汤主之。

3. 桂枝人参汤脉象经验

桂枝人参汤脉象为太阳太阴合病脉。本方为桂枝甘草汤加理中汤（人参汤）合方而成。这里面的桂枝甘草汤是桂枝汤的简化方。本方也可以理解为理中汤加桂枝而成。讲解药方是为了更好地理解脉象，可以把桂枝人参汤理解为治疗太阳病的桂枝甘草汤与治疗太阴病的理中汤。脉象也由这两部分组成，包含太阳表虚脉象和太阴里虚寒脉象。

桂枝人参汤宏观脉象：双寸浮缓。偶尔出现浮缓而软，此为太阳表虚脉象。双寸部之宏观脉象特征与桂枝汤的双脉象特征无异。

可以进一步循察关部，右关无异。左关沉下而无力，太阴不足也。此时，太阳太阴合病脉象的这个框架已辨清。如何选择方？需进一步从微观脉象辨别。

桂枝人参汤微观脉象：左寸浮，左寸下之心脉必浮起，心脉表面柔软，心内无异常脉晕。右寸浮，右寸下之肺脉晕亦浮起，肺脉晕饮表面柔软，肺内无夹杂。知病在太阴表虚并未传入心肺之脏。进一感循左关，左关沉下，其下之胃晕亦沉，胃之表面稍微紧而不柔软，为胃表受寒，当外寒入里。进一步感循胃晕，胃晕外形扁塌，切入其内，可及"棉团块样"食物凝聚脉晕，此"寒则收引"之象。其时，患者应有上腹部痞满不适等症，因胃中有"棉团块样"凝聚脉晕，影响气机下行，除了胃痞症状，患者还出现嗳气等气机不畅而上逆症状，可见打嗝。

依次循察双尺上部。双尺上部沉下，其肠脉晕亦沉下，肠晕表面柔软。按之脉气无力，切入其内并无夹杂。但久候有冰冷指感，里虚寒也。此时患者应有腹痛、腹泻，或有泻下水样生冷，或泻下完谷不化之物，可伴有汗出、恶风等症。太阴里寒之象具！桂枝人参汤证也。

综上所述：当有太阳表证与太阴里寒两病机组合，先有太阳外寒表虚，因表虚无以御外，才有外邪入里之内寒。患者既出现头痛、肌痛、汗出、恶风等太阳表虚症状，又出现上腹痞满、脐周疼痛、腹泻清冷等太阴里寒证。所以，桂枝甘草汤之辛外解太阳之表，又有理中之甘温，温太阴之里虚寒。如此，桂枝人参汤之完美结合解表温里，诸症可除！

4. 桂枝人参汤脉象用药加减

《伤寒论》方

桂枝人参汤方：桂枝四两（别切），甘草四两（炙），白术三两，人参三两，干姜三两。

上五味，以水九升，先煮四味，取五升，内桂，更煮取三升，去滓，温服一升，日再夜一服。

桂枝人参汤为桂枝甘草汤加理中汤（人参汤）合方而成。宏观脉双寸浮缓为主要特征者，重用桂枝人参汤中的桂枝甘草汤药味。此时患者头痛、肌痛、汗出比较明显，桂枝甘草汤可调和营卫，解太阳之表虚。

如果从宏观脉象看：左关沉，双尺沉而无力比较明显，当重用桂枝人参汤中的理中汤（人参汤），干姜、甘草重用。

如果关尺无力，可以重用人参。倘若从微观脉上感循，双尺脉都较冰冷，此太阴寒重也，应重用干姜，以温中阳。

倘若外寒里寒皆重，肌痛与腹泻症状也多明显，可以另加生姜，加强温中解表之力。患者从微观脉象看，胃脉晕之"棉团块样"食物脉晕较大而明显，患者上腹痞满明显，应加重白术量，可以加苍术佐之。

少数患者此时同时出现嗳气与打嗝症状，直接加重桂枝与白术量，治以温中降逆，嗳气可除。

5. 桂枝人参汤脉象与其他方脉象鉴别

桂枝人参汤脉象应与桂枝加芍药生姜各一两人参三两新加汤脉象相鉴别：两者在均有太阳表虚证和太阴里虚证，也都相应出现太阳、太阴合病脉象。两者都有双寸浮缓、左关沉的太阳太阴合病脉象。

不同的是：

桂枝新加汤脉象，左寸偏浮短无力。心脉不足，汗出、易疲惫是其特点。六脉迟，也是特征性表现。

桂枝人参汤脉象，左关沉无力，双尺沉无力。微观双尺脉寒是特征，出现相应的胃痞、腹泻里寒症状。

两者脉象差别较大，可资鉴别！

十二、当归四逆汤脉象

1. 脉象图

宏观脉象（如图 **3-40**）：双寸浮短细缓。双尺沉细短。

微观脉象（如图 **3-41**）：左寸下心脉晕稍浮起，心形瘦小，心位退后（近心端），心表柔和，按之脉力沉下无力上举，心晕内无夹杂；右寸下肺脉晕浮起，肺晕外形瘦小，肺表柔软，肺位退后（近心端），肺晕内无夹杂；双尺部久候有冰冷指感，妇人卵巢脉晕沉下，卵巢形状偏小，外形失去饱满度而显扁塌。或卵巢脉晕沉下，卵巢形状正常，外形失去饱满度而略扁，里边充满椭圆形凹陷颗粒、未成熟卵泡脉晕。久候卵泡、卵巢表面，有冰冷指感。

2. 脉症

《伤寒论·辨厥阴病脉证并治》

第 351 条：手足厥寒，脉细欲绝者，当归四逆汤主之。

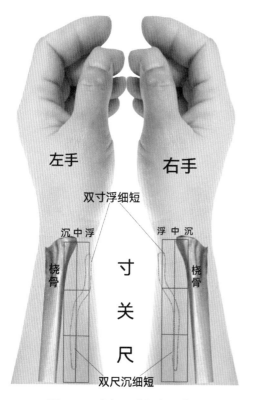

图 3-40 当归四逆汤宏观脉图

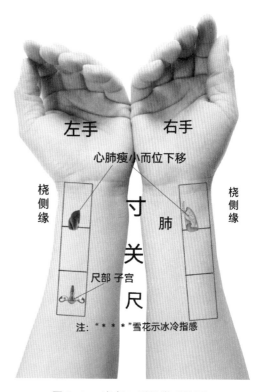

图 3-41 当归四逆汤微观脉图

3. 当归四逆汤脉象经验

当归四逆汤脉象为太阳太阴合病脉。本方为桂枝汤去生姜加当归、细辛、通草而成，包含太阳表虚、太阴气血亏虚病机脉象。

当归四逆汤宏观脉象：双寸浮短细缓。双尺沉细短。双寸虽然浮在太阳之表，但双寸都浮而短，脉气无力上升以达于上。六脉皆缓而细。脉细，阴血之不足。脉缓，阳气推动无力，有太阴气血亏虚之象。

双尺脉沉，病在里，沉细而无力，太阴之里气血亏虚也。尺脉短，气血亏虚，不足以充盈血脉，无力下达于下肢。此时，患者应出现四肢手足冰冷、疲惫、怕冷、怕风等虚象。

当归四逆汤寸部微观脉象特征：左寸脉心脉晕稍浮起，心之外形瘦小，心位退后（近心端），心表柔和，心搏缓慢，搏动无神，按之脉力沉下无力上举，切入心内，心晕内无夹杂。此时患者除了四肢冰、怕冷外，会出现心慌、胸闷等症状。

右寸下肺脉晕稍浮起，肺晕外形瘦小，肺表柔软，肺位退后（近心端），按之肺晕轻薄，脉气无力上举，切入肺内，肺晕内无夹杂；此时患者会有气促、气短之象。

当归四逆汤关、尺部微观脉象特征：进一步候诊双关，双关部较细而沉。气血亏虚之象。再进一步候诊双尺部。双尺部沉细而短，久候有冰冷指感。此时患者双下肢冰冷，久睡不温。双尺短，代表气血亏虚无力下达双下肢远端，故而双下肢冰冷。

当归四逆汤妇人尺部微观脉象特征：妇人卵巢脉晕沉下，卵巢形状偏小，外形失去饱满度而显扁塌。久候卵泡，卵巢表面会有冰冷指感。此时妇人都有闭经或月经量少、月经稀发等卵巢功能下降的临床症状。如此症状可用当归四逆汤。

或卵巢脉晕沉下，卵巢形状正常，卵巢外形失去饱满度而略扁，里边充满椭圆形凹陷颗粒、未成熟卵泡脉晕。久候卵泡，卵巢表面冰冷指感。此时妇人都有闭经或月经量少、月经稀发等症状，会伴随体毛多、肥胖等外症，大多为多囊卵巢综合征。同时符合上述宏观脉象的同时，可用当归四逆汤。

综上所述：当归四逆汤脉象以寸短、尺短、尺沉细无力为特征。只要符合上述宏观脉象，再微观心脉，瘦细而无力，搏动无神。就可以辨证应用当归四逆汤。

大多数患者只出现四肢冰冷的症状，无论有无气促无力、疲惫怕冷等，均可应用。不管是患者出现雷诺综合征，或者只是体寒体质，或者卵巢早衰、多囊卵巢综合征，均可应用。

4. 当归四逆汤脉象用药加减

《伤寒论》方

当归四逆汤方：当归三两，桂枝三两（去皮），芍药三两，细辛三两，甘草二两（炙），通草二两，大枣二十五枚（擘，一法十二枚）。

上七味，以水八升，煮取三升，去滓，温服一升，日三服。

当归四逆汤为桂枝汤去生姜加当归、细辛、通草而成。从汤药的组成来讲，当归补气血以充太阴之不足，细辛温中化饮也治在太阴，桂枝汤治太阳之表虚。

从宏观脉象看：双寸如果浮缓比较明显，为表虚证，应重用桂枝汤，以调和营卫、解太阳之表。

如果脉较细而无力，阴血亏虚，重用当归补血养血。如果双寸、双尺较短，卫阳不足，重用桂枝、细辛。

如果以双尺较短为主，为下元亏虚，卫阳无力温养四肢末端。应在重用桂枝的同时，加用肉桂，以辛温祛寒益阳，适用于四肢末端略见麻木的患者。

营卫亏虚不足以荣养腠理，可以重用通草、桂枝调营卫、通达卫阳。

如果脉中偏涩或者脉中缓而近迟，为营卫不足、气血凝滞，可在重用白芍的同时重用赤芍，以调和营卫、化瘀行血。

从微观脉象看：心脉晕较瘦细，搏动无神，心中气血不足，重用当归以补血养血。心搏无力，缓而迟，是卫阳之不足，重用桂枝，可加肉桂以壮卫阳。

微观双尺脉寒，阳气无力达于四肢，重用桂枝，外加细辛，以细辛之辛，驱卫阳以达肢末。

如果微观妇人尺下，有卵巢颗粒指感，为血亏血瘀，重白芍另加赤芍以养血活血。

根据宏观、微观脉象的轻重，可调整当归四逆汤中的药物比重，以达到更加良好的疗效。

5. 当归四逆汤脉象与其他方脉象鉴别

当归四逆汤脉象应与桂枝加黄芪汤脉象相鉴别：两者均有太阳表虚证，两者都同时出现太阳表虚脉，出现相同的双寸浮短宏观脉。

当归四逆汤脉象除了出现双寸短，同时出现双尺沉短。整体脉体长度比正常平脉要短。这是当归四逆汤最具有特征性的表现。

当归四逆汤脉象另外一个特征：双尺脉出现了寒象，有太阴里虚证脉象。这也是区别于桂枝加黄芪汤的特征之一。

十三、苓桂术甘汤脉象

1. 脉象图

宏观脉象（如图3-42）：双寸浮缓，右寸浮弦长，左关浮弦。

微观脉象（如图3-43）：右寸下肺脉晕浮起，肺表绷紧而稍弦，肺位向前（远心端），肺晕内无夹杂；右寸上颅脑脉晕显现，颅内如雾，但无颗粒团块等夹杂。左关浮起，其中胃晕显现，胃体略大，表面饱满隆起而有稍绷紧指感，切下其内，有水液柔和指感。

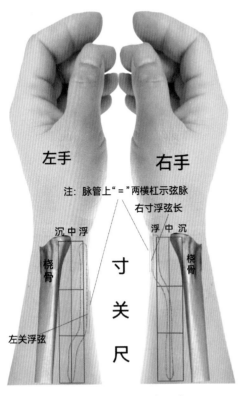

图3-42 苓桂术甘汤宏观脉图

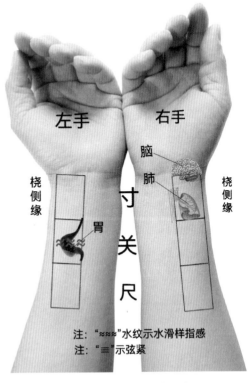

图3-43 苓桂术甘汤微观脉图

2. 脉症

《伤寒论·辨太阳病脉证并治（中）》

第 67 条：伤寒，若吐、若下后，心下逆满，气上冲胸，起则头眩，脉沉紧，发汗则动经，身为振振摇者，茯苓桂枝白术甘草汤主之。

第 160 条：伤寒吐下后，发汗，虚烦，脉甚微。八九日，心下痞硬，胁下痛，气上冲咽喉，眩冒，经脉动惕者，久而成痿。

《金匮要略·痰饮咳嗽病脉证并治第十二》

第 16 条：心下有痰饮，胸胁支满，目眩，茯苓桂枝白术甘草汤主之。

第 17 条：夫短气有微饮，当从小便去之，茯苓桂枝白术甘草汤主之，肾气丸亦主之。

3. 苓桂术甘汤脉象经验

苓桂术甘汤脉象为太阳太阴合病脉。本方为桂枝甘草汤茯苓、白术而成。脉象同时具有太阳表虚与太阴寒饮两部分脉象组成。

苓桂术甘汤宏观脉象：双寸浮缓。右寸浮弦长，左关浮弦。双寸浮缓为太阳表虚特征脉象。但又具备太阴寒饮的弦脉特征脉象，表现出右寸浮而弦，因脉气上冲，故而浮而弦长。

苓桂术甘汤微观脉象：右寸下之肺脉晕浮起，肺晕之表绷紧而稍弦，此肺之内饮之象，患者平日偶尔有痰多。但是细循肺脏，肺位向前（远心端），肺晕大多内并无夹杂或有垂柳样支气管纹理，此类患者可有哮喘、咳嗽等宿疾。

进一步感循寸上之脉，右寸脉向上（远心端）延伸而长。微观其下：颅脑脉晕显现，颅内如雾，但无颗粒团块等夹杂。患者都有眩晕、头重、眼花等症，但一般不会有疼痛。此水饮上逆之征。

左关浮起，其中胃晕显现，胃体略大，表面饱满隆起而显稍绷紧指感。切下其内，有"水液柔和"指感，久候有稍微冰冷指感。患者都有上腹部痞满、恶心、食不下等症状。若出现从寸至关部的桡侧"线丝样"弦边脉，这种患者会有明显的腹部往胸口、往咽喉部上冲的气逆感，这也是水饮上逆的脉象特征。

苓桂术甘汤脉象常见病症：

第一，眩晕病症。患者出现眩晕、恶心、胃痞满、气往上冲等症状，脉象出现右寸浮而弦长，微观又出现颅脑脉晕及胃脉晕上浮象，可以确定为苓桂术甘汤的外寒内饮病证，施之，无不效。

第二，咳喘病症。患者宿有咳喘，寸浮弦，右寸下肺晕弦而绷紧，肺晕内垂柳样脉晕，是外寒内饮之宿病脉象，苓桂术甘汤主之。

第三，尿频病症。患者尿频，头晕汗出，双寸浮缓而弦，微观胃脉晕内有水液柔和指感。外寒内饮，苓桂术甘汤主之。

第四，胃炎、胃食管反流病病症。上腹部痞满、恶心、气从胸口往上冲，头晕，汗出者，观其脉象：右寸浮而弦长，左关浮，微观胃晕体大，其内有水液柔和指感。久候有冰冷。外寒夹内饮上冲也，亦用苓桂术甘汤。

上述四种常见病症，观其脉象一致，多符合太阳、太阴之脉象。又有特征性的痰饮、内饮脉象。虽病之各不同，病机则一致，其内之脉象表达亦彰显一致，故而异病同治，同施之苓桂术甘汤，临床效如桴鼓！

4. 苓桂术甘汤脉象用药加减

《伤寒论》方

茯苓桂枝白术甘草汤：茯苓四两，桂枝三两（去皮），白术，甘草（炙）各二两。

上四味，以水六升，煮取三升，去滓，分温三服。

《金匮要略·痰饮咳嗽病脉证并治第十二》

茯苓桂枝白术甘草汤：茯苓四两，桂枝、白术各三两，甘草二两。

上四味，以水六升，煮取三升。分温三服，小便则利。

苓桂术甘汤为桂枝甘草汤加茯苓、白术而成。我们把《伤寒论》与《金匮要略》两个处方列在一起，是因为两个处方的量有所不同。对我们理解应用经方含义有帮助。这两者的差别是白术量。《金匮要略》的苓桂术甘汤白术比《伤寒论》多一两。有好多药方有这种比例不同的区别，这也说明了经方里面的药量比例不是固定不变的，可以根据实际情况、病情轻重、不同组合病机之孰轻孰重进行适当加减。我们在脉象的指导下，就着重体现这个要点。

从宏观脉象看，凡是寸脉中弦的要素更多，痰饮则更多，可重用苓桂术甘汤的茯苓。如果微观胃晕当中水饮指感明显者，亦重用茯苓量。

倘若脉较缓，而关中有冰冷指感，寒饮较盛，重用桂枝，可以另加肉桂以温中阳。

左关中脉弦不足而按之胃晕下塌而脉气无力者，太阴气虚，重用白术。

如果痰饮指感同时也明显，白术苍术合用。这里我们专门请教过冯老。冯老认为，白术苍术疗效一致，可以不分！我们遵循教材中白术健脾、苍术燥湿，各有轻重，则权衡用之。冯老则直接用苍术为多。大家可兼而用之。这里也体现《伤寒论》方与《金匮要略》方之白术轻重之不同。

苓桂术甘汤应用于气冲上逆，而右寸关部桡侧缘有弦边脉者，应重用桂枝量，以温中降逆。对于胃中痞满较重，而左关浮起，微观胃饮水饮指感重者，应重用白术、苍术，以健脾化饮！

5. 苓桂术甘汤脉象与其他方脉象鉴别

苓桂术甘汤脉象应与小青龙汤脉象相鉴别：两者均有太阳表证。

但小青龙汤证为太阳表实证，而苓桂术甘汤证为太阳表虚。

苓桂术甘汤脉象表现为双寸浮缓而弦，小青龙汤脉象则表现为右寸浮紧。两者区别明显。

苓桂术甘汤证与小青龙汤证同时有内饮之证，但脉象表达确有不同。苓桂术甘汤脉象体现为左关浮弦，而小青龙汤脉象体现为左关部沉细无力。两者脉象明显不同。

十四、苓桂枣甘汤脉象

1. 脉象图

宏观脉象（如图 3-44）：双寸浮缓。双尺浮弦，按之无力。

微观脉象（如图 3-45）：左寸下心脉晕浮起，心晕瘦细，搏动缓慢无神，按之脉气无力上举；双尺部尺侧缘可及"夹心饼样"异常肌肉脉晕，触之绷紧指感，按之脉气无力，久候指下冰冷黏腻指感。

2. 脉症

《伤寒论·辨太阳病脉证并治（中）》

第 65 条： 发汗后，其人脐下悸者，欲作奔豚，茯苓桂枝甘草大枣汤主之。

《金匮要略·奔豚气病脉证治第八》

第 4 条： 发汗后，脐下悸者，欲作奔豚，茯苓桂枝甘草大枣汤主之。

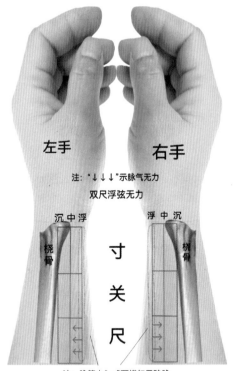

注:"↓↓↓"示脉气无力

双尺浮弦无力

沉中浮　　浮中沉

桡骨　　　桡骨

寸

关

尺

注:脉管上"="两横杠示弦脉

图3-44　苓桂枣甘汤宏观脉图

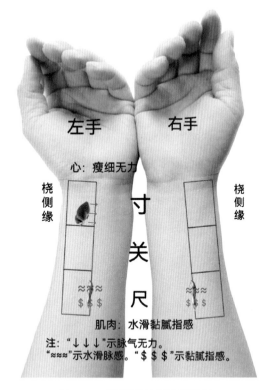

左手　　右手

心:瘦细无力

桡侧缘　　　桡侧缘

寸

关

尺

肌肉:水滑黏腻指感

注:"↓↓↓"示脉气无力。
"≈≈≈"示水滑脉感。"$$$"示黏腻指感。

图3-45　苓桂枣甘汤微观脉图

3. 苓桂枣甘汤脉象经验

苓桂枣甘汤脉象为太阳太阴合病脉。本方为桂枝甘草汤加大枣和大量茯苓,并增加桂枝用量而成,包含太阳表虚、太阴水饮病机脉象。

苓桂枣甘汤宏观脉象:双寸浮缓。双尺浮弦,按之无力。双寸浮,病在表,浮而缓,太阳表虚也。从寸部看并无特异性。进一步看双关,双关即居中层无异。再看双尺,双尺部浮而弦。浮之病在表,弦为饮,为寒,为痛。

患者未曾有弦边脉,表明并无疼痛之症,为寒饮也。其时患者出现"少腹挛急",临床上多表现为脐周和(或)脐下绷紧疼痛。

苓桂枣甘汤寸部微观脉象:左寸下心脉晕浮起,心晕瘦细,搏动缓慢无神,按之脉气无力上举,此为太阳表虚之脉象。患者当有汗出、肌痛等太阳表虚症状。

苓桂枣甘汤尺部微观脉象:双尺部尺侧缘可及"夹心饼样"异常肌肉脉晕,触之有绷紧指感,按之脉气无力。患者可见腹肌痉挛、腹部绷紧疼痛。进一步切入其下,肠脉晕内未及明显颗粒或团块等异常脉晕夹杂。患者当无腹

泻、便秘、便血等症。久候双尺部，指下冰冷黏腻指感，此为寒饮之脉象。患者出现脐下悸动、气往喉上冲等内饮奔豚症状。

寸有脉浮缓之外寒，尺有弦脉之内饮。其为外寒引动内饮，作奔豚之状。依脉象分析：尺部为内饮，内饮为里病，尺部应沉而弦。此处临床上恰恰表现为浮而弦。

于此临床现象，但我始初对此现象百思不得其解。后综合双尺微观脉象：双尺部尺侧缘可及"夹心饼样"异常肌肉脉晕，此肌为腹直肌、斜方肌的肌肉脉晕，腹肌明显处于腹部之表。内饮之弦本应沉弦，因腹部症状处于肌表层而浮起，所以应该理解尺部的浮弦脉，是下焦之内饮激动腹部之肌表而成的复合脉象。详细精准地分析脉象离不开微观脉象，微观脉象可剖析疾病内在病因、病机的真相。

4. 苓桂枣甘汤脉象用药加减

《伤寒论》方

茯苓桂枝甘草大枣汤：茯苓半斤，桂枝四两（去皮），甘草二两（炙），大枣十五枚（擘）。

上四味，以甘澜水一斗，先煮茯苓，减二升，内诸药，煮取三升，去滓，温服一升，日三服。作甘澜水法：取水二斗，置大盆内，以枸扬之，水上有珠子五六千颗相逐，取用之。

苓桂枣甘汤方为桂枝甘草汤加大枣和大量茯苓并增加桂枝用量而成。从处方组成来分析，茯苓占半斤之多。《伤寒论》成书于汉代，汉朝一斤为十六两制，半斤为八两。而后面的桂枝四两和甘草二两加起来才六两，再加上大枣十五枚，也才接近八两。所以，本方茯苓占整方比重一半！这里体现了水饮之重！

凡是脉中弦脉要素明显多一点的时候，应重用茯苓！如果脉动偏缓，应重用桂枝以温化寒饮。

如果微观左寸脉寸下心脉晕浮起，心晕瘦细，搏动缓慢。患者表现为心悸、心慌、睡不宁。说明寒与饮并重，可同时重用茯苓、桂枝，或另加肉桂以温化寒饮。

如果脐下动悸、气往上冲咽喉等奔豚症状明显，则加桂枝、肉桂量以温寒降逆。

5. 苓桂枣甘汤脉象与其他方脉象鉴别

苓桂枣甘汤脉象应与苓桂术甘汤脉象相鉴别：两者均为太阳太阴合病脉象，均为外寒内饮之病机，临床上均出现气机上逆类奔豚症状。药品组成苓桂术甘汤减白术、加大枣。两者好像并无多大差异！但仲景示人之义，胜示人之方也！

两者皆出现双寸浮缓，亦多出现弦脉。浮脉病于表，弦为饮。苓桂枣甘汤脉象浮弦在双尺，说明饮在脐下。脐下动悸为主要症状。苓桂术甘汤脉象右寸浮弦长，左关浮弦。除了有肺部之饮，另有胃部之饮。水饮位置明显不同！这是两者最主要的鉴别点。

两者水饮位置不同，症状也不同。苓桂术甘汤证水饮在胃，出现上腹部水饮症状，方中亦有相应的白术健脾燥湿。而苓桂枣甘汤证则无。苓桂枣甘汤脉象因双尺都浮弦，脐下之水饮重，茯苓亦半斤之重！两者如此可鉴别也。

十五、茯苓泽泻汤脉象

1. 脉象图

宏观脉象（如图 3-46）：双寸浮缓。左关沉弦。

微观脉象（如图 3-47）：左关上胃脉沉下，胃表稍紧而略显僵指感，切入胃内，有大量"水滑黏腻样"异常脉晕指感。左关下胰腺脉晕沉下凹陷如渊，久候灼而涩指，如万箭穿指！

2. 脉症

《金匮要略》呕吐哕下利病脉证治第十七

第 18 条：胃反，吐而渴欲饮水者，茯苓泽泻汤主之。

3. 茯苓泽泻汤脉象经验

茯苓泽泻汤脉象为太阳太阴阳明合病脉。本方由茯苓甘草汤倍茯苓加泽泻、白术而成，也可以看作是五苓散去猪苓加甘草、生姜而成。其包含太阳表虚证、太阴水饮、阳明里热病机脉象。

茯苓泽泻汤宏观脉象：双寸浮缓。左关沉弦。双寸浮而缓，太阳之表虚也，和众多太阳表虚之脉无差别。细循关部：左关沉弦。沉为里证，弦为饮，亦为痛。太阳太阴脉成，表寒里饮之证。

茯苓泽泻汤微观脉象：左关上胃脉沉下，胃表稍紧而略显僵指感。患者

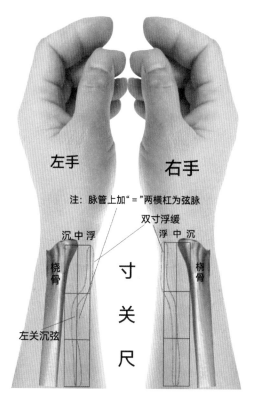

注：脉管上加"="两横杠为弦脉

双寸浮缓

沉中浮　浮中沉

桡骨　　寸关尺　　桡骨

左关沉弦

图 3-46　茯苓泽泻汤宏观脉图

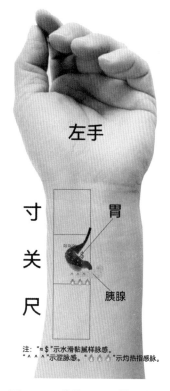

注："≈$"示水滑黏腻样脉感。
"＾＾＾"示涩脉感。"🔥🔥🔥"示灼热指感脉。

图 3-47　茯苓泽泻汤微观脉图

上腹部应痞满不适而纳少。进一步切入胃内，指下可感察到有大量"水胶黏腻样"异常脉晕指感。其胃中水饮积聚不散。患者腹部应有振水音，或有恶心、头晕、心悸、呕吐等症。

再观左关下部：胰腺脉晕沉下凹陷如渊，久候灼而涩指，如万箭穿指！胰腺亦为脾脏之内腑。胰腺脉晕灼手，灼手之脉感为湿热之象。此脾脏之内有蕴热之意。太阴虽有水饮，其中焦亦有阳明蕴内热也。故而，此脉并有太阳太阴阳明之合病脉。有阳明之脉在，患者应有口干、口渴、恶心呕吐反胃之症。此为茯苓泽泻汤之脉象病症。

综上所述：宏观左关沉弦为里饮，微观脾胃大量水饮积聚象，并有胰腺脉晕灼热内蕴之象，外加宏观之寸浮表虚。茯苓泽泻汤脉象之表虚、水饮、里热证具。

临床上无论是浅表性胃炎，神经性呕吐，幽门梗阻，还是糖尿病等病症，只要符合上述脉象，均可应用茯苓泽泻汤，临床疗效佳。

4. 茯苓泽泻汤脉象用药加减

《金匮要略》方

茯苓泽泻汤方：《外台》云治消渴脉绝，胃反吐食之，有小麦一升。

茯苓半斤，泽泻四两，甘草二两，桂枝二两，白术三两，生姜四两。

上六味，以水一斗，煮取三升，内泽泻，再煮取二升半。温服八合，日三服。

茯苓泽泻汤由茯苓甘草汤倍茯苓加泽泻、白术而成。从处方组成来分析，茯苓占半斤，泽泻四两，共十二两之多。此两味药占整张处方的半壁江山，为重中之重。其余甘草、桂枝、白术、生姜共合十一两，比重较小，也证明了此方主要以泄热、逐饮为主。

从宏观脉象看，左关沉弦，弦明显者，水饮重，可重用茯苓。

如果从微观看，胰腺脉晕灼手，阳明里热明显，重用泽泻，以泄里热。脉缓者，或微观水饮脉偏寒，在重用茯苓的同时，重用桂枝、生姜，以温化水饮。

患者口中渴、恶心或胃反明显者，太阴水饮与阳明里热并存，重用茯苓、泽泻，以泻水饮。

古代用量与现代用量考证，各家争议较多。临床上，茯苓建议用30克到60克。泽泻用18克到40克，以达到化饮泄热的方中要义。用到如此剂量，临床才能得到应有疗效。

5. 茯苓泽泻汤脉象与其他方脉象鉴别

茯苓泽泻汤脉象应与苓桂术甘汤脉象相鉴别：两者均有太阳太阴合病脉象，均具有外寒内饮之病机。

从宏观脉象鉴别：茯苓泽泻汤脉象为太阳太阴阳明合病脉，具备阳明里热的特征脉象，两者同时具备寸浮缓。

不同的是茯苓泽泻汤脉象双寸浮缓，左关沉弦；苓桂术甘汤脉象右寸浮弦长，左关浮弦；关部之弦一沉一浮。浮于表之腹肌，沉则里（胃腑）之水饮，此之异。

从微观脉象鉴别：茯苓泽泻汤脉象之左关胃内，有大量"水胶黏腻样"异常脉晕指感。左关下胰腺脉晕沉下凹陷如渊，久候灼指，为水饮重、里化热特征，可资鉴别！

十六、五苓散脉象

1. 脉象图

宏观脉象（如图 3-48）：双寸浮细数或浮缓。左关浮弦。双尺沉弱。

微观脉象（如图 3-49）：左寸下心脉晕浮起，心晕表柔软，心搏缓慢，搏动无神，或心搏偏快，但仍搏动无神；左关上胃脉晕浮起，胃壁饱满隆起而稍绷紧。切入胃内，有"水胶黏腻样"异常脉晕指感；双尺上部肠脉晕沉下，肠形显现，按之脉气无力而虚弱，久候灼手。或双尺下细弦稍涩而灼指。

2. 脉症

《伤寒论·辨太阳病脉证并治（中）》

第 71 条：太阳病，发汗后，大汗出，胃中干，烦躁不得眠，欲得饮水者，少少与饮之，令胃气和则愈。若脉浮，小便不利，微热消渴者，五苓散主之。

第 72 条：发汗已，脉浮数，烦渴者，五苓散主之。

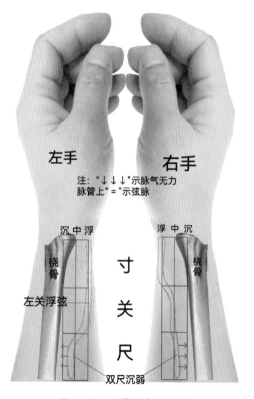

图 3-48 五苓散宏观脉图

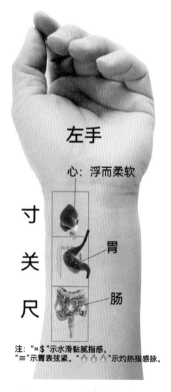

图 3-49 五苓散微观脉图

第73条：伤寒，汗出而渴者，五苓散主之。不渴者，茯苓甘草汤主之。

第74条：中风发热，六七日不解而烦，有表里证。渴欲饮水，水入则吐者，名曰水逆。五苓散主之。

《伤寒论·辨太阳病脉证并治（下）》

第141条：病在阳，应以汗解之，反以冷水潠之，若灌之，其热被劫，不得去，弥更益烦，肉上粟起，意欲饮水，反不渴者，服文蛤散；若不差者，与五苓散。寒实结胸，无热证者，与三物小陷胸汤。白散亦可服。

第156条：本以下之故，心下痞，与泻心汤；痞不解，其人渴而口燥，烦，小便不利者，五苓散主之。

《伤寒论·辨阳明病脉证并治》

第244条：太阳病，（寸）缓（关）浮（尺）弱，其人发热汗出，复恶寒，不呕，但心下痞者，此以医下之也。如其不下者，病人不恶寒而渴，渴者，此转属阳明也。小便数者，大便必硬，不更衣十日，无所苦也。渴欲饮水，少少与之，但以法救之；渴者，宜五苓散。

《伤寒论·辨霍乱病脉证并治》

第386条：霍乱，头痛发热，身疼痛，热多欲饮水者，五苓散主之，寒多不用水者，理中丸主之。

《金匮要略·痰饮咳嗽病脉证并治第十二》

第31条：假令瘦人脐下有悸，吐涎沫而癫眩，此水也，五苓散主之。

《金匮要略·消渴小便不利淋病脉证并治第十三》

第4条：脉浮，小便不利，微热消渴者，宜利小便、发汗，五苓散主之。

第5条：渴欲饮水，水入则吐者，名曰水逆，五苓散主之。

3. 五苓散脉象经验

五苓散为太阳太阴阳明合病脉。既有太阳表虚，又有太阴水饮，有阳明里热。五苓散脉象集中了上述三种病机。

首先有双寸浮缓，浮在表，缓为虚，此太阳表虚。又出现左关浮弦的太阴水饮脉象。后出现双尺之灼热阳明里热脉象。三者之和则为五苓散脉象，其中可突出阳明里热夹太阴水饮的特征。以下详细分述一下组成五苓散脉象的三大部分：

五苓散太阳表虚脉象：从宏观脉象看：患者出现两种寸脉，一种是双寸浮缓的太阳表虚脉。但也可能出现另外一种双寸浮细数，即太阳表虚的浮细，但夹有热象的数。这是表热未解，患者会出现发热怕风、口干口渴等相应症状，五苓散主之。

五苓散太阴水饮脉象：患者出现中焦水饮的脉象：左关浮弦，脉浮为邪郁于表，弦为水饮之脉。进一步微观左关上，其胃脉晕浮起，胃壁饱满隆起而稍绷紧，说明有胃部症状，上腹痞满或上腹部胀满，进一步切入胃内，有"水胶黏腻样"异常水饮脉晕指感。这种指感的出现，说明中焦停饮，水饮聚而不散，会出现相应的上腹部振水音或恶心、无饥饿感等症状。水饮阻挡清阳上升，可出现相应的眩晕。这是诊断水饮的特殊微观脉象特征。

五苓散阳明里热脉象：进一步循察双尺，双尺部沉而弱。沉者病在里，弱者虚也。从宏观脉象看，无法看出尺部有热象。但微观脉象则有特殊展现。尺上部出现肠形脉晕，患者会有相应的肠道症状，如腹泻、便溏或泻下水样便。久候灼手，阳明里热也。

五苓散特殊双尺脉象：双尺下细弦脉，稍涩而灼指。这种患者会出现尿频、尿急、尿痛等相应症状。尿频较多见，尿急、尿痛则不一定出现，但同样出现久候灼手的阳明里热脉象。

综上所述：五苓散脉象由上述三种脉象组成，重点突出水饮与阳明里热。如果同时具备上述三种脉象，不管是出现头晕、恶心、呕吐、胃痞满、腹痛、腹泻，或有身痛、发热、汗出、尿频、尿急等，都可以用五苓散。

只要符合上述三种脉象组成，若诊断为胃肠炎、上呼吸道感染、前列腺炎、输尿管结石、尿道炎、颈椎病、眩晕症等疾病，都可以产生良好疗效。

4. 五苓散脉象用药加减

《伤寒论》方

五苓散方：猪苓十八铢（去皮），泽泻一两六铢，白术十八铢，茯苓十八铢，桂枝半两（去皮）。

上五味，捣为散。以白饮和服方寸匕，日三服。多饮暖水，汗出愈。

《金匮要略》方

五苓散方：泽泻一两一分，猪苓三分（去皮），茯苓三分，白术三分，桂枝二分（去皮）。

上五味，为末。白饮服方寸匕，日三服，多饮暖水，汗出愈。

五苓散由猪苓、白术、泽泻、茯苓诸利尿药合方而成，其中泽泻一两一分。一两是十钱，一钱是十分，那么一两就等于100分。其余猪苓三分，茯苓三分，白术三分，桂枝二分，共合十一分，即泽泻101分，余药11分，其他药才约占1/10量。可见，五苓散基本上由泽泻为独占其重量。

五苓散的药物组成比重也说明了五苓散的脉象应该要突出阳明里热及水饮内结之脉。所以，在脉象中凡是出现左关弦，弦的水饮要素突出，而中焦有"水胶黏腻样"异常水饮脉晕指感这两个水饮典型脉象，就应该重用茯苓、泽泻。

同时出现阳明里热的尺部灼热或者脉数等热象，必须大量使用泽泻，以清阳明热，同时泻水饮。

如果寸脉浮比较明显，则是表证未解，应重用桂枝，以解表调营卫。

患者脉出现无力，同时水饮脉偏重，重用白术，可另加苍术，以健脾燥湿、化水饮。

眩晕重者，清阳不升，泽泻、桂枝加重；恶心、胃痞重者，中焦不运，白术、苍术重用。

小便不利明显，猪苓、茯苓、泽泻重用以利下焦水道；身痛汗出明显，重用桂枝。

如此加减，则无不效也。

5. 五苓散脉象与其他方脉象鉴别

五苓散脉象应与茯苓泽泻汤脉象相鉴别：两者均有太阳太阴阳明合病脉象，同有水饮，同时亦具备阳明里热脉象。

不同的是茯苓泽泻汤脉象左关沉弦；五苓散脉象左关浮弦。因五苓散证常有胃胀满而显关浮。最特异性的差异是阳明里热的不同。茯苓泽泻汤脉象阳明里热体现在左关部"左关下胰腺脉晕沉下凹陷如渊，久候灼指"，五苓散脉象阳明里热体现在双尺"双尺下细弦、脉稍涩而灼指"。

茯苓泽泻证中焦水饮重而阳明热轻，故重茯苓而轻泽泻。五苓散证水饮重而阳明热亦重，重泽泻而轻茯苓。

十七、桂枝茯苓丸脉象

1. 脉象图

宏观脉象（如图3-50）：双寸浮缓，或双寸浮涩，或双尺沉涩。

微观脉象（如图3-51）：左寸下心脉晕浮起。心尖部脉晕涩而灼手；右寸中咽喉脉晕处可及结节，结节涩而灼手；双尺部中下男子可及前列腺肥大脉晕，涩而灼手；女子于子宫体上可及"团块样"异常脉晕，涩而灼手。

2. 脉症

《金匮要略·妇人妊娠病脉证并治第二十》

第2条：妇人宿有癥病，经断未及三月，而得漏下不止，胎动在脐上者，为癥痼害。妊娠六月动者，前三月经水利时，胎也。下血者，后断三月，衃也。所以血不止者，其癥不去故也。当下其癥，桂枝茯苓丸主之。

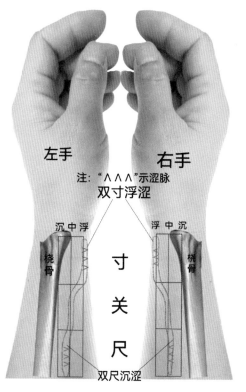

图3-50　桂枝茯苓丸宏观脉图

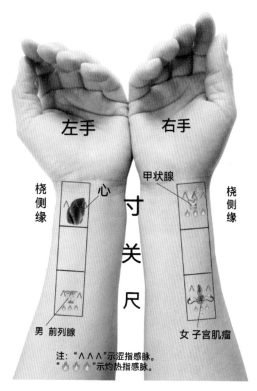

图3-51　桂枝茯苓丸微观脉图

3. 桂枝茯苓丸脉象经验

桂枝茯苓丸脉象为太阳太阴阳明合病脉。本方由桂枝汤去姜、枣、草加茯苓、牡丹皮、桃仁而成。桂枝茯苓丸脉象会同时出现太阳、太阴、阳明合并的三种脉象。

桂枝茯苓丸太阳表虚脉宏观脉象：双寸浮缓。桂枝茯苓丸脉象的双寸浮缓不是特别明显，但双寸部略浮起。双寸浮起的同时，可能出现双寸浮涩，会出现左寸浮涩和右寸浮涩单一情况出现，可为头颈胸瘀血的脉象表现。患者当出现胸痛胸闷、胸前刺痛、头痛等症状。但同时会出现痛而汗出，或平时伴随多汗等表虚证的症状，是太阳表虚夹瘀的表现，符合桂枝茯苓丸脉象特征。

临床上若出现上述寸脉特征，可见于冠心病，也可见于肺部结节和甲状腺结节。若见到上述特征，可判断为太阳表虚证，可以通过微观脉象辨别是否有瘀血，是否有阳明热，符合三种脉象特征均可以使用桂枝茯苓丸。

桂枝茯苓丸寸部微观脉象：左寸浮缓，左寸下微观脉象出现心尖部涩而灼手的冠心病心肌缺血脉象，涩为瘀血，灼手为阳明热象，符合太阳夹太阴瘀又有阳明里热的特征。临床可用桂枝茯苓丸治之。

若在右寸微观脉中，右寸可及"大黄豆样"甲状腺结节脉象，如果结节象上出现涩而灼手的瘀血并阳明热局部特征，也可以用。这两种疾病发生概率较大，桂枝茯苓丸临床应用广泛，疗效可靠。

但必须指出的是，如果宏观脉没有双寸浮缓，微观上不出现涩而灼手的瘀血夹阳明热，则不符合桂枝茯苓丸脉象，应另选他方。

桂枝茯苓丸关部微观脉象：微观女子双关上可及乳腺"扁豆样结节样"团块异常脉晕。这是一种乳腺增生微观脉晕，在上述的双寸浮脉下，乳腺"扁豆样结节样"脉晕上又可及涩而灼手的特殊指感，亦符合太阳表虚、太阳瘀血、阳明里热的桂枝茯苓丸脉象特征，临床用之效佳。

男子桂枝茯苓丸尺部微观脉象：男子可及前列腺肥大结节脉晕，前列腺出现炎症特殊"浮云状"脉晕，指下涩而灼手为瘀血、阳明热。患者出现尿频、尿急、尿痛等症状，或者夜尿增多。若双寸浮，为表虚，可见汗多等，皆可以用桂枝茯苓丸。

妇人桂枝茯苓丸尺部微观脉象：双尺出现子宫体脉晕中"团块样"异常脉晕，如果又同时有双寸浮的表证，又加上局部涩而灼手，则表虚、里热、瘀血相合，桂枝茯苓丸证无误。

综上所述：桂枝茯苓丸脉象必须符合太阳表证、太阴瘀血及阳明里热三种脉象合并。本脉象较为特殊，可从宏观脉双寸浮缓辨别太阳证，太阴瘀血以及阳明里热均从微观脉上分辨。

微观脉上分辨瘀血的特征为涩指，也可以出现细颗粒指感，符合这个指感都可以诊断辨证为瘀血。另外，特殊脉象为灼热指感，灼热指感为局部阳明里热，这种局部阳明里热用牡丹皮、白芍等凉药可平，非必用大寒之石膏、知母辈。

上述举例的冠心病、乳腺增生、甲状腺结节、子宫肌瘤、前列腺炎、前列腺增生等病症只是符合桂枝茯苓丸脉象当中临床常见的几个病症，并非全部，可根据上述脉象原则广而用之。

4. 桂枝茯苓丸脉象用药加减

《金匮要略》方

桂枝茯苓丸：桂枝，茯苓，牡丹（去心），桃仁（去皮尖，熬），芍药各等分。

上五味，末之，炼蜜和丸，如兔屎大。每日食前服一丸，不知，加至三丸。

桂枝茯苓丸由桂枝汤去姜、枣、草加茯苓、牡丹皮、桃仁而成。桂枝、茯苓、牡丹皮、桃仁、芍药各等分，药味比重均匀，并无轻重之分。5 味药中桂枝量占 1/5，从中可以看出，解表力量偏小。脉象当中，双寸浮也不甚明显，只比正常略有浮起。患者常有身体娇弱、体弱易感冒、平时多汗出等症状。

如果双寸浮较明显，可增加桂枝比例，以解表调和营卫。

倘若寸或关或尺部微观脉象较涩，可以多用桃仁、芍药。

瘀血重者，可以白芍、赤芍合用。

倘若微观脉象灼手较为明显，阳明热重，重用茯苓、牡丹皮以泻里热。

5. 桂枝茯苓丸脉象与其他方脉象鉴别

桂枝茯苓丸脉象应与当归芍药散脉象相鉴别：桂枝茯苓丸临床上经常与当归芍药散合用，两者皆有活血化瘀的特征。但脉象及辨证上则截然不同：桂枝茯苓丸脉象为太阳太阴阳明合病脉，当归芍药散脉象为单纯太阴病脉。桂枝茯苓丸脉象有阳明里热的微观灼热指感，当归芍药散脉象微观局部为瘦小无力的血虚脉象，当归芍药散脉象更无表证。虽临床常有合用机会，但辨证遣方使用截然不同。

十八、半夏散及汤脉象

1. 脉象图

宏观脉象（如图 3-52）：右寸浮缓。

微观脉象（如图 3-53）：右寸中部颈区展现咽喉脉晕，咽喉两侧显现"蚕豆样"扁桃体脉晕。久候清凉，无灼热指感。

2. 脉症

《伤寒论·辨少阴病脉证并治》

第 313 条： 少阴病，咽中痛，半夏散及汤主之。

3. 半夏散及汤脉象经验

半夏散及汤脉象为太阳太阴合病脉。本方由桂枝甘草汤加半夏而成，包含太阳表证与太阴里寒病机脉象。

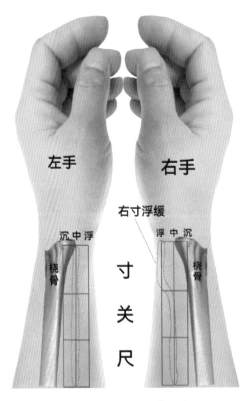

图 3-52　半夏散及汤宏观脉图

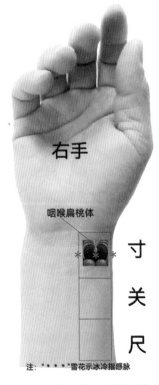

图 3-53　半夏散及汤微观脉图

半夏散及汤宏观脉象：右寸浮缓。浮缓一般为太阳表证脉象。半夏散及汤证出现单纯的咽喉疼痛，临床上常常只见右寸浮缓。这只能说明病在表，表证未解。

半夏散及汤微观脉象：右寸中部颈区展现咽喉脉晕，咽喉两侧显现"蚕豆样"扁桃体脉晕，但这也无法辨析寒、热、虚、实。且宏观脉上辨析不出寒、热，就必须从微观脉上细辨。

"蚕豆样"扁桃体脉晕表面无灼热指感，久候反而清凉，这种脉象特征可以排除湿热，辨证为里寒，则太阴里寒证。

综合上面脉象，就可以辨证为太阳太阴的表虚里寒，这种咽喉痛符合半夏散及汤脉证特征。

临床上半夏散及汤多适用于慢性扁桃体炎，以及慢性扁桃体炎急性发作期或腺样体肥大等病症，扁桃体肿瘤也有应用机会。只要在临床上排除小柴胡汤的少阳半表半里阳证，本方应用的机会就比较多。在微观脉上久候清凉特殊里寒指感就可用之，临床疗效甚佳。

慢性扁桃体炎急性发作，在出现寸浮的同时，患者出现恶风、身痛等症状。很多患者在慢性扁桃体炎的基础上，有受寒病史。患者本身体质都较为虚弱，脉象大多也偏细。这种患者就可能入里化寒。则属半夏散及汤脉证。

扁桃体肿瘤患者，从微观脉象看，扁桃体脉晕均有颗粒指感。出现涩而冰冷特殊指感，也属于里寒的半夏散及汤脉证，临床可以应用。

4. 半夏散及汤脉象用药加减

《伤寒论》方

半夏散及汤方：半夏（洗），桂枝（去皮），甘草（炙）。

上三味，等分。各别捣筛已，合治之，白饮和，服方寸匕，日三服。若不能服散者，以水一升，煎七沸，内散两方寸匕，更煮三沸，下火令小冷，少少咽之。半夏有毒，不当散服。

半夏散及汤由桂枝甘草汤加半夏而成，属小方制式。半夏、桂枝、甘草等分。临床上寸浮缓的表虚证明显，主要提高甘草量，甘草缓中而利咽喉。如果微观脉象看，扁桃体脉晕有颗粒指感，应重用半夏化痰、散结。

平常临床上用散剂比较少，常常用汤剂，小剂方可以用少量汤频频含漱，可以吞服，也可以含漱后吐掉，尽量保持咽喉的停留时间，以起局部用药作用。患者嫌药苦，含小口，舌头贴上颚，让药在咽喉处停留数分钟，可减少苦涩感，增加临床疗效。

5. 半夏散及汤脉象与其他方脉象鉴别

半夏散及汤脉象应与小柴胡汤脉象相鉴别：半夏散及汤及小柴胡汤临床上经常用于咽喉疼痛。在使用当中必须鉴别。

从宏观脉象鉴别：小柴胡汤为少阳半表半里之阳证代表方，可见脉弦或弦数、弦滑等少阳病脉象偏阳性脉，而半夏散及汤则有双寸缓之表证未解脉象。

从微观脉象鉴别：如果是治咽喉肿痛之症，必有咽喉肿大之相关的扁桃体脉晕，小柴胡汤脉象可见扁桃体脉晕上灼热而涩，而半夏散及汤脉象出现清凉无灼热指感。两者截然不同。

十九、炙甘草汤脉象

1. 脉象图

宏观脉象（如图3-54）：双寸浮细而无力，脉结代。尺部沉稍大。

微观脉象（如图3-55）：左寸脉浮，其下心脏脉晕稍浮起，心脉晕外形瘦小，心脉表面不甚饱满，指感枯涩如柴木。按之脉气无力上举，搏动无神。心脏室间隔中间可见"短线样"涩手脉晕，或右心房脉晕处可及冰冷指感。

右寸脉浮，其下肺脏脉晕其稍浮起，肺脏脉晕外形瘦小，表面扁塌，按之无力上举，或肺内可及"颗粒样""结节样""团块样"异常脉晕。

左尺部桡侧缘可及直肠脉晕，肠内饱满，充满"泥团样"燥屎脉晕。

2. 脉症

《伤寒论·辨太阳病脉证并治（下）》

第177条：伤寒，脉结代，心动悸，炙甘草汤主之。

《金匮要略·血痹虚劳病脉证并治第六》

附方：《千金翼》炙甘草汤（一云复脉汤）。治虚劳不足，汗出而闷，脉结悸，行动如常，不出百日，危急者，十一日死。

《金匮要略·肺痿肺痈咳嗽上气病脉证治第七》

《外台》炙甘草汤，治肺痿涎唾多，心中温温液液者。

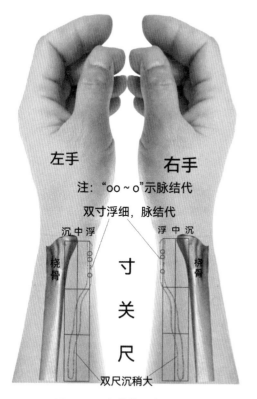

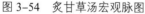

图 3-54　炙甘草汤宏观脉图

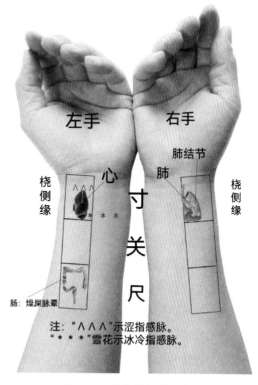

图 3-55　炙甘草汤微观脉图

3. 炙甘草汤脉象经验

炙甘草汤脉象为太阳太阴阳明合病脉。本方由桂枝去芍药汤增甘草、大枣，加人参、生地黄、麦冬、麻仁、阿胶合成，包含太阳表虚、太阴气血亏虚、阳明里热三种病机脉象。

炙甘草汤太阳表虚脉象： 从宏观上看，双寸浮细，说明表证未解，患者当出现恶风、汗出、肌痛等症，会有外感史，或有平日易感冒、多汗等体质。

炙甘草汤太阴病脉象： 太阴里虚，在炙甘草汤脉象中体现出气血亏虚明显的脉象。宏观脉象中，脉细而无力。脉细者，阴血之不足也。脉无力者，卫气无力以上举也。故细而无力，为气血双亏之象，气血双亏为太阴病里虚的一部分，在炙甘草脉象当中体现得较为明显。

炙甘草汤阳明病脉象： 炙甘草脉象体现出的第三个特征是阳明里热脉象。宏观脉象中，常常体现于双尺部沉而大，沉者为里，大者实，里实证也。

综上所述：我们从宏观脉象当中，就能够分辨出太阳、太阴、阳明合病的脉象特征。但这不足以是使用炙甘草汤的依据。

111

宏观脉象当中，还有很特殊的脉象，就是结、代脉。《脉经》："结脉往来缓，时一止，复来。"气血虚衰，无力相继而脉见止。其缓也，因气血虚，运行缓慢而脉缓。虽然也是太阴气血亏虚的脉象表现之一，但却是炙甘草汤当中较为特征性的脉象表现。

代脉："代为禅代，止有常数；不能自还，良久复动。""为脏气衰微，脾气脱绝之诊。"代脉为气血亏虚之甚，脉气衰微，无力更返。这是炙甘草汤脉象中气血衰微之重症！"脉结悸，行动如常，不出百日，危急者，十一日死"，这种脉象在现代医学当中，多指多种严重器质性心脏病导致的严重心律失常。"十一日死"，指的是病重、病危。变症随时，较为危险！

要想深入地掌握炙甘草汤脉象，应从微观脉上细看。

炙甘草汤左寸微观脉：左寸脉浮，其下心脉晕稍浮起，心脉晕外形瘦小，心脉表面不甚饱满，指感枯涩如柴木，为心脉气血不足，心脏濡养不足。患者常常出现疲惫、倦怠、心慌等症，更甚者，出现四肢乏力、气促等症状。

再进一步按心脉晕，脉气无力上举，搏动无神，可见心神之疲惫。患者常常无精打采，精力不足，记忆力下降，更甚者嗜睡无度。

再进一步循察心脏各部。心脏室间隔中间可见"短线样"涩手脉晕，出现这种特殊脉晕的患者都会出现室性期前收缩。气血亏虚甚，室性期前收缩频发。气血亏不甚明显，室性期前收缩偶发。

这种微观脉象非常常见，都可以选用炙甘草汤，心律复律，指日可待。

有的患者右心房脉晕处可及冰冷指感。此类患者要特别小心，右心房为窦房结所在之处，冰冷指感脉象表明此处的血液循环特别差，很容易出现突发的严重心律失常或心搏骤停。"脉结悸，行动如常，不出百日，危急者，十一日死"，说的应该是此类患者。

炙甘草汤多以用于治心，医者常常忘了可治肺。在宏观脉象下，出现以下微观肺脉，炙甘草汤常常可起非常卓越的疗效！

炙甘草汤右寸微观脉：微观右寸脉浮，其下肺脏脉晕其稍浮起，外形瘦小，表面扁塌，按之无力上举。

此类患者经常胸闷、气短、疲惫、乏力，稍动则汗出，有明显的肺气不足、太阴里虚症状。有的患者连爬楼梯、短距离慢跑都气喘吁吁。患者也可能出现咳嗽、咳痰等症状。

见到上述微观肺脉就有可能出现器质性的肺部病变，应该进一步切下肺内，循察肺内病灶，或可见肺内"颗粒样""结节样""团块样"异常脉晕。在上述宏观脉下，依然选用炙甘草汤，临床疗效良好。

炙甘草汤左尺微观脉：左尺部桡侧缘可及直肠脉晕，肠内饱满，充满"泥团样"宿便脉晕。这是一种阳明里热的宿便脉象。不管患者是否出现明显便秘症状，可以认定为阳明里热。在炙甘草汤脉象里，这种脉象尤为多见，体现的是阳明里热热结于里的病机。这是从宏观脉上断定阳明里热的微观脉的补充。

4. 炙甘草汤脉象用药加减

《伤寒论》方

炙甘草汤方：甘草四两（炙），生姜三两（切），人参二两，桂枝三两（去皮），生地黄一斤，阿胶二两，麦门冬半升（去心），麻子仁半升，大枣三十枚（擘）。

上九味，以清酒七升，水八升，先煮八味，取三升，去滓，内胶烊消尽，温服一升，日三服。一名复脉汤。

《金匮要略》方

附方：《千金翼》炙甘草汤（一云复脉汤）：治虚劳不足，汗出而闷，脉结悸，行动如常，不出百日，危急者，十一日死。另有《外台》炙甘草汤，治肺痿涎唾多，心中温温液液者。

甘草四两（炙），桂枝、生姜各三两，麦门冬半升，麻子仁半升，人参、阿胶各二两，大枣三十枚，生地黄一斤。

上九味，以酒七升，水八升，先煮八味，取三升，去滓，内胶消尽。温服一升，日三服。

炙甘草汤由桂枝去芍药汤增甘草、大枣，加人参大补元气，生地黄、麦冬、麻仁、阿胶滋阴补血泄热合成。

我们详细地对比了《伤寒论》和《金匮要略》两个炙甘草汤方，从药味组成到用量没有区别。古人惜墨如金，况且仲景年间刻简成方，多写一个字，多一个麻烦，非今日之便利也。其中，重复写方有何要意？细究之下，体现了一种思路。

《伤寒论》方把炙甘草、桂枝、生姜、人参排在前面，体现了表未解而表虚是当务之急。当患者双寸浮细而无力，浮为表未解，细为营血亏，无力脉为气虚，应重用炙甘草益气、桂枝生姜解表、人参大补元气；临床上，患者还出现心悸、心慌、汗多、疲惫等症状，特别是脉细无力者，应重用人参大补元气以复脉。

《金匮要略》方甘草四两，桂枝、生姜各三两，麦门冬半升，麻子仁半升。前面也是甘草、桂枝、生姜，后面不是大补元气的人参，换成麦门冬与麻子仁滋阴泄热。《金匮要略》方又见"另有《外台》炙甘草汤，治肺痿涎唾多，心中温温液液者"。说明上述方主要用于治肺。当患者脉细或脉细数，体现以阴虚阳明热为主。当患者出现"涎唾多，心中温温液液者"，"涎唾多"为咳吐多泡沫样痰，很多慢支、哮喘以及肺心病患者都出现如此特点的病症。"心中温温液液者"，临床上体现为心烦乱不宁，这是阳明里热热扰心神的一种表现。患者出现细数脉象，微观上可见肺脏脉晕外形瘦小、表面扁塌、按之无力上举的肺藏衰落脉象。

除上述仲景书上侧重不用两点之外，临床上炙甘草汤可用于双尺脉沉大的阳明里热、热结于里脉象。

临床上应该重用火麻仁通便泄热。但有些患者用到 6g 量后就出现便溏或腹泻，注意中病则止，不可太过。通常腹泻在三次为宜，当不影响水液代谢及电解质紊乱！当然，药后出现腹泻，一定让患者多补充水分以防脱水，直到尺脉的沉大现象消失，微观上左尺部桡侧缘宿便脉晕消退，当可直接撤掉火麻仁这味药。

如果是治疗肺部明显的咳嗽、咳痰、咳喘，当大肠的宿便脉象缓解以后，咳喘症状很快随之缓解。

如果是治疗心悸、心律失常、心衰气促，当大肠的宿便脉象缓解以后，心悸、心律失常和心衰气促病症很快也随之缓解。

所以炙甘草汤脉象中不能忽略尺部脉象，这也是标本之法在脉象遣方中另外一种体现。

当脉中出现明显的脉结、代现象，说明脉中气血不足，无以为继。炙甘草应该重用到 28 到 40 克，能快速缓解心律失常。如果脉细无力，重用生地黄、人参大补气血，心脉很快就能恢复。

上述包括临床上常见的室性期前收缩、房性期前收缩、房颤等病症，都能够很快复律。但是大量应用炙甘草汤可能出现水钠潴留的水肿现象，这种患者可于相应一方中，加上车前子、茯苓等利水的药味，能很快缓解水肿。

炙甘草汤常治失眠证，如"心中温温液液者"的心烦现象。脉数、尺大，应注意大量使用生地黄，临床推荐 60 克到 90 克量，可以滋阴、泄热、除烦。内热泻除、心神安宁就可入眠。

炙甘草汤临床可治疗肺病甚至肺部肿瘤。患者宏观脉右脉浮细无力，而微观之下其下肺脉晕浮起，外形瘦小，表面扁塌，或肺内可及"颗粒样""结节样""团块样"异常脉晕。不管是"结节样"的肺结节，还是"团块样"的肺部肿瘤，只要符合上述宏观、微观脉象，效果显著！

炙甘草汤临床应用较多，上述限于篇幅只是简单举例，临床可以举一反三，拓展应用。

5. 炙甘草汤脉象与其他方脉象鉴别

炙甘草汤脉象应与桂枝加龙骨牡蛎汤脉象相鉴别：这两方临床上常常用于心悸失眠，两者也同时出现太阳、阳明合病脉。

两方最大的不同，是炙甘草汤脉象脉细、无力、结代，体现全身气血亏虚为主的病机。

桂枝龙牡汤脉象，双寸浮细而短，是营卫层次亏虚为主的病机。双尺扎动微紧，体现漏精或崩漏后的精血亏虚脉象。

两者截然不同！

二十、《古今录验》续命汤脉象

1. 脉象图

宏观脉象（如图3-56）：双寸浮紧，寸上涩。关尺部脉沉细无力，或沉而细数无力。

微观脉象（如图3-57）：双寸上颅脑脉晕显现，切入颅脑内，颅脑脉晕内左侧或右侧可及"枯树枝样"脑梗病灶脉晕，或可出现"树叶片样"或"泥团块样"出血灶脉晕。

双寸中部桡侧缘外侧有"夹心饼样"颈脉脉晕，偏内可及"分叉水管样"颈动脉狭窄脉晕。

左寸下心脉晕浮起，心形瘦小，心表绷紧，重按之脉气无力上举。右寸下肺脉晕浮起，肺形瘦小，肺表绷紧。

寸关尺之桡侧缘45度手法切入可及脊柱脉晕，脊柱脉晕顺列，切入脊柱中间可及"光纤线样"脊髓脉晕，涩而灼手如电麻。

2. 脉症

《金匮要略·中风历节病脉证并治第五》

附方《古今录验》续命汤：治中风痱，身体不能自收持，口不能言，冒昧不知痛处，或拘急不得转侧。姚云：与大续命同，兼治妇人产后去血者，及老人小儿。

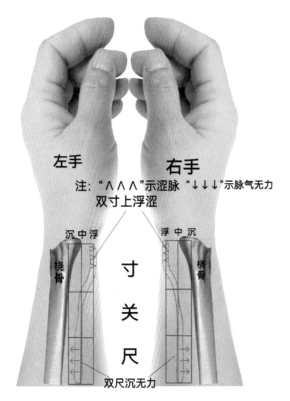

图 3-56 《古今录验》续命汤宏观脉图

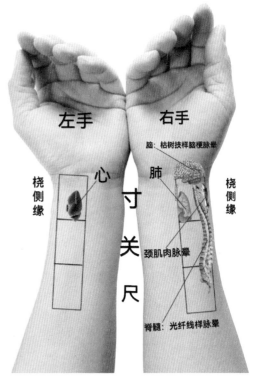

图 3-57 《古今录验》续命汤微观脉图

3. 续命汤脉象经验

续命汤脉象为太阳太阴阳明合病脉。本方由麻黄汤加石膏解表清里，再加人参、干姜、当归、川芎而成。续命汤脉象由太阳表实证、太阴之气血亏虚与阳明里热脉象而成。

续命汤太阳表实脉象： 宏观脉见双寸浮紧。微观脉见双寸上部桡侧缘及双寸中桡侧缘外侧"夹心饼样"颈脉脉晕，肌肉脉晕紧绷。这两个脉象都体现在太阳表层，表证未解。浮紧为表实证，肌肉脉晕紧绷象亦为表实证。

临床上患者出现相应的肌痛或者肌肉紧张、肌肉僵硬等症。有的患者也伴有无汗、恶寒等表实证。

续命汤太阴气血亏虚脉象： 宏观脉象，见关尺部脉沉细。脉沉为里，细为血虚，无力脉为气虚，为气血双虚也。

从微观脉象看：心肺脉晕外形瘦小，此心肺缺少津血之濡养。心肺脉晕重按之脉气无力上举，此脏气之不足也。通过宏观、微观脉象观察，太阴气血亏虚脉象具足。患者出现相应的倦怠无力、疲惫气短、手脚无力等症。

　　续命汤阳明里热脉象：宏观脉象，见沉而数。沉为病在里，数为热，为里热也。

　　从微观脉象看，寸关尺之桡侧缘45度手法切入可及脊柱脉晕，脊柱脉晕顺列，切入脊柱中间可及"光纤线样"脊髓脉晕，脉晕有涩而灼手如电麻指感。此类"灼手如电麻指感"为微观阳明里热脉象特征。患者出现相应的口干、口渴、烦躁、身热等阳明里热症状。

　　有的患者还出现双尺大的阳明里热脉象，有的微观脉还出现左尺部桡侧缘"泥团样"宿便的阳明热结脉象。患者出现相应的口干、便秘、烦躁等阳明热结症状。

　　综上所述：从宏观微观脉象可以辨出太阳表实脉象、阳明里热脉象、太阴气血亏虚脉象等续命汤脉象特征。但上述脉象并无法辨明续命汤可用的具体病症。如此一来，我们就要进一步细分析微观脉下的各种病症脉象。

　　续命汤寸上部微观脉象：双寸上颅脑脉晕显现，切入颅脑内，颅脑脉晕内左侧或右侧可及"枯树枝样"脑梗病灶脉晕。此脉象为脑梗脉象，患者出现对侧的肌体偏瘫、同侧的脸颊㖞斜等偏瘫症状。符合上述太阳太阴阳明合病脉特征者使用续命汤，疗效佳。

　　同样在颅内，若出现"树叶片样"或"泥团块样"出血灶脉晕，这是出血性脑血管意外，多数较为严重，临床出现相应的肌体偏瘫时，若生命体征稳定，依然可以用续命汤，疗效可期。假若患者已经出现昏迷、大小便失禁、呼吸困难等重症，则病入膏肓，另当别论。

　　续命汤寸中部微观脉象：双寸中部桡侧缘可及"分叉水管样"颈动脉狭窄脉晕。此患者根据狭窄程度，出现相应的眩晕、眼花、耳鸣、嗜睡等症状，同时，符合上述太阳太阴阳明合病脉特征者使用续命汤，疗效亦佳。

　　续命汤微观脉象脊柱脉晕特征：于寸关尺之桡侧缘，45度手法切入可及脊柱脉晕，脊柱脉晕顺列，进一步切入脊柱脉晕中间，可及"光纤线样"脊髓脉晕，涩而灼手如电麻。

　　这多为脊髓相关性疾病，临床上可见于侧索硬化综合征，小儿麻痹症（脊髓灰质炎）、神经根炎、格林-巴利综合征等病变，出现相应的机体瘫痪等症状，可以使用续命汤治之，有一定疗效。

　　临床上遇到此类顽疾，可以加大量黄芪、大蜈蚣、全蝎、土鳖虫等虫药，可以大幅度提高疗效。甚至可以用非常微量的马钱子，对于脊髓神经的唤醒修复能起到非常好的疗效！

4. 续命汤脉象用药加减

《金匮要略》方

附方《古今录验》续命汤：治中风痱，身体不能自收，口不能言，冒昧不知痛处，或拘急不得转侧。

麻黄、桂枝、当归、人参、石膏、干姜、甘草各三两，芎劳一两五钱，杏仁四十枚。

上九味，以水一斗，煮取四升，温服一升，当小汗。薄覆脊，凭几坐，汗出则愈。不汗更服，无所禁，勿当风。并治但伏不得卧，咳逆上气，面目浮肿。

续命汤由麻黄汤加石膏解表清里，加人参、干姜温中补虚，当归、川芎补血活血而成。临床上双寸浮紧、微观"夹心饼样"肌肉脉晕紧绷等太阳表实证脉象比较明显的时候，症状相应出现肌肉疼痛、头痛、颈椎肌肉绷紧或四肢肌肉无力或麻木等症，主要重用续命汤中的麻黄汤发汗解表。

若出现脉数或者微观脊髓脉晕、肌肉脉晕灼热指感脉象等阳明里热重者，并出现相应的失眠、烦躁、潮热或者四肢末端灼热感等阳明里热证者，可以重用石膏。这里特别指出的是，如果患者本身有服用 β 受体阻滞剂（如美托洛尔），心率会降低，数脉会被掩盖，出现相应的洪脉。这种情况也属于阳明里热证，也可以相应重用石膏以清里热，石膏应用于脊髓相关性疾病有着不俗的表现。

若宏观脉出现关尺部脉沉细、微观脉心肺脉瘦缩小无力等太阴气血亏虚脉象且明显者，临床相应出现疲倦、乏力、肌体无力麻木等气血亏虚症状者，重用人参、干姜、当归，温补太阴，气血双补。

若微观脉出现颅脑脉晕内左侧或右侧可及"枯树枝样""树叶片样"瘀血脉晕，患者出现肌体麻木无力等症状，应重用当归、川芎活血化瘀。

以上关于脉象指导续命汤处方用药也仅是个人临床经验部分总结，续命汤是一张有着巨大潜力的经方，聊作数语，以抛砖引玉！

5. 续命汤脉象与其他方脉象鉴别

续命汤脉象应与麻黄加术汤脉象相鉴别：续命汤脉象为太阳太阴阳明合病脉，麻黄加术汤脉象为太阳太阴合病脉。

两者共同之处太阳太阴病脉，同样是太阳表实脉、同样出现寸脉浮紧，同样有太阴病脉。

不同的是续命汤脉象之太阴里虚为气血双虚脉象，有相应的关尺沉细无力脉象。而麻黄加术汤脉象关下及尺部稍沉而无力，稍沉而沉不明显，主要表现是脉气虚的无力脉。

微观脉象差异较大：续命汤脉象出现相应的颅脑病变脉晕，出现脊髓病变脉晕，出现相应的偏瘫以及四肢肌力下降等相应症状。这和麻黄加术汤脉象大异其趣！

第四节　太阳证脉象其他方证脉象详解

一、防己黄芪汤脉象

1. 脉象图

宏观脉象（如图 3-58）：双寸浮缓而短。左关、双尺沉而无力。

微观脉象（如图 3-59）：左寸下心脉晕浮起。心位后退（近心端）而表面扁塌。心搏缓慢而无神，按之脉力无力。右寸下肺脉晕浮起。肺位后退（近心端）而表面扁塌。

左关之胃脾脉晕沉下而外形扁塌，稍按脉气无力上举。

双关下桡侧之双肾脉晕沉下而脉气稀薄无力上举，或肾脉晕之肾皮质稍增厚而涩，或皮质如泥团指感或黏腻指感。

男子双尺之前列腺脉晕沉而扁塌，脉气无力。女子双尺之子宫卵巢脉晕沉下。卵巢脉晕扁柔若棉团，或其中有颗粒指感，周边若有薄棉，或黏腻指感，按之脉气无力。

2. 脉症

《金匮要略·痉湿暍病脉证第二》

第 22 条：风湿，脉浮，身重，汗出，恶风者，防己黄芪汤主之。

《金匮要略·水气病脉证并治第十四》

第 22 条：风水，脉浮身重，汗出恶风者，防己黄芪汤主之。腹痛加芍药。

附方《外台》防己黄芪汤：治风水，脉浮为在表，其人或头汗出，表无他病，病者但下重，从腰以上为和，腰以下当肿及阴，难以屈伸。

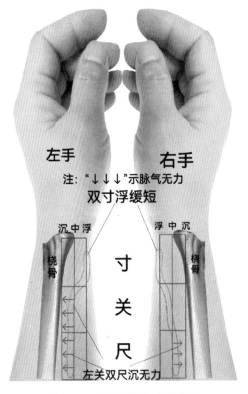

图 3-58 防己黄芪汤宏观脉图

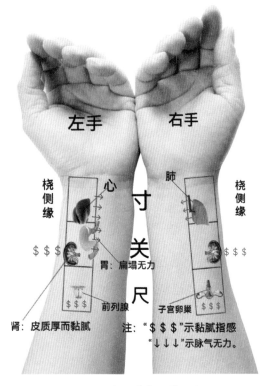

图 3-59 防己黄芪汤微观脉图

3. 防己黄芪汤脉象经验

防己黄芪汤脉象为太阳太阴合病脉。本方由黄芪、生姜、大枣、甘草补中益气固表，防己、白术化湿利水合成此方。脉象符合太阳表虚及太阴气虚两种病脉。

防己黄芪汤太阳表虚脉象：宏观脉象，双寸浮缓而短。浮病于表，而缓则为虚。脉短者，脉气不足升阳于寸上也。此表虚甚、卫气虚甚之特殊脉象，患者当见疲惫、汗出、动则气促等症。

防己黄芪汤太阴气虚病脉：宏观脉象左关、双尺沉而无力。左关为脾胃，双尺为肾、命门，沉为病在里，无力而脉不细为气虚，此太阴气虚之脉也。

防己黄芪汤双寸微观脉象：左寸下心脉晕浮起。心位后退（近心端）而表面扁塌。心搏缓慢而无神，按之脉力无力。此心脉气虚，心脉搏动无力而显扁塌之象。患者当见动则心悸、疲惫、无神、汗出之症状。

右寸下肺脉晕浮起。肺位后退（近心端）而表面扁塌；此肺之脏气虚，肺气不足鼓舞于外而扁塌于内。患者当动则气促，稍动汗出。

上述心肺之微观脉象，既有心肺浮而心表扁之表虚之象，仍有心肺位退心搏无力、肺举无力之太阴气虚之里虚象。两者不能截然分开，故合而论之。

防己黄芪汤关上部微观脉象：左关之胃脾脉晕沉下而外形扁塌，稍按脉气无力上举。胃脾脉晕沉下，脏气无力上举也，此太阴气虚之象。胃脾外形扁塌亦是脏气不饱满、无力外撑之故。患者当有食欲不振、食则易饱、疲惫不堪之症状。

防己黄芪汤关下部微观脉象：双关下桡侧之双肾脉晕沉下而脉气稀薄无力上举。这里也是体现脏气无力上举而下沉之脉象，这种脏气无力脉象在实质器官会体现稀薄指感，即指下如清汤寡水之意。患者可见精气不足、疲惫之态、意志不坚之病症。

当出现肾脉晕之肾皮质稍增厚而涩或皮质如泥团指感，说明肾皮质有病变，当出现尿少而周身水肿之病症。临床上常有肾炎和肾炎综合征等病出现此类脉象，防己黄芪汤疗效佳！

男子防己黄芪汤双尺部微观脉象：男子双尺之前列腺脉晕沉而扁塌，脉气无力。前列腺为肾脏之附属，此脉表明肾脏气虚，固涩无力。

常见于前列腺炎等症，当出现尿频、尿急等，患者同时符合太阳病脉，可用防己黄芪汤治之。

女子防己黄芪汤双尺部微观脉象：女子双尺之子宫卵巢脉晕沉下。卵巢脉晕扁柔若棉团，或其中有颗粒指感，按之脉气无力。此卵巢脉气下沉无力上举，卵巢功能低下。患者常有排卵障碍、多囊卵巢之病症。

患者当出现月经稀发、延后、闭经、肥胖等不规则症状，若同时符合太阳病脉，可用防己黄芪汤治之，疗效甚佳。

防己黄芪汤水饮微观脉象：肾脉晕之肾皮质稍增厚如泥团指感或黏腻指感，或双尺脉前列腺脉晕或卵巢脉晕周边若有薄棉或黏腻指感，属微观水饮脉象。

4. 防己黄芪汤脉象用药加减

《金匮要略》方

防己黄芪汤方：防己一两，甘草半两（炒），白术七钱半，黄芪一两一分（去芦）。

上锉麻豆大，每抄五钱匕，生姜四片，大枣一枚，水盏半，煎八分，去滓温服，良久再服。喘者，加麻黄半两；胃中不和者，加芍药三分；气上冲者，加桂枝三分；下有陈寒者，加细辛三分。服后当如虫行皮中，从腰下如冰，后坐被上，又以一被绕腰以下，温，令微汗，差。

《外台》：治风水。脉浮为在表，其人或头汗出，表无他病，病者但下重，从腰以上为和，腰以下当肿及阴，难以屈伸。

防己黄芪汤由黄芪、生姜、大枣、甘草补中益气固表，和防己、白术化湿利水合成方。方中黄芪量一两一分，而防己一两，两者量不相上下，但黄芪补气固表另有白术七钱半佐之，故而补气固表之力大于利水之力。宏观脉中若双寸短明显，关尺无力明显，以太阴气虚以为主要矛盾。患者又出现相应的大汗出、疲惫、气短等症状，应补气固表，重用黄芪、白术。

若微观脉象，双关下之肾脉晕之肾皮质稍增厚如泥团指感或黏腻指感，或双尺脉前列腺脉晕或卵巢脉晕周边若有薄棉，或黏腻指感，属微观脉水饮脉象。上述指感明显而水饮重者，患者当水肿明显，重用防己以利水化湿。

5. 防己黄芪汤脉象与其他方脉象鉴别

防己黄芪汤脉象应与五苓散脉象相鉴别：五苓散为太阳太阴阳明合病脉。防己黄芪汤脉象为太阳太阴合病脉。同有太阳、太阴之病，同有水饮之患。临床需要鉴别。

太阴气虚脉象不同： 从宏观脉看，防己黄芪汤脉象双寸浮缓短，短为卫气虚甚的特征，也是防己黄芪汤脉象特征之一；五苓散脉象双寸浮缓，双寸浮缓为卫气虚，脉不短，虽虚不甚。

饮停位置脉象不同： 五苓散脉象关弦，为中焦停饮。防己黄芪汤脉象微观脉：脉晕周边若有薄棉，或黏腻指感，为肌表停饮。水饮位置不同。

用药不同： 防己黄芪汤中防己、黄芪固表、利肌肤之水，五苓散用白术、茯苓、泽泻，以泻中焦水饮为主。

二、葛根黄芩黄连汤脉象

1. 脉象图

宏观脉象（如图3-60）：双寸浮数或浮滑。双关、双尺沉数而有力。

微观脉象（如图3-61）：左寸下心脉晕浮起。心脏脉晕外形饱满，搏动有神，脉动滑利而数。右寸下肺浮起，肺脏脉晕外形饱满，切下肺内无夹杂纹理。

左关之脾脉晕外形饱满而稍显大，脾脉晕表面见"水泡样纹理"异常脉晕，触之稍涩指而灼手。

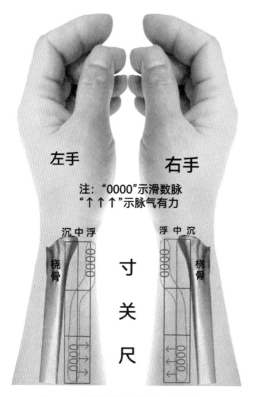

注："0000"示滑数脉
"↑↑↑"示脉气有力

图 3-60　葛根黄芩黄连汤宏观脉图　　图 3-61　葛根黄芩黄连汤微观脉图

双尺上可及肠形脉晕，肠回脉晕轮廓清楚，按之饱满有力，久候涩而灼手如灸。

2. 脉症

《伤寒论·辨太阳病脉证并治（中）》

第 34 条：太阳病，桂枝证，医反下之，利遂不止。脉促者，表未解也。喘而汗出者，葛根黄芩黄连汤主之。

3. 葛根黄芩黄连汤脉象经验

葛根黄芩黄连汤脉象为太阳阳明合病脉。本方由葛根、黄芩、黄连、甘草四味组成，解表而清里热。脉象由太阳表实、阳明里热两种病脉组成。

葛根黄芩黄连汤太阳表实脉象：宏观脉双寸数或浮滑。浮病于表，滑、数为热为阳。微观脉：心、肺脉晕浮起而外形均饱满，病位在表，病性为实。患者当有汗出、气促之病症。

葛根黄芩黄连汤阳明里热脉象：双关、双尺沉数而有力。关、尺为中、下焦，治病当治在中下焦。沉为病在里，数为热，沉数为里热之脉象。脉动有力，正气足，为里实热也，是阳明里实热之脉象。微观双尺上可及肠形脉晕，肠回脉晕轮廓清楚，按之饱满有力，久候涩而灼手如灸，也是肠中湿热之脉象。患者当有烦躁、口干、腹中痛、腹泻等病症。

葛根黄芩黄连汤左关部微观脉象：左关之桡侧缘显脾脉晕，脾脉晕外形饱满而显稍大，脾脉晕表面见"水泡样纹理"异常脉晕，触之稍涩指而灼手。此为脾胃湿热外浸于表的脉象。患者常有皮肤疱疹、皮肤瘙痒、皮肤溃烂之症。

临床上常见于皮肤湿疹、水痘、带状疱疹等病症，在同时符合上述太阳阳明病脉象时，可用葛根黄芩黄连汤，疗效佳！

葛根黄芩黄连汤双尺部微观脉象：双尺上可及肠形脉晕，肠回脉晕轮廓清楚，按之饱满有力，久候涩而灼手如灸。饱满有力为里实之象，涩而灼手如灸为里热之象。患者当出现腹痛、腹泻、肛门灼热、汗出、口干、烦躁等症。

同时符合上述太阳阳明病脉象时，用葛根黄芩黄连汤，疗效甚佳！上述微观双尺脉象的肠晕中"按之饱满有力，久候涩而灼手如灸"之脉象有可能不出现腹痛、腹泻等症状。患者当出现血糖高的症状，如在如此脉象之下，依然用葛根黄芩黄连汤，血糖可以应药而下降！

4. 葛根黄芩黄连汤脉象用药加减

《伤寒论》方

葛根黄芩黄连汤方：葛根半斤，甘草二两（炙），黄芩三两，黄连三两。

上四味，以水八升，先煮葛根，减二升，内诸药，煮取二升，去滓，分温再服。

葛根黄芩黄连汤脉象由葛根、黄芩、黄连、甘草合成方。其中葛根半斤独重。仲景年间半斤为八两。黄连三两、黄芩三两、甘草二两，加起来八两。可见，葛根占处方一半之重。此清阳明里热之法是借透表之意，以达到表里两清之目的。

临床上太阳表证脉象明显者：出现寸脉独浮，重用葛根以解太阳之表。微观左关脉，脾脉晕表面"水泡样纹理"异常脉晕明显者，亦为表证明显，重用葛根解表。

临床上阳明里热脉象明显者：双关、双尺沉数而有力，或微观双尺脉象的肠晕中"按之饱满有力，久候涩而灼手如灸"之阳明热重者，当重用黄芩、黄连，以清阳明之里热。芩、连药重，苦寒败中，当用甘药合之，以保脾胃之清阳。故而，只要黄芩、黄连药重，甘草就必须加量以甘温补脾。

5.葛根黄芩黄连汤脉象与其他方脉象鉴别

葛根黄芩黄连汤脉象应与白虎汤脉象相鉴别：葛根黄芩黄连汤脉象为太阳阳明合病脉。白虎汤脉象为阳明病脉。同有阳明之病，同有里实热之患。临床需要鉴别。

不同的是，葛根芩连汤证有表证，有双寸独浮的特征。白虎汤脉象六脉皆洪、滑、数，体现的是阳明里热盛。两者明显不同。

三、升麻鳖甲汤脉象

1.脉象图

宏观脉象（如图3-62）：右寸浮数或浮滑。双关尺沉数或沉滑。

微观脉象（如图3-63）：右寸中浮起，颈前脉晕之下可及"桃核样"异常肿大扁桃体脉晕。按之饱满有力，久候涩而灼手如灸。右寸下肺晕浮起，肺脉形大而饱满，肺表面稍紧而有灼热指感。

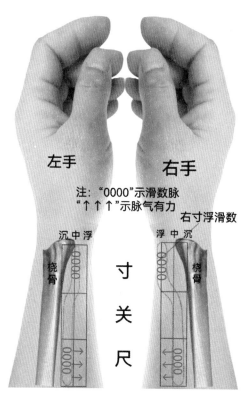

图 3-62　升麻鳖甲汤宏观脉图

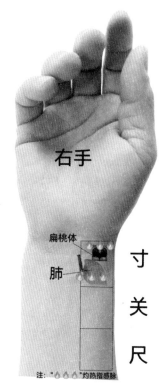

图 3-63　升麻鳖甲汤微观脉图

2. 脉症

《金匮要略·百合狐惑阴阳毒病证治第三》

第14条： 阳毒之为病，面赤斑斑如锦纹，咽喉痛，唾脓血。五日可治，七日不可治。升麻鳖甲汤主之。

第15条： 阴毒之为病，面目青，身痛如被杖，咽喉痛。五日可治，七日不可治，升麻鳖甲汤去雄黄、蜀椒主之。

3. 升麻鳖甲汤脉象经验

升麻鳖甲汤脉象为太阳阳明合病脉。本方由升麻、当归、蜀椒、甘草、鳖甲、雄黄六味组成。方中升麻二两、甘草二两独重，两者旨在清阳明之里热，利咽喉。方中合并太阳表实与正阳阳明里热两种病机脉象。

升麻鳖甲汤太阳表实脉象： 宏观看右寸浮数或浮滑。右寸浮，表证未解，数或滑脉皆为阳热之脉，合为太阳表实脉象。微观右寸下肺晕浮起，肺脉形大而饱满，浮在表，形大饱满为实象，微观亦表实之脉象。

升麻鳖甲汤正阳阳明里热脉象： 宏观双关尺沉数或沉滑。沉病在里，数、滑为热，为阳明之里实热也。微观肺表面，有灼热指感，扁桃体脉晕按之饱满有力，久候涩而灼手如灸，为微观阳明热脉象。

升麻鳖甲汤右寸中部微观脉象： 右寸中部浮起，颈前脉晕之下可及"桃核样"异常肿大扁桃体脉晕。此时患者当有咽喉肿痛之病症。因其浮起知有表证，但尚未知有无里热。久候肿大扁桃体脉晕，涩而灼手如灸，知阳明里热证具足。

患者常常咽喉疼痛，伴随身痛、发热等症。此常为慢性扁桃体炎急性发作，或急性化脓性扁桃体炎，亦有扁桃体肿瘤合并感染。符合上述脉象皆可选用升麻鳖甲汤。

升麻鳖甲汤右寸下部微观脉象： 右寸下肺晕浮起，肺脉形大而饱满，肺表面稍紧而灼热指感。肺晕浮起说明病在表，病灶在咽喉并无双肺和支气管感染病灶。但肺脉晕表面稍紧而有灼热指感，说明有表热阳证，而灼热指感则为热有燎原之势，已至阳明里热。

患者当有发热之症，或高热不退之症。只要宏观微观脉象符合，则可施用升麻鳖甲汤，用之疗效佳。

4. 升麻鳖甲汤脉象用药加减

《金匮要略》方

升麻鳖甲汤方： 升麻二两，当归一两，蜀椒一两（炒，去汗），甘草二两，

鳖甲手指大一片（炙），雄黄半两（研）。

上六味，以水四升，煮取一升，顿服之。老少再服，取汗。《肘后》《千金方》：**阳毒用升麻汤，无鳖甲，有桂；阴毒用甘草汤，无雄黄。**

升麻鳖甲汤由升麻、当归、蜀椒、甘草、鳖甲、雄黄六味组成。方中升麻二两、甘草二两独重，意在清阳明之里热。所以，本方证充满阳热之象，尽用苦寒之法，佐以甘温。凡脉中出现数、滑明显，微观灼热象重者，阳明里热重也，当重用升麻以清阳明里热。

凡右寸中微观脉象出现扁桃体脉晕肿大如"桃核"，升麻、甘草皆重用，以泄热毒，利咽喉！

临床上，微观扁桃体脉晕指下稍硬、颗粒感明显，则有气滞血瘀之虑，当重用鳖甲与当归，以防热与瘀结，病不致缠绵。特别是明确为扁桃体肿瘤合并感染者，当重用鳖甲与当归，临床上可收到神奇疗效！

本人在临床上少用雄黄（因雄黄药品有所管控），但临床观察疗效不差。蜀椒当用，可制升麻之寒。但《名医别录》谓："疗喉痹……大风汗不出。"说明古人认为蜀椒擅长咽喉痛而有发汗作用，如此推之，有解表、利咽、发汗之功，用于太阳表实当之无误！

5. 升麻鳖甲汤脉象与其他方脉象鉴别

升麻鳖甲汤脉象应与小柴胡汤脉象相鉴别：升麻鳖甲汤脉象为太阳阳明合病脉，小柴胡脉象为少阳病脉，两者显然不同。但临床上常常同用于治疗咽喉肿痛，所以需要鉴别。

升麻鳖甲汤治疗咽喉肿痛，有太阳表证脉右寸浮数，小柴胡汤则无。升麻鳖甲汤证有阳明里热脉象，有双关尺沉数或沉滑等阳明热象。而小柴胡汤证是出现六脉弦滑的少阳病脉象。两者显然不同，临床宜分而用之。

四、半夏厚朴汤脉象

1. 脉象图

宏观脉象（如图3-64）：双寸浮缓，右寸浮长。左关沉而无力。

微观脉象（如图3-65）：右寸浮起而长，于右寸中颈前脉晕之下可及"磨砂纸样"异常咽喉脉晕。触之有细滑黏腻指感。右寸下肺晕浮起，肺脉形大而饱满，肺表面有稍绷紧指感。左关上部脾胃脉晕沉下，按之柔软无力。切下胃脉晕可及"柔软黏腻细颗粒样"脉晕。

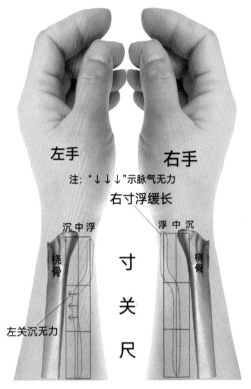
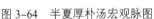
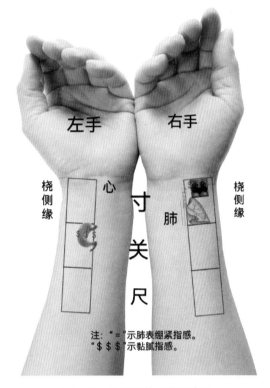

图 3-64　半夏厚朴汤宏观脉图　　　　图 3-65　半夏厚朴汤微观脉图

2. 脉症

《金匮要略·妇人杂病脉证并治第二十二》

第 5 条：妇人咽中如有炙脔，半夏厚朴汤主之。

3. 半夏厚朴汤脉象经验

半夏厚朴汤脉象为太阳太阴合病脉。本方由半夏、厚朴、紫苏、茯苓、生姜合成。其中半夏一升约等于五两，与生姜五两同，重在降逆化饮。脉象由太阳上焦脉象与太阴夹饮病脉组成。

我们以《伤寒论》的临床实践对太阳病的理解有太阳表实（伤寒）和太阳表虚（中风），这个"阳"字理解为在表，性质为"阳"成表"阳气重"，则表实证中津液聚集于表，邪正交争激烈的阳性亢奋状态。但是有些太阳表证当中着实难以分清表虚、表实，比如上述半夏厚朴汤。我们历经多次的临床实践，半夏厚朴汤最主要的脉象体现在上焦、中焦以上的寸、关部，以及头、颈、胸部见主要症状表现。所以我们理解的半夏厚朴汤证属太阳病的"阳"意思是

"上"，是病在上的意思。脉象相应，出现了以上焦为特征的太阳病脉。

半夏厚朴汤太阳上焦脉象：宏观双寸浮缓，右寸浮长。双寸浮，病在表，寸为头颈之区，故病在上。右寸浮长，气机上逆。微观右寸浮起而长，于右寸中颈前脉晕之下可及"磨砂纸样"异常咽喉脉晕。

患者当出现咽喉疼痛不适或咽喉异物感（梅核气），这是慢性咽喉炎等咽喉疾病临床表现。患者气逆不降，自觉咽喉异物，却吞之不下。有的患者还会出现头晕、头胀的感觉，头胀就是气机上逆太甚而致。

半夏厚朴汤太阴夹饮病脉象：宏观脉象见左关沉而无力。关沉为病在中焦之里。沉而无力，中焦脾胃里虚，为太阴里虚之象。从宏观脉上看，无法看到有无夹饮之象。宏观无象，当从微观寻！

我们进一步微观脉象，见右寸中之咽喉"磨砂纸样"异常脉晕，触之有"细滑黏腻"指感。"细滑黏腻"为痰饮之微观象，左关上之胃脉晕可及"柔软黏腻细颗粒样"脉晕。"柔软黏腻细颗粒样"脉晕为痰饮之微观象。通过两个微观特殊脉晕，定性为夹饮病证。

半夏厚朴汤寸中部微观脉象：右寸浮起而长，于右寸中颈前脉晕之下可及"磨砂纸样"异常咽喉脉晕。其时患者当有咽喉疼痛不适或咽异感，有的患者更能体现咽喉部痒，时不时清喉，如同咳嗽，表现为咽痒而咳的特殊症状。宏观脉寸浮，知病在表，微观脉有咽喉之病症，未能进一步知道病之性质。进一步触及"磨砂纸样"之异常咽喉脉晕，触之有细滑黏腻指感，知有太阴水饮也。太阳病合太阴夹饮，半夏厚朴汤主之。

半夏厚朴汤寸下部微观脉象：右寸下肺晕浮起，肺脉形大而饱满，肺表面绷稍紧指感，肺晕浮起，此太阳表证。肺脉形大而饱满，患者常有胸满、胸闷之症。肺表面绷稍紧指感，寒象不显。

进一步切入肺脉晕内，可及"垂柳样"支气管纹理，久候有"水滑样"指感。"水滑样"为水饮之微观象。患者有太阳病脉，又有水饮之象，可投半夏厚朴汤，则胸满、咳嗽可除。

半夏厚朴汤关部微观脉象：左关上部脾胃脉晕沉下，按之柔软无力，知中焦太阴脾胃亏虚，平常有腹满、纳少等症。

进一步切下胃脉晕，可及"柔软黏腻细颗粒样"脉晕。此水饮之脉象也。患者当有腹满、纳少、呃逆之症，或有嗳气、打嗝之症，同时符合太阳表证，则可用半夏厚朴汤。

综上所述：先定宏观脉象之太阳太阴病脉，进一步从微观脉象定太阴水饮。太阳病合太阴夹饮病脉象已清，再进一步微观脉象，辨病症，可定下半夏厚朴汤脉象，则完成从宏观脉象辨六经八纲、微观脉象辨病证方脉的精细遣方用药过程。

4. 半夏厚朴汤脉象用药加减

《金匮要略》方

半夏厚朴汤:《千金》作胸满，心下坚，咽中帖帖如有炙肉，吐之不出，吞之不下。

半夏一升，厚朴三两，茯苓四两，生姜五两，干苏叶二两

上五味，以水七升，煮取四升。分温四服，日三服、夜一服。

半夏厚朴汤由半夏、厚朴、紫苏、茯苓、生姜合成。其中半夏与生姜合十两之重，茯苓、苏叶合六两重。半夏与生姜占处方一半的量，重在降逆化饮。

倘若微观脉象上"柔软黏腻细颗粒样""水滑样"等水饮脉象重，患者相应出现胸满，呃逆等症状，应重用半夏、茯苓化饮消痰。

倘若患者微观咽喉脉象严重，又有相应痰饮脉象，出现相应梅核气，吞之不下，咳之不出，应重用半夏、厚朴化痰行气。

倘若患者左关沉而无力，见上腹胀痛、不知饥饿、嗳气等太阴里虚症，为饮阻中焦，气机上逆，半夏、厚朴、生姜均要重用，以降逆、行气、化饮。

患者痰饮脉象重，咽喉微观脉象明显，出现相应的咽痒、咳嗽，可尊冯老之法，半夏厚朴汤加三子养心汤，疗效甚佳!

患者微观关部脉象，左关上部脾胃脉晕沉下，有胃部相应"柔软黏腻细颗粒样"痰饮脉晕，又有胃上部贲门"鸟嘴样"脉晕。

患者出现相应的嗳气、咽喉不适等症状，多为慢性胃炎、胃食管反流病等病症，可以用半夏泻心汤原方，以降逆、温中、化饮，病症可除。

5. 半夏厚朴汤脉象与其他方脉象鉴别

半夏厚朴汤脉象应与小柴胡汤脉象相鉴别：半夏厚朴汤脉象为太阳太阴合病脉，小柴胡脉象为少阳病脉，两者不同，但临床上常同用于治疗咽喉病症，需要鉴别。

半夏厚朴汤虽治疗咽喉疾病，但属太阳病与太阴夹饮合病脉，并不单纯用于咽喉疾病或梅核气病证。临床上可根据宏观脉象双寸浮缓、右寸浮长、左关沉而无力，用于咽喉炎、支气管炎等，根据胃部微观脉象用于胃炎、胃食管反流病等病。

小柴胡汤脉象为少阳病脉象，可出现六脉弦滑的典型少阳病脉象。两者显然不同。根据少阳病脉，其可应用于咽喉炎以及头痛、寒热往来、胁痛等各种病症，临床可根据典型脉象鉴别用之。

五、旋覆花汤脉象

1. 脉象图

宏观脉象（如图 3-66）：双寸浮紧，右寸上浮甚。

微观脉象（如图 3-67）：右寸上浮起，其下显现鼻形脉晕，切入鼻内，内实有力。右寸中咽喉脉象显现，咽中可及"水滑样"薄层脉晕指感。

右寸下可及"扁剑形"胸骨柄脉晕，脉晕表面绷紧，而切入其内，肺脉晕显现，可及"水滑样"薄层脉晕指感。

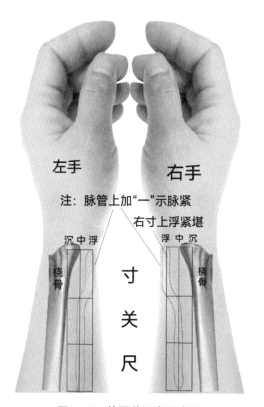

图 3-66　旋覆花汤宏观脉图

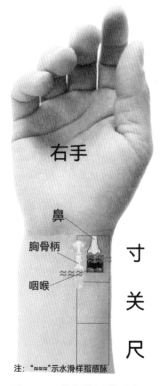

图 3-67　旋覆花汤微观脉图

2. 脉症

《金匮要略·五脏风寒积聚病脉证并治第十一》

第 7 条：肝着，其人常欲蹈其胸上，先未苦时，但欲饮热，旋覆花汤主之。臣亿等校诸本旋覆花汤，皆同。

《金匮要略·妇人杂病脉证并治第二十二》

第 11 条：寸口脉弦而大，弦则为减，大则为芤，减则为寒，芤则为虚，寒虚相抟，此名曰革，妇人则半产漏下，旋覆花汤主之。

3. 旋覆花汤脉象经验

旋覆花汤脉象为太阳太阴合病脉。有旋覆花三两、葱十四茎、新绛少许合成方。方中葱十四茎量最大，葱白主要起辛温发汗之功。故而，旋覆花汤证以太阳表证为主，合太阴水饮。

旋覆花汤太阳表证脉象：宏观双寸浮紧，浮为病在表，紧为外寒也。为太阳表实脉象。微观可见寸上鼻型脉晕，脉晕饱满，按之内实而有力，亦为太阳病之象。患者应有外感风寒史，见鼻塞、流鼻涕等相应症状，有太阳表证之病症。

旋覆花汤太阴水饮病脉象：左寸微观脉咽喉脉晕及肺脉晕可及"水滑样"薄层脉晕指感，此为微观太阴水饮之脉象，患者偶尔有清痰或清晨咳痰症状。

旋覆花汤寸上部微观脉象：右寸上浮起，其下显现鼻形脉晕，切入鼻内，内实有力。患者常有鼻塞、流清涕、打喷嚏等症状，此太阳表证也。

进一步循察寸中，右寸中咽喉脉象显现，咽中可及"水滑样"薄层脉晕指感。此水饮之微观象，可见，病为太阳表实、太阴水饮。病起之初，表证尚轻。

患者常伴有咽痒、咽痛、咳嗽等症，临床常常见于感冒初起、急性鼻炎发作、急性咽喉炎等病症。符合上述脉象者，可用旋覆花汤。

旋覆花汤寸下部微观脉象：右寸下可及"扁剑形"胸骨柄脉晕，脉晕表面绷紧。胸骨相对位于人体之外表，知病于太阳之表层。此时患者常觉胸闷、咽中不适，需用力一咳方可舒畅。有的患者要以拳头捶胸，同时用力一咳，方可解胸闷之不适，体外寒结于胸前肌表也。

进一步切入胸内，肺脉晕显现，可及"水滑样"薄层脉晕指感，知内有太阴水饮。此类患者临床可见于"癔症"、胸椎小关节错位、神经症等病症。《金匮要略》所曰"肝着，其人常欲蹈其胸上，先未苦时，但欲饮热，旋覆花汤主之"应是类似之病。临床符合太阳表实、太阴水饮脉象，用之可获神效！

至于《金匮要略·妇人杂病脉证并治第二十二》"寸口脉弦而大……此名曰革，妇人则半产漏下，旋覆花汤主之"，临床上我们没有用过，在此存疑！

4. 旋覆花汤脉象用药加减

《金匮要略》方

旋覆花汤方：旋覆花三两，葱十四茎，新绛少许。

上三味，以水三升，煮取一升，顿服之。

旋覆花汤中葱十四茎，其解表发汗，为方中之君药。患者双寸浮紧明显，新感风寒，太阳表实证重，可重用葱，以发汗解表。倘若微观脉象，咽喉症状明显，咽中"水滑样"脉晕明显，为太阴水饮，应重用旋覆花。微观右寸下脉象，胸骨柄之太阳表层病象明显，肺内水饮脉晕明显，患者胸闷、咳嗽症状明显，旋覆花、葱皆重用。

方中新绛一物，遍查诸书，诸家均不知为何物，多人认为新绛有活血功效。假若患者胸闷症状明显，可取少量红花代之。

之所以选择红花，有两个含义。第一，活血化瘀；第二，病在上，红花为花叶，药轻气升，善治上焦之疾（虽然红花亦同时可以走下焦祛妇人瘀血，亦是轻散之物）。同仁可以参考用之。

5. 旋覆花汤脉象与其他方脉象鉴别

旋覆花汤应与麻黄汤脉象相鉴别：两者皆有太阳表实证。麻黄汤脉象，双寸浮，右寸浮紧，右寸浮紧的紧张度特别高。旋覆花汤脉象双寸浮紧，紧张度比麻黄汤低，则麻黄汤的表实更加重。

除此，旋覆花汤脉象还有太阴水饮脉象，麻黄汤则无，差别较大，可资鉴别。

第四章　少阴病脉象

第一节　少阴病脉象特征

少阴病脉象宏观脉图：如图 4-1。

《伤寒论》第 281 条："**少阴之为病，脉微细，但欲寐也。**"这条为少阴病之提纲。这里面说明了两个问题。第一，强调脉象"脉微细"，也定下了少阴病的基础脉象特征。其居于首位，即是仲景强调脉象的重要性，也强调脉象对少阴病诊断的基础性。第二，"但欲寐"，交代了少阴病的主要症状。"但欲寐"在现代临床当中，主要体现为精神萎靡不振、倦怠、乏力、嗜睡等症状，整体表现体力下降、体力不支的精神状态。

以上我们总结两点：第一，少阴病的脉象是细微脉，无论夹杂怎样的脉象，细微脉是其基础脉、特征脉。从细微分析，细者，阴血不足也，微者，元气、阴血衰弱也。细为微之始，微为细之甚。第二，少阴病出现气血亏虚的虚弱状态，典型可见"但欲寐"的精神、体力双下降的特征表现。

《伤寒论》第 7 条："**病有发热恶寒者，发于阳也；无热恶寒者，发于阴也。**"这是鉴别表阳证与表阴证的条文。病有发热恶寒者，发于阳，说的是太阳表证。病有无热恶

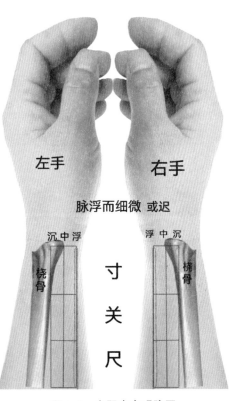

图 4-1　少阴病宏观脉图

寒者，发于阴，说的是少阴表证。排比句强调对比，所以，我们之前给少阴病下定论：遇到表证，排除太阳病，则是少阴病。这是从临床症状表现对少阴病排除法下诊断。

　　临床上对辅助提纲"无热恶寒"的争议不断，对无热恶寒的临床性质难以深入把握。到底是不发热，还是体温测量不热？或者肌肤摸上去不热？或者自我感觉发热？都难以给出明确界定。大多数医家认为主要是自我感觉不发热，又出现恶寒的症状。

　　主要提纲"脉细微，但欲寐"，就是精神萎靡不振、体力下降，同时无明显发热而恶寒，就可以判断少阴病！不需其他太多的模糊临床概念！

　　我们强调"脉细微"才是判断少阴病的金标准，有"脉细微"的支撑，患者即使不出现很明显的精神萎靡不振，也会出现轻微乏力感。因为从脉象看，体内的气血明显不足，没有足够的正气来抵御外邪的入侵。诊断上就非常直接明了！太阳表阳证不明显，则直接归为表阴证。特别是对儿童或自我表达能力欠佳的人，脉象的诊断具有特殊意义，具有无可替代的价值！

　　少阴病没有其他更多的提纲性条文。因其病在表，脉自然浮于表层。所以少阴病脉应该表现为脉浮而细微，特别是寸脉。所以临床上只要遇到脉浮而细微，就可直接诊断为少阴病。这也是少阴病宏观脉象当中最特征性的脉象。

　　当然，少阴病还可出现较为常见的迟脉，这也是少阴病的特征脉象表现之一。六脉均迟，这是少阴病虚寒属性、阳气不足的脉象体现。

　　少阴病脉象微观脉图：如图 4-2。

　　少阴表阴证双寸上部的头颈脉晕特征：

　　少阴表阴证微观脉象寸

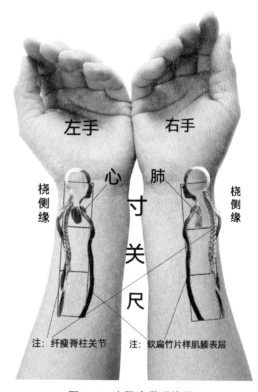

图 4-2　少阴病微观脉图

上部出现头颈脉晕，于头颅脉晕桡侧缘出现弧形"柔软弦边脉"，触之柔软，如"橡皮筋样"指感。切入颅脑脉晕内，颅内并未夹杂异常脉晕。此邪正交争于表，肌肤腠理表层之营卫津液充盈不足，体现出虚弱、柔软、阴性脉晕指感。

少阴表阴证微观寸中部出现颈肩脉晕：

少阴表阴证于寸中部桡侧缘可见"柔软扁竹片样"肌肉脉晕。这种肌肉脉晕出现在颈肩疼痛患者当中。其与太阳表实证有"柔软"的阴性与"刚强紧绷"的阳性的区别。

太阳表实证出现"夹心饼样"肌肉脉晕，肌肉脉晕有饱满、刚强有力、外表紧绷等阳性特征。而少阴表阴证出现的肌肉脉晕体现出柔软特征，肌肉脉晕缩小而如"扁竹片样"，为触之柔软无力的阴性脉晕。这体现出一阴一阳之辨也！

临床从微观脉象看，可很快分辨出属于少阴之表或者是太阳之表。这里稍做鉴别，是因为临床需要，但没有另起篇幅，所以顺便交代清楚。

少阴表阴证于寸部还常常出现颈椎脉晕。于寸部桡侧缘45度角切入，可及"长城齿轮样"颈椎脉晕。其脉晕特征，外形纤细而指感"枯涩"，久候有冰冷指感。此脉晕于关、尺部的胸腰椎同时可以出现，"枯涩"指感为气血不荣之象，冰冷指感为阳亏之寒象。

上述的脉象于颈椎病常常出现。只要有少阴病脉特征，这种颈椎病就可从少阴病论治。临床疗效证实，这种脉晕对应少阴病是正确的。

少阴表阴证双寸下部的心肺脉晕特征：

少阴表阴证微观左寸下部出现心脉晕，心脉晕浮起，但外形纤瘦，按之柔软无力，心搏缓慢而无神。

肺脉晕浮起，外形纤瘦而扁塌，按之上举无力。切入肺晕，或可及"枯树枝样"或"茶树菇样"支气管纹理。久候有冰冷指感，为出现相应虚寒现象。

少阴表阴证双关部的上腹肌、上背肌脉晕特征：

双关部尺侧缘，可以出现"柔软扁竹片样"肌肉脉晕。这种关部出现的特殊阴性肌肉脉晕表现，也属于少阴表证的一个微观脉象之一。只要在关部出现这种特殊脉晕，就可以直接认定有少阴表证，无论患者有没有出现肌痛、腹部疼痛和背部疼痛等症状，均可以认为是少阴表证。

患者常常表现为，弯腰姿势久了出现背部酸胀、腹部隐隐作痛等隐性、柔和症状，临床上常常被忽略，但微观脉象就能够体现少阴特征。患者在主诉上经常含隐不语，通过指下出现的肌肉脉晕，可以挖掘细问，以免遗漏重要信息。特别是慢性的颈腰疼痛，常常出现少阴表证，患者有恶寒也有肌痛，但并没有发热症状，出现上述微观肌肉脉晕，临床验之，疗效斐然！

少阴表阴证双尺部的下腹肌、腰肌脉晕特征：

双尺部尺侧缘，可以出现"柔软扁竹片样"腹肌脉晕，双尺部桡侧缘，亦可出现"柔软扁竹片样"腰肌脉晕。双关尺部之间还可以出现"纤瘦膝关节"脉晕。这些脉晕都体现出柔软、扁塌、纤瘦等的阴性特征。大多数显现的肌肉和关节脉晕，久候都可以出现冰冷指感，特征如上面所述，不再赘述。

值得一提的是，少阴表阴证常常出现"纤瘦关节"脉晕，而太阳表证很少或并不出现关节脉晕。少阴证经常出现于风湿、类风湿病，如风湿性关节炎、类风湿关节炎、强直性脊柱炎等病症当中。而太阳表证较为少见。

以上是我们总结的宏观脉象与微观脉象的少阴病脉象特征，是通过临床实践和反复验证得出的结论。只要出现少阴病脉象，符合相应的方证特征脉象诊断，无论是外感、内伤、急病、慢病，均可获得捷效！

第二节　少阴病脉象详解

一、麻黄附子甘草汤脉象

1. 脉象图

宏观脉象（如图 4-3）：双寸浮缓而细微，或浮细而迟。

微观脉象（如图 4-4）：右寸下肺脉晕浮起，肺晕外形纤瘦而弱，肺表柔软，久候有冰冷指感。

左寸下心脉晕浮起，心晕外形纤瘦而弱，心搏无神，搏动缓慢而迟，按之脉气无力上举。

2. 脉症

《伤寒论·辨少阴病脉证并治》

第 302 条：少阴病，得之二三日，麻黄附子甘草汤微发汗。以二三日无证，故微发汗也。（康平本作"无里证"）

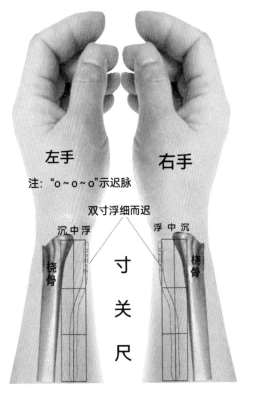

注："o~o~o"示迟脉

双寸浮细而迟

沉中浮　　浮中沉

桡　　　　　桡
骨　　　　　骨

寸 关 尺

图 4-3　麻黄附子甘草汤宏观脉图

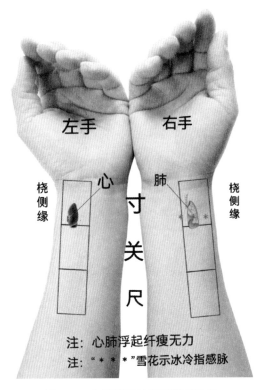

左手　　右手

心　　肺

桡侧缘　　　　　桡侧缘

寸 关 尺

注：心肺浮起纤瘦无力
注："＊＊＊"雪花示冰冷指感脉

图 4-4　麻黄附子甘草汤微观脉图

3. 麻黄附子甘草汤脉象经验

麻黄附子甘草汤脉象为少阴病之典型代表脉象。《伤寒论》第 281 条 "少阴之为病，脉微细，但欲寐也"，少阴病提纲为麻黄附子甘草汤证界定了脉象前提。

麻黄附子甘草汤少阴病宏观脉象： 少阴病具备明显的细微脉，细脉相当于正常脉管（平脉）宽度的一半，微脉的脉管径比细脉脉管径更细小，细脉更无力，这是正气虚衰的表现。细脉主要体现营血的不足，微脉包含无力脉，是营血与卫气双不足的表现。

因少阴病位在表，脉浮于外，故而脉浮而细微。脉动出现缓或者迟，是卫阳不足以推动脉动的表现，体现出阴寒脉象。

患者出现上述少阴病脉象，当出现恶寒、无汗、但欲寐等症状，临床上可以看到患者低热或者自觉发热、怕冷怕风、精神萎靡不振，有的患者还出现手脚冰冷的虚寒现象，体弱者与老人多见。

麻黄附子甘草汤右寸部微观脉象： 右寸下肺脉晕浮起，外形纤瘦而弱，肺表柔软。肺象虚弱无力，无力以御外。切入肺内，可及细支气管纹理或者"垂柳样"纹理夹杂。久候肺表有冰冷指感，为虚寒之象。其时患者常有疲惫、动则气促、倦怠乏力之症。虽有恶寒无汗之象，但是少有咳嗽，或者咳嗽不明显。

麻黄附子甘草汤左寸部微观脉象：进一步微观左寸下心脉晕，心脉晕浮起，心晕外形纤瘦而弱，这种心象体现出心力不足的虚弱之象。同时出现心搏无神，搏动缓慢而迟，按之脉气无力上举。患者非常疲惫，无精打采，嗜睡无神，同时伴有四肢冰冷、四肢乏力之症。可见，少阴病之心肺脉气多偏于虚弱。

只要符合上述少阴病脉象，无论临床是出现恶寒、发热、无汗等症状，还是出现疲惫、倦怠、嗜睡等症状，均可以投用麻黄附子甘草汤，诸症可除。

4. 麻黄附子甘草汤脉象用药加减

《伤寒论》方

麻黄附子甘草汤：麻黄二两（去节），甘草二两（炙），附子一枚（炮，去皮，破八片）。

上三味，以水七升，先煮麻黄一两沸，去上沫，内诸药，煮取三升，去滓，温服一升，日三服。

从以上经方组成来看，麻黄附子甘草汤中的麻黄占二两，而太阳表实证的麻黄汤中之麻黄用三两之重。对比之下，麻黄附子甘草汤的麻黄明显少掉一两，可见解表之轻！附子一枚（炮，去皮，破八片）可见温阳之重！

宏观脉象，双寸脉双寸浮缓为主要特征者，微观心肺浮起明显者，表证明显，患者有恶寒、无汗者，重用麻黄附子甘草汤之麻黄，以解少阴之表。

若宏观脉象，双寸脉双寸细微为主要特征者，微观心肺纤瘦而弱者，营血亏虚为主，患者虚弱、乏力之症现，可重用甘草，以滋津液之源。

若宏观脉象浮缓而迟，微观心搏无神，肺表冰冷，阴寒凝表，患者当恶寒、四肢冰冷、嗜睡乏力。当重用麻黄附子甘草汤之炮附子，以温阳解表，鼓舞正气，以御外邪！

如此用药，当灵活拆分加减，可达最高疗效！

5. 麻黄附子甘草汤脉象与其他方脉象鉴别

麻黄附子甘草汤脉象需与麻黄汤的脉象鉴别：

麻黄附子甘草汤为少阴病之代表经方，其出现典型少阴病脉象：宏观，双寸浮缓而细微，或浮细而迟。微观，心肺脉纤瘦。

而麻黄汤为太阳表实证之代表方，脉象当中出现典型的太阳表实证脉象：宏观脉象双寸浮，右寸浮紧；微观右肺表绷紧，而肺之外形如常。

两者之脉象明显不同。但临床上仍需鉴别，是因为少阴病属表，传统的鉴别方法是遇到表证，排除太阳病，即是少阴病。而从脉象中鉴别，就不用排除法，直接一目了然确定为少阴病！这也是我们强调以脉象为主的辨证辨方证方法的优势所在！

二、白通汤脉象

1. 脉象图

宏观脉象（如图4-5）：双寸浮缓而细微或迟。左关、双尺沉细无力。

微观脉象（如图4-6）：右寸下肺脉晕浮起，肺晕外形纤瘦而弱，肺表柔软，久候有冰冷指感。

左关下胃脉晕沉下，胃之外形瘦细，按之胃气无力而下沉。双尺上肠脉晕

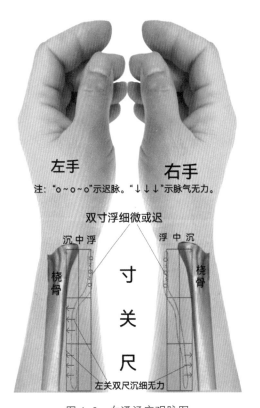

图4-5 白通汤宏观脉图

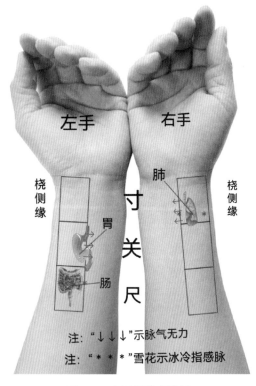

图4-6 白通汤微观脉图

显现而沉下，肠之外形稍塌陷，久候有冰冷指感。

2. 脉症

《伤寒论·辨少阴病脉证并治》

第 314 条：少阴病，下利，白通汤主之。

第 315 条：少阴病，下利，脉微者，与白通汤。利不止，厥逆无脉，干呕烦者，白通加猪胆汁汤主之。服汤，脉暴出者死，微续者生。

3. 白通汤脉象经验

白通汤由葱白、干姜、附子而成方。其方中葱白四茎为君，意在发汗。白通汤脉象为少阴与太阴合病脉象，既有少阴之表阴证，又有太阴之里寒证。表阴里寒互为勾结，而出现表阴寒、里阴寒之合病症。

白通汤表阴里寒脉象：双寸浮缓而细微或迟。双寸浮缓而细微，浮之脉病在表，微脉呈现表之虚寒，为纯少阴病脉象。

左关、双尺沉细无力。当脉象迟缓，则为阳气不足之象，推动温煦之力不足，患者亦出现四肢冰冷、恶寒无汗之症。既有表阴证之怕冷，又有里寒证之腹痛、下利。

同时微观脉象，出现心肺浮而缩小、肺表冰冷与肠脉冰冷之阴寒微观脉，阴寒之象具足！上述表虚寒、里虚寒之脉象具足，则具备白通汤之基本脉象特征。

白通汤寸部微观脉象：右寸下肺脉晕浮起，肺晕外形纤瘦而弱。此乃少阴病之体质常有之肺象。肺表柔软，久候有冰冷指感，肺表之柔为虚之象，肺表之冰冷指感为表之寒，合而解之，表虚寒也！

患者当出现恶寒、无汗等症，也可能出现相应出现疲惫、气短等症，患者平日肺活量也较低，稍微一动则气促，四肢倦怠，少于锻炼。这种为少阴病之典型微观脉象，古时均说老人、妇儿多见，而如今，不常活动的成年人亦多见，时代之不同耶！

白通汤左关上部微观脉象：左关上胃之脉晕沉下，胃之外形瘦细，按之胃气无力而下沉。知太阴之不足，平日当脾胃虚弱，运化失常，食欲不振，口淡而纳少。

白通汤双关下部微观脉象：双关之下肠脉晕展现，肠形下沉，扁塌而柔软，轻拂其表，有冰冷指感。此脉之患者常有便溏、腹泻之症，食之稍有不慎，则有腹泻之患。平日小腹怕冷而恶寒，不得进冰冷之食，食之腹泻，亦为太阴里寒之象也。

综上所述，患者有少阴病之表虚寒脉象，又出现太阴病之里虚寒脉象，患者出现恶寒发热、肌痛、头痛等表阴证症状，又同时出现腹痛、腹泻、四肢冰冷之太阴里寒证，符合白通汤脉象之少阴太阴合病脉，无论是属于急性胃肠炎，还是属于胃肠型感冒，投以白通汤，无不效！

4. 白通汤脉象用药加减

《伤寒论》方

白通汤方：葱白四茎，干姜一两，附子一枚（生，去皮，破八片）。

上三味，以水三升，煮取一升，去滓，分温再服。

白通汤葱白四茎量大为君，发汗解表轻剂却大量使用，意在解表而不伤正。因少阴病属表虚寒阴证，表有虚寒，不能发汗太过，恐误伤正气。所以双寸浮缓明显者，表证明显，加大葱白量以发汗解表。

若脉迟，双尺沉细，阴寒太过，双尺沉细无力。微观肠晕久候有冰冷指感，为太阴里虚寒，附子加量，以温阳散寒。

若左关沉细，是脾胃中焦亏虚，干姜加量，以温中阳。药虽三味，各有所主，各有所属，对症施药，效如桴鼓！

5. 白通汤脉象与其他方脉象鉴别

白通汤脉象需与麻黄附子甘草汤的脉象鉴别。

从宏观脉象鉴别：

麻黄附子甘草汤脉，为少阴病脉，双寸浮缓而细微，或浮细而迟。

白通汤脉象，双寸浮缓而细微或迟。左关、双尺沉细无力。从以上表述，双寸浮缓而细微好像相同，但临床上，白通汤脉象之浮比之麻黄附子甘草汤脉象不明显，也就是说，麻黄附子甘草汤之寸更加浮起，而白通汤脉象脉搏更缓而近迟。

白通汤脉象，为少阴与太阴合病脉象，具有太阴脉，可区别于麻黄附子甘草汤。左关、双尺沉细无力。

从微观脉象鉴别：

白通汤脉象中出现胃肠脉晕，出现相应的太阴胃肠症状，麻黄附子甘草汤则无。

两者不同，可资鉴别。

三、麻黄附子细辛汤脉象

1. 脉象图

宏观脉象（如图4-7）：双寸浮缓而细微。左关、双尺沉细无力或迟。

微观脉象（如图4-8）：右寸上浮起而显鼻型脉晕，鼻型如常，久候有冰冷指感。

右寸下肺脉晕浮起，肺晕外形稍瘦，而肺表柔软稍用力则软塌，切下可及"茶树菇样"或"枯树枝样"支气管病变纹理，久候有冰冷指感，或夹"水滑样"指感。

双尺沉下，于桡侧缘可及"竹扁片样"柔软腰部异常肌肉脉晕。触之柔软，按之无力而塌。久候有冰冷指感。

2. 脉症

《伤寒论·辨少阴病脉证并治》

第301条：少阴病，始得之，反发热脉沉者，麻黄附子细辛汤主之。

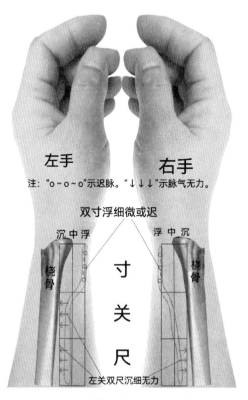

图4-7 麻黄附子细辛汤宏观脉图

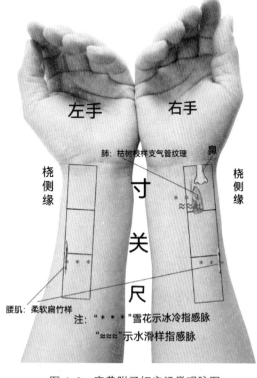

图4-8 麻黄附子细辛汤微观脉图

3. 麻黄附子细辛汤脉象经验

麻黄附子细辛汤脉象为少阴太阴合病脉象。方由麻黄附子甘草汤去甘草加细辛合成方，包含少阴表虚寒与太阴里寒饮病机脉象。

麻黄附子细辛汤宏观脉象：双寸浮缓而细微，左关、双尺沉细无力或迟。其出现双寸浮缓而细微等典型少阴病表虚寒脉象，出现了左关、双尺沉细无力等太阴虚寒脉象。从宏观脉象看，其和麻黄附子甘草汤脉象的寸部一致，和白通汤脉象的关尺部一致。临床上足以分辨出少阳太阴合病脉，但无法进一步指向哪个处方。如此一来，我们要对微观脉进行进一步鉴别。

麻黄附子细辛汤寸上部微观脉象：双寸上部浮起而显鼻型脉晕，知有打喷嚏、流鼻涕或鼻塞之症状。微观鼻型如常，但久候有冰冷指感，知为太阴寒凝。此象多见慢性鼻炎或者过敏性鼻炎病症，符合少阴太阴之病脉，可投麻黄附子细辛汤，鼻炎之症可愈。

麻黄附子细辛汤寸下部微观脉象：右寸下肺脉晕浮起，肺晕外形稍瘦。肺脉晕浮知病在表。形稍瘦，为表阴病之象，太阴病脉象具足。进一步细循：肺表柔软稍用力则软塌，里虚不足之象。

切下可及"茶树菇样"或"枯树枝样"支气管病变纹理，则为慢性支气管炎与支气管哮喘之脉象病特征脉晕。久候有冰冷指感，则太阴里寒之象。其内或可夹"水滑样"指感，是为寒饮伏里之征。

麻黄附子细辛汤双尺部微观脉象：双尺沉下，于桡侧缘可及"柔软竹扁片样"腰部异常肌肉脉晕。"竹扁片样"为少阴之表证特有阴寒虚弱之肌肤表象，知有少阴之表证无疑。进一步触肌脉晕之表，触之柔软，按之无力而塌，软塌表之虚，久候有冰冷指感，寒象也。此为尺部呈现出来的少阴病特有之病脉。

综上所述：从宏观脉象上就可分六经八纲，少阴之表虚寒脉象与太阴之里虚寒脉象，给出了大方向。欲进一步辨方证，需从微观脉象辨病症方脉，就可以很明确地辨明麻黄附子细辛汤证的三个微观特征脉象。这三个特征脉象可以说是为精准使用麻黄附子细辛汤量身定制的！

4. 麻黄附子细辛汤脉象用药加减

《伤寒论》方

麻黄附子细辛汤方：麻黄二两（去节），细辛二两，附子一枚（炮，去皮，破八片）。

上三味，以水一斗，先煮麻黄，减二升，去上沫，内诸药，煮取三升，去

滓，温服一升，日三服。

麻黄附子细辛汤以麻黄、附子、细辛三味合而成方，主治少阴表虚寒、太阴里虚寒合病证。麻黄意在解表，附子意在温里，细辛化饮。故而，双寸浮缓之表证脉明显，微观"柔软竹扁片样"之表阴脉象明显。患者出现恶寒、无汗者，应重用麻黄解表发汗。

若脉迟缓，微观心搏缓慢无神，太阴之里寒重。患者恶寒、肌冷，遇寒病发，应重用附子温阳驱寒。

若微观寸部，肺脉晕"茶树菇样"或"枯树枝样"支气管病变纹理，又夹"水滑样"指感明显者，为寒饮伏里之脉象，患者出现哮喘、咳喘等症，应重用细辛辛温化饮，以驱伏饮。

若微观尺部"柔软竹扁片样"脉晕，又有冰冷指感。同时腰腿疼痛遇冷加剧，少阴太阴之寒重明显，附子、细辛温阳化饮止痛。

据脉拆方，据脉组合，乃宏观、微观脉象综合分析、深入简出分析病机之优势！

5. 麻黄附子细辛汤脉象与其他方脉象鉴别

麻黄附子细辛汤脉象需与麻黄附子甘草汤的脉象鉴别：麻黄附子甘草汤脉象为单纯少阴病脉，而麻黄附子细辛汤脉象合并少阴病与太阴病两者之脉。

故而，麻黄附子细辛汤脉象有左关、双尺沉细无力或迟的宏观太阴病脉，另麻黄附子细辛汤脉象具有特有的肺部里寒饮之"茶树菇样"或"枯树枝样"特征脉象，又有尺部"柔软竹扁片样"之腰部少阴表寒之特征脉象。

两者宏观、微观脉象截然不同。

四、桂枝芍药知母汤脉象

1. 脉象图

宏观脉象（如图4-9）：双寸、双关浮缓而细微。双尺沉细无力或迟。

微观脉象（如图4-10）：右寸下肺脉晕浮起，肺晕外形稍瘦，肺表柔软扁塌。左寸下心脉晕浮起，心形瘦小，心搏缓慢无神。心肺脉晕周边可及"黏腻样"或"水滑样"异常水饮脉晕。

双关下浮起，关尺间可及膝关节脉晕，关节周边可及"黏腻样"或"水滑样"异常水饮脉晕，久候夹杂"灼热指感"。

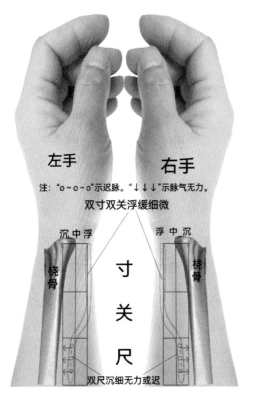

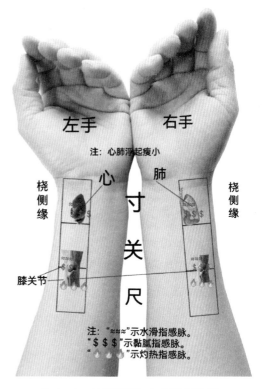

图 4-9　桂枝芍药知母汤宏观脉图　　　　图 4-10　桂枝芍药知母汤微观脉图

2. 脉症

《金匮要略·中风历节病脉证并治第五》

第7条：诸肢节疼痛，身体尪羸，脚肿如脱，头眩短气，温温欲吐，桂枝芍药知母汤主之。

3. 桂枝芍药知母汤脉象经验

桂枝芍药知母汤脉象为少阴太阴阳明合病脉象。方中由桂枝汤增桂枝、生姜量，去大枣，加麻黄、防风、白术、附子、知母而成方，包含少阴表虚寒、太阴里虚寒、阳明里热病机脉象。

桂枝芍药知母汤少阴病脉象：宏观脉象，双寸、双关浮缓而细微，寸部、关部均出现浮于表的细微脉象，这符合少阴表虚的特征。脉偏缓而迟，缓迟为阴寒之脉。以上可以锁定少阴病脉象。

微观脉象进一步验证。心肺脉也均浮起而瘦小扁塌，亦是少阴病之心肺脉象。心搏无神，患者多有倦怠之感，精神体力均有下降，这也符合少阴病"但欲寐"的症状。

桂枝芍药知母汤太阴病脉象：宏观双尺，沉细无力或迟。沉则病位在里，细为血虚，无力为气虚，迟为阳气不足，为太阴之气、血、阳亏也。

桂枝芍药知母汤太阴寒饮脉象：双关下浮起，关尺间可及膝关节脉晕，见到这样异常脉晕的患者都出现膝关节肿胀疼痛，或者全身多关节肿胀疼痛。关节周边可及"黏腻样"或"水滑样"异常水饮脉晕，可以进一步定性，有寒饮夹杂而成。

桂枝芍药知母汤阳明里热脉象：关节脉晕同时出现，夹杂灼热指感，说明夹有阳明里热。患者出现关节肿痛的同时，可以出现局部灼热感，或者说红肿热痛兼备。如果没有灼热感，一般患者出现左尺下桡侧缘大肠脉晕的实感，或者见肠晕里的"泥团样"宿便脉晕等阳明里热、阳明里实的微观脉象。

双关下浮起，桡侧缘可及双肾脉晕。肾盂内有实感，而充满"磨砂样"或者"泥沙样"脉晕，这是尿酸升高的痛风、肾结石脉晕。患者关节痛肿的脉象同时兼有上述脉象，可见于痛风性关节炎。这种患者同时会在肾脉晕处触及"灼热感"脉晕，也属于阳明里热的一种微观脉晕。

综上所述：在宏观脉象界定少阴病脉象的同时，进一步分析微观脉象，从而界定少阴太阴合病脉象。根据微观特征性的关节肿胀、特征性的肾脉晕，以及关节及肾上的灼热脉指感，进一步辨证为少阴太阴阳明合病脉象。整体符合桂枝芍药知母汤脉象。

符合上述宏观、微观脉象。无论是痛风性关节炎、类风湿关节炎、强直性脊柱炎、风湿性关节炎，或者老年退行性关节炎，桂枝芍药知母汤均有明显药效。

4. 桂枝芍药知母汤脉象用药加减

《金匮要略》方

桂枝芍药知母汤方：桂枝四两，芍药三两，甘草二两，麻黄二两，生姜五两，白术五两，知母四两，防风四两，附子二枚（炮）。

上九味，以水七升，煮取二升，温服七合，日三服。

桂枝芍药知母汤由桂枝汤增桂枝、生姜量，去大枣，加麻黄、防风、白术、附子、知母而成方。方中桂枝汤滋营血以解少阴之表，麻黄、防风加强解表发汗之力，附子、白术温补太阴之中阳，知母清阳明之热，共治少阴太阴阳明之病。方中知母量少，明确阳明病在本方中所属分量较少。患者阳明病脉象重者，如微观当中出现灼热脉象范围大而明显者，可重用知母，如果灼热如火，应加石膏以彻清阳明之火。

患者如果出现相应的红肿热痛，热感明显，或者患者有发热、便秘的阳明热证症状出现，都可以重用知母，另加石膏，其有白虎之意，专清阳明里热。对于风湿热痛有奇效！

倘若患者仅仅是少阴脉明显，脉浮而细微迟，患者肌肉疼痛、汗出、恶寒、倦怠等少阴病症状明显，就可重用桂枝、麻黄、防风、附子，以温、汗、补法治少阴之病。

倘若患者出现明显的太阴病脉象，尺部沉细无力，太阴之气虚，应重用白术，另加苍术，以滋太阴之气血。

患者也会出现相应的中焦亏虚症状，如腹痛、腹泻、恶心等症，亦有"头眩短气，温温欲吐"的症状。

患者太阴病脉象以迟为主，阳虚重，患者出现怕冷、肢寒等寒证症状，重用附子，上温少阴之表寒，下温太阴之里寒。恶寒、怕冷、肢寒、汗出等寒证症状一并驱之。

倘若患者微观双肾盂实象，有充满"磨砂样"或者"泥沙样"脉晕，因肾中水液运行受阻，可加茯苓、泽泻以化湿利水，可增加排尿酸的能力。此仍微观脉象之优势也！

5. 桂枝芍药知母汤脉象与其他方脉象鉴别

桂枝芍药知母汤脉象需与麻黄加术汤的脉象鉴别：麻黄加术汤为太阳太阴病脉象，而桂枝芍药知母汤脉象合并少阴、太阴、阳明病脉。

这两个脉象本身完全不同，为什么拿来鉴别？是这两个处方经常用于风湿、类风湿关节痛，所以临床上需要分开鉴别使用。

桂枝芍药知母汤脉象为少阴之表阴证，麻黄加术汤为太阳之表阳证。同于表，两者却有一阴一阳之异，脉象亦同居浮层，一个正常宽度浮而紧，一个浮缓而细微。从此可分出阴阳之各异也。太阴、阳明皆有不同，先区分出少阴，就不会有错！

五、桂枝加附子汤脉象

1. 脉象图

宏观脉象（如图 4-11）：双寸浮、细微而迟。

微观脉象（如图 4-12）：右寸下肺脉晕浮起，肺晕外形稍纤瘦，肺表柔软扁塌，按之柔软无力，久候有冰冷指感。左寸下心脉晕浮起，心形纤瘦，心搏缓慢无神而缓慢，按之柔软无力。

2. 脉症

《伤寒论·辨太阳病脉证并治（上）》

第 20 条：太阳病，发汗，遂漏不止，其人恶风，小便难，四肢微急，难以屈伸者，桂枝加附子汤主之。

3. 桂枝加附子汤脉象经验

桂枝加附子汤脉象为少阴病脉象。本方为桂枝汤加附子而成，为纯粹少阴表虚寒脉象。

桂枝加附子汤宏观脉象：双寸浮、细微而迟。浮、细、微为少阴病脉象特征，而其存在迟脉，则为表虚寒、卫阳温煦不足之脉象。

桂枝加附子汤微观脉象：右寸下肺脉晕浮起，外形稍纤瘦，肺表柔软扁

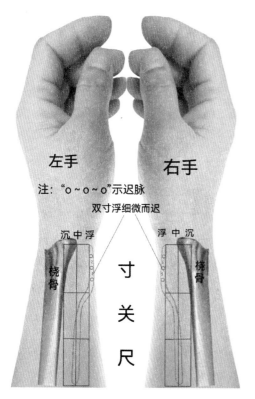

图 4-11 桂枝加附子汤宏观脉图

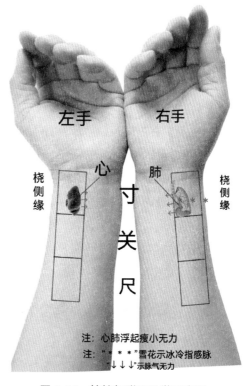

图 4-12 桂枝加附子汤微观脉图

塌，按之柔软无力，久候有冰冷指感。心脉晕浮起，心形纤瘦，心搏无神而缓慢，按之柔软无力。心肺浮起而纤瘦。以上都是少阴脉之典型脉象。

患者肺脉晕浮起，外形稍纤瘦表明。患者本为表虚，多数患者患病之初为太阳表虚证，脉浮缓而细。而后来太阳表虚陷入为少阴表虚寒证。

脉浮缓，而细变细微，脉虽同在浮层，但脉管充盈越来越差，从细脉变为细微脉，说明患者营卫更加虚弱，营卫无以束表，漏汗不止，汗漏伤阴，则有陷入阴证之虑。

患者有无陷入阴证？再看宏观脉象之脉搏搏动次数。脉搏无力，从缓返到迟！脉中阳气推动营血前进，所谓"血为气之母，气为血之帅"，阳气不足，脉动迟缓，患者则陷入少阴表虚寒重证也！当出现恶寒、汗漏不止、倦怠、乏力、嗜睡之阳虚证，患者只用桂枝汤显然无法调和营卫，后加附子以壮阳气，以解少阴之寒！

综上所述：桂枝加附子汤证多数为桂枝汤之太阳表虚证因营卫亏虚太过，伤及卫阳，病陷入阴，而转化为少阴病。临床上凡体虚感冒、心动过缓、心律不齐、更年期综合征皆有应用机会，疗效佳。

4. 桂枝加附子汤脉象用药加减

《伤寒论》方

桂枝加附子汤方：桂枝三两（去皮），芍药三两，甘草三两（炙），生姜三两（切），大枣十二枚（擘），附子一枚（炮，去皮，破八片）。

上六味，以水七升，煮取三升，去滓，温服一升。

桂枝加附子汤脉象由桂枝汤加附子而成方，其为太阳病发汗、遂漏不止、陷入少阴而病。通过"恶风、小便难，四肢微急，难以屈伸者"可见，患者也出现四肢酸痛，典型症状是漏汗不止！恶风！但临床上少阴病患者都怕冷明显。汗出如果不是特别多，脉浮缓主表虚证，当重用桂枝加附子汤中的桂枝汤。

倘若脉已迟，微观肺表有冰冷指感，少阴寒重，患者也怕冷，四肢冰冷严重，知阳气太衰，当重用附子，温脾壮阳！

5. 桂枝加附子汤脉象与其他方脉象鉴别

桂枝加附子汤脉象需与桂枝加黄芪汤的脉象鉴别：桂枝加黄芪汤脉象为太阳病脉象，桂枝加附子汤脉象为少阴病脉象。两者病位虽同在表，但一阴一阳之不同耶！如此之不同脉象，为何要鉴别？两者皆有大汗出，汗出明显异常，皆以桂枝汤为打底方，临床使用若有争论，可通过以下要点鉴别。

鉴别的要点：

桂枝加黄芪汤脉象没有寒象，可见双寸浮短而缓或浮而细软。

而桂枝加附子汤脉象为已陷入阴证，出现寒象，脉浮细微而迟，迟为特征，细微亦为入少阴之象。

如此鉴别已至明显，若再不明，进一步久候肺表，当得阴寒冰冷之指感！如此鉴别，两者甚明！

六、真武汤脉象

1. 脉象图

宏观脉象（如图 4-13）：双寸浮、细微而迟。双关、双尺沉细无力。

微观脉象（如图 4-14）：右寸下肺脉晕浮起，肺晕外形稍纤瘦，肺表柔软扁塌，按之脉气无力上举。左寸下心脉晕浮起，心形纤瘦，心搏缓慢而无力，左心室脉晕扁塌而按之无力，右心室脉晕稍饱满而实，搏动无神。

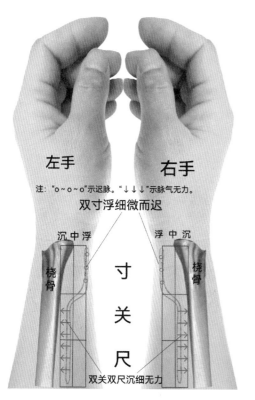

图 4-13　真武汤宏观脉图

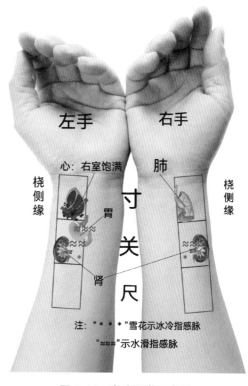

图 4-14　真武汤微观脉图

双关沉下，左关上尺侧缘可及胃脉晕，脉晕沉下，胃体扁塌，按之脉气无力上举，而切入胃中可及"水滑样"脉晕。

双关沉下，双关下桡侧缘可及双肾脉晕，肾脉晕皮质稍微增厚，肾盂脉晕空虚，其中可及"水滑样"脉晕，久候有冰冷指感。

2. 脉症

《伤寒论·辨太阳病脉证并治（中）》

第82条：太阳病发汗，汗出不解，其人仍发热，心下悸，头眩，身𬆨动，振振欲擗地者，真武汤主之。

《伤寒论·辨少阴病脉证并治》

第316条：少阴病，二三日不已，至四五日，腹痛，小便不利，四肢沉重疼痛，自下利者，此为有水气。其人或咳，或小便利，或下利，或呕者，真武汤主之。

3. 真武汤脉象经验

真武汤脉象为少阴太阴病脉象。本方由附子汤去人参加生姜而成。真武汤具备明显的少阴表虚寒脉象，同时兼有太阴水饮脉象。外虚寒，内水饮，内外兼病。

真武汤寸部宏观脉象：双寸浮而细微。浮为病在表，细微为少阴气血亏虚特征象，患者同时出现脉迟，为阳气不足之寒脉。

真武汤寸部微观脉象：右寸下肺脉晕浮起，肺晕外形稍纤瘦，肺表柔软扁塌，按之脉气无力上举。左寸下心脉晕浮起，心形纤瘦，心搏缓慢而无力，左心室脉晕扁塌而按之无力，右心室脉晕稍饱满而实，搏动无神。

心肺浮而纤瘦，符合少阴病特征。不同的是，心脉晕当中，左心室脉晕扁塌而按之无力，右心室脉晕稍饱满而实，搏动无神。此心衰水饮泛滥之象，患者当出现动则气促、胸满、气逆、动则眩晕等心阳不足、无以温化水饮、水饮上逆之眩晕、气促、呃逆之症。把脉至此，应知有少阴病之表虚寒，又有太阴病之水饮病，如此便可用真武汤，投之无不效！

真武汤关上部微观脉象：宏观双关沉细无力。左关上尺侧缘可及胃脉晕，脉晕沉下，胃体扁塌，沉下为里，扁塌为虚，里虚之象，知病已入太阴层次。按之脉气无力上举，而切入胃中可及"水滑样"脉晕。无力之胃气，本运化已差，再现胃内"水滑样"脉晕，知胃内有停饮。太阴里虚夹饮脉象具足！

当患者出现胃中痞满，腹中有振水音，或腹痛、呃逆之症，同时具备寸部之少阴病脉，可用真武汤祛寒温里化饮。其法验之临床，无有不效！

值得一提的是，尽管脉中只显上述宏观与微观脉象，患者有可能不是胃肠之病，而是糖尿病酮症酸中毒重症、重度心衰，但符合上述脉象，投入真武堂仍见奇效！

真武汤关下部微观脉象：双关沉下，双关下桡侧缘可及双肾脉晕，肾脉晕皮质稍微增厚。此微观脉象必出现水肿症状。轻者可见面部水肿或足踝胫前水肿，重者可见全身水肿。因肾脉晕皮质增厚都为肾小球滤过率下降，有肾炎或其他肾病，可进一步检查。

从微观看到此种脉象，知道肾气亏虚，无以化水，水饮泛滥。进一步候诊肾盂脉晕，肾盂脉晕空虚，其中可及"水滑样"指感，可验证水饮之邪留。久候有冰冷指感，知阳亏寒盛也。此时，投以真武汤，效如桴鼓！此处当提一句：若冰冷指感，仅有"水滑样"指感，当非真武汤脉，其中或可见"灼热"指感，为湿热为患，两者应从微观辨之，医者不可莽勇处方！

综上所述：真武汤脉象，双寸口可定少阴病之脉，太阴病则有关上、关下之不同。虽分别辨之，但道殊归同！真武汤屡屡建奇功！

临床上真武汤常用于心功能不全、慢性阻塞性肺气肿、慢性肾炎、肾病综合征、肾功能不全、特发性水肿等疾病。符合上述脉象，投之效佳。

4.真武汤脉象用药加减

《伤寒论》方

真武汤方：茯苓，芍药，生姜（切）各三两，白术二两，附子一枚（炮，去皮，破八片）。

上五味，以水八升，煮取三升，去滓，温服七合，日三服。若咳者，加五味子半升，细辛一两，干姜一两；若小便利者，去茯苓；若下利者，去芍药，加干姜二两；若呕者，去附子，加生姜，足前为半斤。

真武汤由附子汤去人参加生姜而成，主治"太阳病发汗，汗出不解，其人仍发热，心下悸，头眩，身瞤动，振振欲擗地者"，其为太阳病发汗后仍发热不解、邪入少阴之病。方中附子汤解表温里，附子温中，另加生姜解表。

若表阴脉象双寸浮、细微明显者，可重用生姜、附子以解表阴之证。

若微观心搏缓慢而无神者，重用附子以壮心阳。若双关沉细明显，脉晕沉下，胃体扁塌，太阴里之气虚重者，重用白术以补气、健脾化湿。

若微观"水滑样"指感明显者，水饮邪重，应重用茯苓、白术健脾利水，复加苍术加强化湿之功。

若微观肺中有水饮之象，"若咳者，加五味子半升，细辛一两，干姜一两"。

若微观双关沉下，双肾晕肾盂皮质如常，肾之主水功能无异，双肾晕无明显"水滑样"脉晕，若小便利者，水肿不明显者，可去茯苓。

若双关沉下，脉中"冰冷指感"之太阴寒甚者，病家下利，去芍药，加干姜二两。

若双关沉下甚，脉中"冰冷指感"之太阴寒甚者，病家呕者，原文中去附子，加生姜，足前为半斤。临床中不用去附子却疗效更佳，但生姜一定须足量！

5. 真武汤脉象与其他方脉象鉴别

真武汤脉象需与苓桂术甘汤脉象鉴别：苓桂术甘汤脉象为太阳太阴合病脉。真武汤脉象为少阴太阴合病脉象。太阴病虽同，而表证却一阴一阳，为之异也。

苓桂术甘汤脉象之太阳病脉为太阳之表虚，见双寸浮缓。脉中血管径为正常宽度或稍细。

而真武汤脉象之少阴病脉为少阴之表虚寒证。双寸虽同为浮而更虚，表现为更细而微，脉中同时出现阴寒之象而现迟脉。

仅需把最主要的太阳与少阴之脉鉴别，便可分清两者方之迥异。

第五章　阳明病脉象

第一节　阳明病脉象特征

阳明病宏观脉图: 如图 **5-1**。

阳明病之主提纲:《伤寒论》第 180 条:**"阳明之为病,胃家实是也。"** 其中道明了阳明病的最主要内涵:胃家实。从八纲角度解读,其实质为里实热。这里的"胃家"指人体之里,主要是指胃肠之里。"胃家实"则病邪充实于胃肠之里,表现于胃肠道按之有抵抗的体征。仲景之"胃"包括了当前消化系统的食道、胃、小肠、大肠等部位,以此为中心,但不限于此。

阳明病之辅助提纲:《伤寒论》第 182 条:**"阳明病外证云何?答曰:身热,汗自出,不恶寒,反恶热也。"** 这里所讲的阳明病外证,则是相对阳明病胃家实的里腹证而言。这里是阳明里热蒸腾表现于外的另一种表现:身热汗自出,不恶寒,反恶热。

《伤寒论》第 186 条:**"伤寒三日,阳明脉大。"** 这其中道明了阳明病的脉象特征:脉大。

《伤寒论》第 214 条:**"阳明病,谵语发潮热,脉滑而疾者,小承气汤主之。"** 这里阐述了阳明病另外一种脉象:脉滑而疾者。滑脉与疾脉属于阳明病脉。阳明里热蒸腾血液,

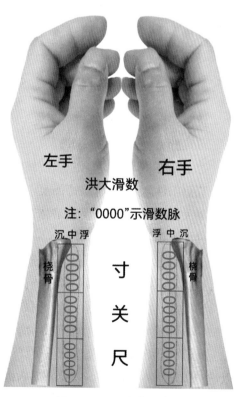

图 5-1　阳明病宏观脉图

血行增快而脉管滑利，表现为滑脉。而疾脉脉来急速，较数脉尤甚，成人一息七八至。《脉诀汇辨》："六至以上，脉有两称，或名曰疾，或名曰极，总是急速之脉，数之甚者也。"《脉诀汇辨》为清·李延昰辑著，成书年代较晚，但也代表后人对前人的总结。疾脉为脉动较快，一息七八至。而数脉一息五到六至。脉象发展到疾脉，明显要经过数脉阶段。

所以可以理解为：阳明脉包含滑、数、疾三种脉象。多数脉行较快时都出现滑脉特征，也就是说大多数的数脉、疾脉有滑脉要素特征。

《伤寒论·辨太阳病脉证并治》第26条："**服桂枝汤，大汗出后，大烦渴不解，脉洪大者，白虎加人参汤主之。**"这里讲的"脉洪大"是阳明病的主要脉象特征。"大汗出后，大烦渴不解"是白虎汤证夹阳明津伤的现象。白虎汤是正阳阳明最典型的汤证，其脉洪大就是阳明里热炽盛，机能亢进，筋脉弛张，脉管机能亢进而怒张而"洪大"之脉。

《金匮要略·疮痈肠痈浸淫病脉并治第十八》第4条："**肠痈者，少腹肿痞，按之即痛如淋，小便自调，时时发热，自汗出，复恶寒。其脉迟紧者，脓未成，可下之，当有血。脉洪数者，脓已成，不可下也。大黄牡丹汤主之。**"这里讲的"脉洪数"也是阳明病的主要脉象特征。大黄牡丹汤脉象是阳明腑实夹瘀之脉象，其中阳明腑实是其核心病机，"脉洪数"即是其集中体现。细看条文："其脉迟紧者，脓未成，可下之，当有血。脉洪数者，脓已成，不可下也。大黄牡丹汤主之。"其中"脓未成"据"脉迟紧者"之脉象判断，紧脉为疼痛之象，而"脓已成，不可下也"之前提条件是"脉洪数者"。

所以脉洪数是阳明病里热炽盛的主要判断依据。

综上所述:《伤寒论》中阳明病的主要脉象有洪、大、滑、数、疾。五种脉象都是阳性脉。"洪脉"特征要素是脉管搏动幅度大。"大脉"特征要素是脉管直径大。"滑脉"特征要素是脉管壁滑利度好。"数、疾脉"特征要素是脉动每分钟大于正常速度。

这五种脉象都具有兴奋、亢进、上升的阳性特征，可归类于阳脉。其中，洪、数脉是阳明病五种脉中最具特征的两大特征脉。洪脉为脉搏幅度大，外形变身也偏大，可包含大脉含义。而数脉为脉动快，疾脉也为快脉的一种，滑脉又常伴数脉，所以数脉也属于阳明病特征中的一个重要因素。

我们为什么要对脉象进行一个详细的解析？为了理解脉象背后的病机，可以进一步理解六经内涵，以及方证病机。从上述脉象分析，阳明病脉象多属于机能亢进的，上升的（洪脉）外向的（大脉）快速的（数脉）的阳性特征。

对比一下相应的阳明病，也出现相应的阴阳概念，即属阳性的、机能亢进的（实性的）、上炎的（热性的）特征。基于这种宏观概念的取象类比，我们对于阳明病的微观脉象进一步挖掘探讨，最终理解其内涵并历经临床验证。

阳明病微观脉图：如图 **5-2**。

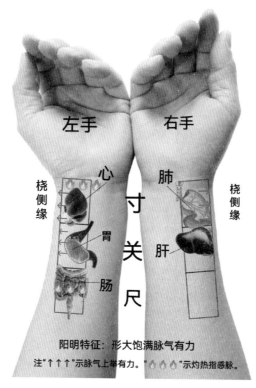

图 5-2　阳明病微观脉图

阳明病的寸部微观脉象特征：右寸下肺晕形大，表面饱满圆隆，按之实而脉气上举有力。阳明病之肺晕，不但外形比正常略大，而且表面都比正常要饱满，显示出圆隆的整体形象。形大、饱满、圆隆都为旺相有余之象，但是虚如气肿膨大，还是实的亢进而大？主要的鉴别点就是指感实，而按之脉气上举。

阳明病之肺象也会出现相应的一些阳热有余的症状，如胸满、呼吸加深加快、发热、汗多等机能亢进症状。

左寸下心晕外形较大，表面饱满圆隆。心搏有神，搏动幅度大而有力，心前区、心尖区久候有灼热指感。心脉同样形大、饱满、圆隆，都为旺相有余之象。心之脉象之虚实，可直接手按心脉搏动之力，搏动有力者为实，阳明病为阳热旺盛有余，为实象，心搏动当有力而有神。阳明之心脉有特殊的搏动形象，搏动幅度大。这种心搏动体现在抬起幅度大、快速而有力，回落较为悠然，此形象符合洪脉形象特征，如《脉诀汇辨》曰："洪脉极大，壮如洪水，来盛去衰，滔滔满指。"这是阳明病里面最具特征性的新脉表现。

若见心脏脉晕阳明病脉象，患者会出现心烦、谵语、失眠等心神亢奋的表现。

阳明病的关部微观脉象特征：右关下肝晕形大，表面饱满圆隆，久候有灼热指感。左关下胃晕形大，表面饱满圆隆，按之实而脉气上举有力，久候有灼热指感。这是同样的肝胃脉晕形大饱满圆隆之旺相有余之阳明病象，伴随着脉气有力之实象。而灼热指感为阳明里热炽盛，邪热熏蒸，脏腑局部邪热聚集，气血随之充盈而局部温度升高，高于医者指下正常的37℃，可以感知到灼热指感。这是阳明里热炽盛一个特征性的微观脉象。

阳明病肝胃之脉象的出现，将伴随着口干、口渴、胸腹满痛、按之实等胃肠之内邪实壅盛于里的症状。

阳明病的尺部微观脉象特征：双尺可及肠形，外形大而饱满圆隆，按之脉气上举有力，久候有灼热指感。左尺下桡侧缘可及直肠脉晕，脉晕形态宽大而饱满，其内充满大量"泥团样"燥屎脉晕，指感硬实，久候有灼热指感。双尺的肠脉晕及结肠脉晕之形亦饱满圆隆，脉气上举有力，此阳明之象，如上所述，不再赘述。

这里比较特殊的是阳明腑实之脉象，"泥团样"燥屎脉晕就是腑实的特征性脉象，出现燥屎脉晕，就意味着阳明里热深入肠中，蒸腾肠中之津液，津液耗竭，肠中失润，而燥屎成矣。里热与燥屎结而成腑实。其中，已经伴随着下焦津伤的先兆，假如进一步伤耗津液，将出现"大烦渴不解"的全身津伤病机。

若见到阳明病肠腑之脉象，患者出现相应的腹满疼痛、大便秘结等症状。

综上所述：阳明病在宏观脉象上都出现以洪、大、滑、数为主要特征的阳性脉象。在微观脉象上都出现心、肺、肝、脾、肠脏腑脉晕形大而饱满圆隆、按之脉气上举有力的旺相有余实象。阳明病之外证以心肺脉晕出现异常为主，而阳明腑实证则有特征性的肠内"泥团样"燥屎脉晕出现。

《伤寒论》第179条："**问曰：病有太阳阳明，有正阳阳明，有少阳阳明，何谓也？答曰：太阳阳明者，脾约（一云络）是也。正阳阳明者，胃家实是也。少阳阳明者，发汗，利小便已，胃中燥烦实，大便难是也。**"条文中明确阳明病可以分三大类型：太阳阳明，正阳阳明，少阳阳明。因不同类型当中的阳明病，脉象仍然有较大差异。所以我们在以下的篇幅，也分成三大类型，归类阐述。

第二节　阳明病之太阳阳明脉象详解

一、大青龙汤脉象

1. 脉象图

宏观脉象（如图5-3）：双寸浮而洪大，或浮大而紧。双关、双尺沉洪有力。

微观脉象（如图5-4）：右寸下肺脉晕浮起，肺晕外形大而饱满，肺表隆起，按之有力，久候有灼热指感。切下肺晕内可及"垂柳样"或"树叶片样"异常脉晕，久候有灼热指感。

左寸下心脉晕浮起，心晕外形饱满而大，心搏抬起有力，搏动幅度大，按

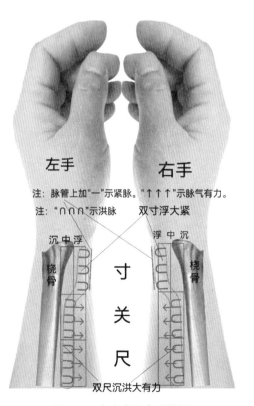

图 5-3　大青龙汤宏观脉图

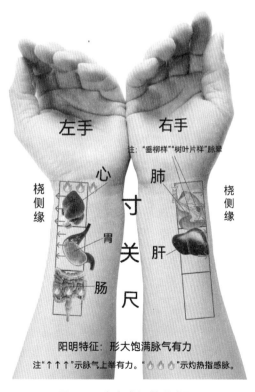

图 5-4　大青龙汤微观脉图

之脉气上举有力。心尖前可及灼热指感。

双关沉下，左胃、右肝脉晕皆外形饱满，脉气有力，久候可有灼热指感。

双尺沉下，肠脉晕外形饱满，指感实而有力，久候可有灼热指感。

2. 脉症

《伤寒论·辨太阳病脉证并治（中）》

第 38 条：太阳中风，脉浮紧，发热恶寒，身疼痛，不汗出而烦躁者，大青龙汤主之。若脉微弱，汗出恶风者，不可服之，服之则厥逆，筋惕肉瞤。此为逆也。

第 39 条：伤寒，脉浮缓，身不疼，但重，乍有轻时，无少阴证者，大青龙汤发之。

《金匮要略·痰饮咳嗽病脉证并治第十二》

第 23 条：病溢饮者，当发其汗，大青龙汤主之，小青龙汤亦主之。

3. 大青龙汤脉象经验

大青龙汤脉象为太阳阳明合病之典型脉象，包含太阳表实证、阳明里热证病机病象。

大青龙汤太阳阳明合病宏观脉象特征： 双寸浮而洪大，或浮大而紧。因病在太阳之表，所以仍然有浮脉呈现。浮脉体现出特殊的阳性特征：浮而洪大。洪脉：脉搏振幅大而脉形宽大。大脉：指脉形（脉管径）宽大。这两者都是阳有余的特征脉象。这是太阳兼阳明病的太阳病特征性脉象。普通的太阳病脉并不体现洪大，仅仅在兼有阳明病的情况下，才体现出洪大。所以寸部的双寸浮洪大也可以理解为太阳夹阳明病的合并病脉。因为其本身就有阳明洪大特征，因处于浮部，所以为阳明之气分脉象特征。

"太阳中风，脉浮紧，发热恶寒，身疼痛，不汗出而烦躁者，大青龙汤主之"，这里面讲的是太阳病大青龙汤脉象寸部脉浮大而紧的短暂脉象，紧脉在大青龙汤证出现的时间非常短，是在太阳表实证的时候出现，临床上观察，寸脉紧只存在一两天，随着脉象往洪、大脉象发展，寸部浮紧脉象被掩盖，太阳表实证转为阳明里热脉象。浮紧脉象因里热透表、筋脉因热而弛张，便逐渐洪大起来。

所以我们在理解《伤寒论》这段话的时候，应该清楚这是单纯太阳表实证转里热证的一个短暂阶段。有个别人在阳明里热炽盛的时候仍然有轻微的紧脉出现，但已经不是大青龙汤脉象的主要特征。紧脉的出现，常常伴随着明显的恶寒与无汗等症状。

大青龙汤阳明病宏观脉象：双关、双尺沉洪有力。关尺部体现出阳明里热特征脉象。沉为病在里。洪为气血有余，阳热充于里，鼓动脉管张弛太过而出现振幅较大于常人。大脉为气、津、血有余，充于脉道而脉管扩容而显大。综之，洪大皆为气、津、血、阳热有余之脉，合沉脉而解之，为里阳热之征也。此为正阳阳明之里实热的典型宏观脉象。

大青龙汤右寸部微观脉象：右寸下肺脉晕浮起，肺晕外形大而饱满，浮起之肺脉晕，示邪正交争于表，肺晕形大为肺之旺相，硕大为有余之征，示脏气殷实。肺表隆起，按之有力，示正气未衰，气盛而有力。久候有灼热指感，有阳热（或邪热）有余之征。此为太阳夹阳明之右寸部微观脉象之象。此时，患者应有发热、气喘、恶寒、汗出等太阳病之症状。

若切下肺晕内可及"垂柳样"或"树叶片样"异常脉晕，久候有灼热指感，示有支气管肺炎或者小叶性肺炎、大叶性肺炎之病，患者可有咳喘、咳痰、恶寒、发热、胸闷、胸痛之症状，如此则可用大青龙汤解之。

大青龙汤左寸部微观脉象：左寸下心脉晕浮起，心晕外形饱满而大，可见浮起之心脉之津液、营血鼓动于表之特征脉象。外形饱满而大，饱满为脏气盛于内的旺相之征。大为气血有余之实相，亦旺相有余之征，亦为阳明之气分（外）实相。阳者，有余亢进之意也。心搏抬起有力，搏动幅度大，按之脉气上举有力，亦为脏气力大气宏之征。此为阳明之微观脉象心脉之典型脉象。

微观脉象心尖前区可及灼热指感，为热扰心神，可出现相应的烦躁不安症状。

大青龙汤双关部微观脉象：双关沉下，左胃、右肝脉晕皆外形饱满，脉气有力。沉下之胃肝脉晕示病位在里，脏腑之外形饱满，说明脏气旺相不衰，如此之象，可以再按之一探虚实，按之脉气有力，证明脏气盛而有余。此为里阳实热之特征微观脉象的关部脉，患者会出现，烦热、口干、多食、易饥之里热之象。

大青龙汤双尺部微观脉象：双尺沉下，肠脉晕外形饱满，指感实而有力。肠脉晕沉下，示病在里。腑形饱满为腑气充盈之实相。指感实而有力，示腑气有余之征。

若看到脉象介绍到这里，就认为脏形饱满肯定是脏气有余、气血充足之旺相，非也！脏形饱满，只是说明脏腑之外形稍大，并非一定是气血充盈之大，有可能是切下后空虚无物，是气虚之象；若指下落空，是气滞气胀之象。若指下非但落空，尚有水饮之实，是水饮积聚，脏腑为之撑大，尚有切下是肿瘤占位，其实是病入膏肓！

所以医者当鉴之！正阳阳明之实相，只显脏腑之形饱满，脏腑之气应顶指有力，两个象缺一不可，方为阳明之里实象。

双寸部、关尺部脉均可以出现"久候有灼热指感"，这是里热证的特殊微观脉象，也就是说，上面微观脉象的脉晕之"形"是阳明实相，而"灼热指感"才体现出阳明热象。"阳"在这里可以理解为"阳性"，疾病反应激烈、亢进之意，也可以理解为"阳热"之意。可见"阳明"是两层含义的综合体，在脉象上可以区分开。只有出现灼热指感，才有"阳热"，如果只出现盛大外形，指下有实感，有力的是"阳性"。

综上所述：大青龙汤具有特殊的宏观太阳阳明合病脉象，双寸浮而洪大。而微观脉象则各有特征。医者需仔细甄别。临床上大青龙汤常用于高热不退、肺炎、流感、皮肤病、多动症、抽搐秽语综合征等，符合上述脉象者效佳。

4. 大青龙汤脉象用药加减

《伤寒论》方

大青龙汤方：麻黄六两（去节），桂枝二两（去皮），甘草二两（炙），杏仁四十枚（去皮尖），生姜三两（切），大枣十枚（擘），石膏如鸡子大（碎）。

上七味，以水九升，先煮麻黄，减二升，去上沫，内诸药，煮取三升，去滓，温服一升，取微似汗。汗出多者，温粉扑之。一服汗者，停后服。若复服，汗多亡阳遂（一作逆）。虚，恶风，烦躁，不得眠也。

大青龙汤为麻黄汤与越婢汤的合方。方中之麻黄汤发汗解表，石膏清阳明里热。凡宏观脉象寸部浮甚，或浮大而紧，以太阳表实证为主要脉象表现者，患者出现发热、恶寒表证明显者，当主要用大青龙汤中之麻黄汤发汗解表。麻黄汤之麻黄为三两，大青龙汤之麻黄为六两，是其两倍之多。

倘若脉浮、恶寒不是特别明显，可适当减麻黄量。特别是左寸弱而不盛者，用多有心悸之嫌。所以大青龙汤脉象强调双寸皆洪大或紧大而有力，这是脉气有力而有余之征。脉形越大，麻黄量越大。因其形气有余，可汗泻之！

倘若脉洪大为主者，说明阳明里热重，可重用石膏，以清阳明里热。特别是脉中灼热指感严重者，更可以大量用石膏，临床上都用 45 克以上。而麻黄 9~18g 左右。

很多具备典型的大青龙汤脉象当中，可能是有严重的恶寒、发热、咳喘的大叶肺炎或小叶性肺炎。洪大脉与心肺脉晕饱满有力是重要指征。用后热退身凉，CT下的肺部炎症还可以逐渐消退吸收。但是如果微观脉象肺脉晕不饱满，按之无力，用之效差。个别患者用后反而出现心悸、大汗出、疲惫、虚脱等症，所以脉象指征很重要。

高热之时，脉洪大有力者，脉燥热灼手，脏腑之微观脉象饱满有力，不管是风湿热等免疫性疾病发热，还是感染性疾病发热，尽可以把石膏用到80~120克，可以快速退热，又不会出现大汗出等现象。临床观察没有发现明显副作用，也没有传说中的大寒败胃之象可放心施用！

需要另指出的是大青龙汤微观脉象，心尖前区可及灼热指感。是热扰心神，患者出现烦躁不安症状，可大量用石膏。但此种脉象不一定出现发热、恶寒等症状，有的可以兼有数脉，患者可有心动过速，伴有相应心烦症状，符合太阳阳明合病，采用大青龙汤，心烦解除，心率慢慢下降到正常！所以我们临床上注意区别，脉象指下之灼热感与体温之热之不同。但只要体现阳明热脉，无论发热不发热，清阳明热则是，有是脉，用是方，则效如桴鼓！

5. 大青龙汤脉象与其他方脉象鉴别

大青龙汤脉象需与麻杏石甘汤脉象相鉴别：两者皆为太阳阳明合病脉象。

从宏观脉象鉴别：大青龙汤证为阳明里热重于太阳表实。麻杏石甘汤证为太阳表实重于阳明里热，夹有痰阻。

详细区分脉象，大青龙汤洪大脉象明显，心肺脉晕也出现饱满有力实大象。而麻杏石甘汤脉象出现脉滑数有力，微观脉象双肺饱满之下有痰饮之象，有阳热有痰之象。

从症状上鉴别：大青龙汤证有口干、烦躁之症，麻杏石甘汤证有咳喘、口干之症。虽然症状也可鉴别，但脉象差别更加显著，临床区分使用不易差错！所以我们以脉为先、以脉为主要依据的临床辨证用药过程更加实用而效宏！

二、麻杏石甘汤脉象

1. 脉象图

宏观脉象（如图 5-5）：双寸浮而滑数或洪。双关、双尺沉而滑数有力。

微观脉象（如图 5-6）：右寸下肺脉晕浮起，肺晕外形大而饱满，肺表隆起，按之有力，久候有灼热指感。切下肺晕内可及"垂柳样"或"树叶片样"异常脉晕，可及"水滑黏胶样"痰饮脉晕。

163

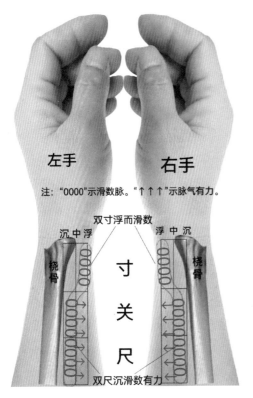

图 5-5　麻杏石甘汤宏观脉图

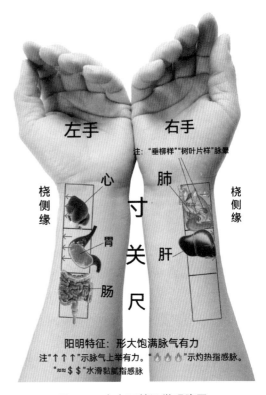

图 5-6　麻杏石甘汤微观脉图

左寸下心脉晕浮起，心晕外形饱满而大，搏动有力。

双关沉下，左胃、右肝脉晕皆外形饱满，脉气有力。

双尺沉下，肠脉晕外形饱满，指感实而有力。

2. 脉症

《伤寒论·辨太阳病脉证并治（中）》

第 63 条： 发汗后，喘家不可更行桂枝汤。汗出而喘，无大热者，可与麻黄杏仁甘草石膏汤

《伤寒论·辨太阳病脉证并治（下）》

第 162 条： 下后，不可更行桂枝汤；若汗出而喘，无大热者，可与麻黄杏仁甘草石膏汤。

3. 麻杏石甘汤脉象经验

麻杏石甘汤脉象为太阳阳明合病之脉象，既有太阳之表实，亦有阳明之里

热象，但麻杏石甘汤脉象夹有少许痰饮阻滞之象。

麻杏石甘汤太阳病脉象：双寸浮而滑数或洪。双关、双尺沉而滑数有力，不同于大青龙汤脉象的寸脉浮洪大特征，而展现出特有的浮而滑数特征性双寸脉象，是因为麻杏石甘汤脉象常常夹有少许痰湿因素在内，本来太阳病之浮脉加阳明病的洪大特征，因脉管中水分太过而出现脉动滑利的现象，所以整体表现在寸脉，就出现了浮滑而数的现象。

为了更好地理解麻杏石甘汤出现浮滑数脉象，我们进一步解释如下：首先是浮为病在表，因太阳表实脉象本应浮紧，但麻杏石甘汤太阳表证之下有阳明里热外蒸，本应扩大成大脉，因脉管之紧张度约束，热蒸血动而变为数脉，又因脉管中水液太多而显滑脉。所以，从脉象当中就可以清晰地理解：起初麻杏石甘汤证是有外寒束表之前奏与诱因的，所以很多患者有气温下降的诱因在前，出现太阳表证，因正气强盛，接下来出现的太阳阳明合病在后，所以麻杏石甘汤可以看成是麻黄汤去桂加石膏而成方。

麻杏石甘汤左寸部微观脉象：右寸下肺脉晕浮起，肺晕外形大而饱满，肺表隆起，按之有力，此为太阳阳明合病之肺脉晕特征，既浮于表层又有硕大饱满之外形，体现脏气不衰，正气内守，而卫气之盛于外。久候有灼热指感。是阳明之里热微观脉象。

切下肺晕内可及"垂柳样"或"树叶片样"异常脉晕。出现这样的脉晕，可见于支气管炎，或者小叶性、大叶性肺炎。患者会出现相应的咳喘、恶寒、发热等症状。

进一步微观脉象肺脉晕可及"水滑黏胶样"痰饮脉晕，这是麻杏石甘汤脉象当中特有的痰饮脉象。

综合上述宏观脉象、微观脉象，就可以很明确地使用麻杏石甘汤。不管是出现肺炎、支气管炎还是流感等病症，均可使用，相应的恶寒、发热、咳喘症状很快就能平息。

值得一提的是，麻杏石甘汤不单纯用于呼吸系统疾病，绝对不能狭隘地理解与局限地使用麻杏石甘汤。

麻杏石甘汤关双尺部脉象：接下来分析双关双尺脉：宏观脉象，双关、双尺沉而滑数有力。而微观脉象双关沉下，左胃、右肝脉晕皆外形饱满，脉气有力。双尺沉下，肠脉晕外形饱满，指感实而有力。微观脉象都体现阳明里实证脏气旺盛饱满而实而有力之象。

再进一步微观脉象各局部，其内未见明显结节、团块、颗粒等异常脉晕。

此为脉气之病变，未及脉形之病变，也就是说，阳明里热病在气分、津（液）分，未进入腑实。

但如此阳明里热之脉象，却可能见于血液病等疾病。

案例：患者，林某，女，8岁，以"反复双胫前紫癜两年"为主要症状就诊。

我们从临床上看到，患者具备寸部浮滑与寸部肺脉晕微观脉象太阳阳明特征，又具备关尺部的阳明病特征，但患者是一个血小板减低的患者，不是支气管炎等呼吸病患者。因为其整体符合麻杏石甘汤的脉象特征，我们坚定地使用了麻杏石甘汤为主方进行加减。

药后3周。患者的血小板由 12×10^9 个/L 升到了 26×10^9 个/L。后守方调治大半年，血小板逐渐升到了 50×10^9 个/L，并稳定下来。

如此可见，脉象是经方内在核心最稳定的特质。只要抓住其特征性脉象，无论临床症状怎么变化，无论疾病诊断怎么变化，都可以坚定地使用相应处方并获取良好的临床疗效！

4. 麻杏石甘汤脉象用药加减

《伤寒论》方

麻黄杏仁甘草石膏汤方：麻黄四两（去节），杏仁五十个（去皮尖），甘草二两（炙），石膏半斤（碎，绵裹）。

上四味，以水七升，煮麻黄，减二升，去上沫，内诸药，煮取二升，去滓，温服一升。

麻杏石甘汤由麻黄、杏仁、甘草、石膏四味组合而成方。方中麻黄辛温发汗、解太阳表证，杏仁降逆、止咳、化痰，石膏甘寒清阳明里热。

故凡脉中见浮脉之太阳表证盛者，重用麻黄以发汗解表，而见数脉之阳明里热盛者，应重用石膏清里。脉中滑脉要素明显者，有痰饮之夹杂者，应重用杏仁化痰。

凡见微观脉象肺脉浮甚、饱满、有力之太阳表实者，应重用麻黄解表。凡肺脉晕中可及"垂柳样"或"树叶片样"异常脉晕，可及"水滑黏胶样"痰饮脉晕，有痰饮之象者，麻黄、杏仁均应重用以解表、化饮兼顾，方可驱里邪外排，有化痰、止咳、定喘之功，可解咳喘之症。

微观脉象：左寸下心脉晕饱满，关尺之肝、胃、肠诸脏器脉晕沉实饱满，亦是阳明里实热之证，大量石膏必清里热。甘草调和诸药，亦增液缓中，防阳明太过伤津，故凡阳明之脉甚，石膏之用量大者，甘草亦应增量！

麻杏石甘汤中用药有"上四味，以水七升，煮麻黄，减二升，去上沫"，临床上我们通过观察发现，去上沫可减少大量麻黄导致心悸发作现象的频率。

5. 麻杏石甘汤脉象与其他方脉象鉴别

麻杏石甘汤脉象需与大青龙汤脉象相鉴别（参看大青龙汤篇），亦应与越婢汤相鉴别：三方皆为太阳阳明合病脉象。大青龙汤脉象为阳明里热重于太阳表实，麻杏石甘汤脉象为太阳表实重于阳明里热，夹有痰阻之象，越婢汤脉象夹有水饮之象。

宏观脉象鉴别：

大青龙汤脉象：洪大脉象或浮大紧。

麻杏石甘汤脉象：浮滑数有力。

越婢汤：浮滑有力。

微观脉象鉴别：

大青龙汤脉象：双肺脉晕浮大饱满。

麻杏石甘汤脉象：双肺内"垂柳样"或"树叶片样""水滑黏胶样"痰饮脉晕。

越婢汤：双肾脉晕沉实而肾皮质增厚如盾。

症状上鉴别：

大青龙汤证有口干、烦躁之症，

麻杏石甘汤证有咳喘、咳痰、口干之症。

越婢汤汤证有水肿之症。

三方证依次从宏观脉象、微观脉象及症状上进行区别，可区分使用。

三、越婢汤脉象

1. 脉象图

宏观脉象（如图 5-7）：双寸浮而滑数。双关、双尺沉而滑数有力。

微观脉象（如图 5-8）：右寸下肺脉晕浮起，肺晕外形大而饱满，肺表隆起，按之有力。

左寸下心脉晕浮起，心晕外形饱满而大，搏动有力。

双关下部沉下，双肾脉晕显象，肾脉稍大，指感实而饱满。肾皮质增厚而指感实，肾盂稍浊或可及"砂粒状"结石脉晕，久候有灼热指感。

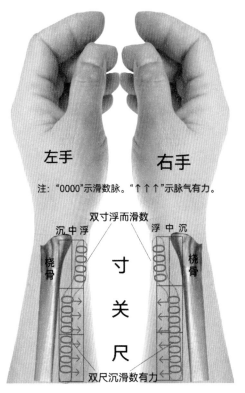

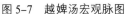

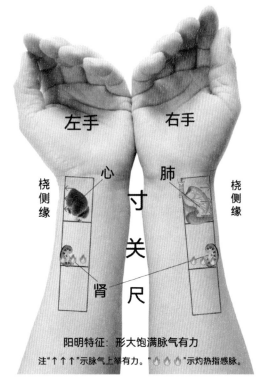

图 5-7 越婢汤宏观脉图　　　　　图 5-8 越婢汤微观脉图

2. 脉症

《金匮要略·水气病脉证并治第十四》

第 23 条：风水，恶风，一身悉肿，脉浮不渴，续自汗出，无大热，越婢汤主之。

3. 越婢汤脉象经验

越婢汤脉象为太阳阳明合病之脉象，包含太阳之表实与阳明之里热脉象，还夹有水饮之脉象。

越婢汤太阳阳明宏观脉象脉：双寸浮而滑数。浮脉为在表，数为有阳热。患者相应出现发热、恶风之症。双关、双尺沉而滑数有力，示阳热在里。患者出现口干、口渴等里热症状。

越婢汤双寸部微观脉象：右寸下肺脉晕浮起，肺晕外形大而饱满，肺表隆起，按之有力，此为太阳阳明合病之肺脉晕一般之特征。进一步切入肺内，无明显支气管纹理等夹杂，患者应无咳喘之症。

左寸下心脉晕浮起，心晕外形饱满而大，搏动有力，此亦为太阳阳明合病之肺脉晕一般之特征。心脉晕浮起，营血聚于太阳之表，形饱满而大，此脏气不衰、正气存内。搏动有力，亦是正气旺盛之脉象。

越婢汤双关部微观脉象： 双关下部沉下，双肾脉晕显象，肾脉稍大，指感实而饱满。此一般阳明里实之肾脉象。肾晕形大，脏气充盈未衰，指感实而饱满，正气内存，或邪实于里。

进一步分析：肾皮质增厚而指感实。肾皮质为肾中主水之器，皮质增厚而实，失通透之性，失疏泄水液之功，知水液外泄泛滥四周，可见水肿之症。水液失疏，但虚实寒热何辨？进一步循肾脉：肾盂稍浊或可及"砂粒状"结石脉晕，久候有灼热指感。分析：肾盂稍浊知有邪实，"砂粒状"结石脉晕可有肾结石病因。候灼热指感，知阳明里实热也。

通过如此宏观脉象、微观脉象，以及太阳之表、阳明里热、水饮之泛滥，各方细节俱明，投之越婢当有覆杯之效！

4. 越婢汤脉象用药加减

《金匮要略》方

越婢汤方：麻黄六两，石膏半斤，生姜三两，大枣十五枚，甘草二两。

上五味，以水六升，先煮麻黄，去上沫，内诸药，煮取三升，分温三服。恶风者，加附子一枚，炮；风水者，加术四两。

越婢汤由麻黄、石膏、甘草、生姜、大枣五味组合而成方，与麻杏石甘汤对比，少了杏仁，多了姜、枣。去杏仁，失化痰平喘之力，多姜、枣，增健胃逐水之功。

凡脉中太阳表实病脉重者，麻黄当仁不让。凡脉中阳明之脉显者，石膏自告奋勇！此常理也。

当明确的是，微观脉象中，双关下部沉下，双肾脉晕显象，肾脉稍大，指感实而饱满，肾皮质增厚而指感实，当知水饮之征，重用生姜利水，复加大枣健胃。生姜使用当连姜皮，效宏！临床单独使用生姜当无明显利水之功，妙在方中有麻黄之配，麻黄入肺，上有肺府宣布津液，下有生姜利水相佐，利水之功始显。

凡微观脉象肾脉晕中，久候有灼热指感，为阳明里热盛，石膏当重用。

5. 越婢汤脉象与其他方脉象鉴别

越婢汤脉象需与麻杏石甘汤脉象、大青龙汤脉象相鉴别：（参看大青龙汤脉象篇与麻杏石甘汤脉象篇），不再赘述。

四、越婢加术汤脉象

1.脉象图

宏观脉象（如图 5-9）：双寸浮而滑数。左关、双尺沉而无力。

微观脉象（如图 5-10）：右寸下肺脉晕浮起，肺晕外形大而饱满，肺表隆起，按之有力。

左寸下心脉晕浮起，心晕外形饱满而大，搏动有力。

左关上部胃脉晕沉下，胃晕表面软而扁塌，按之脉气无力上举，切下胃脉晕内无"结节""颗粒"等夹杂。

双关下部沉下，双肾脉晕显象，肾脉稍大，指感实而饱满，肾皮质增厚而指感实，肾盂稍浊或可及"砂粒状"结石脉晕，久候有灼热指感。

双尺桡侧缘可及"夹心饼样"腰部肌肉，其下可及"长城齿轮样"腰椎脉晕。脉气沉下而脉晕偏软，按之下沉而无力上举。

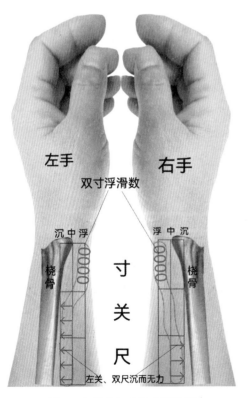

图 5-9　越婢加术汤宏观脉图

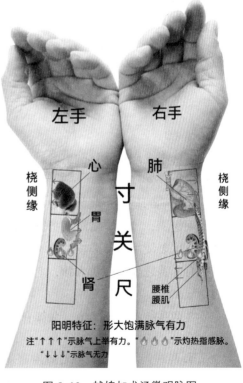

图 5-10　越婢加术汤微观脉图

2. 脉症

《金匮要略·中风历节病脉证并治第五》

《千金方》越婢加术汤：治肉极。热则身体津脱，腠理开，汗大泄，厉风气，下焦脚弱。

《金匮要略·水气病脉证并治第十四》

第 5 条：里水者，一身面目黄肿，其脉沉，小便不利，故令病水。假如小便自利，此亡津液，故令渴也。越婢加术汤主之。

第 25 条：里水，越婢加术汤主之，甘草麻黄汤亦主之。

3. 越婢加术汤脉象经验

越婢加术汤脉象为太阳阳明太阴合病之脉象，包含太阳表证与阳明里热与太阴气虚之脉象。越婢汤证有水饮，越婢加术汤证也有水饮，同时有太阴之亏虚。

越婢加术汤双寸部宏观脉象： 越婢加术汤之太阳阳明病脉象，双寸浮而滑数，浮之病在太阳之表，滑数之病在阳明里热，患者可有恶风、发热之症。

越婢加术汤关尺部宏观脉象： 太阴病脉，左关、双尺沉而无力。脉沉于里，按之无力，无力为太阴气虚之象，关尺为脾、胃、肾之中下焦位，关尺沉无力，脾胃之气虚，肾气之失固，有乏力、纳少得脾胃亏虚之症，亦有小便不利的肾气不固之证。

越婢加术汤双寸部微观脉象： 右寸下肺脉晕浮起，肺晕外形大而饱满，肺表隆起，按之有力，此为太阳阳明合病之肺脉晕一般之特征。左寸下心脉晕浮起，心晕外形饱满而大，搏动有力。此亦为太阳阳明合病之肺脉晕一般之特征。

心肺之脉晕浮起脉象示：营之津血、卫之气均聚于肌表腠理，邪正交争剧烈。心肺脉晕之表隆起，按之有力。隆起、有力均大于常态，示阳明之里热盛、里蒸于外。

越婢加术汤关上部微观脉象： 见左关上部胃脉晕沉下，胃晕表面软而扁塌，按之脉气无力上举，切下胃脉晕内无"结节""颗粒"等夹杂。分析：左关之胃，太阴之气血生化之源，太阴脉亏之原病位。左关胃脉沉下，生化乏源，必气血津诸亏虚。胃脉，胃形未瘦，知津血未亏。按之脉气无力上举，此脏气已虚也，胃为太阴之源，胃脏之气虚，则周身太阴气虚。

越婢加术汤关下部微观脉象：见双肾脉晕显象，肾脉稍大，指感实而饱满。肾皮质增厚而指感实。肾盂稍浊，此水饮泛滥之象（参见越婢汤篇），患者常有水肿之病症。

越婢加术汤双尺部微观脉象：见双尺桡侧缘可及"夹心饼样"腰部肌肉，此太阳表实之脉象："夹心饼样"肌肉脉晕为太阳表实之特征微观脉象。

双尺其下可及"长城齿轮样"腰椎脉晕，脉气沉下而脉晕偏软，按之下沉而无力上举。

腰椎脉晕常大不纤瘦，非少阴病之象，按之脉晕柔软，此里虚之指下征象；按之无力，知脏气无力，为太阴气虚之象也。患者见此脉象，则常有腰腿疼痛疾患。患者腰腿疼痛，遇劳加重，或久站加重。

综上所述脉象，符合太阳阳明太阴之合病脉象，无论外感、水肿、颈肩腰腿痛，都可以投越婢加术汤。疗效可期。

4. 越婢加术汤脉象用药加减

《金匮要略》方

《千金方》越婢加术汤方：治肉极。热则身体津脱，腠理开，汗大泄，厉风气，下焦脚弱。

麻黄六两，石膏半斤，生姜二两，甘草二两，白术四两，大枣十五枚。

上六味，以水六升，先煮麻黄，去上沫，内诸药，煮取三升，分温三服。**恶风加附子一枚，炮。**

越婢加术汤由越婢汤加白术四两而成方。方中有越婢汤脉之太阳阳明病脉盛者，宏观脉象双寸浮而滑数为主要特征者，重用越婢加术汤之越婢汤。（参看越婢汤篇之用药）

若太阴病脉盛，宏观脉象，左关上沉下无力，微观脉象，左关上部胃脉晕沉下，胃晕表面软而扁塌，按之脉气无力上举。无力甚者，太阴气虚甚，重用越婢加术汤之白术健脾燥湿治痹。

倘若左关沉甚，久候指下"冰冷指感"则内寒生，太阴之气虚甚，转而内伤阳气，患者有恶风、乏力、肢冷等阳气不足之象，可于越婢加术汤再加"附子一枚，炮"，以助阳化湿、利水湿。此脉象风湿痹痛患者多见。

临床上见冯老将葛根加术附汤、越婢加术附汤、麻黄加术附汤屡屡用于风湿痹痛而效宏，此取葛根汤证陷于阴者、越婢汤证陷于阴者、麻黄加术汤证陷于阴者而施之。

依据脉象，只要上述经方脉象同时出现太阴病脉象，出现太阴病阳已伤的左关沉甚、久候指下"冰冷指感"的脉象，就同时加于白术、附子。依法使用，久经临床考验，疗效真实不虚。

5. 越婢加术汤脉象与其他方脉象鉴别

越婢加术汤脉象需与越婢汤脉象相鉴别：越婢汤脉象有太阳阳明合病脉，而越婢加术汤脉象则是太阳阳明太阴合病脉，多了太阴病脉，出现太阴气虚夹湿特征。

越婢加术汤脉象在越婢汤脉象的基础脉象上出现太阴病脉。宏观脉象，左关上沉下无力。微观脉象，左关上部胃脉晕沉下，胃晕表面软而扁塌，按之脉气无力上举。

五、越婢加半夏汤脉象

1. 脉象图

宏观脉象（如图 5-11）：双寸浮大而滑数，右寸偏长，左寸比右寸稍弱。双关、双尺沉滑而有力。

微观脉象（如图 5-12）：右寸下肺脉晕浮起，肺晕位置前移（近鱼际远心端方向移动），肺晕外形大而饱满，肺表隆起，按之有力。切入肺晕内，可及"茶树菇样"或"枯树枝样""树叶片样"异常支气管、肺部脉晕。其内充满"水滑黏胶样"痰饮脉晕。

左寸下心脉晕浮起，心晕外形饱满而大，搏动数而稍无力。

右寸上浮起而长，显现颅脑脉晕之前额及眼球部分。切入颅脑内，未及明显异常脉晕。

2. 脉症

《金匮要略·肺痿肺痈咳嗽上气病脉证治第七》

第 13 条：咳而上气，此为肺胀，其人喘，目如脱状，脉浮大者，越婢加半夏汤主之。

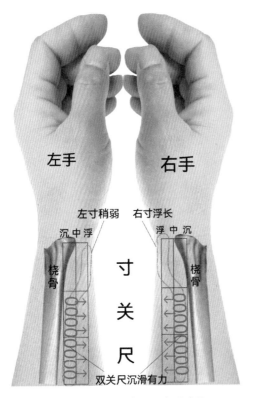

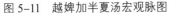

图 5-11　越婢加半夏汤宏观脉图

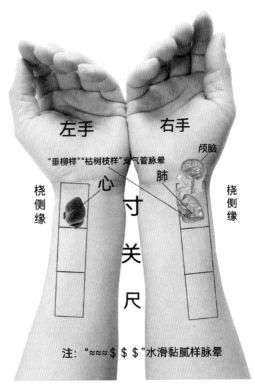

图 5-12　越婢加半夏汤微观脉图

3. 越婢加半夏汤脉象经验

越婢加半夏汤脉象为太阳阳明太阴合病夹痰饮之脉象，包含太阳表实证与阳明里热与太阴痰饮之象。

越婢加半夏汤双寸部宏观脉象： 双寸浮大而滑数，右寸偏长，左寸比右寸稍弱，双寸浮而滑数，为太阳阳明病之寸脉特征脉象。右寸偏长，肺气上逆之宏观脉象。左寸比右寸稍弱，营血不足之脉象。

越婢加半夏汤右寸部微观脉象： 右寸下肺脉晕浮起，肺晕位置前移（近鱼际远心端方向移），肺晕外形大而饱满，肺表隆起，按之有力。分析：肺晕浮起，病在表，形大饱满而隆起，为邪正交争于表；按之有力，为正气旺盛、邪正交争剧烈之象。肺晕前移，肺气上逆之象，患者都有气促、胸闷之征。

切入肺晕内，可及"茶树菇样"或"枯树枝样""树叶片样"异常支气管、肺部脉晕。分析：肺晕内"茶树菇样"或"枯树枝样"异常脉晕均可见于慢性支气管炎、支气管哮喘等旧疾。其内充满"水滑黏胶样"痰饮脉晕，为太阴痰饮之微观脉象特殊病理产物脉晕。

越婢加半夏汤左寸部微观脉象：左寸下心脉晕浮起，心晕外形饱满而大，搏动数而稍无力。分析：心晕在浮位，病在太阳，形饱满而大，正气未衰。搏动数而稍无力，是对比右寸而得，因左寸太过，而显左寸无力，实比正常稍逊，亦提示心脏气血已稍微衰弱，抵御外邪之力不足，变症可能性大。

临床上越婢加半夏汤证时咳喘严重，端坐呼吸，可出现头痛眼胀之症，又见左心脉晕更弱时，则很快变证，出现意识模糊或昏迷之象。此心脉是否陷于阴证、陷于重证的重要把关脉象，医家不可不察，不可不慎重！这也是越婢加半夏汤证唯一出现轻微太阴病脉象的微征（轻度里虚）。实际上，越婢加半夏汤证的太阴病脉象并不明显。

越婢加半夏汤证常常出现右寸长于左寸之特殊脉象，是其肺气上逆之意。

越婢加半夏汤寸上部微观脉象：按表述程序寸上部应在前，此排在后是尊临床习惯：先候肺脉再观寸上。右寸上浮起而长，显现颅脑脉晕之前额及眼球部分。切入颅脑内，未及明显异常脉晕。寸上之颅脑脉晕显现，应有疾病之征，循于颅脑脉晕之表，只见前额隆起明显，如此患者应有头痛之症，细候可及其旁之眼球脉晕部分，知有眼球及头部症状。

脉象切入颅内，未及"结块""枯树枝样"等异常颅脑疾病脉晕。可见颅脑脉晕乃是越婢加半夏汤脉象中附加的症状脉象。

其核心病机仍体现在双寸脉之太阳阳明，痰饮之脉也在右寸肺内之脉晕，这也是越婢加半夏汤的脉象特征。

综上所述，符合上述太阳阳明夹痰饮的宏观脉象、微观脉象，有明确的肺部微观脉象，都可以明确投用越婢加半夏汤，不管是支气管哮喘、过敏性支气管炎，乃至于肺心病，或者肺心病并发感染，都可以取得明显效果。但临床当中，左心脉气的盛衰是把握变证的关键，左心脉一衰，有呼吸困难的患者病情急转而下，医者当慎重观察！

4. 越婢加半夏汤脉象用药加减

《金匮要略》方

越婢加半夏汤方：麻黄六两，石膏半斤，生姜三两，大枣十五枚，甘草二两，半夏半升。

上六味，以水六升，先煮麻黄，去上沫，内诸药，煮取三升，分温三服。

越婢加半夏汤由越婢汤加半夏半升而成方。越婢汤之太阳阳明合病者，此另加半夏半升，分明有痰饮之征。

宏观脉象双寸浮大而滑数为主要特征者，重用越婢加半夏汤之越婢汤。

（参看越婢汤篇之用药）

若微观脉象肺晕内，"茶树菇样"或"枯树枝样""树叶片样"等异常支气管、肺部脉晕，同时其内充满"水滑黏胶样"痰饮脉晕，为太阴痰饮脉盛，此时重用越婢加半夏汤之半夏，临床上，因为半夏化痰之力有限，脉象中痰饮太盛，可以另加大蜈蚣、僵蚕、蝉衣等药，可以很快平息痰鸣哮喘之症。

值得一提的是，越婢加半夏汤脉象中咳喘患者，有的出现轻微低热，体温于 37 ～ 38℃间波动，患者出现洪大脉等阳明热盛者。临床上很多患者在肺心病、气候变化、肺部感染发作的时候，可以重用石膏！以清里热，脉管洪大随之平息，气喘症状以及感染症状也随之平息！此中医之妙也！

5. 越婢加半夏汤脉象与其他方脉象鉴别

越婢加半夏汤脉象需与越婢加术汤脉象相鉴别：两者均是太阳阳明太阴合病脉象。有何区别？越婢加半夏汤脉象为太阳阳明重而太阴轻，同时夹痰饮脉象。而越婢加术汤脉象是太阳阳明轻而太阴重，同时夹水饮脉象。

故而，越婢加半夏汤脉象出现严重的肺脉晕内"水滑黏胶样"痰饮脉晕；而越婢加术汤脉象出现明显的太阴病脉：左关上部胃脉晕沉下，胃晕表面软而扁塌，按之脉气无力上举，为太阴里虚。同时，双关下肾脉肾皮质增厚而可见指感实的水饮停留病脉。异同之点，可资鉴别！

六、麻黄杏仁薏苡甘草汤脉象

1. 脉象图

宏观脉象（如图 5-13）：双寸浮紧而滑数。双关、双尺沉滑而有力。

微观脉象（如图 5-14）：右寸下肺脉晕浮起，肺晕外形大而饱满，肺表隆起，按之有力而稍紧绷。切入肺晕内，可及"垂柳样"异常支气管纹理脉晕。其内充满"水滑样"水饮脉晕。久候有灼热指感。

左寸下心脉晕浮起，心晕外形饱满而大，搏动数而有力。

双寸心肺脉晕周边可及"黏腻样"指感。

右寸桡侧缘及双尺桡侧缘可及"夹心饼样"肌肉脉晕。

2. 脉症

《金匮要略·痉湿暍病脉证第二》

第 21 条：病者一身尽疼，发热，日晡所剧者，名风湿。此病伤于汗出当风，或久伤取冷所致也。可与麻黄杏仁薏苡甘草汤。

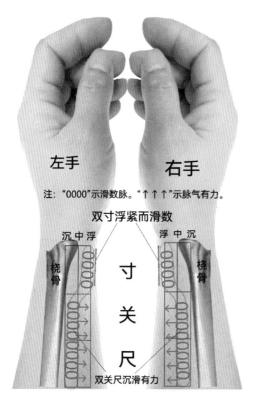

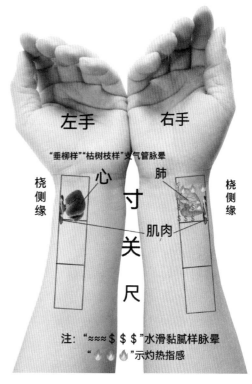

图 5-13 麻黄杏仁薏苡甘草汤宏观脉图　　图 5-14 麻黄杏仁薏苡甘草汤微观脉图

3. 麻黄杏仁薏苡甘草汤脉象经验

麻黄杏仁薏苡甘草汤脉象为太阳阳明合病夹湿之脉象，包含太阳表实证、阳明里热证以及夹有水湿浸淫肌表。

麻黄杏仁薏苡甘草汤太阳表实证宏观脉象： 宏观脉象双寸浮紧。浮为表，紧为表实，为太阳表实证。

麻黄杏仁薏苡甘草汤太阳表实证微观脉象： 右寸下肺脉晕浮起，肺晕外形大而饱满，肺表隆起，按之有力而稍紧绷。分析：浮起之肺晕为表，形大而饱满为实，紧绷之肺表通常为表寒实证。宏观脉象、微观脉象均为太阳表实证寸部典型脉象。患者常有恶寒、发热、无汗等表实证病症。

右寸桡侧缘及双尺桡侧缘可及"夹心饼样"肌肉脉晕。"夹心饼样"脉晕为表实证特征性微观脉象。左寸为颈、肩背，双尺为腰腿部，患者出现肩背酸痛、腰腿疼痛等症状。

以上两段所述，均是脉中出现太阳表实证的症状，患者当出现恶寒、发热、周身肌肉疼痛等表实症状，如此即像葛根汤脉象，又像麻黄加术汤脉象。

需进一步从脉中分析。

麻黄杏仁薏苡甘草汤阳明里热证脉象：宏观脉象，双寸浮紧而滑数。双关、双尺沉滑而有力。滑为水湿盛于内，脉中津液充足而脉行滑利，数为里热鼓动血行，而脉动数、滑数之于寸部是阳明应于外之脉象。双关、双尺沉滑而有力，沉为里病，滑为湿热盛，是有力之脉，为正气旺盛，未衰之象。

微观脉象：双肺脉晕，久候有灼热指感，为阳明里热蒸于内而有灼热之象。

麻黄杏仁薏苡甘草汤夹湿脉象：微观脉象，双寸肺晕内支气管纹理边充满"水滑样"水饮脉晕，此为肺热之饮欲成痰之象。微观脉象，双寸心肺脉晕周边可及"黏腻样"指感，"黏腻样"指感为水湿之特殊微观脉象。患者会出现肩背沉重疼痛、肌肉拉紧等感觉，或出现头重、脚沉，轻度浮肿等临床夹湿症状，亦可出现平时痰多或少量咳痰等水湿淫肺之象。

综上所述：本证有太阳表实，有阳明里热，又有较重的夹湿脉象，患者当出现恶寒、发热、无汗、肌痛、咳痰等症状，非麻黄杏仁薏苡甘草汤莫属！

上述脉证可以出现于普通的流感，也可以出现于风湿热、皮肌炎、类风湿关节炎等病症，也有遇到患者出现病毒性心肌炎早期，符合上述脉象均可使用麻黄杏仁薏苡甘草汤，临床疗效甚佳！

4. 麻黄杏仁薏苡甘草汤脉象用药加减

《金匮要略》方

麻黄杏仁薏苡甘草汤方：麻黄半两（去节，汤泡），甘草一两（炙），薏苡仁半两，杏仁十个（去皮尖，炒）。

上锉麻豆大，每服四钱匕，水盏半，煮八分，去滓。温服，有微汗，避风。

麻黄杏仁薏苡甘草汤由麻黄、杏仁、薏苡仁、甘草四味合而成方。方中麻黄发汗解表，杏仁止咳化痰，薏苡仁健脾化湿、泄热，甘草健脾。《神农本草经》谓薏苡仁"主筋急拘挛……久风湿痹"，故本方意指发汗利湿而治湿痹。然而，临床应用远不止于此！常常用于伴有肌肉疼痛的发热咳喘等湿温病，又可应用于肌肉疼痛为主伴有发热的各种免疫性、风湿性疾病。临床可凭脉进行加减化裁。

凡太阳表实证脉象之寸部浮紧盛，肌肉疼痛明显，则表实重，可重用麻黄发汗解表。

凡微观脉象，肺晕中"垂柳样"夹"水滑样"水饮脉晕者，肺中有水饮，可重用杏仁化痰降逆。

凡微观脉象，双寸心肺脉晕周边可及"黏腻样"指感。水湿重者，病家可有周身肌肉疼痛、沉重之感，可重用薏苡仁健脾化湿治痹！凡表实与湿热皆重者，肌肉疼痛尤甚，可以麻黄与薏苡仁同重用，以发汗利湿而治痹。

凡病痹痛明显者，单纯用薏苡仁恐力不足，可以加青风藤、全蝎之凉、寒之品而具化湿之功、不可加羌活、独活之温化之品，反增其热，徒添"蛇足"！

5. 麻黄杏仁薏苡甘草汤脉象与其他方脉象鉴别

麻黄杏仁薏苡甘草汤脉象需与麻黄加术汤脉象相鉴别：麻黄杏仁薏苡甘草汤脉象为太阳阳明夹湿脉象，而麻黄加术汤脉象为太阳太阴合病脉象。本质不同，何须鉴别？因两者皆出现外感表实证而周身肌肉疼痛。临床上需鉴别用之。

麻黄杏仁薏苡甘草汤脉象：双寸浮紧而滑数，双关、双尺沉滑而有力，主要体现滑数的阳热脉象。

麻黄加术汤脉象：双寸浮大而长，双关上浮大，关下及尺部稍沉无力而居中位，主要体现关下及尺部稍沉无力的阴寒脉象。

从上述宏观脉象就可以一辨雄雌，一阴一阳之不同也。若再不清，可以进一步从微观脉象中有没有出现"灼热指感"等阳明热象进一步区分寒热阴阳。

临床症状虽然类似，从脉象鉴别，一目了然！

七、小青龙加石膏汤脉象

1. 脉象图

宏观脉象（如图 5-15）：双寸浮紧而滑数或洪。左关沉而无力。

微观脉象（如图 5-16）：右寸下肺脉晕浮起，肺晕外形大而饱满，按之有力而稍紧绷。切入肺晕内，可及"垂柳样""枯树枝样"异常支气管纹理脉晕，其内有"水滑黏胶样"痰饮脉晕。久候肺晕表透冰冷指感。

左寸下心脉晕浮起，心晕外形饱满，搏动数而有力。心前区久候有灼热指感。

左关脾胃脉晕沉下而脉气上举无力。

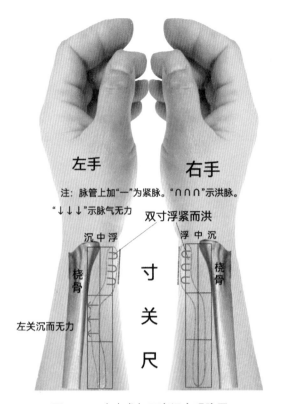

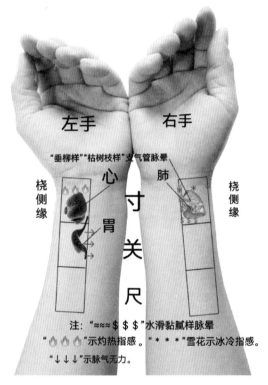

图 5-15 小青龙加石膏汤宏观脉图 　　　　图 5-16 小青龙加石膏汤微观脉图

2. 脉症

《金匮要略·肺痿肺痈咳嗽上气病脉证治第七》

第 14 条：肺胀，咳而上气，烦躁而喘，脉浮者，心下有水，小青龙加石膏汤主之。

3. 小青龙加石膏汤脉象经验

小青龙加石膏汤脉象为太阳太阴阳明合病脉象，包括太阳表实证、阳明里热证、太阴里虚寒及太阴夹水饮证。

小青龙加石膏汤太阳表实证脉象：宏观脉象，双寸浮紧，浮紧为外寒束表，邪正交争，脉为之紧。微观脉象，右寸下肺脉晕浮起，肺晕外形大而饱满，按之有力而稍紧绷。浮之病表，大形为实象，有力、紧绷为寒实象，均为太阳表实证脉象。患者可有恶寒、发热、无汗、身痛等表实症状。

小青龙加石膏汤阳明里热证脉象：宏观脉象，滑数或脉洪，滑数为痰热，洪脉为热盛，此为阳明里热之典型脉象。微观脉象，左寸下心脉晕浮起，心晕外形饱满，搏动数而有力。心脉饱满为心中营血充盈未衰，搏动数而有力，因血为热蒸而心搏动数。心前区久候有灼热指感，灼热为阳明里热蒸腾之微观脉象。

这其中另有一个细节，原小青龙汤脉象中双寸浮紧，微观脉象右肺饱满但脉形不大，因小青龙汤加石膏脉象有阳明里热蒸于外而见肺型偏大；原小青龙汤脉象之左心本亦饱满不大，而小青龙汤加石膏脉象有阳明里热而见心脉洪大。

微观脉象，内有"水滑黏胶样"脉晕，久候肺晕表透冰冷指感。这是小青龙加石膏汤脉证宿有肺部伏有寒饮之象。

心前区久候有灼热指感，是阳明里热之象，本小青龙加石膏汤脉证示有阳明里热之热壅气逆之征，本应肺晕中有灼热感才对，但临床反复核对，小青龙加石膏汤证灼热之象大多出于左寸心前区，甚至宏观脉象左寸亦比右寸要洪大。这可能是右肺本伏有寒饮，掩盖了右肺之热象。

小青龙加石膏汤太阴里虚寒脉象：宏观脉象，左关沉而无力。沉为里病，无力为太阴气虚之征。患者平时亦会有腹满、纳少之症。微观脉象，左关脾胃脉晕沉下而脉气上举无力。脾胃为太阴之里腑，脾胃脉晕沉下，太阴之里虚也，形不变，脏气未衰，但脉气上举无力，气已虚也。综合观之，为太阴里气虚。

上述太阳病、太阴病脉象，皆类似小青龙汤脉象，但又具备自身特征。特殊的是小青龙加石膏汤脉证另有阳明里热脉象，体现出洪、滑脉及灼热脉象等特征脉象，如此则可施用小青龙加石膏汤。

小青龙加石膏汤证可见于普通流感、支气管哮喘、肺气肿、肺心病、肺炎等病症。临床上一般见有小青龙汤证后，有烦躁而使用小青龙汤加石膏汤。但烦躁症状于幼儿及表述能力差者，则难以问出。有的患者烦躁，但症状亦不明显。依靠一个烦躁的症状而断定阳明里热而妄加石膏者，似乎不太严谨。或许患者有口干、口渴、失眠等里热症状佐证，但均不如脉象直接。

临床上，见小青龙汤证的太阳病与太阴夹饮脉象及相关症状，只要有阳明里热的上述特征脉象，不管患者有没有明显的口干、口渴、烦躁等症，均可直接用小青龙加石膏汤，临床疗效观察可以佐证，这是正确的。

4. 小青龙加石膏汤脉象用药加减

《金匮要略》方

小青龙加石膏汤方 《千金》证治同，外更加胁下痛引缺盆。

麻黄，芍药，桂枝，细辛，甘草，干姜各三两，五味子，半夏各半升，石膏二两上九味，以水一斗，先煮麻黄，去上沫，内诸药，煮取三升，去滓。强人服一升，羸者减之，日三服，小儿服四合。

小青龙加石膏汤由小青龙汤加石膏而成方。方中由小青龙汤解表化饮，石膏清阳明里热。故而，凡是外寒里饮脉象明显者，体现寸浮紧而"水滑黏胶样"痰饮脉晕者，临床症状表现肌痛、恶寒、无汗、咳痰等相应症状，重用小青龙汤加石膏汤中的小青龙汤。（参见小青龙汤脉象篇）。若阳明里热脉象明显，宏观脉象滑数或洪脉明显，特别是左寸脉洪大，左心搏有力而有"灼热指感"，为里热壅盛，应用大量石膏以泻阳明里热。

值得指出的是：小青龙加石膏汤脉象中，阳明里热不一定有明显的烦躁症状，但是患者可能出现失眠、睡不安宁、噩梦、兴奋、话多等精神总体偏兴奋的症状，也属于阳明里热烦躁的症状组成之一。

临床上不能仅拘于"烦躁"两个字，而片面理解，特别是小儿与老人等表述不是特别清晰者，医者应以脉为主的同时，善于"观颜察色"！做到指下明了，心中明了，遣方清晰，万无一失，滴水不漏！

5. 小青龙加石膏汤脉象与其他方脉象鉴别

小青龙加石膏汤脉象需与小青龙汤脉象相鉴别：上述已经有大部分内容论述两者之辨别，这里再提个要点：

小青龙加石膏汤脉象主要在小青龙汤脉象的基础上加上阳明病脉。只要有太阳太阴的脉象的同时，出现以下阳明病脉象，则果断在小青龙汤的基础上加石膏。

宏观脉象脉中出现：滑、数、大脉。

微观脉象脉中出现：心前区灼热脉象。

虽然临床上烦躁症状可以细加关注，但脉象更加一目了然！

八、麻黄连翘赤小豆汤脉象

1. 脉象图

宏观脉象（如图5-17）：双寸浮紧而滑。双关浮弦涩。双尺沉而有力。

微观脉象（如图5-18）：右寸下肺脉晕浮起，肺晕外形大而饱满，按之有力而稍紧绷。

左寸下心脉晕浮起，心晕外形饱满，搏动数而有力。

右关肝脉晕浮起而饱满，切下肝晕内脉气稍涩手，或肝内显现"细麻布样"纹理。

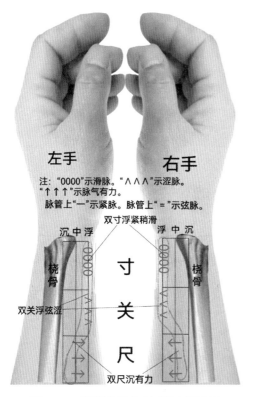

注："0000"示滑脉。"∧∧∧"示涩脉。
"↑↑↑↑"示脉气有力。
脉管上"一"示紧脉。脉管上"="示弦脉。

图 5-17　麻黄连翘赤小豆汤宏观脉图

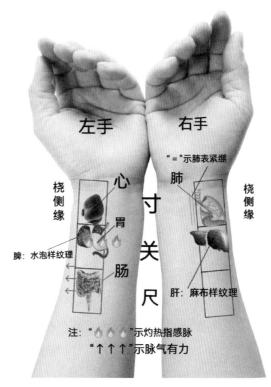

图 5-18　麻黄连翘赤小豆汤微观脉图

左关上部桡侧缘脾脉晕浮起而饱满，脾表有"水泡样"纹理脉晕，久候有灼热指感。

左关上部尺侧缘胃脉晕浮起而饱满，切下胃晕内脉气"颗粒样"脉晕，其上稍涩手，其内有"水滑样"指感，久候有灼热指感。

双尺肠脉晕形大沉下而脉气上举有力。

2. 脉症

《伤寒论·辨阳明病脉证并治》

第 262 条：伤寒瘀热在里，身必黄，麻黄连翘赤小豆汤主之。

3. 麻黄连翘赤小豆汤脉象经验

麻黄连翘赤小豆汤脉象为太阳阳明合病脉象。本方为麻黄汤去桂枝，加姜、枣、连翘、桑白皮而成。此方原为"伤寒瘀热在里，身必黄"而设，其脉包括了太阳表实证、阳明实热脉象及湿、瘀脉象四部分。

麻黄连翘赤小豆汤太阳表实证脉象：宏观脉象，双寸浮紧，双关浮。双寸浮紧为表实证之脉象，双关浮亦示病在表。

微观脉象，心肺脉晕浮而形大饱满，其中肺表紧绷为表实之典型脉象。患者当出现相应的恶寒、发热、无汗、皮肤痒等症状。

麻黄连翘赤小豆汤阳明里热证脉象：宏观脉象，寸滑脉。双尺沉而有力。滑为湿热，沉病在里，有力脉为气之有余而盛之脉象。里实热脉之阳明病脉，遇滑脉明显可考虑热中有水湿、水饮为患，或湿与热结而致湿热熏蒸为患。

微观脉象，脾胃脉晕久候有灼热指感，患者出现相应的烦躁、口干、口渴、口黏等症状。

麻黄连翘赤小豆汤湿瘀脉象：宏观脉象，滑脉。滑为湿热之脉象。双关浮弦涩，弦为水饮之脉象，涩为血瘀之脉象，其为宏观脉象之水湿瘀血脉象。

微观脉象：脾胃脉晕之表现为"颗粒样"脉晕，涩脉为瘀血脉象。胃晕内之"水滑样"指感为水饮微观脉象。

麻黄连翘赤小豆汤脉象还有两个特殊的微观脉象：

其一，脾之脉晕之表可及"水泡样"纹理脉晕。这种特殊的脉晕提示免疫反应亢进相关的皮肤疾病，可以理解为太阳表证易出现皮肤疾患的特殊微观脉象。

出现这种脉象的患者都有皮肤相关的症状，出现皮肤瘙痒、皮肤肿胀疼痛、皮疹或者伴有皮肤瘙痒的黄汗等皮肤病症。

其二，肝脉晕浮起而饱满，切下肝晕内脉气稍涩手，或肝内显现"细麻布样"纹理。肝表浮而饱满，浮之为病表，饱满为实象。本为表实证的一种脉象表现之一，但是关部的肝脉晕也不会仅仅表现一个表实证，更多的是表达肝脏相应信息。

肝晕是否包含其他信息，切入肝内脉晕进一步循察。若发现肝内显现"细麻布样"纹理，这是提示肝内病变，多是提示慢性肝炎或者肝硬化的微观脉象脉晕。

但只要肝脏脉晕浮起，该类肝脏内的疾病就提示与表证有关。所以有一些麻黄连翘赤小豆汤证出现黄疸症状，或者黄汗症状，通过宏观脉象与微观脉象的结合，就能够对疾病的本质及预后进行有效的解析与把握。

上述脉象符合麻黄连翘赤小豆汤脉象。临床上若出现急性肝炎的恶寒发热、无汗、黄疸等症状，脉象明显符合上述的太阳阳明证，经过肝部微观脉象的指引，符合麻黄连翘赤小豆汤证，临床上使用，能很快地解除相应的表证，也能很快地缓解肝功能异常，可以对黄疸以及皮肤瘙痒症状快速缓解。

4. 麻黄连翘赤小豆汤脉象用药加减

《伤寒论》方

麻黄连翘赤小豆汤方：麻黄二两（去节），连轺二两（连翘根也），杏仁四十个（去皮尖），赤小豆一升，大枣十二枚（擘），生梓白皮一升（切），生姜二两（切），甘草二两（炙）。

上八味，以潦水一斗，先煮麻黄，再沸，去上沫，内诸药，煮取三升，分温三服，半日服尽。

麻黄连翘赤小豆汤由麻黄汤去桂枝，加姜、枣、连翘、桑白皮而成方。方中有麻黄汤发汗解表，连翘清阳明里热，桑白皮清热泻火，赤小豆有化湿之功。方中并无活血之药，焉能治瘀热夹杂之证？患者脉中亦可循到涩脉、"颗粒样"脉晕等瘀血脉象。虽瘀血在麻黄连翘赤小豆汤脉象中不是主要病机，但大部分表实之患者邪郁于肌肤而有瘀证，皮肤或可出现青紫，或可出现皮疹。

我们在临床上遇到过此脉象，患者出现相应的皮肤紫癜和皮肤瘙痒，而确诊为特发性血小板减少的患者，投于此方，血小板在两个星期内可大幅度上升。后边因为这个患者有出血倾向，我们加入活血止血的三七，患者进一步好转。通过此病例，我们认为，麻黄连翘赤小豆汤脉象又瘀血脉象明显者，是可以适量加活血化瘀药的。

皮肤瘙痒可以选用泽兰，有出血倾向可选用三七，皮肤有结节可以选用桃仁，可以根据脉象结合症状来选用，临床可增疗效。

麻黄连翘赤小豆汤还常常用于急性肝炎，患者有恶寒发热、皮疹、黄疸症状，表现的阳明病脉象及太阳表证脉象均非常明显，患者可以大量用麻黄的同时，大量用连翘，临床观察对肝功能的恢复有非常大的帮助。太阳表实证的双寸浮紧脉象，随着麻黄用量的增大，很快就能缓解，出现浮而不紧的现象，同时，可观察到急性期的肝功能指数上升的速度变缓而开始下降！

一旦阳明里热脉象的滑而有力非常明显时，如果有相应的皮肤会出现红肿痒，并以红肿为主的症状，患者出现口干口渴，但不是特别明显，有的患者会出现口中黏腻感。这种患者可大量用连翘。如果出现口干明显，关尺部滑、洪脉象的里热明显，可以加石膏，以清阳明里热。

5. 麻黄连翘赤小豆汤脉象与其他方脉象鉴别

麻黄连翘赤小豆汤脉象需与茵陈蒿汤脉象相鉴别：麻黄连翘赤小豆汤脉象为太阳阳明夹湿瘀脉象，而茵陈蒿汤脉象为正阳阳明夹湿瘀脉象。两者皆有阳明里热，皆夹湿瘀脉象。临床上两者皆可以出现黄疸症状，也皆可能用于肝炎、肝硬化等肝部疾病治疗，故而，需进一步区分辨证应用。

虽然两者皆有以上共同点，但麻黄连翘赤小豆汤脉象另有太阳表实的双寸浮紧脉象，而茵陈蒿汤证无表证。

两者虽然同时夹有湿瘀，也同时有阳明热，但各有侧重。麻黄连翘赤小豆汤脉象以表证湿热病机为主，茵陈蒿汤脉象以里证湿、瘀、热三者病机并重，并体现相应的脉象轻重之不同。（可对应上述的瘀、热、湿各宏观微观特征进行分辨，为防重复，不再赘述）

两张处方经常用于肝病，但应用不同。麻黄连翘赤小豆汤常常用肝炎急性期，有恶寒发热表证症状时。茵陈蒿汤则经常用于慢性肝炎、肝功能异常时。

九、竹皮大丸脉象

1. 脉象图

宏观脉象（如图 5-19）：双寸浮细而滑或数，左寸细甚于右寸。双关浮滑。双尺沉而有力。

微观脉象（如图 5-20）：右寸下肺脉晕浮起，肺晕外形瘦小，但饱满，按之脉软。

左寸下心脉晕浮起，心晕外形瘦小而饱满，搏动滑利而无力。心尖区、心前区有灼热指感。

左关上部尺侧缘胃脉晕浮起而饱满，切下胃晕内"颗粒样"脉晕，按之脉气上举有力，久候有灼热指感。

右关肝脉晕浮起而饱满，切下肝内质感均匀，按之脉气上举有力。

双尺肠脉晕形大沉下而脉气上举有力，或可及直肠脉晕，久候有灼热指感。

妇人双尺下可及萎缩性的卵巢及子宫脉晕，指感偏硬。

2. 脉症

《金匮要略·妇人产后病脉证治第二十一》

第10条： 妇人乳中虚，烦乱呕逆，安中益气，竹皮大丸主之。

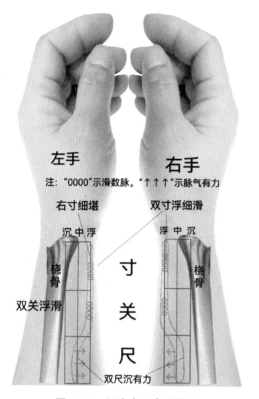

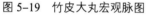

图 5-19 竹皮大丸宏观脉图

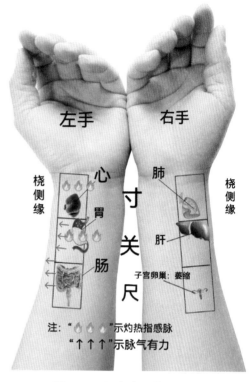

图 5-20 竹皮大丸微观脉图

3. 竹皮大丸脉象经验

竹皮大丸脉象为太阳阳明合病脉象，为太阳表虚证加阳明里热证夹饮之合病脉象。此方由桂枝甘草汤重用甘草，加大枣、竹茹、石膏、白薇而成。原方条文为"妇人乳中虚，烦乱呕逆，安中益气，竹皮大丸主之"。"乳中虚"三个字，历来是这个条文的争论要点，多种解释均牵强附会，难以落到临床，也难以服人。我们在临床实践中无意从另外一个角度理解了"乳中虚"。

竹皮大丸太阳表虚脉象：患者出现双寸浮细脉象，左寸细甚于右寸。微观脉象左寸心脉晕：心脉晕浮起，心晕外形瘦小而饱满，搏动滑利而无力。其时，患者心烦、心慌，自觉胸中空虚，如同心中无血充养。患者可以指出胸前两乳头连接中点膻中穴位置，我们不禁联想"妇人乳中虚"乳中应指乳头之中间位置。此位置虚，为"乳中虚"，则指心慌、心虚的感觉。《伤寒论》有多处类似表达方式，如"胃中虚""胃中虚冷""胸中痛""腹中痛""咽中干""心中懊恼"等。

因而我们从竹皮大丸脉象中出现的寸脉细无力、心脉晕缩小等太阳表虚脉，以及相应的心慌、心虚症状来理解"乳中虚"条文，显得更加贴切于临床。"妇人乳中虚"特指"妇人"，且位于《金匮要略·妇人产后病脉证治第二十一》篇，临床上竹皮大丸常常用于妇人更年期综合征，确为妇人多见。如果理解为生产不久，哺乳伤津血，显然以偏概全，也与更年期综合征这种常见的竹皮大丸脉证应用实际相差甚远。当然，并非以病匡证，但据于临床实际应用来理解伤寒条文，更接近临床实际。

以上表述的是太阳表虚脉象的左寸心脉晕及症状特征；这是竹皮大丸特殊性的左寸心脉象。

相比于右寸，右寸脉管宽于左，也出现浮细脉象，亦是典型太阳表虚脉。

竹皮大丸阳明夹水饮脉象：宏观脉象，双关浮滑，双尺沉而有力。滑和有力脉均为阳气有余、里热炽盛之脉象，滑却另有水饮之意。故而患者亦常出现恶心、呕逆之症。微观脉象，胃脉晕浮起而饱满，切下胃晕内"颗粒样"脉晕，按之脉气上举有力，久候有灼热指感，亦是阳明里热之象。

微观脉象，右关肝脉晕浮起而饱满，切下肝内质感均匀，按之脉气上举有力，阳明里热之象。微观脉象，双尺肠脉晕形大沉下而脉气上举有力，或可及直肠脉晕，久候有灼热指感，亦阳明里热之象。其中，阳明病脉象的分析前面已有详论，不再赘述。患者应出现阳明病的口干、口渴、烦躁、失眠等症状，出现恶心、呃逆、呕吐痰饮等水饮症状。以脉释证，证了于心！

妇人竹皮大丸微观脉象：妇人或可见尺下的萎缩性的卵巢及子宫脉晕，指感偏硬。子宫脉晕及卵巢脉晕皆小于常态，这是一种更年期子宫附件萎缩的生理现象。如此脉象提示：子宫、卵巢功能衰退，将出现更年期综合征病症。

患者可能出现心烦，失眠，心悸，心慌，潮热等更年期综合征症状。如此症状，又可以反过来指导竹皮大丸可能出现的太阳表虚及阳明里热症状，太阳表虚则有汗多、怕风等症，阳明里热则有失眠、烦躁焦虑、口渴口干等症。如此脉、症、病结合则可施用竹皮大丸。

记住，顺势脉在前、症在中、病在后，以脉指导为主，以证相印证，而病是参考，如此则丝丝入扣。千万不可本末倒置，以病指导证，以证指导脉，则失去本质。可要清楚，更年期综合征也出现常见的大柴胡汤脉象以及当归四逆汤脉象。以脉象来涵盖病症，临床疗效尤佳！

竹皮大丸脉象还有可能出现右寸偏浮而长脉象，这种是失眠症状脉象，非竹皮大丸脉象病机脉象。

竹皮大丸脉象可见寸长，但失眠主要还是因为阳明里热的滑、有力脉及灼热指感的里热脉象。里热是病机、是本质、是因，而心烦、失眠是症状，是外在表现，是果。这是脉象上分析症状、因果表现的一面。医者当抓住病机本质，切不可把左寸浮长当成竹皮大丸的特征性脉象来把握。

4. 竹皮大丸脉象用药加减

《金匮要略》方

竹皮大丸方：生竹茹二分，石膏二分，桂枝一分，甘草七分，白薇一分。

上五味，末之，枣肉和丸弹子大。以饮服一丸，日三、夜二服。有热者，倍白薇，烦喘者，加柏实一分。

竹皮大丸由桂枝甘草汤加重甘草，加大枣、竹茹、石膏、白薇而成方。方中桂枝、甘草降冲解表，甘草、大枣益脾，竹茹降逆化痰，石膏、白薇清阳明里热。

凡脉浮而细者明显，则太阳表虚证明显，当重用竹皮大丸之桂枝甘草汤以解太阳之表证。凡滑、有力脉象明显，而微观脉象灼热指感明显，则阳明里热明显，重用石膏、白薇以泻阳明里热。白薇于临床应用常有恶心的反应，可以用知母替代。左关胃脉晕浮起而饱满者，胃气滞也，久滞不降当逆于上，出现恶心呕逆之症状者，当重用桂枝、竹茹降逆止呕。

倘若患者水饮脉象严重，滑脉要素明显，而有呕逆、心烦、眩晕者，当重用竹茹，临床上还可以加胆南星以增化饮降逆之功。

"有热者，倍白薇，烦喘者，加柏实一分"，此处之有热，指阳明实热，当脉现滑数有力，而微观脉象心尖区、心前区有灼热指感，患者当有口干、口苦、心中烦乱之象。"倍白薇，烦喘者，加柏实一分"，此处之"烦喘"可见于患者出现心烦而呼吸加深，因为患者有胸闷，则深深叹气，欲解烦闷。此"烦喘"之症，亦是阳明实热之征，当加柏实一分。

5. 竹皮大丸脉象与其他方脉象鉴别

竹皮大丸脉象需与桂枝加龙骨牡蛎汤脉象相鉴别：两者同为太阳阳明合病脉象，同为太阳表虚阳明里热证，同用桂枝甘草汤打底，临床同样有心中烦乱之症。

脉象不同：

竹皮大丸脉象：太阳表虚、阳明里热皆重，其心烦为阳明里热、热扰心神所致，脉象当中滑、有力，心尖、心前灼热脉是特征。

桂枝加龙骨牡蛎汤脉象：太阳表虚为主，心烦、失眠主要是心失营血所养而致，其阳热犹为次。脉象中左寸浮细而短，心晕外形瘦小，表面扁塌而软，搏动无神是特征。

用药不同：竹皮大丸之石膏、白薇、竹茹清阳明里热以除烦，而桂枝加龙骨牡蛎汤用龙骨、牡蛎重镇安神而除烦，侧重不同。

两者从脉象之辨，尤为明显，医者临床当分而用之。

十、木防己去石膏加茯苓芒硝汤脉象

1. 脉象图

宏观脉象（如图 5-21）：双寸浮细而滑。双关浮大而滑，稍按之弦紧。双尺沉细无力。

微观脉象（如图 5-22）：右寸下肺脉晕浮起，肺晕外形瘦小，但饱满，按之脉软弱无力，切下肺晕内，可及"枯树枝样""垂柳样"慢性病变异常支气管脉晕，其间有"水滑、黏胶样"痰饮脉晕，久候有灼热指感。

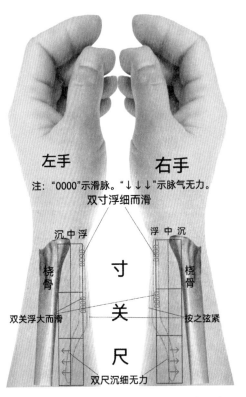

图 5-21　木防己去石膏加茯苓芒硝汤宏观脉图

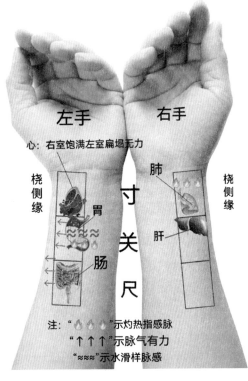

图 5-22　木防己去石膏加茯苓芒硝汤微观脉图

左寸下心脉晕浮起，心晕外形瘦小，右室偏饱满，左心扁塌无力。

左关上部尺侧缘胃脉晕浮起而饱满，胃壁指下坚硬，如切轮胎。切下胃晕内大量"颗粒样""水滑样"脉晕，按之脉气指下实而上举有力，久候有灼热指感。

右关肝脉晕浮起而饱满，切下肝内质感均匀而稍硬，按之脉气实而上举有力。

双尺肠脉晕形稍扁塌而沉下，脉气上举无力，或可及直肠脉晕，直肠内可及"团块样"粪便脉晕，久候有灼热指感。

2. 脉症

《金匮要略·痰饮咳嗽病脉证并治第十二》

第 24 条：膈间支饮，其人喘满，心下痞坚，面色黧黑，其脉沉紧，得之数十日，医吐下之不愈，木防己汤主之。虚者即愈，实者三日复发。复与不愈者，宜木防己去石膏加茯苓芒硝汤主之。

3. 木防己去石膏加茯苓芒硝汤脉象经验

木防己去石膏加茯苓芒硝汤脉象为太阳阳明太阴合病脉象。方中由"木防己、桂枝各二两，人参、茯苓各四两，芒硝三合"而成方，包含太阳表虚证、阳明里热证、太阴里虚夹痰饮证四种病机脉象。

木防己去石膏加茯苓芒硝汤太阳表虚证脉象：宏观脉象，双寸浮细。双关浮。浮为病在表，细为营血津亏，浮细为表虚之脉象。

微观脉象，心肺脉晕浮起，肺晕外形瘦小但饱满。脉晕浮起为病在表，形瘦小为虚象。心肺脉晕均合太阳表虚证脉象，患者出现汗多、恶风等表虚证。

木防己去石膏加茯苓芒硝汤阳明里热证脉象：宏观脉象，双关滑大。微观脉象，胃晕久候有灼热指感。肠脉晕、直肠内可及"硬团块样"粪便脉晕，久候有灼热指感。此为阳明腑实之微观脉象脉。灼热指感为正阳阳明之里热脉象，病在气津分，倘若里热与燥屎结，会出现直肠内"硬团块样"粪便脉晕，此为阳明腑实之微观脉象脉。有阳明之里热，有肠腑结燥屎，阳明伤津，肠腑失津之润而结燥屎。患者出现相应的口干、口渴、烦躁、腹满、便秘等腑实症状。

木防己去石膏加茯苓芒硝汤太阴里虚夹痰饮证脉象：宏观脉象，双尺沉细无力。沉为里病，细为津血亏虚，脉气无力，气虚之象，为太阴里病之气血津液亏虚之脉象。

微观脉象，双尺肠脉晕形稍扁塌而沉下，脉气上举无力。肠腑之形扁塌，此为太阴之里虚无力上承。按之脉气上举无力，进一步证实扁塌之象是虚象，非实象。肺脉晕内可及"水滑样、黏胶样"痰饮脉晕，胃内可及"水滑样"脉晕，皆是水饮、痰饮微观脉象脉晕。此微观脉象与滑脉互证痰饮之象。

木防己去石膏加茯苓芒硝汤右寸部微观脉象：肺晕浮而瘦，此肺之虚象。肺晕内，可及"枯树枝样""垂柳样"慢性病变异常支气管脉晕，此是慢性支气管炎、哮喘、肺心病等疾病脉晕，患者必然有慢性咳嗽、气喘、咳痰病史。其间"水滑、黏胶样"痰饮脉晕，这种脉晕提示，目前仍然有痰饮。患者处于发作期，目前咳喘、大量咳痰仍然明显，也是支饮、伏饮的一种脉象表现之一。

综合上述宏观脉象之下的微观脉象，可以投用木防己去石膏加茯苓芒硝汤，临床应用可以很快消除痰饮，较快平息气喘，取得不斐疗效。

木防己去石膏加茯苓芒硝汤左寸部微观脉象：左寸下心脉晕浮起，心晕外形瘦小，浮起之心脉，示病在表未解，有可能存在表邪诱因，有可能旧疾未除。表邪仍在，不管气候或者免疫力下降之诱因，不管病之新旧，脉象表现属于表证，表证诊断便可成立。心脉之缩小为营血已亏虚。此则表虚证。

进一步循察，右室偏饱满，左心扁塌无力。多为右心衰之疾病脉象。其时患者大多出现气促、哮喘、痰鸣、胸闷之症，严重患者出现"其人喘满……面色黧黑"之象。脸黑是缺氧时面部瘀血表现。短时间，脸黑病情可能迅速产生变症加重，长时间脸部偏黑，多为肺心病脸部缺氧、瘀血之症状，亦为重病之表现，医者不可不察。但符合上述脉象者，仍然用木防己去石膏加茯苓芒硝汤，临床观察，依然有效！

上述之病症"膈间支饮，其人喘满，心下痞坚，面色黧黑，其脉沉紧"，未提及水肿，临床部分患者有眼睑以及双踝水肿。此水饮之重，不影响上述诊断，方中重用茯苓便是。

脉象讲述至此，有医者提出疑惑，"膈间支饮……其脉沉紧"，这里明确提出"其脉沉紧"，为什么在上述论述当中不属于重点？因为此沉紧脉属于症状脉象，是因为"心下痞坚"症状而导致，并非疾病的病机。此沉紧处于左关部，需在浮脉的基础上稍加用力便可及，可以在微观脉象上表现得淋漓尽致："左关上部尺侧缘胃脉晕浮起而饱满，胃壁指下坚硬，如切轮胎。"在微观脉象上，反应胃壁坚如轮胎！明确与症状有关。两种脉象互为印证，便可解释得通。仲景执简驭繁，但后世迷茫不堪。我们可以反复通过临床来验证，这是属于症状脉象，真实不虚！

木防己去石膏加茯苓芒硝汤左关部微观脉象：上面有部分内容讲述因逻辑关系论及少量左关的胃脉晕"心下痞坚"症状脉象。明确症状后寻找病机，切下胃晕内见大量"颗粒样""水滑样"脉晕，这种脉晕就是水饮脉晕。按之脉气指下实而上举有力，久候有灼热指感，这是阳明里实热微观脉象脉晕。

木防己去石膏加茯苓芒硝汤右关部微观脉象：肝脉晕浮起而饱满，切下肝内质感均匀而稍硬，按之脉气实而上举有力。分析：饱满肝脉晕代表阳明实证，脉气实而上举有力亦是阳明气机旺盛有余之征。但肝内质感均匀而稍硬，这种脉晕是疾病脉象，是肝脏严重充血、轻度肝硬化等疾病脉象。很多木防己去石膏加茯苓芒硝汤病证可以看到类似肺心病的肝脾肿大，即出现上述肝脏脉象，施之木防己去石膏加茯苓芒硝汤，肝脾功能尚能逆转！

木防己去石膏加茯苓芒硝汤双尺部微观脉象：双尺肠脉晕形稍扁塌而沉下，脉气上举无力。这是太阴里虚的微观脉象。肠腑为太阴里之本位。肠形扁塌，腑虚无力上承，脉气上举无力，太阴之气虚之象，其种脉象患者多有纳差、食欲不振之症。

直肠内可及"团块样"粪便脉晕，久候有灼热指感，此是阳明腑实之脉象，患者将出现腹满、便秘之症状。

4. 木防己去石膏加茯苓芒硝汤脉象用药加减

《金匮要略》方

木防己汤方：木防己三两，石膏十二枚（鸡子大），桂枝二两，人参四两。

上四味，以水六升，煮取二升，分温再服。

《金匮要略》方

木防己去石膏加茯苓芒硝汤方：木防己、桂枝各二两，人参、茯苓各四两，芒硝三合。

上五味，以水六升，煮取二升，去滓，内芒硝，再微煎。分温再服，微利则愈。

上述木防己汤与木防己去石膏加茯苓芒硝汤共列并举，是因为木防己去石膏加茯苓芒硝汤等脉象涵盖木防己汤所有的脉象，病机、症状部分也有重叠，故合并而论之。木防己去石膏加茯苓芒硝汤由木防己、桂枝、人参、茯苓、芒硝五味药组合成方。其中木防己逐水饮，人参益气治痞，桂枝解表降冲，茯苓化饮，芒硝泻阳明之腑热。可进一步理解为，桂枝解太阳之表，人参益补太阴之气，木防己、茯苓化太阴水饮，芒硝泻阳明腑实，可治太阳阳明太阴合病之病证。

凡有太阳表虚脉象明显者，出现喘满气逆之症，应重用桂枝解表降冲逆。凡有太阴气虚脉象明显者，出现疲惫之象，倦怠之症，当用人参大补太阴之元气，以资后天之本。患者呕逆明显，痰多喘满，或有水肿之象，脉中水饮之脉象显著者，当用茯苓、木防己逐水化饮。

阳明腑实之脉象显著者，当腹满而便秘，芒硝重用！何时用石膏？口干、烦躁者，脉大而洪者，脉中灼热感明显者，阳明之气分热盛也，非石膏莫属。

痞满重者，重用木防己。口干、烦躁重者，重用石膏、茯苓。呃逆重者，桂枝、茯苓重用。较为虚弱，体力不支者，用大量人参。严重便秘非芒硝莫属。

如此从症状、脉象细分选方用药，指下明了，疗效可期。

5. 木防己去石膏加茯苓芒硝汤脉象与其他方脉象鉴别

木防己去石膏加茯苓芒硝汤脉象需与小青龙加石膏汤脉象相鉴别：

脉象相同点：

小青龙加石膏汤：治烦躁而咳喘，心下有水气。

木防己去石膏加茯苓芒硝汤：治喘满、心下痞坚烦渴者。

症状上，两者皆有咳喘、烦躁的明显症状。病机上，小青龙加石膏汤脉象与木防己去石膏加茯苓芒硝汤脉象皆为太阳太阴阳明合病脉象。

脉象不同点：

小青龙加石膏汤脉象：太阳表实证脉象，症状出现恶寒、无汗。

木防己去石膏加茯苓芒硝汤脉象：太阳表虚证脉象，症状出现怕风、多汗。

小青龙加石膏汤脉象：正阳阳明里热脉象重，症状出现口干、口渴、烦躁。

木防己去石膏加茯苓芒硝汤脉象：阳明腑实脉象重，症状出现烦躁、便秘。

上述内容我们从症状、脉象、病机等不同角度分析共同点与不同点的临床鉴别应用，医者可一目了然。

十一、厚朴麻黄汤脉象

1. 脉象图

宏观脉象（如图5-23）：双寸浮弦而数，右寸浮甚。左关沉而无力。

微观脉象（如图5-24）：右寸下肺脉晕浮起，肺晕外形大而稍隆起，按之有力而弦。切入肺晕内，可及"垂柳样""枯树枝样"异常支气管纹理脉晕，其内见"水滑黏胶样"痰饮脉晕。

左寸下心脉晕浮起，心晕外形饱满，搏动数而有力。心前区久候有灼热指感。

左关脾胃脉晕沉下而脉气上举无力。

2. 脉症

《金匮要略·肺痿肺痈咳嗽上气病脉证治第七》

第8条：咳而脉浮者，厚朴麻黄汤主之。

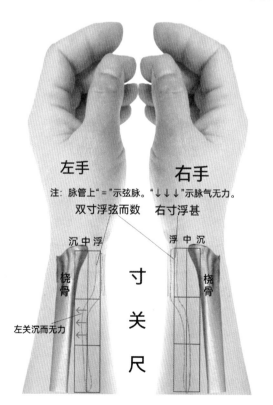

图5-23 厚朴麻黄汤宏观脉图

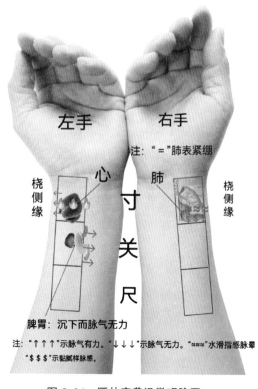

图5-24 厚朴麻黄汤微观脉图

3. 厚朴麻黄汤脉象经验

厚朴麻黄汤脉象为太阳阳明太阴合病之脉象，为治"咳而脉浮者"而设，包含太阳表实证、阳明里热证、太阴气虚以及夹有痰饮、气滞之病机脉象。

厚朴麻黄汤太阳表实证与气滞脉象：宏观脉象，双寸浮弦。太阳表实证本应浮紧，何来浮弦？

弦脉，是脉管紧张度达到一定的程度，而指下绷直如琴弦之象者。而紧脉，是脉管紧张度比正常要高，而体现的指下脉管绷紧感。弦的紧张度比紧更高，但表达的含义却有所差别。脉管因受寒，寒性收引内敛，脉管不舒张而体现紧脉。但脉管都能保持一定的活动波幅，仍然可以推动气机津液前行，而不停阻于局部，不行为气滞之病机。倘若脉管紧张度进一步增加，指下绷直如琴弦，已无力推动气机津液前行，而有气滞之象。故而弦脉有气滞、有津液留滞之水饮含义。

从以上对弦脉与紧脉的脉形与病因之异同点进行解释便可以清楚：厚朴麻黄汤脉象之浮弦脉是包含浮紧脉在内的。因为气滞而弦，从而掩盖了浮紧脉象，而表达出浮弦脉象。

从宏观脉象的弦脉中，我们明确厚朴麻黄汤证是具有上焦（寸部）气滞病机的，患者会明确地表现出胸闷，自觉胸部不舒和胸中饱满壅堵感等气滞症状。这也是厚朴麻黄汤证中重用厚朴五两的原因，比重最大，比麻黄四两还要多出一两。从方中解释病机，厚朴之行气除满之分量远比麻黄之发汗解表重要，二者应同为君药，这也是厚朴麻黄汤冠名的要义所在。有医家认为小麦一升滋养脾胃，为方中之君，实属亦纯从量上分析，未考虑其药性及病机所致。从临床实践看，表阳证、气滞是重要病机，而且临床小麦常常弃置不用，疗效依旧。

厚朴麻黄汤阳明里热证脉象：宏观脉象，数脉，数脉为阳热之象。微观脉象，心前区久候有灼热指感，灼热指感亦为阳热之象。肺晕外形大，形大亦为阳。厚朴麻黄汤脉象中不出现滑脉，不出现洪大脉。阳明热象所占比重不高。医者指下有脉，心中应明了！患者可出现相应的口干、口渴、烦躁等里热证症状。

厚朴麻黄汤太阴里虚证夹痰饮脉象：宏观脉象，左关沉而无力。微观脉象，左关脾胃脉晕沉下而脉气上举无力。脾胃为太阴之里腑，脉气上举无力为太阴气虚之象。患者平日有纳少、易便溏之病症。微观脉象右寸肺晕内可及"水滑黏胶样"痰饮脉晕。

宏观脉象、微观脉象可以互补互参，痰饮脉象在此处宏观脉象当中体现不出来，而微观脉象却精细入微。但微观脉象躲不开宏观脉象的大方向，所以每次把脉，先把握宏观脉象，再观微观脉象，在大方向下寻找细节才不会出问题，在大的六经当中寻找方证才不出差错。

厚朴麻黄汤右寸部微观脉象：右寸下之肺脉晕浮形大，切入肺晕内，可及"垂柳样""枯树枝样"异常支气管纹理脉晕。这是支气管炎、哮喘、慢性肺部疾病的肺部疾病脉象。患者出现咳嗽、咳喘、胸满气促之病症。结合上述宏观脉象，符合厚朴麻黄汤脉象特征，施之，效佳。

厚朴麻黄汤左寸部微观脉象：左寸下心脉晕浮起，心晕外形饱满，搏动数而有力，浮而形大饱满，此为太阳阳明之心脉晕特征。心前区久候有灼热指感，为阳明之特有脉象。这里强调厚朴麻黄汤脉象之心脉多为有力之心脉，假若心脉无力，就非厚朴麻黄汤可宜。心脉形小须考虑有营血亏虚，心搏无力考虑气虚水饮之患，又另当别论。

厚朴麻黄汤左关部微观脉象：左关脾胃脉晕沉下而脉气上举无力。脾胃为太阴之本腑，脾胃脉晕沉下，为太阴亏虚之象。脉形常大而脉气上举无力为太阴之气虚象。厚朴麻黄汤脉象之太阴气虚而不寒，脉中并没有出现冰冷指感，方中相应比小青龙加石膏汤少去桂枝之热，但却增小麦之滋养。这种脉象患者平日只是脾胃娇弱，见纳少、食欲不振，并未出现明显的太阴胃肠症状，其太阴病在此也是较轻。

综上宏观脉象与微观脉象所述：厚朴麻黄汤脉象以太阳表实、气滞、痰饮为主，阳明里热及太阴气虚为辅。临床把脉注意多重病机中，有比重之轻重之分。

4.厚朴麻黄汤脉象用药加减

《金匮要略》方

厚朴麻黄汤方：厚朴五两，麻黄四两，石膏如鸡子大，杏仁半升，半夏半升，干姜二两，细辛二两，小麦一升，五味子半升。

上九味，以水一斗二升，先煮小麦熟，去滓，内诸药，煮取三升。温服一升，日三服。

厚朴麻黄汤由小青龙加石膏汤中桂枝、白芍加小麦、厚朴合而成方。"咳而脉浮者，厚朴麻黄汤主之"，条文简之又简。临床上，其主要用于太阳阳明太阴合病之咳喘之症，置于《金匮要略·肺痿肺痈咳嗽上气病脉证治第七》，强调了咳嗽上气为主治病证。

厚朴麻黄汤证以咳喘为主症，病机以太阳表实、气滞、痰饮为主要矛盾。故凡脉中太阳表实及气滞之脉象浮弦为主者，特别是弦象明显者，宜厚朴、麻黄同时重用，以发汗解表、理气、平喘咳。当痰饮脉象之"水滑黏胶样"脉晕于肺内大量存在，患者出现咳吐痰多、喘息痰鸣之症，则理化痰饮为主，杏仁、半夏、干姜、细辛均重用，以理寒化痰、止咳平喘。

胃纳差，左关沉，脾胃弱，小麦一升滋养脾胃之谷气。咳重痰轻，五味子酸敛止咳！脉数口干，阳明热重，石膏重用。微观脉象有灼热指感者，阳明里热重甚，当石膏、知母合用，为白虎之意，清泻阳明。

厚朴麻黄汤证可能出现咳喘与咳痰都很严重的状态，临床上可以在厚朴麻黄汤的基础上，加上大蜈蚣、僵蚕、蝉衣等虫药，可以加快缓解咳喘症状。

5. 厚朴麻黄汤脉象与其他方脉象鉴别

厚朴麻黄汤脉象需与小青龙加石膏汤脉象相鉴别：

脉象相同点： 同为太阳阳明太阴合病脉象。

症状相同点： 同治疗咳喘、痰多之症。

脉象之不同点：

厚朴麻黄汤脉象：以太阳表实证、气滞、痰饮为主要特征脉象，以寸脉浮弦为特征。

微观脉象： 肺晕外形大而稍隆起，按之有力而弦。

小青龙加石膏汤脉象：以太阳表实、内有伏饮、内饮化热为特征脉象，以双寸浮紧而滑数或洪脉为特征。

微观脉象： 右寸下肺脉晕浮起，肺晕外形大而饱满，按之有力而稍紧绷。两个肺部脉晕微观脉象特征亦不同。

症状之不同点： 厚朴麻黄汤证在小青龙加石膏汤证的基础上见胸闷、胸部胀满、气短之感。

以上以对比的形式列述，虽然死板，但一目了然，供临床参考使用。

十二、桂枝加大黄汤脉象

1. 脉象图

宏观脉象（如图5-25）：双寸浮缓而软，双关尺沉而洪大有力。

微观脉象（如图5-26）：右寸下肺脉晕浮起，肺表扁平而肺气平整而柔软，按之脉气无力。

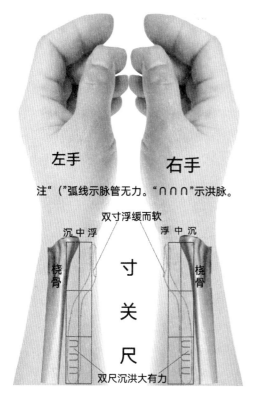

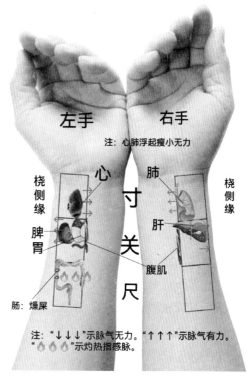

图 5-25　桂枝加大黄汤宏观脉图　　　图 5-26　桂枝加大黄汤微观脉图

左寸下心脉晕浮起，外形瘦小而弱，按之脉气无力。

双关肝、脾胃脉晕形大饱满，脉气上举有力。关尺部之尺侧缘，可及"软扁竹片样"肌肉脉晕，切之指下柔软。

双尺肠脉晕形大饱满，可及左尺桡侧缘之直肠脉晕，内容"团块样"燥屎脉晕，久候有灼热指感。

2. 脉症

《伤寒论·辨太阴病脉证并治》

第 279 条：本太阳病，医反下之，因尔腹满时痛者，属太阴也，桂枝加芍药汤主之，大实痛者，桂枝加大黄汤主之。

3. 桂枝加大黄汤脉象经验

桂枝加大黄汤脉象为太阳阳明合病脉象，为治"本太阳病……大实痛者"而设。此"大实痛者"为阳明之腑实也，故桂枝加大黄汤脉象主要包括太阳之表虚证（太阳中风）和阳明之腑实证脉象。

桂枝加大黄汤太阳表虚证宏观脉象：双寸浮缓而软，浮为太阳之表，缓软为脉中营血津液之不充盈，而体现为软，此为太阳表虚，津液充于肌表不足而体现出来的典型宏观脉象。本来表虚脉管理应稍细，此处不细但软，何也？因患者另有阳明之里实，阳明之脉，本脉管内气因里热蒸腾而充盈，影响了寸脉表虚的脉象表达，临床上以浮软为主要特征，医者不可不辨！

桂枝加大黄汤太阳表虚证微观脉象：寸下肺脉晕浮起，肺表扁平而肺气平整而柔软。肺之浮，病于表，肺表平而柔软，肺表之卫气不足。按之脉气无力，卫气虚之象。其时患者有发热、汗出等症。

桂枝加大黄汤阳明腑实证脉象：宏观脉象，双关尺沉而洪大有力。关尺之沉部为阳明之区，洪大有力，热盛之征。有力之脉，实而不虚。综之则阳明里实热也。其时，患者有口干、口渴、烦躁之症。

微观脉象，双尺肠脉晕，形大饱满。肠为阳明之里腑，形大饱满里实之征。左尺桡侧缘之直肠脉晕，内容硬"团块样"燥屎脉晕，此为便秘里实之症，又有久候有灼热之感，便是里热与燥屎结而成阳明腑实证。其时，患者将有腹满、腹痛、便秘之症。

微观脉象关尺部之尺侧缘，可及"软扁竹片样"肌肉脉晕，切之指下柔软。"软扁竹片样"肌肉脉晕是太阳表虚证之特征肌肉脉晕象，出现的部位就是肌表疼痛症状出现的部位。关尺部之尺侧缘为腹部区域。当此处出现上述脉晕，患者当腹满疼痛。

综上所述：患者出现太阳表虚、阳明腑实之脉象，同时出现了关尺部之尺侧缘的"软扁竹片样"肌肉脉晕，及直肠内之"团块样"燥屎脉晕，则符合太阳阳明合病之桂枝加大黄汤脉象。不管出现感冒后的胃肠病变，还是慢性结肠炎、肠梗阻或者克罗恩病，都可以投用桂枝加大黄汤。不但临床症状可以消退，相关疾病可以治愈！

4. 桂枝加大黄汤脉象用药加减

《伤寒论》方

桂枝加大黄汤方：桂枝三两（去皮），大黄二两，芍药六两，甘草二两（炙），生姜三两（切），大枣十二枚（擘）。

上六味，以水七升，煮取三升，去滓，温服一升，日三服。

桂枝加大黄汤由桂枝汤加大黄而成。因治"本太阳病，医反下之，因尔腹满时痛者，属太阴也，桂枝加芍药汤主之，大实痛者，桂枝加大黄汤主之"而设，文中可知有治疗虚痛的桂枝加芍药汤和治疗实痛的桂枝加大黄汤。这里主要讨论桂枝加大黄汤。而桂枝加芍药汤经对比则明。

桂枝加大黄汤治疗太阳阳明合病之"大实痛者"，重在实痛，则阳明之腑实而致腹痛者。当脉象出现相应的阳明腑实之直肠内"团块样"燥屎脉晕明显而多者，应用大量大黄以通腑泄热。而腹中疼痛明显者，关尺部之尺侧缘的"软扁竹片样"肌肉脉晕显著者，当知表虚之营血不足，肌肉腠理失之濡养，当重用白芍，其酸甘可养血、可缓急止痛，亦可通便。当腹痛可愈，大便得通。

"本太阳病，医反下之，因尔腹满时痛者，属太阴也，桂枝加芍药汤主之"，这里说的是仅仅出现于关尺部之尺侧缘的"软扁竹片样"肌肉脉晕之表虚腹肌痛，当切下关尺脉，不大反细，不洪反无力，太阴里之血虚同时存在，同时排除了阳明之燥屎脉晕，为太阴之里血虚证，"桂枝加芍药汤主之"。只重芍药，不用大黄，白芍应该从 45 克用起，可以增加到 65 克，临床对于腹痛疗效甚佳。但虽不用大黄，大量白芍亦会出现腹泻，当让患者腹泻一日四五次，连泻一两日，效果更好。

桂枝加大黄汤证因有表虚脉象的存在，患者在腹痛的同时常常汗出、恶风，脉象当寸部出现浮缓而软，表虚甚，可大量用桂枝以和营解表。恶风明显，但有肢冷者，脉缓近于迟，可加肉桂六克，温中散寒止痛。

其上述之桂枝加大黄汤证与桂枝加芍药汤同有表虚，但里证有太阴与阳明之分，脉象亦出现阴阳之别，如此加减用方，疗效可期。

5. 桂枝加大黄汤脉象与其他方脉象鉴别

桂枝加大黄汤脉象需与桂枝加芍药汤脉象相鉴别：

脉象相同点：同有太阳表虚（中风）脉象。

症状相同点：同治疗表里同病之腹痛、汗出之症。

脉象之不同点：

桂枝加大黄汤脉象：以阳明腑实之直肠内之"团块样"燥屎脉晕主要特征脉象，同时双关尺沉而洪大有力。

桂枝加芍药汤脉象：可见"软扁竹片样"肌肉脉晕，同时双关尺沉细无力为特征。

两者脉象表虚证同，里证则有太阴、阳明之一阴一阳之不同也。临床同样有腹痛，脉下分辨则阴阳之特征明了！

十三、防己地黄汤脉象

1. 脉象图

宏观脉象（如图5-27）：双寸浮而细软，右寸浮长。双关尺沉而细微、数有力。

微观脉象（如图5-28）：右寸下肺脉晕浮起，肺表扁平外形瘦小而弱，按之脉气无力。

左寸下心脉晕浮起，外形瘦小而弱，搏动无神，按之脉气无力。久候有灼热指感。

右寸上现颅脑脉晕，脉晕瘦小，切下其内，未及异常脉晕。

2. 脉症

《金匮要略·中风历节病脉证并治第五》

防己地黄汤方：治病如狂状，妄行，独语不休，无寒热，其脉浮。

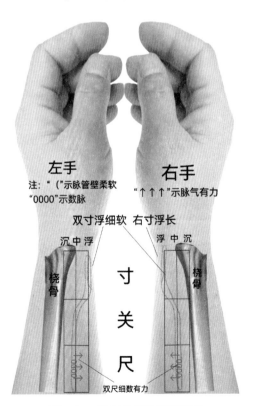

图 5-27　防己地黄汤宏观脉图

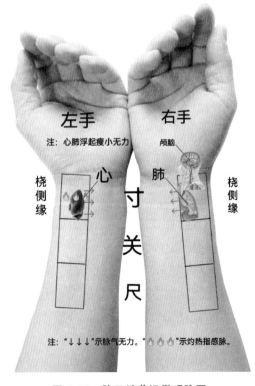

图 5-28　防己地黄汤微观脉图

3. 防己地黄汤脉象经验

防己地黄汤脉象为太阳阳明太阴合病脉象。冯世纶教授在《解读张仲景医学·经方六经类方证》中认为，防己地黄汤证为太阳阳明合病。我们在临床实践当中，认为除了有太阳阳明合病，应有太阴合病脉在内，其包含了太阳表虚、阳明里热、太阴阴血亏虚病机脉象。

防己地黄汤太阳表虚脉象：宏观脉象，双寸浮而细软。浮为病于表，细为营血亏虚，无力为虚象，综之，为太阳表虚。左右寸浮长，为失眠症状脉象，凡得此脉者，皆有失眠之症。微观脉象，右寸下肺脉晕浮起，肺表扁平，外形瘦小而弱，按之脉气无力，亦是表虚之微观脉象。患者无寒热，但汗出、恶风。

防己地黄汤阳明里热脉象：宏观脉象，双关尺沉而数有力。沉为里，数为热，有力为实，合之为里实热脉象。患者当有口干、口苦、烦躁、失眠之症。微观脉象，心脉久候有灼热指感，患者心中烦躁，怒火中烧，常发无名脾气。

防己地黄汤太阴阴血亏虚脉象：宏观脉象，双细脉，双关尺均细微。细脉为营血不足，无以充盈血管而致。微脉为血亏及阴，阴血不足而脉管更细。

阴虚出现口干、便干、舌燥、皮肤干燥、手足心热等阴血津液亏虚之象，此处反证了太阴阴血不足常有合阳明里热之象，与脏腑辨证的阴虚里热证不谋而合。但从六经脉分析来看，太阴阴（血）虚——细微脉，阳明里热（阴虚里热）——数脉、灼热脉。所对应关系，两者可以分开，只是经常合并在一起而已。

防己地黄汤右寸上部微观脉象：现颅脑脉晕，脉晕瘦小，切下其内，未及异常脉晕，可出现相应的颅脑症状，如头晕、头痛、嗜睡等。

防己地黄汤因治"治病如狂状，妄行，独语不休，无寒热，其脉浮"而设方。临床上我处中医门诊用此方治疗精神失常癫狂经验比较少，但用于失眠症却效果独佳。

4. 防己地黄汤脉象用药加减

《金匮要略》方

防己地黄汤方：治病如狂状，妄行，独语不休，无寒热，其脉浮。

防己一分，桂枝三分，防风三分，甘草一分。

上四味，以酒一杯，渍之一宿，绞取汁。生地黄二斤，㕮咀，蒸之如斗米饭久，以铜器盛其汁，更绞地黄汁，和，分再服。

防己地黄汤由防己、桂枝、防风、甘草之发汗和营解表合生地黄二斤而成，因治"治病如狂状，妄行，独语不休，无寒热，其脉浮"而设方。从文字上分析，应该是以治癫狂等精神异常疾病为主而设方。我处也用之治几例精神分裂症，取得不俗的疗效。但更多用于失眠症、抑郁症，临床观察疗效独佳。特别是严重失眠者，都有狂躁之症。患者出现细微脉者，太阴阴血亏虚严重，又出现阳明之数脉，以及阳明之灼热指感脉象，就符合大量用生地黄的脉象指征。

我们难于考证生地黄二斤之多，大约折合现在多少克？因各家对量争论不休。我们的临床做法是：生地黄从 60 克用起，到 120 克，就能有很好的疗效，150 克就可能出现腹泻现象。有腹泻者，加重桂枝与防风量。患者用两天到一个星期后，睡眠就能取得明显疗效。相应失眠症导致的烦躁易怒等阳明里热证心态很快就得到扭转。从这里只一味生地黄同时解决太阴阴血亏虚以及阳明里热的症状。当右寸脉不浮，或者右寸脉之脉浮起状慢慢下降，失眠与烦躁症状也随之好转。但必须等到关尺部的微脉向细脉转换，睡眠质量才会稳定。

当睡眠症状稳定的时候，患者会体现心脉瘦小的心慌症状，应该重用桂枝、甘草以和营安神。甘草应用炙甘草，会取得更好的疗效。

防己可利水，防风可驱表。当寸脉浮甚时，肺晕亦上浮时，表证未解也，应重用以解表。《神农本草经》曰：防己，味辛，平。主风寒，温疟，热气，诸痫。其中"诸痫"和目前《中药学》教材的防己功效不太一致，《本经》认为防己可治癫痫之疾，推之应有镇静、安神、止痉之功。我们临床上在失眠症烦躁易怒当中有用之，可以减少烦躁心态。

用法中"生地黄二斤，㕮咀，蒸之如斗米饭久，以铜器盛其汁，更绞地黄汁，和分再服"，从以上文字看，古代仲景年间用的是生鲜地黄，有两斤之重。目前我们用中药房的制生地黄饮片，60 克以上，应该也可替代。

5. 防己地黄汤脉象与其他方脉象鉴别

防己地黄汤脉象需与桂枝加龙骨牡蛎汤脉象相鉴别：两者皆有太阳阳明合病脉，同有太阳表虚脉，同有阳明里热脉象，临床上亦常常同用于失眠症。

脉象不同点：防己地黄汤脉象另有太阴阴血亏虚脉象，其脉中出现细微是特征。

防己地黄汤脉象阳明里热脉象重，久候有灼热指感亦是特征性改变之一。

十四、茵陈五苓散脉象

1. 脉象图

宏观脉象（如图 **5-29**）：双寸浮细滑数。双关浮弦。双尺沉弱。

微观脉象（如图 **5-30**）：左寸下心脉晕浮起，心晕外形瘦小，搏动滑利而有神。

左关上胃脉晕浮起，胃壁饱满隆起而稍绷紧。切入胃内，有"水滑黏腻样"异常脉晕指感。

右关上肝脉晕浮起，肝晕表面饱满而绷弦，切下肝内可及涩而灼热指感，或可及细"麻布样"纹理。

双尺肠脉晕沉而扁塌而无力。

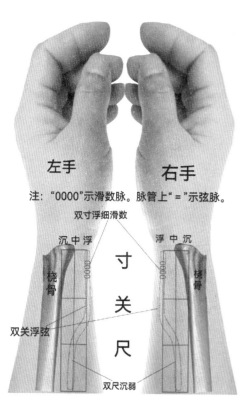

图 5-29　茵陈五苓散宏观脉图

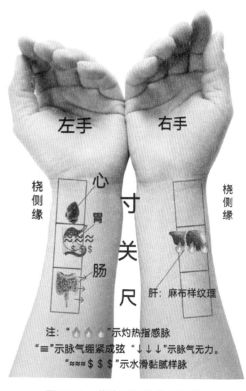

图 5-30　茵陈五苓散微观脉图

2. 脉症

《金匮要略·黄疸病脉证并治第十五》

第18条：黄疸病，茵陈五苓散主之。 一本云：茵陈汤及五苓散并主之。

3. 茵陈五苓散脉象经验

茵陈五苓散脉象为太阳阳明太阴合病脉象，因治"黄疸病"而设，包含太阳表虚、阳明里热、太阴气虚夹湿之病机脉象。

茵陈五苓散太阳表虚、阳明里热脉象： 宏观脉象，双寸浮细滑数。太阳表虚脉本应浮细缓，而此处浮细而滑数，缓脉被阳明里热脉象所掩盖而体现出滑数。所以我们把两者脉象合在一起讨论。其所以滑数脉居于浮层，是阳明里热外蒸于气分肌表所致。

微观脉象，肝脉晕内灼热指感亦是阳明里热之征。患者出现相应的恶风、汗出等表虚症状，同时，出现口干、口渴、烦躁、失眠等里热症状。

茵陈五苓散太阴气虚夹湿脉象： 宏观脉象，双尺沉弱。沉为里病，弱为虚象，沉弱为太阴之里虚。微观脉象，双尺肠脉晕沉而扁塌而无力。肠为太阴之里腑，腑形扁塌，腑气衰弱，按之无力，太阴气虚之象。另有胃脉晕内出现"水滑黏腻样"水饮之脉象。

茵陈五苓散右关部微观脉象： 肝脉晕浮起，肝晕表面饱满而绷弦。浮起之肝晕，为表证未解，肝晕饱满，实证之象，肝表绷弦，水湿之征。切下肝内，可及涩而灼热指感，此乃阳明里热之微观脉象。肝内"麻布样"纹理，是疾病脉象，是慢性肝炎和肝硬化的病理特征脉象，此类脉象都可见肝功能异常或黄疸。

临床上出现相应的黄疸、小便频数、小便不利、汗出、烦渴等症状，若符合宏观脉象特征，又符合微观脉象的肝疾病脉晕，则符茵陈五苓汤脉象特征，可使用茵陈五苓汤。

茵陈五苓汤不仅仅用于肝胆疾病，凡是符合太阳表虚、阳明里热、太阴气虚夹湿脉象的病症都可以使用，临床上还经常用于胃肠疾病以及妇科阴道炎等病症，均取得良好的疗效。

4. 茵陈五苓散脉象用药加减

《金匮要略》方

茵陈五苓散方：茵陈蒿末十分，五苓散五分。

上二物和，先食饮方寸匕，日三服。

茵陈五苓散脉象由茵陈蒿末十分、五苓散五分合而成方，因治"黄疸病"而设。方中茵陈蒿倍于五苓散，五苓散又以泽泻量为最大，可以说茵陈五苓散主要以茵陈蒿、泽泻两味药为主，其他量都非常小。茵陈蒿大约等于泽泻的两倍量。两味药皆属寒性，皆有利湿之功，以药测证可以认为，茵陈五苓散证的主要病机是阳明里热以及太阴水湿。

所以，凡脉诊当中发现阳明里热重者，滑数特征明显而指下灼热指感明显者，就重用茵陈蒿与泽泻两味药，以清阳明里热，利尿化湿。

仲景原义治黄疸之湿重而夹表虚证者，既有小便不利，又有恶风、汗出之表证症状，但表证总在其次，出现脉浮偏细者，表虚明显者，容易汗出者，重用桂枝，以和营解表。

茵陈五苓散中之五苓散的其他利尿渗湿者，在湿重之时脉象表现为滑及"水滑黏腻样"明显者，出现相应的小便不利症状明显者，可以同时重用其中的猪苓、茯苓。

若出现双尺沉弱特征明显，则太阴里虚脉象明显者，应重用白术加苍术，以健脾利湿。

临床上出现太阳阳明太阴合病夹湿脉象，而见黄疸之肝胆疾病者，使用茵陈五苓散，常化成汤药使用。无论是肝功能失常或者胆囊炎等疾病，均能取得良好疗效。从临床症状缓解上以及生化指标，至影像指标，都能够取得满意的结果。

5. 茵陈五苓散脉象与其他方脉象鉴别

茵陈五苓散脉象需与五苓散脉象相鉴别：两者皆为太阳太阴阳明合病脉。茵陈五苓散是在五苓散证的基础上，见到黄疸症状时使用，或者在五苓散证的基础上水湿比较严重的情况时使用。

五苓散脉象：宏观脉象，双寸浮细数或浮缓。左关浮弦。双尺沉弱。

茵陈五苓散脉象：宏观脉象，双寸浮细滑数。双关浮弦。双尺沉弱。

两者机宏观脉象的区别是：茵陈五苓散有滑脉。

从微观脉象看，茵陈五苓散脉象出现右关脉的肝脉晕异常，五苓散脉象主要体现为胃肠脉晕的异常。两者微观脉象侧重不同。另外茵陈五苓散脉象"水滑黏腻样"异常脉晕指感面积较大、量较多。

第三节　阳明病之少阳阳明病脉象详解

一、大柴胡汤脉象

1.脉象图

宏观脉象（如图 5-31）：双关弦而滑数。双尺沉而滑数有力。

微观脉象（如图 5-32）：左关下肝晕饱满，而肝表面紧绷、稍隆起而成弦。切下肝内质感稍韧有灼热指感。肝晕内无颗粒团块等异常脉晕，或可见胆囊脉晕，胆壁粗糙或有"砂粒样"结石脉晕。

右关下胃晕饱满而隆起，胃晕之表面紧绷而弦。切下胃晕内，其内脉气饱满而顶手有力，或可见胃晕内"颗粒样"异常脉晕。

双尺肠脉晕沉而饱满有力，左尺桡侧缘可及直肠脉晕，其内可及"泥团块样"粪便脉晕。久候有灼热指感。

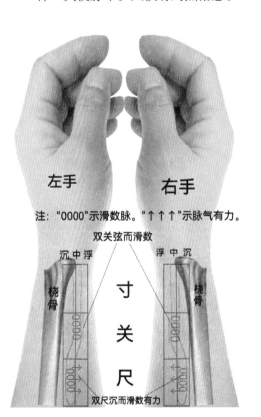

图 5-31　大柴胡汤宏观脉图

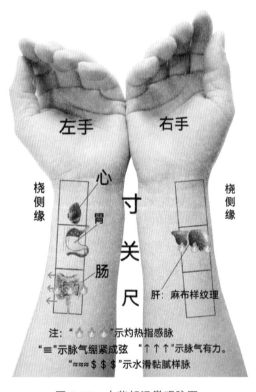

图 5-32　大柴胡汤微观脉图

2. 脉症

《伤寒论·辨太阳病脉证并治（中）》

第 103 条：太阳病，过经十余日，反二三下之，后四五日，柴胡证仍在者，先与小柴胡汤；呕不止，心下急，郁郁微烦者，为未解也，与大柴胡汤下之则愈。

《伤寒论·辨太阳病脉证并治（下）》

第 136 条：伤寒十余日，热结在里，复往来寒热者，与大柴胡汤；但结胸，无大热者，此为水结在胸胁也。但头微汗出者，大陷胸汤主之。

第 165 条：伤寒，发热，汗出不解，心下痞硬，呕吐而下利者，大柴胡汤主之。

《金匮要略·腹满寒疝宿食病脉证治第十》

第 12 条：按之心下满痛者，此为实也，当下之，宜大柴胡汤。

3. 大柴胡汤脉象经验

大柴胡汤脉象为少阳阳明合病脉象。因治"伤寒十余日，热结在里，复往来寒热者""伤寒发热，汗出不解，心中痞硬""按之心下满痛者"等而设。其中包含少阳半表半里之阳热、阳明里实之病机脉象。

大柴胡汤少阳半表半里之阳热之脉象：宏观脉象双关弦而滑数。弦为少阳之特殊脉象。少阳之阳郁于半表半里，外不出于表，内不入于里，其阳热有余，邪正于半表半里之位交争剧烈，病机亢进有余而呈现阳性特征，故称为少阳病。阳郁于半表半里，脉位常处于浮与中层位之间，显现不浮但不沉之脉位。脉气郁而不达，气机不伸而成弦脉，弦为脉管紧张度高、气机不舒畅之象。少阳病之阳气有余，邪正交争剧烈，脉搏多体现搏动有力或兼洪、滑、大之阳脉。

双关弦而滑数为大柴胡汤之特征性宏观脉象，尽管双关之弦可能延伸到双寸，出现相应的胸满、哮喘、胸闷等症，依然要以双关弦而滑数为特征性脉象，仍是大柴胡汤之脉。仅双寸之弦，非大柴胡汤之脉象。

临床上，双关弦延伸到双寸，以右寸弦而兼有微观脉象之肺脉晕饱满而肺纹理粗如"枯树枝样"者，则哮喘胸满之病症，大柴胡汤施之可取捷效！

临床上，双关弦延伸到双寸，以左寸弦而兼有微观脉象之心脉晕饱满，心脉晕之心尖涩而有"颗粒样"异常脉晕，此为冠心病之疾病脉象，但符合大柴胡汤之脉象，会出现相应的胸满、胸痛等心绞痛症状，投之大柴胡汤，可取良效。

综合上述，大柴胡汤脉象之双关弦而滑数特征，在这个特征下兼有双寸弦，出现左寸弦与右寸弦之不同脉象，出现不同之微观脉象疾病，同样投以大柴胡汤，同有良效。

大柴胡汤左关微观脉象：左关下肝晕饱满，而肝表面紧绷、稍隆起而成弦。饱满为实象，紧绷、稍隆亦旺相有余之象，隆起如屋脊之状谓之"成弦"。此少阳半表半里之阳热有余之特征脉象。切下肝内质感稍韧有灼热指感，则为阳明里热之征。肝晕内无颗粒团块等异常脉晕。

或可见胆囊脉晕，胆壁粗糙或有"砂粒样"结石脉晕。此为胆囊炎、胆结石之疾病脉象。倘若如此之胆囊炎或胆结石疾病，符合上述脉象，施之大柴胡汤，病当速愈。有人当问：只讲脉诊不讲症状，如何对症用药？实际上，脉诊是疾病的本质，上述之脉，当出现胁肋疼痛、寒热往来、黄疸恶心、痞满之症，没有再次强调，不是不出现症状，而是省略讲述，医者当自明。

大柴胡汤右关微观脉象：右关下胃晕饱满而隆起，胃晕之表面紧绷而弦。此脉象与左关同有饱满、隆起、弦象，亦是脉气旺相有余之象，亦为大柴胡汤脉象之特征胃脉象。此象一出，当考虑大柴胡证之可能。

病家无可避免出现上腹胀满、呕吐、恶心，当如条文所言"……心中痞硬，呕吐而下利者，大柴胡汤主之"，此处强调"心中痞硬"之"硬"字。此"硬"在脉下宏观脉象体现双关弦而有力，左关之胃脉晕之表亦绷紧而弦。症状与脉象内外对应，此为少阳之阳气郁而上下不通、内外不透所展现出的脉象。

进一步切下胃晕内，其内脉气饱满而顶手有力，此为实象。或可见胃晕内"颗粒样"异常脉晕，此为慢性胃炎之病理脉象。倘若诊断为慢性胃炎，又符合上述脉象，则施用大柴胡汤无误。

大柴胡汤脉象双尺肠脉晕沉而饱满有力，左尺桡侧缘可及直肠脉晕，其内可及"泥团块样"粪便脉晕。患者或可出现便秘，也有出现下利之症，但上述饱满之脉晕纯属实象，知为里实，此为大柴胡汤脉象之特征性微观脉象。出现此脉，即使患者大便性状没有改变，亦是里实之征。同时出现灼热指感者，有阳明里热之象，如此里实与里热，又有燥屎，多为热结腑实之征。同时有少阳脉，施之大柴胡汤，无论高热或者重症胃肠炎、胰腺炎、肝胆疾病、不完全性肠梗阻，均能取得显著疗效！

综上所述：大柴胡汤脉象必须在少阳、阳明脉的范畴下，诊断为肝胆或胃肠疾病才能使用大柴胡汤，并非先诊断为上述疾病而套用大柴胡汤。双关弦而滑数和特征性的微观脉象肝胃之脉象和肠之实象，为大柴胡汤脉象最重要的特定组成部分。其中，或可出现的疾病脉象并非大柴胡汤脉象非出现不可的脉象，医者当主次分明而使用之。

4. 大柴胡汤脉象用药加减

《伤寒论》方

大柴胡汤方：柴胡半斤，黄芩三两，芍药三两，半夏半升（洗），生姜五两（切），枳实四枚（炙），大枣十二枚（擘）。

上七味，以水一斗二升，煮取六升，去滓再煎，温服一升，日三服。一方加大黄二两，若不加，恐不为大柴胡汤。

《金匮要略》方

大柴胡汤方：柴胡半斤，黄芩三两，芍药三两，半夏半升（洗），枳实四枚（炙），大黄二两，大枣十二枚，生姜五两。

上八味，以水一斗二升，煮取六升，去滓，再煎。温服一升，日三服。

大柴胡汤取小柴胡汤之清泻少阳，去参草之滋补，而增大黄、芍药、枳实以泻阳明之腑实，合而成方。方中以柴胡半斤独重，泻少阳半表半里之阳热，大黄二两为佐，泻阳明腑实之热结，为方中点睛之药眼。

本方证主要为少阳与阳明合病，凡少阳之脉象显著者，患者之脉弦滑于近浮之位，寒热往来、胸胁疼痛、恶心、呕吐者，重用柴胡、黄芩清泻少阳之火。若阳明之脉象显著，脉滑而数，双尺沉而滑数有力，同时微观脉象肠晕见"泥团块样"粪便脉晕，又有灼热指感者，为阳明热结肠腑，有便秘、潮热、心烦之症，宜大黄、枳实、芍药内泻里腑、清泄阳明里热。特别是"泥团块样"粪便脉晕，面积大而量多者，应加大大黄用量。

宏观脉象双关弦而微观脉象肝胃脉饱满而绷紧成弦，当出现上腹部胀满，如条文"心中痞硬，呕吐而下利者""按之心下满痛者，此为实也"，此胃中气滞，郁而不发，当重用枳实以理气行滞而消中满。

呕吐明显者重用半夏、生姜解逆止呕，便秘严重者重用大黄。胸、肋、腹部疼痛严重者重用芍药，寒热往来显著者重用柴胡。在以脉为依据的前提下随症加减，疗效更加突出。

5. 大柴胡汤脉象与其他方脉象鉴别

大柴胡汤脉象需与小柴胡汤脉象相鉴别：大柴胡汤脉象为少阳阳明合病脉，而小柴胡脉象为少阳病脉象，两者本为不同，何需鉴别？只因小柴胡脉象与大柴胡脉象相同样出现弦而数。只是大柴胡经常出现弦而滑数，两者在宏观脉象有相当多的相同点。

不同点：大柴胡汤在微观脉象中出现"泥团块样"粪便脉晕，久候有灼热指感。这是两者最为显著的差别。也是落实阳明是腑实的一个标准性脉象。当然有其他细微的差别。医者只要抓住主要特征则可。

二、柴胡加芒硝汤脉象

1. 脉象图

宏观脉象（如图 5-33）：双寸、双关弦而有力。双尺沉而有力。

微观脉象（如图 5-34）：右寸下肺晕表面稍紧绷而成弦，左寸下心晕表面稍紧绷而成弦。久候有灼热指感。

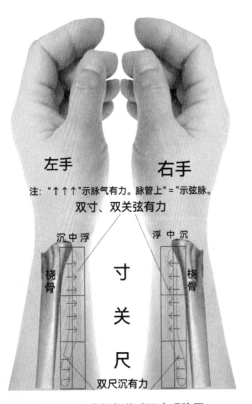

图 5-33　柴胡加芒硝汤宏观脉图

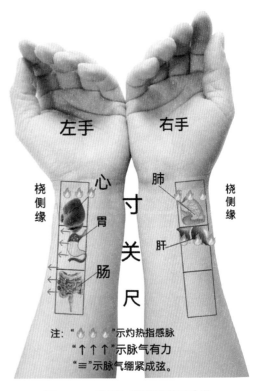

图 5-34　柴胡加芒硝汤微观脉图

右关下肝晕表面紧绷而成弦。切下肝内质感稍韧，有灼热指感。肝晕内无颗粒团块等异常脉晕。

左关下胃晕之表面紧绷而弦。切下胃晕内，其内脉气顶手而有力。

双尺肠脉晕沉而有力，左尺桡侧缘可及直肠脉晕，其内可及"泥团块样"粪便脉晕。久候有灼热指感。

2. 脉症

《伤寒论·辨太阳病脉证并治（中）》

第104条：伤寒十三日不解，胸胁满而呕，日晡所发潮热，已而微利，此本柴胡证，下之以不得利，今反利者，知医以丸药下之，此非其治也。潮热者，实也。先宜服小柴胡汤以解外，后以柴胡加芒硝汤主之。

3. 柴胡加芒硝汤脉象经验

柴胡加芒硝汤脉象为少阳阳明合病脉象。因治"胸胁满而呕，日晡所发潮热，已而微利，此本柴胡证，下之以不得利……"而设，包含了少阳半表半里之阳热及阳明里实脉象。

柴胡加芒硝汤少阳病半表半里之阳热脉象：宏观脉象双寸、双关弦而有力。柴胡加芒硝汤之弦脉以双寸为明显，并向双关延伸，双寸部之弦稍有浮意。双关之弦则处于中位，至双尺部则处于沉位。整体形象如同一条斜杠。此处之弦与大柴胡汤脉象明显不同，大柴胡汤脉象以双关弦为主，向寸部延伸占少部分，其双关之弦处于半浮位。

如果大柴胡汤脉象有寸部弦，则往双寸延伸，但慢慢下降于中位，尺部也下降于沉层，整体形象关部如拱起的背部。两者之弦明显不同。

小柴胡汤脉象之双寸弦大多数出现恶寒、发热、寒热往来之症，而大柴胡汤证之弦更多出现胸胁疼痛、心下痞满之症。而寒热往来属半表半里之近表之阳证，而胸胁疼痛、心下痞满之症为半表半里郁而不达之症。

柴胡加芒硝汤阳明病脉象：从宏观脉象看，阳明病脉象并不明显。但从微观脉象看，不但出现"久候有灼热指感"的阳明里热脉象，而且还出现了左尺桡侧缘直肠"泥团块样"粪便脉晕的腑实脉象。

患者当出现明显的潮热、烦躁、口干以及便秘等里实症状，倘若典型脉象出现，但便秘症状并不明显，也可以依据脉象诊断为阳明里实，直接用柴胡加芒硝汤。

从双寸、双关微观脉象看，其都体现相应部分下的心、肺、肝、胃等脏腑脉晕表面绷紧而成弦，体现相应部分气机郁于半表半里之间而不能伸达。此种脏腑表面绷紧与外寒之脏腑绷紧明显不同：外寒之脏腑表面绷紧，脏腑脉晕之表面平整，而少阳气机郁滞之绷紧，脏腑脉晕之表面不但不平整，还出现竖行隆起如同屋脊之型的"成弦"脉晕。此少阳之特殊微观脉象。

上述柴胡加芒硝汤脉象，临床上常见于流感、咽喉炎、肺部感染、肺心病、皮肌炎、风湿热、急性胃肠炎等病症。只要符合上述脉象，均可以投用柴胡加芒硝汤，临床上可以取得意外捷效。

4. 柴胡加芒硝汤脉象用药加减

《伤寒论》方

柴胡加芒硝汤方：柴胡二两十六铢，黄芩一两，人参一两，甘草一两（炙），生姜一两（切），半夏二十铢（本云五枚，洗），大枣四枚（擘），芒硝二两。

上八味，以水四升，煮取二升，去滓，内芒硝，更微煮沸，分温再服。不**解更作。**

柴胡加芒硝汤为少阳、阳明并治，取小柴胡汤之清泻少阳，取芒硝泻阳明腑实，合而成方。小柴胡汤中之柴胡用量半斤，此处作二两十六铢，明显量少，人参一两亦比小柴胡汤之三两少去二两之多，当可理解为成比例减少，不失小柴胡汤之原方意。

故当双寸脉弦明显者，少阳之半表证较为明显，当重用柴胡之辈解半表之阳证。而当关部弦紧度下降，并逐步下沉于中位，知正气之不足，重用党参、甘草、大枣以补中气，御以于外。

若见微观脉象"泥团块样"粪便脉晕、久候有灼热指感之阳明腑实者，当重用芒硝，以泄阳明腑之热。

从症状上看，寒热往来明显者，柴胡、黄芩重用。恶心者，半夏重用。便秘者，芒硝重用。此遣药之常规也。

医者当活用，恶心半夏之不解者，用芒硝泻下，以降胃腑。高热之不退者，口渴引饮之里热重者，即使无便秘之症，只要有阳明里实之脉，当可用芒硝以泻下，热当随燥屎而解。

阳明可伤津，患者本口渴，医者可用大量米粥、大量水以补充津液，可充脉管之津液，防由少阳、阳明陷于阴证。

5. 柴胡加芒硝汤脉象与其他方脉象鉴别

柴胡加芒硝汤脉象需与大柴胡汤脉象相鉴别：两者同为少阳阳明合病脉，

同时出现少阳口干、口苦之症，同时出现便秘之腑实症状，同有宏观脉象之弦脉，同有微观脉象之"泥团块样"粪便脉晕及有阳明之灼热指感脉晕。

不同的是，柴胡加芒硝汤脉象之弦脉双寸、双关如斜杠。大柴胡汤脉象之弦脉以双关拱起为特征，如同拱背，如同拱桥。两者虽弦，形则异也，况且大柴胡汤之弦伴有滑数。

微观脉象之"泥团块样"粪便脉晕，久候有灼热指感，也不尽相同。柴胡加芒硝汤脉象之"泥团块样"质感较硬而粗，而大柴胡汤脉象则表现为柔软而量多。此之各异，医者当细辨。

三、柴胡加龙骨牡蛎汤脉象

1. 脉象图

宏观脉象（如图5-35）：双寸弦细，左寸较弱。双关弦滑数有力，双尺沉滑数有力。

微观脉象（如图5-36）：右寸下肺晕形态较瘦小，表面稍紧绷而隆起成弦。左寸下心晕外形较瘦小，表面稍紧绷而隆起成弦。心搏弱而无神，按之稍

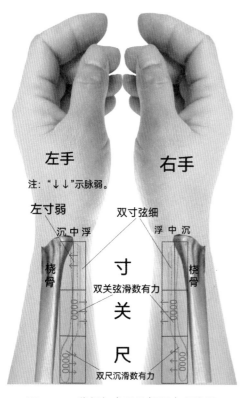

图5-35　柴胡加龙骨牡蛎汤宏观脉图

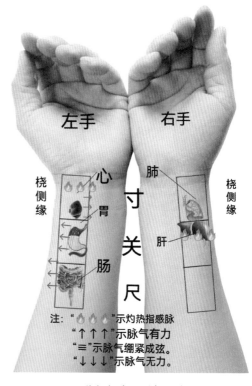

图5-36　柴胡加龙骨牡蛎汤微观脉图

无力，心前区有灼热指感。

右关下肝晕形态饱满，表面紧绷而隆起成弦。切下肝内，质感稍韧，有灼热指感。肝晕内无颗粒团块等异常脉晕。

左关下胃晕形态饱满，表面紧绷隆起而弦。切下胃晕内，其内脉气顶手而有力。

双尺肠脉晕沉而有力，左尺桡侧缘可及直肠脉晕，其内可及"泥团块样"粪便脉晕。久候有灼热指感。

2. 脉症

《伤寒论·辨太阳病脉证并治（中）》

第 107 条：伤寒八九日，下之，胸满烦惊，小便不利，谵语，一身尽重，不可转侧者，柴胡加龙骨牡蛎汤主之。

3. 柴胡加龙骨牡蛎汤脉象经验

柴胡加龙骨牡蛎汤脉象为少阳阳明合病脉象。因治"……胸满烦惊，小便不利，谵语，一身尽重，不可转侧者"等而设。其中包含了少阳半表半里之阳热、阳明里实及热扰心神脉象。

柴胡加龙骨牡蛎汤少阳病脉象： 宏观脉象，双寸弦细，双关弦滑有力。弦而有力脉为半表半里之阳证，则少阳之脉象特征。

微观脉象，心、肺、肝、胃脉晕之形态饱满，表面紧绷而隆起成弦。饱满为实象、为阳，紧绷而隆起成弦为气机郁滞不舒畅之象，为少阳微观脉象特征性脉象。患者当出现寒热往来、胸胁苦满、口干、口苦之症。

柴胡加龙骨牡蛎汤阳明病脉象： 宏观脉象看，双关弦滑数有力，双尺沉滑数有力。滑数而有力，滑数为阳热之有余之征，有力为气之有余之征，皆为阳气有余之脉，为阳明里热之脉象。

微观脉象，"久候有灼热指感"的阳明里热脉象及左尺桡侧缘直肠脉晕内"泥团块样"粪便脉脉晕象，两者皆为阳明里热之微观脉象。

柴胡加龙骨牡蛎汤热扰心神脉象： 微观脉象，左寸下心晕外形较瘦小。单一瘦小之心脉示有稍亏虚之象，而表面稍紧绷而隆起成弦，示少阳之气郁。心搏弱而无神，按之稍无力，心前区有灼热指感，示热扰心神，心中烦乱不安或谵语。

凡柴胡加龙骨牡蛎汤脉象必具上述三大脉象特征方为具足，常出现于流感及神经症诸多表现，常常出现于焦虑症、抑郁症、精神分裂症、甲亢、亚甲炎、桥本甲状腺炎、冠心病、多囊卵巢综合征等。临床上符合上述脉象特征，均可投用，疗效肯定而神奇。

常见的流感以及神经症各方医家均有治验，我们不再重复。这边特别提醒，柴胡加龙骨牡蛎汤治疗精神分裂症、抑郁症、焦虑症疗效甚佳。

微观脉象心前区灼热明显者，患者烦躁、坐立不安，严重者出现幻听、幻觉，同时出现少阳阳明及腑实脉象者，投用柴胡加龙骨牡蛎汤，患者很快就能平静，并能有自控能力。但方中之铅丹笔者一贯不用，并代之于磁石，临床疗效并无逊色而反佳。

本方临床用于甲亢者，可以很快降低心率，各指标也能逐渐下降并恢复正常。心率快者重用黄芩，心烦重者重用牡蛎。

4. 柴胡加龙骨牡蛎汤脉象用药加减

《伤寒论》方

柴胡加龙骨牡蛎汤方：柴胡四两，龙骨、黄芩、生姜（切）、铅丹、人参、桂枝（去皮）、茯苓各一两半，半夏二合半（洗），大黄二两，牡蛎一两半（熬），大枣六枚（擘）。

上十二味，以水八升，煮取四升，内大黄，切如棋子，更煮一两沸，去滓，温服一升。

柴胡加芒硝汤为小柴胡汤去甘草，加桂枝、茯苓、大黄、龙骨、牡蛎、铅丹而成方，取小柴胡汤之清泻少阳，桂枝降冲，茯苓利尿，取大黄泻阳明腑实，龙骨、牡蛎、铅丹安神镇惊除烦合而成方。

但凡阳明里热之脉滑数明显者，心前灼热脉象明显者，患者必然心中烦躁不安或有谵语。此时当在重用大黄、黄芩清泄阳明里热的同时，重用龙骨、牡蛎重镇安神，下清上安，则心烦可除，心神可宁。

患者药后可能出现大便次数增多，一日3~5次为宜，若超过5次腹泻，则有脱水疲惫之虑。但一出现腹泻症状，就达到了泻腑清热的良好疗效，患者心烦以及口干口渴症状可以得到更快缓解。

如是甲亢患者心率下降，恢复正常速度更快。所以应把使用柴龙牡汤出现腹泻当成一种正常的反应，也可以当成一种有效的指标来看。其中铅丹一药可代之磁石45克或龙骨45克，临床观察疗效不减。

柴胡加龙骨牡蛎汤脉象之双寸弦细，左寸较弱，右寸之弦，常有胸闷疼痛之症，当重用柴胡，可加枳实以理胸中之气机。若左寸弦细较弱，左寸为心脉，患者常有心慌、气短之症、可有气上冲心之症，可重用桂枝、人参。从左寸之心脉看，柴胡加龙骨牡蛎汤脉象应包含太阳表虚之证，患者也会出现身体酸痛等表证症状。此为笔者一家之言，旨在抛砖引玉。

5. 柴胡加龙骨牡蛎汤脉象与其他方脉象鉴别

柴胡加龙骨牡蛎汤脉象需与大柴胡汤脉象相鉴别：两者同为少阳阳明合病脉，同时有少阳胸胁苦满、口干、口苦、弦脉之症，又同时出现便秘之腑实症状，脉象也同时具备少阳与阳明合病脉。

不同的是，柴胡加龙骨牡蛎汤脉象出现显著的"心搏弱而无神，按之稍无力，心前区灼热指感"的热扰心神之脉象，此特征区别于其他，是为柴龙牡汤之特征脉象。

第四节　阳明病之正阳阳明病脉象详解

一、白虎汤脉象

1. 脉象图

宏观脉象（如图 5-37）：洪大、滑数而有力脉。

微观脉象（如图 5-38）：右寸下肺晕形大，表面饱满圆隆。

左寸下心晕外形较大，表面饱满圆隆。心搏有神，搏动幅度大而有力，久候有灼热指感。

右关下肝晕形大，表面饱满圆隆，久候有灼热指感。

2. 脉症

《伤寒论·辨太阳病脉证并治（下）》

第 170 条：伤寒，脉浮，发热无汗，其表不解，不可与白虎汤。渴欲饮水，无表证者，白虎加人参汤主之。

第 176 条：伤寒，脉浮滑，此表有热，里有寒，白虎汤主之。

《伤寒论·辨阳明病脉证并治》

第 219 条：三阳合病，腹满身重，难于转侧，口不仁，面垢，谵语遗尿。发汗则谵语，下之则额上生汗，手足逆冷。若自汗出者，白虎汤主之。

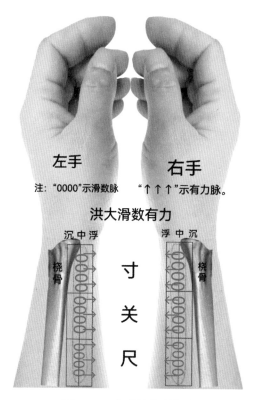

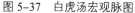

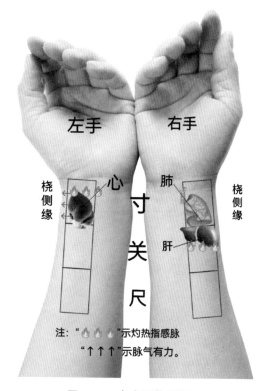

图 5-37　白虎汤宏观脉图

图 5-38　白虎汤微观脉图

《伤寒论·辨厥阴病脉证并治》

第 350 条：伤寒，脉滑而厥者，里有热，白虎汤主之。

3. 白虎汤脉象经验

　　白虎汤脉象为阳明病脉象。因治"三阳合病……口不仁，面垢，谵语遗尿……若自汗出者""伤寒，脉滑而厥者，里有热"等而设。白虎汤脉象为纯正阳阳明病脉象，呈现阳明里实热病机脉象。

　　白虎汤阳明病宏观脉象：洪大、滑数而有力脉。正阳阳明者，人体阳热之极限也。阳热亢奋到极限，内热炽盛，蒸腾于外，机能亢奋，代谢增加，精神亢奋，腺体分泌增加，神经亢奋，心跳增快，脉搏增速而出现相应的"数脉"。心脏每搏输出量增多，波幅变大而出现洪大形态脉搏波，而呈现出特征性"洪脉"。血管扩张，故而脉管粗大，而呈现相应的"大脉"。因正气存内，正气旺盛未衰，推动脉中血液运行，加之外无表邪，脉管壁气机通畅而显柔软，气血运行较快且无阻力而显滑利之象，呈现"滑脉"。

从阳明里实热看六经之"阳明",其主要呈现阳性与热性两大特征,脉象超出正常的"平脉"。脉管宽度比正常大,出现"大脉"。脉速比正常快,出现"数脉"。脉搏的振幅比正常大,而出现"洪脉"。脉管壁滑利度超过正常,出现"滑脉"。有洪、大、滑、数四种脉象,难道白虎汤脉象都要具备?非也!四种脉象当中,最关键的、最具特征性的基础脉象是"洪脉","洪脉"是阳明里实热最早出现的特征性脉象。阳明里实热先出现"洪脉",再出现"滑脉",后出现"数脉","大脉"则是不一定出现的要素。

白虎汤阳明病微观脉象:右寸下肺晕形大,表面饱满圆隆,形大为阳,为实象,饱满为脏气实而充盈有余之实象,饱满而圆隆则为脏气充盈而气机亢盛而显阳热之象。

肺脉晕饱满呈现气之盛,而心脉晕之饱满呈现血之盛,而圆隆则呈现气血盛极而化阳热之征。心脉另有特征:心搏有神,搏动幅度大而有力,久候有灼热指感。倘若宏观脉象之脉搏不能体现出明显的洪脉,心脉是在洪脉之前最早出现的微观脉象,体现出"心脉搏动幅度大而有力",特别是心尖区出现较为"圆隆饱满"之象。此为阳明里热最早出现的细微征象。

再者就是"灼热指感脉象"。灼热脉是阳明里热充斥于脏腑之间的细微脉象,可以从宏观脉象上的"洪脉"以及微观心脉晕之"搏动幅度大而有力"的细微特征上分辨,其更多体现的是阳明病的阳性特征,而滑脉、数脉以及"灼热指感脉象"更多体现的是阳明病的热性特征。两者之区分并非咬文嚼字或者学术累赘,而是可以更好地指导临床选方用药,提高临床疗效。

患者出现阳明病脉象,当出现口干、口渴、汗出、发热等阳明里热症状。但倘若患者只有口干、口渴,并无汗出、发热症状,脉象就能很好地区分是少阳口干或者阳明口干,不被"四大"症状所牵绊。

临床上,白虎汤常用于流感发热、肺炎、中暑、病毒性脑炎等病。上述病症临床各医家都有验证,笔者除了病毒性脑炎未呈治验外,其他亦皆有治验。除此之外,笔者根治宏观脉象与微观脉象的阳明病脉象特征,拓展运用于各种血液病,特别是血小板减少症,疗效较佳,以此抛砖引玉,希望各家共同验证!

4. 白虎汤脉象用药加减

《伤寒论》方

白虎汤方:知母六两,石膏一斤(碎),甘草二两(炙),粳米六合。

上四味，以水一斗，煮米熟，汤成，去滓，温服一升，日三服。

白虎汤由知母、石膏、甘草、粳米四味而成方。方取石膏清泄阳明里热，知母滋阴津而泻阳明里热，甘草、粳米顾护胃气而生津养正。

凡阳明里热而脉洪大者，重用石膏以泄里热，倘若流感和肺炎之患者高热大汗出而不退者，生石膏应该用到60克到150克，方有捷效。

倘若患者高热而口干，脉洪而不大，甚至可能反细者，应防阳明伤津，可佐以大量知母（20克到30克）以滋津液。

脉细而口干明显者，甚至可以加麦冬、生地黄增强滋阴泄热之力，可助快速退热。倘若高热，脉洪而滑数，是阳明里热炽盛而津液不伤，应佐用黄芩、黄连，而非生地黄、麦冬。此因兼脉之异而不同。

若脉洪大而微观脉象中"灼热脉"象明显者，可用金银花、连翘等清热解毒之品，其寒可直折阳明里热。特别是针对阳明病中属化脓性扁桃体炎高热不退者，疗效特佳。临床用白虎汤加金银花、连翘治疗化脓性扁桃体炎，无论血象（血常规白细胞）达到$16×10^9$/L甚至$18×10^9$/L之多，不用抗生素，仍然取得非常好的疗效，临床观察，并不逊色于任何抗生素治疗。

白虎汤中"粳米六合"临床上常用少量的大米佐用，据研究，可增加生石膏有效成分的提取。仲景之用方严谨不可轻视。

5. 白虎汤脉象与其他方脉象鉴别

白虎汤脉象需与白虎加人参汤脉象相鉴别：两者同为阳明病脉。同时出现了脉洪大数。

不同的是白虎加人参汤脉象出现无力脉，一般不兼滑脉，而白虎汤脉象有力，此为两者最主要的区别要点。

二、白虎加人参汤脉象

1. 脉象图

宏观脉象（如图5-39）：洪大、数而无力脉。

微观脉象（如图5-40）：右寸下肺晕形大，表面饱满圆隆，按之脉气无力。

左寸下心晕外形较大，表面饱满圆隆。心搏有神，搏动幅度大而按之脉气无力，心尖及心前区久候有灼热指感。

右关下肝晕形大，表面饱满圆隆，按之脉气无力，但久候有灼热指感。

左关下尺侧缘可及横行胰腺脉晕，形态瘦小而凹陷，指感涩而灼热。

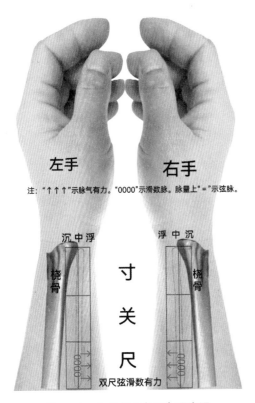

注："↑↑↑"示脉气有力。"0000"示滑数脉。脉量上"="示弦脉。

沉中浮　　　　　浮中沉

桡骨　　　桡骨

寸
关
尺

双尺弦滑数有力

图 5-39　白虎加人参汤宏观脉图

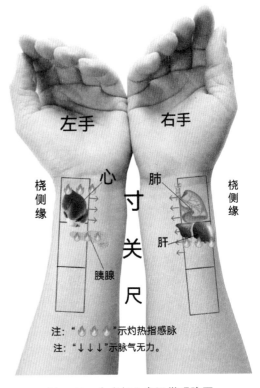

左手　　　右手

心　　　肺

桡
侧
缘

桡
侧
缘

肝

胰腺

寸
关
尺

注："灼灼灼"示灼热指感脉

注："↓↓↓"示脉气无力。

图 5-40　白虎加人参汤微观脉图

2. 脉症

《伤寒论·辨太阳病脉证并治（上）》

第 26 条：服桂枝汤，大汗出后，大烦渴不解，脉洪大者，白虎加人参汤主之。

《伤寒论·辨太阳病脉证并治（下）》

第 168 条：伤寒，若吐、若下后，七八日不解，热结在里。表里俱热，时时恶风，大渴，舌上干燥而烦，欲饮水数升者，白虎加人参汤主之。

第 169 条：伤寒，无大热，口燥渴，心烦，背微恶寒者，白虎加人参汤主之。

第 170 条：伤寒，脉浮，发热无汗，其表不解，不可与白虎汤。渴欲饮水，无表证者，白虎加人参汤主之。

《伤寒论·辨阳明病脉证并治》

第 222 条：若渴欲饮水，口干舌燥者，白虎加人参汤主之。

《金匮要略·痉湿暍病脉证第二》

第 26 条：太阳中热者，暍是也。汗出恶寒，身热而渴，白虎加人参汤主之。

《金匮要略·消渴小便不利淋病脉证并治第十三》

第 12 条：渴欲饮水，口干舌燥者，白虎加人参汤主之。

3. 白虎加人参汤脉象经验

白虎加人参汤脉象为阳明太阴合病脉象。因治"大汗出后，大烦渴不解，脉洪大者""……大渴，舌上干燥而烦，欲饮水数升者"等而设。白虎加人参汤脉象包含阳明里实热与太阴气虚两种脉象合病。

白虎加人参汤宏观脉象：白虎加人参汤脉象之阳明病脉有着自身特征。白虎汤宏观脉象脉本应出现洪大、滑数而有力脉，而白虎汤加人参脉象却出现洪大、数而无力脉。同样的洪大外形，兼夹不同的性质脉象：无力脉。这是白虎加人参脉象最特征性的改变，也是区别于白虎汤脉象的特征性脉象。

为何出现如此改变呢？其中，白虎加人参脉象见于太阴气虚病机。太阴里虚有气、血、阴、津（阳）之区别，可出现相应不同脉象。其中太阴气虚因正气不足，气机萎靡，外举无力，脉管压力不足而出现相应无力脉（虚脉）。此无力脉是太阴里虚（气虚）的特征性改变，非阳明病脉象固有。阳明病脉象应是脉气旺盛有余之脉，呈现的是指下有力的脉象。得此脉象，患者出现口干、口渴症状特别严重，同时出现疲乏、倦怠、无力症状。这也是白虎汤加人参证的一个临床症状。

但本身白虎汤也有口干、口渴症状，单凭临床症状很难界定是否有太阴气虚。但是凭着脉象的有力无力，就可以很明显地界定诊断出是否兼夹气虚，从而决定是否使用白虎加人参汤。

白虎加人参汤微观脉象：白虎加人参汤脉象出现相应的白虎汤脉象，如心、肺、肝脉晕形态大、表面饱满圆隆等阳明病脉象特征，出现相应的太阴气虚的脏气按之脉气无力的白虎加人参汤脉象特征。

此外，左心脉晕出现搏动幅度大而按之脉气无力脉象，此种脉象表明，患者出现倦怠、疲乏、四肢无力症状。但心脉晕之心尖及心前区久候有灼热指感,是阳明里热之燥热象,不但心尖灼热,心前区亦灼热,此为热扰心神之脉象,且可根据心脉区灼热之范围而可知患者燥热之程度,此时患者当出现烦躁不安症状,甚者谵语。

白虎加人参汤左关下部微观脉象:左关下尺侧缘可及横行胰腺脉晕,形态瘦小而凹陷,指感涩而灼热。此为糖尿病的疾病脉象,或可出现非白虎加人参汤必然出现的脉象。

但作为白虎加人参汤较为常见的特殊脉象,我们有必要进一步拓展讲述。

此微观脉象在整体宏观脉象的基础下,出现胰腺脉晕,指感涩而灼热,此胰腺燥热内蕴之象,胰腺长期在里热燥热环境中,出现相应的口干、口渴症状,也出现相应的血糖增高、胰岛抵抗,体内渗透压增高等一系列内环境病理改变。当这种胰腺脉晕涩而灼热脉象长期存在,胰腺脉晕出现瘦小、内陷现象,糖尿病的治疗变得更为艰难。如果不出现胰腺脉晕瘦小,仅仅出现涩而灼热脉象,白虎加人参汤可以很快降低糖尿病的血糖,降低糖化血红蛋白指标,并取得较为长期的稳定疗效。但倘若已出现胰腺脉晕瘦小,疗效则较差,可以增加活血化瘀药物可增疗效。

临床上,白虎加人参汤常常用于白虎汤证而同时出现太阴气虚口干症状明显者,故两者临床治疗多有重叠。常用于流感发热、肺炎、中暑、病毒性脑炎、急性肝炎、肾盂肾炎等症。除此以外,笔者常用此方以治疗糖尿病,特别是未经口服降糖药、未经胰岛素治疗的患者,疗效较佳。

4. 白虎加人参汤脉象用药加减

《伤寒论》方

白虎加人参汤方:知母六两,石膏一斤(碎,绵裹),甘草二两(炙),粳米六合,人参三两。

上五味,以水一斗,煮米熟汤成,去滓,温服一升,日三服。此方立夏后、立秋前乃可服,立秋后不可服。正月、二月、三月尚凛冷,亦不可与服之,与之则呕利而腹痛。诸亡血、虚家,亦不可与,得之则腹痛、利者,但可温之,当愈。

白虎加人参汤由白虎汤加人参三两而成方。方取白虎汤泻阳明里热,取人参大补元气而生津养正。

故阳明脉盛者,洪大旺盛有余,当白虎甘寒直折里热而平诸症,倘若脉管按之无力而太阴气虚甚者,患者疲惫、倦怠而乏力,加人参大补元气而扶正御邪。若脉管变细，涉及阳热伤津，患者口渴更甚，当适当佐以太子参、麦冬、生地黄等，以滋阴生津，滋阴以涵阳，则阳热可伏。

5. 白虎加人参汤脉象与其他方脉象鉴别

白虎加人参汤脉象需与白虎汤脉象相鉴别：参看白虎汤脉象篇，此处略。

三、调胃承气汤脉象

1. 脉象图

宏观脉象（如图 5-41）：双尺沉实或尺脉滑数有力。

微观脉象（如图 5-42）：双尺可及肠形脉晕，外形饱满而圆隆，按之脉气上举有力。久候有灼热指感。

左尺下桡侧缘可及直肠脉晕，脉晕形态宽而饱满，其内充满"泥团样"燥屎脉晕。久候有灼热指感。

左关下胃脉晕饱满，切下可及"颗粒样"异常脉晕。

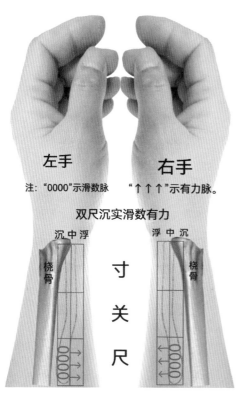

图 5-41　调胃承气汤宏观脉图

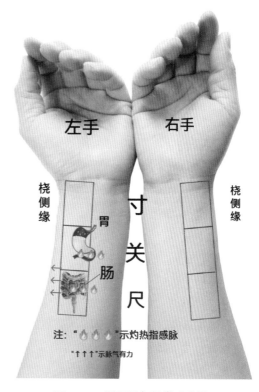

图 5-42　调胃承气汤微观脉图

2.脉症

《伤寒论·辨太阳病脉证并治（上）》

第29条：伤寒，脉浮，自汗出，小便数，心烦，微恶寒，脚挛急。反与桂枝汤，欲攻其表，此误也。得之便厥，咽中干，烦躁吐逆者，作甘草干姜汤与之。以复其阳。若厥愈足温者，更作芍药甘草汤与之。其脚即伸。若胃气不和，谵语者，少与调胃承气汤，若重发汗，复加烧针者，四逆汤主之。

《伤寒论·辨太阳病脉证并治（中）》

第70条：发汗后，恶寒者，虚故也；不恶寒，但热者，实也，当和胃气，与调胃承气汤。

第94条：太阳病未解，脉阴阳俱停，必先振栗汗出而解。但阳脉微者，先汗出而解；但阴脉微者，下之而解。若欲下之，宜调胃承气汤。

第105条：伤寒十三日，过经谵语者，以有热也，当以汤下之。若小便利者，大便当硬，而反下利，脉调和者，知医以丸药下之，非其治也。若自下利者，脉当微厥；今反和者，此为内实也。调胃承气汤主之。

第123条：太阳病，过经十余日，心下温温欲吐，而胸中痛，大便反溏，腹微满，郁郁微烦，先此时，自极吐下者，与调胃承气汤。若不尔者，不可与。但欲呕，胸中痛，微溏者，此非柴胡汤证，以呕，故知极吐下也。

《伤寒论·辨阳明病脉证并治》

第207条：阳明病，不吐不下，心烦者，可与调胃承气汤。

第248条：太阳病三日，发汗不解，蒸蒸发热者，属胃也。调胃承气汤主之。

第249条：伤寒吐后，腹胀满者，与调胃承气汤。

3.调胃承气汤脉象经验

调胃承气汤脉象为阳明病脉象。因治"伤寒，脉浮，自汗出，小便数，心烦，微恶寒，脚挛急……若胃气不和，谵语者……""太阳病，过经十余日，心下温温欲吐，而胸中痛，大便反溏，腹微满，郁郁微烦，先此时，自极吐下者"等病症。此调胃承气汤条文多次提及"胃气不和""大便反溏，腹微满""自极吐下者""腹胀满者""大便当硬"等胃肠道症状。上面胃腑有吐症状，而下面肠腑有便溏、便秘两种截然相反症状。症状相反，如何使用调胃承气汤？这便给临床辨证带来困难。若从脉诊上去梳理，则可化繁为简，直捣病机。

调胃承气汤阳明腑实宏观脉象：调胃承气汤脉象为单纯阳明腑实病机脉象。其脉象主要体现于阳明腑实。于宏观脉象看，双尺沉实或尺脉滑数有力。双尺为实脉，实脉为大脉与长脉复合脉象。尺部脉沉于里，但脉管因腑实而形大而长。若非出现实脉，则可出现"尺脉滑数有力"，滑数有力为阳明宏观脉象之典型特征。

从宏观脉象看，下焦的阳明脉以及下焦的里实热脉象都非常明显。但单纯从宏观脉象看，无法看出是否有腑实证。如此，还需从微观脉象细看。

调胃承气汤阳明腑实微观脉象：双尺部及肠形外形态饱满而圆隆，按之脉气上举有力。久候有灼热指感。双尺可及肠形，外形态饱满而圆隆，按之脉气上举有力。久候有灼热指感。

左尺下桡侧缘可及直肠脉晕，脉晕形态宽而饱满，其内充满"泥团样"燥屎脉晕。久候有灼热指感。微观脉象可以看到饱满而圆隆的肠腑脉晕，说明肠中有实象！但仍不足以证明是气滞还是肠中"燥屎"之腑实。

进一步循察左尺下桡侧缘，可及直肠脉晕，脉晕形态宽而饱满，其内充满"泥团样"燥屎脉晕。久候有灼热指感。有"泥团样"燥屎脉晕，又有"灼热指感"两大脉素，直接可以清晰明了：里热、腑实！

如此把脉诊断，已知阳明腑实病机确切，可用三承气汤下法。用何汤方？且细看调胃承气汤细微特征脉。

调胃承气汤胃气不利病机微观脉象：左关下胃脉晕饱满，切下可及"颗粒样"异常脉晕。饱满的胃脉，说明胃气不降而滞，可以出现相应的"腹胀满者""腹微满"等上腹部微微胀气的症状。这种患者可以出现上吐和便秘症状。气滞于胃，久滞而逆则上吐，气滞于肠，糟粕失运而便秘。当然，上述腑实脉象就会出现便秘症状。

但有一种患者并没有大便干硬症状，但仍然两天或三天排便一次，或者每天排便，但大便时间偏长、排便不顺畅者均为便秘症。有个别患者出现便溏症状，但有腑实脉象。这种患者细问也有大便艰难的症状，只是大便形状不干反溏，只要符合阳明腑实脉象，则可用三承汤，只要再符合胃气不利之微观脉象，则可选用调胃承气汤。

上述经过宏观脉象辨证六经八纲，微观脉象辨证病机、症状、方证，从而精准用方，疗效甚佳。

在临床上无论是外感高热、肺部感染，或者胃肠炎症、肠梗阻，或盆腔肿瘤、脑血管意外等，只要符合上述调胃承气汤脉象特征，施之都可以取得不俗疗效！

4. 调胃承气汤脉象用药加减

《伤寒论》方

调胃承气汤方：大黄四两（去皮，清酒洗），甘草二两（炙），芒硝半升。

上三味，以水三升，煮二物至一升，去滓，内芒硝，更上火微煮，令沸，少少温服之。

调胃承气汤由大黄、甘草、芒硝三药而成方。大黄、芒硝泻下清里，治阳明腑实。甘草一味上调胃气，下和诸药。

凡微观脉象见直肠脉晕中"泥团样"燥屎脉晕者，均可量适量大黄、芒硝泻下。为何说适量？因大黄、芒硝的敏感性因人而异，有的患者大黄三克则日泻五次到十次，有的患者大黄三克毫无动静。于临床观察，药后腹泻日二到三次为宜。泻下的次数太多，则耗气伤津，日泻一次，又不能达到清泻腑实热的目标。倘若不慎，日泻十次以上，可予"补液盐"及大量补水，以防脱水及电解质紊乱。但力求一个平衡，日泻三次最佳，既不伤正，又可清腑泄热。

调胃承气汤证大多数平时有浅表性胃炎旧疾，甘草一味，可以缓解芒硝对胃部刺激。所以，只要微观脉象胃部浅表性胃炎脉象明显，则可加大生甘草量。配伍大量生甘草有个好处：甘草平时的副作用就是水钠潴留，而大黄、芒硝又会导致大量水钠丢失而电解质紊乱，两者刚好平衡，可以互为牵制，仲景配药之妙，妙不可言！

5. 调胃承气汤脉象与其他方脉象鉴别

调胃承气汤脉象需与小承气汤脉象相鉴别：两者同为阳明腑实证，同样具备阳明腑实脉象。但调胃承气汤证为阳明腑实兼胃气不利病机，而小承气汤脉象为阳明腑实兼胃肠气滞病机。

两者出现不同脉象。小承气汤脉象出现双关、双尺浮弦洪大有力脉象；而调胃承气汤脉象双尺沉实或尺脉滑数有力，一沉一浮明显不同。而且小承气汤脉象有明显的弦脉特征，是气滞腹满所决定的脉象，具有标志性特征，可供区别。

四、小承气汤脉象

1.脉象图

宏观脉象（如图5-43）： 双关、双尺浮弦、洪大有力脉象。

微观脉象（如图5-44）： 左关胃脉晕外形态饱满而隆起成弦，切下可及"颗粒样"异常脉晕。右关肝脉晕外形态饱满而隆起成弦。久候有灼热指感。

双尺可及肠形，外形态饱满而隆起成弦，按之脉气上举有力。久候有灼热指感。

左尺下桡侧缘可及直肠脉晕，脉晕形态宽而饱满，其内充满"泥团样"燥屎脉晕。久候有灼热指感。

2.脉症

《伤寒论·辨阳明病脉证并治》

第208条： 阳明病，脉迟，虽汗出，不恶寒者，其身必重，短气，腹满而

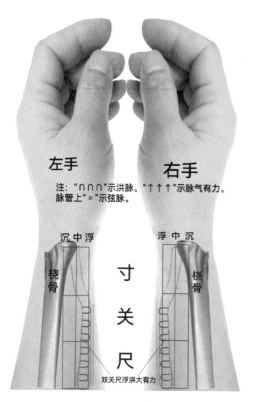

图 5-43　小承气汤宏观脉图

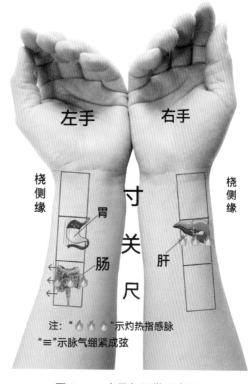

图 5-44　小承气汤微观脉图

喘，有潮热者，此外欲解，可攻里也。手足濈然汗出者，此大便已硬也。大承气汤主之。若汗多，微发热恶寒者，外未解也，其热不潮，未可与承气汤，若腹大满不通者，可与小承气汤微和胃气，勿令至大泄下。

第 209 条：阳明病，潮热，大便微硬者，可与大承气汤。不硬者，不可与之。若不大便六七日，恐有燥屎，欲知之法，少与小承气汤，汤入腹中，转矢气者，此有燥屎也，乃可攻之；若不转矢气者，此但初头硬，后必溏，不可攻之，攻之必胀满不能食也。欲饮水者，与水则哕。其后发热者，必大便复硬而少也，以小承气汤和之。不转矢气者，慎不可攻也。

第 213 条：阳明病，其人多汗，以津液外出，胃中燥，大便必硬，硬则谵语，小承气汤主之。若一服谵语止者，更莫复服。

第 214 条：阳明病，谵语，发潮热，脉滑而疾者，小承气汤主之。因与承气汤一升，腹中转气者，更服一升。若不转气者，勿更与之；明日又不大便，脉反微涩者，里虚也，为难治，不可更与承气汤也。

第 250 条：太阳病，若吐，若下、若发汗后，微烦，小便数，大便因硬者，与小承气汤和之愈。

第 251 条：得病二三日，脉弱，无太阳柴胡证，烦躁，心下硬，至四五日，虽能食，以小承气汤少少与微和之，令小安，至六日，与承气汤一升。若不大便六七日，小便少者，虽不受食，但初头硬，后必溏，未定成硬，攻之必溏。须小便利，屎定硬，乃可攻之。宜大承气汤。

《伤寒论·辨厥阴病脉证并治》

第 374 条：下利，谵语者，有燥屎也，宜小承气汤。

《金匮要略·呕吐哕下利病脉证治第十七》

第 41 条：下利，谵语者，有燥屎也，小承气汤主之。

附方《千金翼》小承气汤：治大便不通，哕数谵语。

3. 小承气汤脉象经验

小承气汤脉象为阳明病脉象。因治"阳明病……若不大便六七日，恐有燥屎，欲知之法，少与小承气汤……若不转矢气者，此但初头硬，后必溏，不可攻之，攻之必胀满不能食也。欲饮水者，与水则哕。其后发热者，必大便复硬而少也"等。小承气汤脉象包含阳明里实热以及气滞病机脉象。

小承气汤阳明里热宏观脉象：与调胃承气汤有所不同，其出现双关、双尺浮弦、洪大有力脉象。洪大有力为阳明里热本质脉象。此处出现弦脉，是因为有气滞病机的出现。为何出现浮脉呢？并非病在表，而是胃肠胀满出现的症状脉象。胃肠胀而外撑起，腹肌反射性胀满疼痛，疼痛于表层，脉象随着外移而浮于表。此因脉象的气血随着人体症状而变化，也说明了患者气滞病机尚表浅而病之不久矣。倘若久病，或者病变不以里实为主，以表证为主，脉象当浮于表，而不出现洪大的里实特征，也是区别于表证的浮脉。

小承气汤出现特征性的微观脉象：

中焦气滞脉象：小承气汤出现以中焦胃腑为主的气滞病机脉象。左关胃脉晕外形态饱满而隆起成弦，切下可及"颗粒样"异常脉晕。隆起为实，成弦为气滞，这种胃形饱满而隆起成弦，是胃中气滞不降的重要特征性表现。"颗粒样"异常脉晕，则是浅表性胃炎的疾病脉晕。这是或可脉，可以出现，可以不出现。当出现相应的上腹部饱满胀痛、无饥饿感等症状，有的患者有相应的恶心等气逆症状，但更多的是气滞胀的症状为主，从外观看，整个腹部还比较饱满隆起。

微观脉象右关肝脉晕外形态饱满而隆起成弦。久候有灼热指感。这是肝气不舒、肝气郁结的脉象，以弦为主要特征。

下焦气滞脉象：小承气汤还出现下焦以肠为主的气滞病机脉象。双尺可及肠形，外形态饱满而隆起成弦，按之脉气上举有力。肠晕饱满而隆起成弦，为肠腑不运，气滞于下焦，腑气不通，糟粕失传，壅堵于内而形满隆起。隆起甚而成弦象示气机滞而不畅。此为小承气汤之下焦肠腑之特殊气滞脉象。当患者出现脐周、下腹部胀满微痛，久候有灼热感，说明同时有阳明里热壅盛于肠腑。

阳明腑实脉象：于左尺下桡侧缘可及直肠脉晕，脉晕形态宽而饱满，其内充满"泥团样"燥屎脉晕，这是肠中燥屎阳明腑实微观脉象特征脉象。久候有灼热指感，是阳明里热特征性脉象。患者出现相应的便秘症状。

综上所述：小承气汤证出现非常典型的特征性的中焦胃、下焦肠气滞脉象，出现和调胃承气汤证同样的腑实脉象，出现同样的便秘症状，出现以腹胀满为主的气滞症状。

小承气汤条文繁多，其中，各家解读均有不同，上下条文多有争议。但如果以脉象来理清小承气汤的各种应用内涵，则较为简单。只要抓住阳明腑实的脉象以及相应的症状，加上出现中焦气滞脉象或者下焦气滞脉象，则可用小承气汤。

临床上不管是慢性结肠炎、克罗恩病、不完全性肠梗阻、中毒性肠炎、痢疾、胃轻瘫、胃肠术后不排便、胃肠术后肠粘连等病症，只要符合上述脉象，施用小承气汤则有较好疗效。

4. 小承气汤脉象用药加减

《伤寒论》方

小承气汤方：大黄四两（酒洗），厚朴二两（炙，去皮），枳实三枚（大者，炙）。

上三味，以水四升，煮取一升二合，去滓，分温二服。初服汤当更衣，不尔者，尽饮之。若更衣者，勿服之。

小承气汤由大黄、厚朴、枳实三味药合成方。方中组合甚为简单。其中，大黄泻下阳明里热，厚朴、枳实理气化滞。

凡脉中中焦气滞严重者，宏观脉象关部浮弦甚，而微观脉象胃脉晕饱满隆起成弦，应重用厚朴行滞消满。

凡脉中下焦气滞严重者，宏观脉象尺部浮弦甚，而微观脉象肠脉晕饱满隆起成弦甚者，重用枳实理气化滞，可以佐用枳壳以加强理气之功。

凡微观脉象肠腑饱满隆起甚者，同时肠内充满"泥团样"燥屎脉晕，非大黄莫属。

5. 小承气汤脉象与其他方脉象鉴别

小承气汤脉象需与调胃承气汤脉象相鉴别：参看调胃承气汤脉象篇，此处略。

五、大承气汤脉象

1. 脉象图

宏观脉象（如图 5-45）：双尺浮弦洪大，或滑数有力脉象。

微观脉象（如图 5-46）：双尺可及肠形，外形态饱满而隆起成弦，按之脉气上举有力。久候有灼热指感。

左尺下桡侧缘可及直肠脉晕，脉晕形态宽大而饱满，其内大量充满"泥团样"燥屎脉晕，指感硬实。久候有灼热指感。

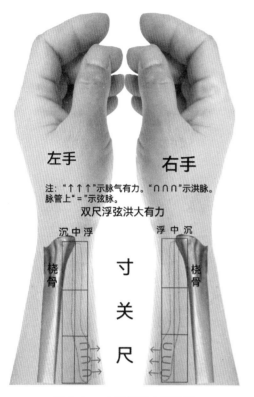

注："↑↑↑"示脉气有力。"∩∩∩"示洪脉。
脉管上"="示弦脉。
双尺浮弦洪大有力

沉中浮　　　浮中沉

寸
关
尺

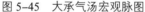

图 5-45　大承气汤宏观脉图

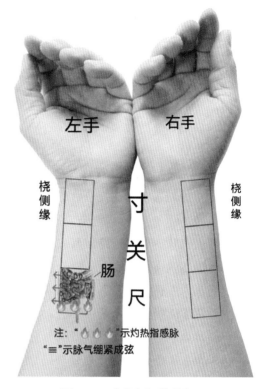

桡侧缘　　　　　桡侧缘

寸
关
尺

肠

注："💧💧💧"示灼热指感脉
"≡"示脉气绷紧成弦

图 5-46　大承气汤微观脉图

2.脉症

《伤寒论·辨阳明病脉证并治》

第 208 条：阳明病，脉迟，虽汗出，不恶寒者，其身必重，短气，腹满而喘，有潮热者，此外欲解，可攻里也。手足濈然汗出者，此大便已硬也。大承气汤主之。若汗多，微发热恶寒者，外未解也，其热不潮，未可与承气汤，若腹大满不通者，可与小承气汤微和胃气，勿令至大泄下。

第 209 条：阳明病，潮热，大便微硬者，可与大承气汤。不硬者，不可与之。若不大便六七日，恐有燥屎，欲知之法，少与小承气汤，汤入腹中，转矢气者，此有燥屎也，乃可攻之；若不转矢气者，此但初头硬，后必溏，不可攻之，攻之必胀满不能食也。欲饮水者，与水则哕。其后发热者，必大便复硬而少也，以小承气汤和之。不转矢气者，慎不可攻也。

第 212 条：伤寒，若吐若下后，不解，不大便五六日，上至十余日，日晡所发潮热，不恶寒，独语如见鬼状。若剧者，发则不识人，循衣摸床，惕而不安，微喘直视，脉弦者生，涩者死，微者，但发热。谵语者，大承气汤主之。

若一服利，则止后服。

第 215 条：阳明病，谵语，有潮热，反不能食者，胃中必有燥屎五六枚也，若能食者，但硬耳，宜大承气汤下之。

第 217 条：汗出谵语者，以有燥屎在胃中，此为风也，须下者，过经乃可下之。下之若早，语言必乱，以表虚里实故也。下之愈。宜大承气汤。

第 220 条：二阳并病，太阳证罢，但发潮热，手足漐漐汗出，大便难而谵语者，下之则愈，宜大承气汤。

第 238 条：阳明病，下之，心中懊憹而烦，胃中有燥屎者，可攻。腹微满，初头硬，后必溏，不可攻之。若有燥屎者，宜大承气汤。

第 240 条：病人烦热，汗出则解，又如疟状，日晡所发热者，属阳明也。脉实者，宜下之；脉浮虚者，宜发汗。下之，与大承气汤，发汗，宜桂枝汤。

第 241 条：大下后，六七日不大便，烦不解，腹满痛者，此有燥屎也。所以然者，本有宿食故也。宜大承气汤。

第 242 条：病人小便不利，大便乍难乍易，时有微热，喘冒（一作怫郁）不能卧者，有燥屎也。宜大承气汤。

第 251 条：得病二三日，脉弱，无太阳柴胡证，烦躁，心下硬，至四五日，虽能食，以小承气汤少少与微和之，令小安，至六日，与承气汤一升。若不大便六七日，小便少者，虽不受食，但初头硬，后必溏，未定成硬，攻之必溏。须小便利，屎定硬，乃可攻之。宜大承气汤。

第 252 条：伤寒六七日，目中不了了，睛不和，无表里证，大便难，身微热者，此为实也。急下之，宜大承气汤。

第 253 条：阳明病，发热汗多者，急下之，宜大承气汤。

第 254 条：发汗不解，腹满痛者，急下之，宜大承气汤。

第 255 条：腹满不减，减不足言，当下之，宜大承气汤。

第 256 条：阳明少阳合病，必下利。其脉不负者，为顺也。负者，失也，互相克贼，名为负也。脉滑而数者，有宿食也，当下之，宜大承气汤。

《伤寒论·辨少阴病脉证并治》

第 320 条：少阴病，得之二三日，口燥咽干者，急下之，宜大承气汤。

第 321 条：少阴病，自利清水，色纯青，心下必痛，口干燥者，急下之，宜大承气汤。

第 322 条：少阴病，六七日，腹胀不大便者，急下之，宜大承气汤。

《金匮要略·痉湿暍病脉证第二》

第 13 条：痉为病一本痉字上有刚字，胸满口噤，卧不着席，脚挛急，必齘齿，可与大承气汤。

《金匮要略·腹满寒疝宿食病脉证治第十》

第 13 条：腹满不减，减不足言，当须下之，宜大承气汤。

第 21 条：问曰：人病有宿食，何以别之？师曰：寸口脉浮而大，按之反涩，尺中亦微而涩，故知有宿食，大承气汤主之。

第 22 条：脉数而滑者，实也，此有宿食，下之愈，宜大承气汤。

第 23 条：下利不饮食者，有宿食也，当下之，宜大承气汤。

《金匮要略·呕吐哕下利病脉证治第十七》

第 37 条：下利，三部脉皆平，按之心下坚者，急下之，宜大承气汤。

第 38 条：下利，脉迟而滑者，实也。利未欲止，急下之，宜大承气汤。

第 39 条：下利，脉反滑者，当有所去，下乃愈，宜大承气汤。

第 40 条：下利已差，至其年月日时复发者，以病不尽故也，当下之，宜大承气汤。

《金匮要略·妇人产后病脉证治第二十一》

第 3 条：病解能食，七八日更发热者，此为胃实，大承气汤主之。

第 7 条：产后七八日，无太阳证，少腹坚痛，此恶露不尽。不大便，烦躁发热，切脉微实，再倍发热，日晡时烦躁者，不食，食则谵语，至夜即愈，宜大承气汤主之。热在里，结在膀胱也。

3. 大承气汤脉象经验

大承气汤脉象为阳明病脉象。因治"阳明病，潮热，大便微硬者"阳明腑实证。大承气汤脉象包含阳明里实热、气滞、腑实病机脉象。

大承气汤阳明里实热及气滞宏观脉象：双尺浮弦洪大，或滑数有力脉象。其中洪大，滑数有力脉象为大承气汤特征阳明病脉象。双尺浮弦为下焦气滞、腹部胀满疼痛脉象（参看小承气汤脉象篇）。大承气汤特征阳明脉是滑数有力脉。这其中小承气汤不出现滑数脉。这也是大承气汤阳明里热重于小承气汤的脉象，患者也出现相应的潮热、烦躁、谵语等症状，倘若没有体温上相应的发热，也会有较为明显的烦躁、失眠、口干症状。

大承气汤阳明腑实微观脉象： 左尺下桡侧缘可及直肠脉晕，脉晕形态宽大而饱满，其内大量充满"泥团样"燥屎脉晕，指感硬实。久候有灼热指感。以上腑实与小承气汤证类似，不同的是，大承气汤腑实脉象直肠脉晕肠形形态宽而且大。"泥团样"燥屎脉晕，不但大量充满，而且指感硬实。如此，便有不同之区分，医者当细辨之。

大承气汤或可出现以下常见微观脉象：

左寸异常微观脉象： 左寸下心脉晕浮起，心晕心尖部涩而灼手。胸骨柄脉晕浮起而成弦。此为冠心病心肌缺血的疾病脉象。同时有滑数脉象者，大多数有心动过速，或是阵发性室上速。

患者会出现胸闷、胸痛、背痛或心下疼痛，有滑数脉象者同时有心悸、心慌等症状。如此冠心病患者，出现上述阳明里热与气滞腑实特征脉象，可投用大承气汤，冠心病胸闷、胸痛症状可得到较快缓解。如果是有心动过速，或是阵发性室上速病情，也能很快降低心率及缓解室上速发作频率，病情可以得到很好的缓解控制，有着较好的近期和远期疗效。

左关异常微观脉象： 左关上胃脉晕浮起，胃形大而胃表隆起成弦，弦而指下灼热。切下胃内可及"颗粒样"脉晕。轻按胃气上举有力，此为慢性胃炎、幽门梗阻疾病脉象。

符合上述大承气汤脉象特征者，投以大承气汤，幽门梗阻可得到较快缓解。倘若上腹满严重，可以直肠给药，可先获得部分下利效果，后口服汤药，可取得较好疗效。

寸部异常微观脉象： 大承气汤证可以出现寸脉异常脉象，于寸上可及颅脑脉晕，颅内可及"枯树枝样"脑血管硬化及梗阻灶异常脉晕。患者出现相应的嗜睡、精神萎靡不振、夜间深度睡眠、呼吸暂停，甚至昏迷、谵语等脑血管供血不足或中风偏瘫症状。同时符合大承气汤上述脉象，可投大承气汤，随着下焦大便通畅，病情可以很快得到扭转。

大承气汤可以出现"浊脉"： "浊脉"为血管内有形成分过多而出现指下混浊不堪特殊脉象，相当于现代的高血脂、高尿酸、血红蛋白异常增高症等病症。此脉最早由许跃远著作《象脉学》里提出概念并命名。临床上多符合大承气汤脉象。患者服用大承气汤后，并不会出现严重的腹泻效应，大多数符合脉证的患者只有出现轻微便溏，但血脂、尿酸却能较快降下，临床疗效神奇！

上述疾病脉象为大承气汤常见或可脉象，只有在大承气汤阳明里热、气滞、腑实三种脉象兼具的大环境下，又出现相应的微观脉象，才可以使用相应的大承气汤，才能在临床上发挥出奇特疗效。

之前说小承气汤条文繁多，各家解读均有不同，而如今大承气汤条文更加繁杂，注者多以百千。读者眼花缭乱，难得其要。

脉象发挥其独特的临床指引效率，指导着临床精确使用大承气汤。不管是心脑血管疾病，或者是胃肠疾病，不管是急性或者是慢性的胃肠梗阻，乃至高血脂、高尿酸等代谢性疾病，只要符合大承气汤的阳明里热、气滞、腑实三个特征性脉象，均可投用大承气汤，临床上可以取得显著疗效。

4. 大承气汤脉象用药加减

《伤寒论》方

大承气汤方：大黄四两（酒洗），厚朴半斤（炙，去皮），枳实五枚（炙），芒硝三合。

上四味，以水一斗，先煮二物，取五升，去滓，内大黄，更煮取二升，去滓，内芒硝，更上微火一两沸。分温再服。得下，余勿服。

《金匮要略》方

大承气汤方：大黄四两（酒洗），厚朴半斤（炙，去皮），枳实五枚（炙），芒硝三合。

上四味，以水一斗，先煮二物，取五升，去滓，内大黄，煮取二升，去滓，内芒硝，更上火微一二沸。分温再服，得下止服。

大承气汤由大黄、厚朴、枳实、芒硝四味药合成方。方中由小承气汤加芒硝三合而成方，其中有小承气汤的理气通下功能，进一步增加了软坚散结泻下的功效。如此，大承气汤则具备了泄热、理气、泻下三方面最强组合。

其中，区别于小承气汤的芒硝三合，具有软坚散结、泻下腑实的功能，与大黄泻下通腑强强联合，增加泻下通腑的功效。所以大承气汤比小承气汤的泻下通腑能力更加增强，而小承气汤相比调胃承气汤理气功能增加。三者各有侧重。

故凡是腑实与气滞脉象均重者，首先考虑大承气汤。特别是肠中充满大量"泥团样"燥屎脉晕，指感硬实，又久候有灼热指感，应大量使用芒硝。芒硝于经方中用三合，经方中药量自古争论不息，目前《中华人民共和国药典》规定芒硝用量 6 ～ 12g。我们临床当中可以从 4g 起用，慢慢增加到 8g，有非常好的泻下效果。芒硝大量使用，有个别人会出现全身燥热现象，应减量或弃之不用，代之增加大黄用量，并加番泻叶以助泻下。

5. 大承气汤脉象与其他方脉象鉴别

大承气汤脉象需与调胃承气汤脉象及小承气汤脉象相鉴别：（调胃承气汤脉象与小承气汤脉象可参看调胃承气汤脉象篇）三者皆有阳明腑实脉象。

调胃承气汤脉象有胃气不调、腑实脉象特征：胃脉晕可及"颗粒样"异常脉晕。

小承气汤脉象有气滞脉象特征：宏观脉象弦脉，微观脉象肝、胃、肠脉晕饱满隆起成弦。

大承气汤脉象具备阳明里热、气滞、腑实三者皆重脉象特征：浮弦洪大，或滑数有力。微观脉象直肠脉晕中"泥团样"燥屎脉晕不但大量充满，而且指感硬实。

三承气汤脉象特征总结大概如上，医者执简驭繁，紧抓病机，可透过纷乱繁杂的症状表象，直抓病情本质，达到最佳疗效！

六、麻子仁丸脉象

1. 脉象图

宏观脉象（如图 5-47）：双尺沉弦大而涩。

微观脉象（如图 5-48）：双尺可及肠形，外形态饱满隆起成弦，按之脉气上举有力。久候有灼热指感。

左尺下桡侧缘可及直肠脉晕，脉晕形态宽而饱满，可及"颗粒样"异常脉晕，其内充满"泥团样"燥屎脉晕。久候涩手而有灼热指感。

2. 脉症

《伤寒论·辨阳明病脉证并治》

第 247 条：跌阳脉浮而涩，浮则胃气强，涩则小便数。浮涩相搏，大便则硬，其脾为约。麻子仁丸主之。

3. 麻子仁丸脉象经验

麻子仁丸脉象为阳明病脉象。因治"……大便则硬，其脾为约"即"脾约"之病而设方。麻子仁丸脉象包括阳明病脉象及津亏、气滞病机脉象。

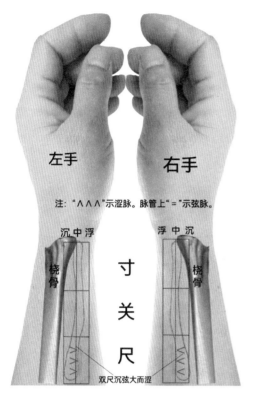

注:"∧∧∧"示涩脉。脉管上"="示弦脉。

沉中浮　浮中沉

桡骨　寸关尺　桡骨

双尺沉弦大而涩

图 5-47　麻子仁丸宏观脉图

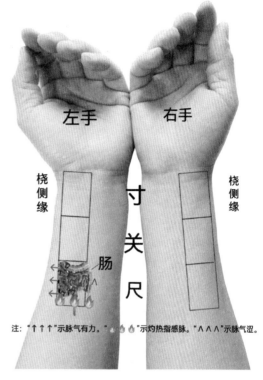

注:"↑↑↑"示脉气有力。"💧💧💧"示灼热指感脉。"∧∧∧"示脉气涩。

图 5-48　麻子仁丸微观脉图

　　麻子仁丸阳明气滞脉象:宏观脉象,双尺沉弦大。沉大为里实热脉象,出现于尺部,尺为下焦之位,为热结肠腑之象。弦为气滞。

　　微观脉象,肠形形饱满隆起成弦,按之脉气上举有力。久候有灼热指感。

　　麻子仁丸津亏脉象:双尺沉弦大而涩。单纯涩脉可以为血亏、为瘀血唯独伴随着阳明病脉象的涩脉才属于津亏。阳明里热,本应脉大而滑数,因里热鼓动气血,血热而疾行,从而表现为滑数之脉。而今,阳明里热炽盛,热蒸津液,津液蒸腾耗散,津液不足,血行艰涩而成涩脉。

　　津亏之涩脉之下进一步微观脉象,则发现其下竟是直肠脉晕上之"颗粒样"脉晕。而"颗粒样"脉晕亦常是慢性结肠炎病症脉象之一,故而推理两者具有相关性,则慢性结肠炎常有津亏病机存在。

　　微观脉象尺部之肠脉晕亦有灼热指感脉象存在,此阳明里热之常见脉象,故从微观脉象看,"颗粒样"脉晕夹有灼热指感脉于中,也可以理解为阳明里热之灼热是因,而"颗粒样"脉晕的肠炎疾病是果。这里进一步提示,微观脉象都是在宏观脉象的大环境下产生，小范围的异常脉晕，一般受制于更大范围异常宏观脉晕之下。所以把握整体宏观脉象，把握从宏观脉象→微观脉象的过程，把握整体病情病机才不致于出差错。

综上所述： 阳明病脉下同时有津亏之涩脉及灼热脉象之下有"颗粒样"脉晕出现则是麻子仁丸脉象最特征性改变。

凡是符合上述脉象不管是习惯性便秘，老年性便秘，慢性结肠炎，结肠息肉均有良好疗效。

4. 麻子仁丸脉象用药加减

《伤寒论》方

麻子仁丸方：麻子仁二升，芍药半斤，枳实半斤（炙），大黄一斤（去皮），厚朴一尺（炙，去皮），杏仁一升（去皮尖，熬，别作脂）。

上六味，蜜和丸，如梧桐子大。饮服十丸，日三服。渐加，以知为度。

麻子仁丸由小承气汤加麻仁、杏仁芍药和蜜为丸。从药物组成来看，麻子仁丸是以小承气汤泻下理气为基础加上麻仁、杏仁、芍药和蜜四味皆是含油脂和养阴润下之品而成。前面是理气泻下，后面是养津润下，这是一张区别于三承气汤的泻下剂。

故而，还表现为津亏脉象为主的，以涩脉及"颗粒样"脉晕为主要特征者，均重用麻仁、杏仁、芍药和蜜四味药，纵使以上面蜜丸改成汤药服用者，亦须在汤中加蜜，以不失润下之意。大量芍药有泻下功效，量应在45克到60克之间。少于30克难有泄下功能。津亏脉象出现，可以大量使用，未曾发现副作用。特别是常年累月用大黄芒硝无效者，白芍之润下，功比猛将！

5. 麻子仁丸脉象与其他方脉象鉴别

麻子仁丸脉象需与三承气汤脉象相鉴别：三承气汤，则大小承气汤，调胃承气汤。

四者同为阳明腑实证。同样具备阳明腑实脉象。三承气汤区别大承气汤篇也有详论，此略。

麻子仁丸脉象区别于三承气汤脉象的是津亏脉象：宏观脉象，弦大之下见涩脉，微观脉象，灼热脉象之中"颗粒样"脉晕。如此区分各汤药使用，则一目了然。

七、下瘀血汤脉象

1. 脉象图

宏观脉象（如图 5-49）：双尺沉大而涩。

微观脉象（如图 5-50）：左尺下桡侧缘可及直肠脉晕，脉晕形态宽而饱满，可及"粗糙颗粒样"异常脉晕，其内充满"泥团样"燥屎脉晕。久候有灼热指感。

妇人于双尺中部可及子宫形态稍大，而宫体可及"块状样"异常脉晕，或可及子宫内膜脉晕增粗或子宫内膜脉晕失去规整而显"粗糙颗粒样""质感不均匀"异常脉晕，或可及卵巢脉晕"蜂巢样"异常脉晕。

男子于双尺中部可及睾丸脉晕，睾丸脉晕内可及"鸡翅木样纹理"异常脉晕。其周边可及"蚯蚓团样"异常脉晕，久候有灼热指感。

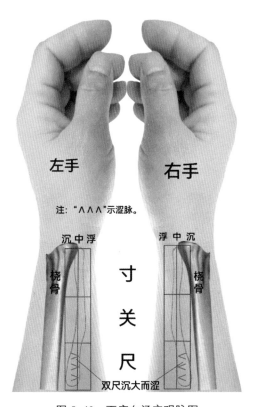

图 5-49 下瘀血汤宏观脉图

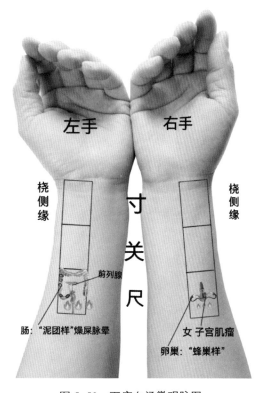

图 5-50 下瘀血汤微观脉图

2. 脉症

《金匮要略·妇人产后病脉证治第二十一》

第6条：师曰： 产妇腹痛，法当以枳实芍药散。假令不愈者，此为腹中有干血着脐下，宜下瘀血汤主之，亦主经水不利。

3. 下瘀血汤脉象经验

下瘀血汤脉象为阳明病脉象。因治"产妇腹痛……此为腹中有干血着脐下，宜下瘀血汤主之，亦主经水不利"之病而设方。下瘀血汤脉象包括阳明病脉象及瘀血病机脉象。

下瘀血汤阳明病宏观脉象： 宏观脉象，双尺沉大而涩。从宏观脉象上看，下瘀血汤之宏观脉象和麻子仁丸之宏观脉象差别仅仅是弦脉。其中可以看出下瘀血汤并没有明显的下焦气滞现象，但是有明显的下焦瘀血或者下焦津亏病机。因其兼夹阳明病的大脉，可以理解为阳明热盛而津亏，亦可以理解为涩为瘀血。从宏观脉象上是无法区分的，我们进一步从微观脉象上寻找病机。

妇人下瘀血汤瘀血微观脉象一： 于双尺中部可及子宫形态稍大，而宫体可及"块状样"异常脉晕。形态大为实象，而"块状样"脉晕为瘀血严重脉象，假若"块状样"脉晕指下实而成立体象，为子宫肌瘤疾病脉晕。

进一步可按之，有脉气上举有力者，而夹灼热指感者，为阳明夹瘀，可用下瘀血汤，子宫之瘀血可以随月事而下。患者于月经期会出现大量血块，而平时的下腹疼痛或者痛经现象可以随之而解。

符合上述脉象者，无论是属于子宫肌瘤或者痛经、盆腔炎，下瘀血汤用之都能取得良好疗效。

妇人下瘀血汤瘀血微观脉象二： 于双尺中部可及子宫内膜脉晕增粗或子宫内膜脉晕失去规整而显"粗糙颗粒样""质感不均匀"异常脉晕，这大都是子宫内膜异位症、子宫内膜炎或子宫内膜息肉疾病脉象（可进一步进入微观脉，限于篇幅而略过）。但"粗糙颗粒样""质感不均匀"多代表瘀血脉象，此处可用下瘀血汤，但必须在子宫形大实而有力的阳明里实象基础上才可用。

药后妇人之瘀血亦当随月事之时大量排出，或可于月经前会有大量褐色分泌物排出。随着瘀血的排出，无论是子宫内膜炎或子宫内膜息肉，乃至于流产后的残留，都可以排出而治愈。

目前临床上有大量的怀孕后使用药流的患者，出现流产后残留，西医多提倡再次使用清宫术，实际上并不绝对，我们在上述脉象的指导下，使用了下瘀血汤后，大量的流产后患者都顺利排出宫内残留物。如此这样的患者在我们所中有大样本，而且前后通过 B 超做对比，均取得理想的临床效果。

妇人下瘀血汤瘀血微观脉象三：于双尺中部可及卵巢脉晕"蜂巢样"异常脉晕。"蜂巢样"为瘀血特征脉象。此处多为卵巢病症中的瘀血表现之一，这种患者大多数子宫不增大反缩小，但卵巢脉晕增大。此类患者大多见多囊卵巢综合征疾病脉象。患者会伴随着明显的阳明腑实脉象，出现直肠脉晕中"团块样"燥屎脉象。

符合上述脉象综合表现者，则可使用下瘀血汤。患者不但会在月经期中下大量血块，也会在月经前及月经后有大量褐色分泌物排出，同时会出现便溏症状反应。如此多囊卵巢综合征患者，大多数有闭经、不孕病症。

通过下瘀血汤的治疗，闭经可以再通，多囊卵巢之陈旧卵泡能够排出，已经形成小囊肿的多囊病症，这种排出的效果可以在 B 超下逐月看到小囊肿的消失而得到验证。随着卵巢功能的恢复，排卵功能的复苏，患者当可恢复怀孕功能，相应的多囊卵巢综合征以及不孕病症从而得到治疗。

下瘀血汤还可以治疗女子早熟，只要符合上述脉象，早熟可以很快得到遏制，患者并可如期发育，疗效之佳，超过目前大多数西医治疗方法。

男子下瘀血汤瘀血微观脉象：男子于双尺中部可及睾丸脉晕，睾丸脉晕内可及"鸡翅木样纹理"异常脉晕，其周边可及"蚯蚓团样"异常脉晕。"鸡翅木样纹理"为精子异常不育症的疾病脉象。而"蚯蚓团样"脉晕，则为静脉曲张睾丸瘀血的微观瘀血脉象。

男科瘀血脉象很多，此处瘀血必须同时符合阳明里热的灼热指感，以及腑实脉象，方可以使用下瘀血汤。下瘀血汤在此处可以明显改善睾丸静脉曲张与生精能力，相应的不育病症可以得到治疗。

综上所述：下瘀血汤，在男科、妇科有大量的应用空间，可以取得卓越的临床效果。而不再限于"产妇腹痛，法当以枳实芍药散。假令不愈者，此为腹中有干血着脐下，宜下瘀血汤主之，亦主经水不利"条文中的"产妇腹痛"及"经水不利"，可以根据脉象对疾病、病机的分析进一步拓展其应用范围，并取得良好效果。

4.下瘀血汤脉象用药加减

《金匮要略》方

下瘀血汤方：大黄三两，桃仁二十枚，䗪虫二十枚（熬，去足）。

上三味，末之，炼蜜和为四丸，以酒一升，煎一丸，取八合。顿服之，新血下如豚肝。

下瘀血汤中仅三味：大黄、桃仁、蛰虫。示法仲景组方严谨、用药精练！仲景从来示之以法，更示之以方。我们从下瘀血汤当中得到其法而受到启发和拓展应用，在男科、妇科取得卓越临床效果。此处若有腑实脉象，但便秘症状不明显者，大黄可以大量使用，但不后下，取之活血化瘀而舍之泻下之功也。

倘若瘀血脉象症状明显，应大量使用桃仁、蛰虫。蛰虫目前临床上使用的是土鳖虫，《药典》用量 3~10 克。建议成年人从 6 克起用。在使用土鳖虫之前，应先排除怀孕后使用。

如果祛瘀能力不足，可以增添水蛭加强活血化瘀之功，水蛭使用之前应该了解患者有没有抗凝用药史，如果有抗凝用药史要减量水蛭量。

5. 下瘀血汤脉象与其他方脉象鉴别

下瘀血汤脉象需与麻子仁丸脉象相鉴别：两者皆为阳明病脉象。下瘀血汤证有阳明里热及瘀血病机脉象，而麻子仁丸证有阳明里热及气滞、津亏脉象。两者之兼病脉本为不同，何须鉴别？

只因宏观脉象较为相似，下瘀血汤脉象宏观脉象：双尺沉大而涩。而麻子仁丸脉象宏观脉象：双尺沉弦大而涩。当然麻子仁丸有气滞病机，所以有弦脉。主要是涩脉之津亏或瘀血分辨之不同，所以重点从微观脉象去分辨两者之不同。

下瘀血汤脉象出现特殊的瘀血脉象："粗糙颗粒样""质感不均匀""块状样"及"蜂巢样"脉晕。抓住下瘀血汤的特征脉象，则可鉴别使用，可取最佳疗效。

八、桃核承气汤脉象

1. 脉象图

宏观脉象（如图 5-51）：双尺浮洪大而涩，或浮大而紧。

微观脉象（如图 5-52）：于双尺中部可及竖行或斜行柔软"夹心饼样"腹肌脉象。双尺部尺侧或桡侧缘可及弦边脉。

妇人于双尺中部可及子宫脉晕，子宫脉晕浮起而形态稍大，宫体可及"块状样"异常脉晕。或可及卵巢脉晕"蜂巢样"异常脉晕。

左尺下桡侧缘可及直肠脉晕，脉晕形态宽而饱满，可及"粗糙颗粒样"异常脉晕，其内充满"泥团样"燥屎脉晕。久候有灼热指感。

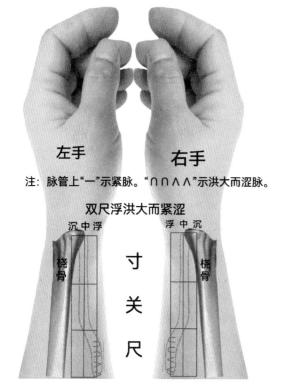

注：脉管上"一"示紧脉。"∩∩∧∧"示洪大而涩脉。

双尺浮洪大而紧涩

沉中浮　　浮中沉

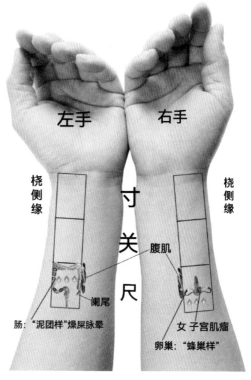

图 5-51　桃核承气汤宏观脉图　　　　图 5-52　桃核承气汤微观脉图

或于右尺部右侧缘可及升结肠脉晕，于其盲端可及"毛毛虫样"炎症病变阑尾脉晕。于其上可及柔软"夹心饼样"腹肌脉晕。久候有灼热指感。

2.脉症

《伤寒论·辨太阳病脉证并治（中）》

第 106 条：太阳病不解，热结膀胱，其人如狂，血自下，下者愈。其外不解者，尚未可攻，当先解其外。外解已，但少腹急结者，乃可攻之，宜桃核承气汤。

3.桃核承气汤脉象经验

桃核承气汤脉象为太阳阳明合病脉象。因治"太阳病不解，热结膀胱……但少腹急结者，乃可攻之"之病而设方。桃核承气汤脉象包含阳明里热病脉象及太阳表虚病脉象及瘀血病机脉象。

桃核承气汤太阳阳明合病宏观脉象：双尺浮洪大而涩或浮大而紧。出现洪

大，自然属阳明里热病脉，而于浮部则有表证未解之证。有涩脉可有瘀血或有津伤之象。病象主要表现于尺部，病在下焦。既有"但少腹急结者"之下腹疼痛症状，又出现相应的表证：汗出、发热等症。

桃核承气汤太阳表证微观脉象：桃核承气汤证是否有表证？在经方界内有所争论，各家所言，皆言之有据，故未有定论。从经文所讲"太阳病不解……外解已，但少腹急结者，乃可攻之，宜桃核承气汤"明确"外解已"后"乃可攻之，宜桃核承气汤"。

临床上从脉象的角度深入研究，发现，桃核承气汤出现"少腹急结"的时候，仍然有表证。

具体于双尺中部可及竖行或斜行柔软"夹心饼样"腹肌脉象。这个柔软"夹心饼样"腹肌脉象，就表明病在肌表，为表证未解之脉象。患者会出腹肌疼痛之症。

从临床上检查，拿捏提起患者的腹肌，给一定的按压力，可出现疼痛，为痛在肌表。若给自外向内正面的压力，也出现疼痛，这种疼痛检查含有内脏疼痛，肌层与内脏两层疼痛无法区分。当单用拿捏提腹肌出现疼痛而正面按压腹肌疼痛并无加剧，我们认为它痛在肌表。

患者少腹疼痛的时候伴有发热或汗出，这也是表证的症状表现之一。桃核承气汤脉象之双尺部尺侧或桡侧缘可及弦边脉。这是疼痛的症状脉象。凡是有疼痛者，则出现相应部分的弦边脉。

桃核承气汤还出现腑实与瘀血脉象（参看三承气汤，此处略）。符合上述阳明里热病脉象及太阳表虚病脉象及瘀血病机脉象，即可以使用桃核承气汤。

桃核承气汤还可以常见以下微观脉象：

尺部脉可出现阑尾炎疾病脉象：于右尺部右侧缘可及升结肠脉晕，于其盲端可及"毛毛虫样"炎症病变阑尾脉晕，这是阑尾炎疾病脉象。同时出现柔软"夹心饼样"腹肌脉晕的表证脉象，以及久候有灼热指感的阳明里热内环境脉象，再加上有腑实脉象，就可以用桃核承气汤。

患者出现相应的转移性右下腹疼痛，见发热、汗出等症，可伴有便秘症状，投用桃核承气汤，随着大便泻下，腹痛当逐步减轻，则病已向愈。

假若出现"太阳病不解，热结膀胱，其人如狂"，即发热又其人如狂，高热后意识不清，或见阑尾炎引起穿孔性腹膜炎后全身中毒的意识不清或意识障碍、乏力、昏睡等"其人如狂"症状，则应转外科急诊，做相应的急救措施。

多数医家对"其人如狂"理解为精神错乱和精神性疾病，但临床上看，符合桃核承气汤的阑尾炎后或急性盆腔炎乃至于腹膜炎多可能出现高热后的重度症状，类似古人所言"其人如狂"。但这是一家之言，以此抛砖引玉。

尺部脉还常出现妇科疾病脉象：妇人于双尺中部可及子宫脉晕，子宫脉晕浮起而形态稍大，宫体可及"块状样"异常脉晕，或可及卵巢"蜂巢样"异常脉晕。这是子宫肌瘤以及多囊卵巢疾病脉象。

出现疾病脉象的同时要符合上述太阳表证、阳明里热和腑实脉象才可以投用桃核承气汤。多囊卵巢疾病患者不出现少腹疼痛，但出现相应脉象，使用桃核承气汤仍然可以获得较好疗效。

综上所述：必须具备阳明里热、腑实、瘀血和太阳表证四种脉象特征才可以运用桃核承气汤，临床上常用于流感高热不退、急性阑尾炎、急性盆腔炎、多囊卵巢综合征、结肠炎等疾病，可以取得卓越疗效。

4. 桃核承气汤脉象用药加减

《伤寒论》方

桃核承气汤方：桃仁五十个（去皮尖），大黄四两，桂枝二两（去皮），甘草二两（炙），芒硝二两。

上五味，以水七升，煮取二升半，去滓，内芒硝，更上火微沸，下火，先食温服五合，日三服，当微利。

桃核承气汤由调胃承气汤加桃仁、桂枝而成方。调胃承气汤泻下腑实，桃仁活血化瘀、润下，桂枝和营解表。

凡是腑实脉象显著者，重用桃核承气汤中之调胃承气汤。瘀血脉象重者，重用桃仁活血化瘀。

而脉浮甚而表虚证脉象显著者，汗出、发热重者，当重用桂枝和营解表。表虚证显著者可以加白芍、甘草、姜、枣，合桂枝汤之意。疼痛重者或瘀血脉重，同时加赤芍。特别是多囊卵巢综合征瘀血脉象均较重，可以大量用活血药，以增活血之功。

5. 桃核承气汤脉象与其他方脉象鉴别

桃核承气汤脉象需与下瘀血汤脉象相鉴别：两者皆为阳明病脉象。但桃核承气汤脉象有太阳表虚证脉，所以最大的区分是表证脉，桃核承气汤宏观脉象出观脉浮，而微观脉象有柔软"夹心饼样"表证脉晕。

九、大黄牡丹汤脉象

1. 脉象图

宏观脉象（如图 5-53）：双尺沉洪滑数或右尺部紧脉。

微观脉象（如图 5-54）：于右尺部尺侧缘可及升结肠脉晕，于其盲端可及"毛毛虫样"炎症病变阑尾脉晕。其四周有"灼热搏动指感"。右尺部脉尺侧缘可及弦边脉。

或可于右尺部尺侧缘升结肠脉晕及其盲端出现"串珠样"升结肠脉晕外形态，伴随着"灼热搏动指感脉象"。

2. 脉症

《金匮要略·疮痈肠痈浸淫病脉并治第十八》

4 条：肠痈者，少腹肿痞，按之即痛如淋，小便自调，时时发热，自汗出，复恶寒。其脉迟紧者，脓未成，可下之，当有血。脉洪数者，脓已成，不可下也，大黄牡丹汤主之。

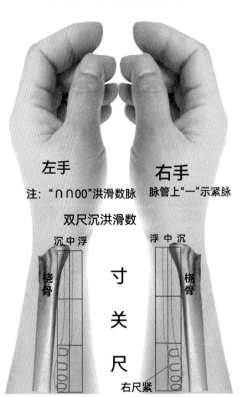

图 5-53 大黄牡丹汤宏观脉图

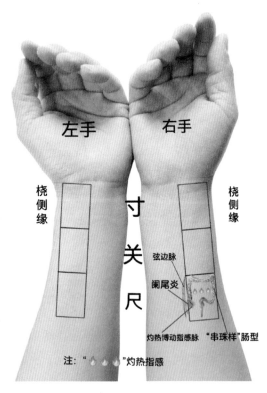

图 5-54 大黄牡丹汤微观脉图

3. 大黄牡丹汤脉象经验

大黄牡丹汤脉象为阳明病脉象。因治"肠痈者……其脉迟紧者，脓未成，可下之，当有血。脉洪数者，脓已成，不可下也"之肠痈病而设方。大黄牡丹汤脉象包含阳明里热病脉象、腑实证及热毒夹瘀病机脉象。

大黄牡丹汤阳明里热宏观脉象：双尺沉洪滑数或右尺部紧脉。双尺沉洪滑数是阳明里热脉象，而右尺部紧脉是右腹疼痛脉象。大黄牡丹汤证假如出现急性阑尾炎病症，起始阶段，大多数出现右尺部紧脉，但随着化脓的开始，患者可能出现发热，就伴随着双尺沉洪滑数。大黄牡丹汤患者并没有表证，不出现浮脉，但出现发热、口干、汗出的阳明里实热病症。

假如患者开始有恶寒、无汗症状，就是有表实证，但非常短暂，随之见转移性右下腹疼痛，很快就出现了沉洪滑数脉象。这种患者如果伴随着腑实证，就可以使用大黄牡丹汤，大多数阑尾炎病症可以消退。

大黄牡丹汤热毒夹瘀病机微观脉象："灼热搏动指感脉象"是热毒夹瘀病机之特征微观脉象。灼热指感脉象本来是阳明里热脉象，当局部里热炽盛而出现搏动指感，是热毒鼓动局部气血，气血无法快速运行而壅滞于局部，而形成特征性的热毒夹瘀病机脉象。这种脉象常见于化脓性阑尾炎，但并不只限于化脓性阑尾炎，也可以见于克罗恩病以及腹股沟化脓性淋巴结炎。符合上述脉象，应用大黄牡丹汤都能取得良好效果。

大黄牡丹汤结肠疾病微观脉象：可于右尺部右侧缘升结肠脉晕及其盲端出现"串珠样"升结肠脉晕外形态。这种脉象属于克罗恩病疾病脉象。但只要伴随着"灼热搏动指感"的热毒夹瘀病机脉象，并有腑实脉象同时存在，则可投用大黄牡丹汤，可以取得良好效果。但务必注意，克罗恩病还有另外一种寒型脉象，并不可以使用大黄牡丹汤，用之亦无效。

除此之外，大黄牡丹汤经常用于腹股沟化脓性淋巴结炎，也可以应用于下肢静脉炎，只要符合上述脉象，临床效果良好。

从仲景经文看，大黄牡丹汤主要用于肠痈，条文也因肠痈病而设之，但通过脉象分析其病机，同样脉象之下，可拓展应用于克罗恩病、淋巴结炎、静脉炎等，取得良好效果，各位同仁可以多多验证。

4. 大黄牡丹汤脉象用药加减

《金匮要略》方

大黄牡丹汤方：大黄四两，牡丹一两，桃仁五十个，瓜子半升，芒硝

三合。

上五味，以水六升，煮取一升，去滓，内芒硝，再煎沸。顿服之，有脓当下，如无脓，当下血。

大黄牡丹汤由大黄、牡丹皮、桃仁、瓜子、芒硝五味药合而成方。其中大黄四两、牡丹一两为方中之君药。大黄四两独重，泻下通腑，牡丹凉血活血，热毒夹瘀脉象较显著者，应重用二者以泄热通腑、活血化瘀。热毒重者可以增加蒲公英、连翘、白芷以增清热解毒之效。连翘为疮家圣药，倘若此处治疗的是阑尾炎或者克罗恩病，均有化脓之症，可以大量佐用连翘。

瓜子半升，目前临床上用冬瓜仁，有化瘀排脓之功，假若有便脓症状，不管是阑尾炎或者克罗恩病，都可以大量使用，可以添加薏苡仁以增其效。

5. 大黄牡丹汤脉象与其他方脉象鉴别

大黄牡丹汤脉象需与下瘀血汤脉象相鉴别：两者皆为阳明病脉象。下瘀血汤脉象包括阳明病脉象及瘀血病机脉象，宏观脉象双尺沉大而涩；而大黄牡丹汤脉象包含阳明里热病脉象、腑实证及热毒夹瘀病机脉象，宏观脉象双尺沉洪滑数或右尺部紧脉。

最大的区别还是微观脉象中的大黄牡丹汤证具有特殊的热毒夹瘀病机脉象，即"灼热搏动指感"脉象。如此，则可明显区分应用。

十、抵当汤脉象

1. 脉象图

宏观脉象（如图 5-55）：双尺沉大而涩。

微观脉象（如图 5-56）：于右尺部右侧缘循得升结肠脉晕，脉晕形态宽而饱满，可及大片"粗糙颗粒样"异常脉晕，其内可及"泥团样"燥屎脉晕。久候有灼热指感。

妇人于双尺中部可及子宫形态稍大，而宫体可及较大"块状样"异常脉晕。或可及子宫内膜脉晕增粗，或子宫内膜脉晕失去规整而显大片"粗糙颗粒样""质感不均匀"异常脉晕。或可及双侧卵巢脉晕增大，而呈大片"蜂巢样"异常脉晕。

男子可及前列腺脉晕，形态增大，切入其内可及"粗糙颗粒样"异常脉晕。

双寸上部可及颅脑脉晕，颅内可及"枯树枝样"动脉硬化异常脉晕。

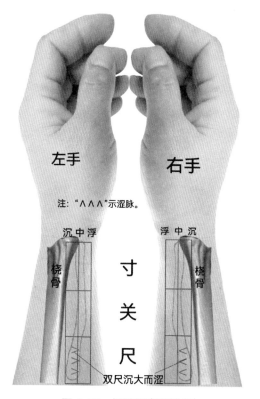

注："∧∧∧"示涩脉。

图 5-55　抵当汤宏观脉图

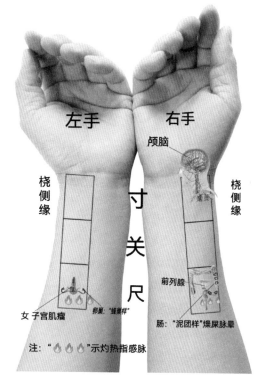

注："🔥🔥🔥"示灼热指感脉

图 5-56　抵当汤微观脉图

2. 脉症

《伤寒论·辨太阳病脉证并治（中）》

第 124 条： 太阳病六七日，表证仍在，脉微而沉，反不结胸，其人发狂者，以热在下焦，少腹当硬满。小便自利者，下血乃愈。所以然者，以太阳随经，瘀热在里故也。抵当汤主之。

第 125 条： 太阳病，身黄，脉沉结，少腹硬。小便不利者，为无血也。小便自利，其人如狂者，血证谛也。抵当汤主之。

《伤寒论·辨阳明病脉证并治》

第 237 条： 阳明证，其人喜忘者，必有蓄血。所以然者，本有久瘀血，故令喜忘。屎虽硬（康平本做"尿虽难"），大便反易，其色必黑者，宜抵当汤下之。

第 257 条： 病人无表里证，发热七八日，虽脉浮数者，可下之。假令已下，脉数不解，合热则消谷喜饥，至六七日不大便者，有瘀血，宜抵当汤。

《金匮要略·妇人杂病脉证并治第二十二》

第 14 条: 妇人经水不利下,抵当汤主之。亦治男子膀胱满急有瘀血者。

3. 抵当汤脉象经验

抵当汤脉象为阳明病脉象。因治"太阳病六七日……其人发狂者,以热在下焦,少腹当硬满……""阳明证,其人喜忘者,必有蓄血……"等蓄血瘀血之病证而设方。抵当汤脉象包含阳明里热病脉象、腑实证及蓄血、瘀血病机脉象。

从脉象病机看,其和下瘀血汤及大黄牡丹汤病机类似,但侧重用药各有不同。大黄牡丹汤证主要有热毒夹瘀病机,下瘀血汤证瘀血、腑实并重,抵当汤证则蓄血、瘀血病机独重。所以我们重点分析抵当汤的瘀血程度特征脉象。

抵当汤的蓄血、瘀血病机病理: 传统看法认为蓄血证是太阳病邪入于里,热邪与瘀血结于下焦所致,可分太阳蓄血与阳明蓄血两种。太阳蓄血临床表现:少腹急结或硬满,神乱如狂,小便自利,大便色黑如漆。阳明蓄血临床表现:"阳明证,其人喜忘者,必有蓄血。所以然者,本有久瘀血,故令喜忘。屎虽硬,便反易,其色必黑者,宜抵当汤下之。"

分析上面两组表现:上焦精神表现,其人如狂或喜忘;下焦表现,少腹急结或硬满,大便黑漆。古代之漆非常之黑,倘若按现代医学看来,必将先排除柏油样黑便,肠道出血!又有少腹急结或硬满等胃肠道表现,更应排除胃肠道出血,倘若大量出血,当然出现休克、其人如狂或喜忘等精神异常表现。

但如果从症状上面推测,抵当汤显然只用于胃肠道疾病,如胃肠道出血症状,这明显不符合仲景《伤寒论》之精神内涵!故而,我们从脉象寻找病机,并拓展其应用。

抵当汤的蓄血、瘀血病机微观脉象: 右尺部右侧缘升结肠脉晕,脉晕形态宽而饱满,可及大片"粗糙颗粒样"异常脉晕,其内可及"泥团样"燥屎脉晕。久候有灼热指感。这里面所描述的脉象与下瘀血汤瘀血脉象类似。

区别在哪里呢? 抵当汤之瘀血脉较为显著。同样的"粗糙颗粒样"瘀血脉晕,抵当汤脉象则大片大量出现。假若瘀血出现于妇人子宫,亦是较大"块状样"脉晕,出现于卵巢也是大片"蜂巢样"异常脉晕。这些瘀血脉象都出现量的增加,增加到一定的量为"蓄血",也就是大量瘀血结于局部。

通过脉象对抵当汤的解析,凡是有阳明里热及腑实证脉象,并有瘀血较重者，均可使用，临床应用，可取得较好疗效。常见的蓄血、瘀血微观脉象如下：

妇人抵当汤蓄血、瘀血微观脉象一： 于双尺中部可及子宫内膜脉晕增粗或子宫内膜脉晕失去规整而显大片"粗糙颗粒样""质感不均匀"异常脉晕，这种脉象大多为子宫内膜炎或宫腔粘连疾病脉象。

患者出现相应的闭经、不孕病症。因瘀血严重，可以投用抵当汤。临床观察疗效，粘连的子宫内膜可以不用通过宫腔镜手术而得到治疗，经久的闭经可以复潮。所谓"妇人经水不利下，抵当汤主之"。

妇人抵当汤蓄血、瘀血微观脉象二： 于双尺中之子宫脉晕双侧缘可及双侧卵巢脉晕增大而呈大片"蜂巢样"异常脉晕，这属于多囊卵巢综合征脉象。患者出现相应的闭经或月经稀发病症。因瘀血严重，可以投用抵当汤，月经可以来潮并恢复正常规律。

在抵当汤的使用下，多囊卵巢疾病在彩超等影像以及性激素六项、生化、免疫各方面指标可恢复正常。同样是"妇人经水不利下，抵当汤主之"，但在微观脉象下则又有不同，医者当细辨而分治之。

男子抵当汤蓄血、瘀血微观脉象： 抵当汤瘀血脉象还可以出现在男子的双尺中部，可及前列腺脉晕，形态增大，切入其内可及"粗糙颗粒样"异常脉晕。这是前列腺增生、钙化等前列腺疾病脉象。患者出现小便不利，癃闭等症状。"……亦治男子膀胱满急有瘀血者"，因瘀血严重，投用抵当汤，亦可以取得较好疗效。

抵当汤上焦头部蓄血、瘀血微观脉象： 于双寸上部可及颅脑脉晕，颅内可及"枯树枝样"动脉硬化异常脉晕，这大多数是老年人脑萎缩、脑动脉硬化表现，出现严重的"阳明证，其人喜忘者，必有蓄血""太阳病六七日……其人发狂者"，这种"善忘""发狂者"可以投用抵当汤，或临床上仅用水蛭一味研粉胶囊吞服，亦可取得一定疗效。

临床上使用抵当汤，因其含有大量大黄，有泻下之功，但大多数患者反应是泻下含黏胶物，难以冲水，或粪便颜色较深，很少有患者反映黑如漆。我们也没有把较黑的粪便拿去做隐血试验，不确定这较黑的粪便有无含有血红蛋白及铁等含血液的成分。同仁可以进一步深入研究、追踪验证。

4. 抵当汤脉象用药加减

《伤寒论》方

抵当汤方： 水蛭（熬）、虻虫（去翅足，熬）各三十个，桃仁二十个（去皮尖），大黄三两（酒洗）。

上四味，以水五升，煮取三升，去滓，温服一升。不下，更服。

《金匮要略》方

抵当汤方：水蛭三十个（熬），虻虫三十枚（熬，去翅足），桃仁二十个（去皮尖），大黄三两（酒浸）。

上四味，为末，以水五升，煮取三升，去滓，温服一升。

抵当汤由水蛭、虻虫、桃仁、大黄4味药合而成方。其中水蛭、虻虫都为活血化瘀之虫类药。两味活血化瘀药叠加，本来活血化瘀能量总和较大，虫药又善通窜，可增加其活血之功，又加桃仁活血化瘀，可见，其活血通络之力可达到较高程度。方中仅有的一味泻下的大黄，也有活血之功。全方组合，活血的力度比下瘀血汤和大黄牡丹汤更加有力。

抵当汤可于特别重的、较为顽固的瘀血、蓄血之证和脉象中也展现出一些较重的瘀血中使用。但不可忽略大黄一味，大黄不仅有泻下阳明里热的作用，而且可以从肠腑解出瘀血。如条文中云："阳明证……大便反易，其色必黑者。"会排出黑色粪便。出现大便困难或者腑实脉较重者，可以重用大黄、桃仁，可增通腑泄热之功。

抵当汤可以独用，也可以与其他经方合用。久用者，可以增加益气补血之品，以防耗伤正气，以助疗效。

5. 抵当汤脉象与其他方脉象鉴别

抵当汤脉象需与大黄牡丹汤脉象、下瘀血汤脉象鉴别：三者皆为阳明病脉象。下瘀血汤脉象包括瘀血病机脉象，而大黄牡丹汤脉象包含热毒夹瘀病机脉象，抵当汤有较重瘀血的脉象。三者瘀血程度与特色各有不同，但瘀血病机以抵当汤最重。这是区别使用三张处方最重要的分辨点。（参看大黄牡丹汤篇以及下瘀血汤篇）

十一、大黄䗪虫丸脉象

1. 脉象图

宏观脉象（如图 5-57）：双关、双尺涩而细数。

微观脉象（如图 5-58）：右关可及肝脏脉晕，肝晕形状稍大，切下其内，布满"粗麻布纹理样"纤维条索异常脉晕，质感粗糙而干涩。

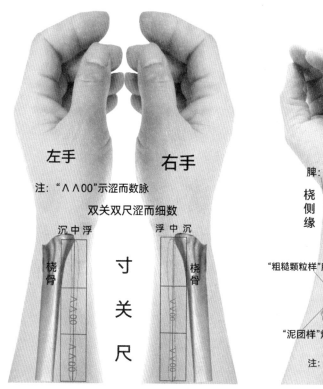

图 5-57 大黄䗪虫丸宏观脉图

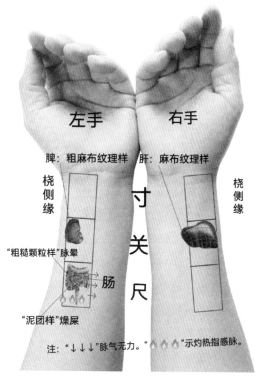

图 5-58 大黄䗪虫丸微观脉图

左关桡侧缘可及脾脏脉晕，脾晕形状稍大，切下其内，布满放射性形态"粗麻布纹理样"纤维条索异常脉晕，质感粗糙而干涩。

于双尺上部可及肠脉晕，脉晕外形态稍细而扁塌，按脉气无力，但久候有灼热指感。

于左尺部桡侧缘可及降结肠脉晕，脉晕形态稍细，可及"粗糙颗粒样"异常脉晕，其内可及"泥团样"燥屎脉晕。久候有灼热指感。

2. 脉症

《金匮要略·血痹虚劳病脉证并治第六》

第 18 条：五劳虚极羸瘦，腹满不能饮食，食伤、忧伤、饮伤、房室伤、饥伤、劳伤、经络荣卫气伤，内有干血，肌肤甲错，两目黯黑，缓中补虚，大黄䗪虫丸主之。

3. 大黄䗪虫丸脉象经验

大黄䗪虫丸脉象为阳明太阴合病脉象。因治"五劳虚极羸瘦，腹满不能饮食……内有干血，肌肤甲错，两目黯黑，缓中补虚"之虚极病而设方。包括了阳明里实热病与太阴里阴虚及瘀血病机脉象。但大黄䗪虫丸证的主要的特征脉象是太阴里阴虚与瘀血病机脉象。

大黄䗪虫丸太阴里阴虚病机脉象：在冯世纶教授《解读张仲景医学·经方六经类方证》中，大黄䗪虫丸证是归入阳明病的，并没有合并太阴里虚，亦无太阴里阴虚的说法。但笔者于临床实践中依据脉象以及临床表现，提出大黄䗪虫丸证属阳明太阴合病。在这里我们阐述一下大黄䗪虫丸太阴里虚的脉象特征。宏观脉象，细数脉。细为血虚，数为里热，细数则为阴虚里热之脉。

微观脉象，双尺上部肠脉晕外形态稍细而扁塌，脉气按之无力。脏腑之形细为不足之象，为虚象。扁塌之形为脏气无力上举而塌陷，亦为虚象。形细不足本为血之亏虚，若为阴虚，必有燥热之象。形细之脏久候有灼热指感，为阴虚之脉。如此从宏观脉象、微观脉象看，均显示阴虚之象。

大黄䗪虫丸瘀血病机脉象：于关部可及肝、脾脏脉晕，肝脾脉晕形状稍大，切下其内，布满"粗麻布纹理样"纤维条索异常脉晕，质感粗糙而干涩。肝脾脉晕本柔软而质感均匀，如今其内布满"粗麻布纹理样"异常脉晕。气血行则无形，聚而成形，本无形之处却有形，为气血之久聚而成瘀，瘀结而成结、成块状等各种形。如此肝脾脉晕内徒生"粗麻布纹理样"有形之物，必是久聚之瘀而成形。质感粗糙而干涩亦是瘀血不散之象。

上述之肝脾脉晕主要特征是瘀血之象，有夹杂肝脾脉晕形态而质感偏硬等其他组合脉象，则为肝硬化、脾肿大之疾病脉象。我们要善于从脉中之形提取"象"，从象中解读含义之"意"，符合中医病机、病因之"意"，最终，解析出其中包含的病机、病因，并从临床中验证其正确性。

大黄䗪虫丸常在肝硬化及脾肿大中使用，可取得较好的临床效果，临床当中也常常用丸剂，但也可以使用其中药物加入汤药使用，对肝硬化等有着卓越的临床效果。

条文云"肌肤甲错，两目黯黑"，从临床上看到患者皮肤干燥脱屑，就可以认定为肌肤甲错，像鱼鳞病皮肤（遗传性角化性皮肤病）属于典型的肌肤甲错，鱼鳞病单用大黄䗪虫丸疗效也有限，倒是多囊卵巢综合征，脸上褐斑多者在短期使用大黄䗪虫丸亦能取得较好疗效。这是因为我们把脸上多斑也理解成肌肤甲错。大家临床上可以多多验证。

4. 大黄䗪虫丸脉象用药加减

《金匮要略》方

大黄䗪虫丸方：大黄十分（蒸），黄芩二两，甘草三两，桃仁一升，杏仁一升，芍药四两，干地黄十两，干漆一两，虻虫一升，水蛭百枚，蛴螬一升，䗪虫半升。

上十二味，末之，炼蜜和丸小豆大。酒饮服五丸，日三服。

大黄䗪虫丸由虻虫、水蛭、蛴螬、䗪虫4味活血化瘀通络虫药为方中之君。又佐干漆、桃仁，亦是活血之物。全方以活血化瘀通络为主要功效。方中另外一组：杏仁、芍药、干地黄，为滋阴润下之物，为方中两大组合。从方中组合看，瘀血与太阴阴虚是两大病机，另外芍药、干地黄、大黄、黄芩是寒凉之物，以泻阳明腑实之里热。

倘若脉中瘀血严重者，应重用四虫药。若太阴里阴虚明显者，应重用芍药、干地黄，特别是方中干地黄十两，本身比重较大，但可以略加，若为汤药，生地黄可以从45克加到90克，临床治疗肝硬化疾病疗效显著。

5. 大黄䗪虫丸脉象与其他方脉象鉴别

大黄䗪虫丸脉象需与抵当汤脉象相鉴别：两者皆为阳明病脉象，皆有瘀血脉象。但下瘀血汤证之瘀血病机大多在下焦。而大黄䗪虫丸证之瘀血大都在中焦。大黄䗪虫丸还兼有太阴阴虚脉象：宏观脉象脉细数，而微观脉象有肠脉晕形细而扁塌，脉气按之无力等特征性脉象，可供鉴别。

十二、大陷胸丸脉象

1. 脉象图

宏观脉象（如图5-59）：双寸、双关洪或滑数。

微观脉象（如图5-60）：于右寸下可及肺脉晕，肺晕形大，表面饱满而圆隆，切下肺部可及圆钝肺角或"水袋样"异常脉晕。久候有灼热指感。

左下可及心脉晕，心晕形大，表面饱满而圆隆，搏动幅度大而有神。

左关下可及胃脉晕，胃晕形大，表面饱满而圆隆，切下胃内可及大量"水滑样"异常脉晕。

于双尺上部可及肠脉晕，脉晕饱满，脉气按之有力，但久候有灼热指感。

于左尺部左侧缘可及乙状结肠、直肠脉晕，脉晕形态稍粗而饱满，其内可及"泥团样"燥屎脉晕。久候有灼热指感。

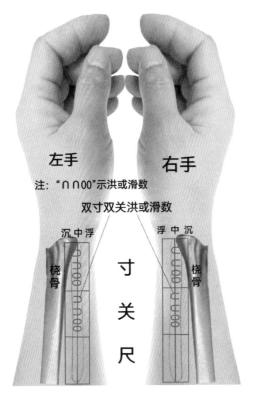

注："∩∩00"示洪或滑数

双寸双关洪或滑数

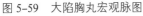

图 5-59　大陷胸丸宏观脉图

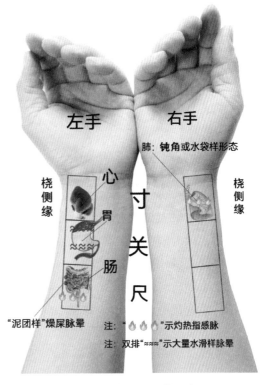

图 5-60　大陷胸丸微观脉图

2. 脉症

《伤寒论·辨太阳病脉证并治（下）》

第 131 条： 病发于阳而反下之，热入因作结胸；病发于阴而反下之，因作痞也。所以成结胸者，以下之太早故也。结胸者，项亦强，如柔痉状，下之则和，宜大陷胸丸。

3. 大陷胸丸脉象经验

大陷胸丸脉象为阳明病脉象。因治"病发于阳而反下之，热入因作结胸；病发于阴而反下之，因作痞也。所以成结胸者，以下之太早故也。结胸者，项亦强，如柔痉状，下之则和"之结胸病而设方，包括了阳明里实热病与痰饮、腑实病机脉象。

大陷胸丸阳明里热脉象： 宏观脉象，双寸、双关洪或滑数。洪、滑、数均为阳明里热常见脉象。微观脉象，双寸之心肺脉晕形大饱满而圆隆，心脉搏动幅度大而有神。这些都是阳明有余旺相之象。

大陷胸丸痰饮脉象：宏观脉象，滑脉。微观脉象，肺脉晕内可及圆钝肺角或"水袋样"异常脉晕。久候有灼热指感。"水袋样"脉晕是水饮久积留聚不去而成，也是胸腔积液疾病脉象特征之一。

但胸腔积液使用大陷胸丸之时又必须同时符合阳明里热之心肺脉晕形大饱满圆隆之实象，又有久候有灼热指感之热象，又需有阳明腑实之肠内"泥团样"燥屎脉脉晕象来佐证，才可施用大陷胸丸，施之有效。

结胸之证胸胁满疼痛，时痛至心下，致心下痛而满。我们临床当中常常将大陷胸丸用于胸腔积液及严重胃炎和及幽门梗阻等症。临床上假若是胸腔积液早期发热、汗出，乃至于胸部疼痛比较明显。临床上少量胸腔积液经治疗后，在影像学上做前后对比，确定可以消除，疗效较佳。大量的胸腔积液大多数先通过抽液处理后，没有单独使用大陷胸丸病例，同仁有机会可以试用。

严重胃炎及幽门梗阻等症在临床上较为多见，患者心下痛而满。微观脉象：左关下可及胃脉晕，胃晕形大，表面饱满而圆隆，切下胃内可及大量"水滑样"异常脉晕（"水滑样"脉晕是水饮留聚脉晕）。患者出现上腹部明显胀满疼痛，按之痛剧。

此类患者因为上腹胀痛明显，大多数患者多使用过如多番立酮、西沙必利等胃肠蠕动药。如果仍旧不能减轻者，符合上述脉象，可以使用大陷胸丸，大多可以取得较好药效。

以上所述，虽涉及脉象、症状、疾病，但总体需脉象的指导和框架下使用大陷胸丸才能精准，疗效卓越。

4. 大陷胸丸脉象用药加减

《伤寒论》方

大陷胸丸方：大黄半斤，葶苈子半升（熬），芒硝半升，杏仁半升（去皮尖，熬黑）。

上四味，捣筛二味，内杏仁，芒硝，合研如脂，和散。取如弹丸一枚，别捣甘遂末一钱匕，白蜜二合，水二升，煮取一升，温顿服之，一宿乃下。如不下，更服，取下为效。禁如药法。

大陷胸丸由大黄、芒硝泻阳明里热，葶苈子、甘遂末、杏仁化饮逐水，白蜜和解诸药。

凡脉洪滑数显著者，腑实脉象亦显著者，阳明里热重者，重用大黄、芒硝泻阳明里热。

但脉中以滑为特征者，微观大量"水滑样""水袋样"水饮脉晕，可大量使用葶苈子、甘遂末、杏仁化饮逐水。临床上笔者对甘遂末使用经验较少，第一，是药物管控很难达到，第二，甘遂末反应较大，有的患者干脆弃之不用，只是增大葶苈子用量，仍然取得较好疗效。葶苈子《药典》用3~6克，我们可以从6克起用，用到24克。没发现有什么副作用，但是临床疗效倍加。

大陷胸丸在临床上，我们大多数做汤剂使用。其中，白蜜一味，可以让患者使用家中常用的蜂蜜，临床观察，疗效依旧。

5. 大陷胸丸脉象与其他方脉象鉴别

大陷胸丸脉象需与白虎汤脉象相鉴别：两者皆为阳明病脉象。白虎汤宏观脉象洪大、滑数而有力，和大陷胸丸宏观脉象基本一致，只不过白虎汤之阳明里热脉更加明显，常有大脉。从宏观脉象无法看不出两者之间的较大区别。但看微观脉象，大陷胸丸有明显的痰饮微观脉象，出现相应的"水袋样""水滑样"异常脉晕，可资鉴别。

十三、己椒苈黄丸脉象

1. 脉象图

宏观脉象（如图5-61）：双关、双尺洪大或滑数。

微观脉象（如图5-62）：左寸下可及心脉晕，心晕形大，但搏动无力，右心室脉晕偏大而饱满圆隆，而左心室脉晕偏小而扁塌。

右关可及肝脉晕，肝晕形大，表面饱满而圆隆，切下肝内可及"麻布纹理样"异常脉晕。有涩而灼热指感。

左关下可及胃脉晕，胃晕形大，表面饱满而圆隆，可及"颗粒样"脉晕。

于双尺上部可及大量"水滑样"异常脉晕。其下肠脉晕模糊，脉气按之有力，但久候有灼热指感。

于左尺部左侧缘可及乙状结肠、直肠脉晕，脉晕形态稍粗而饱满，其内可及"泥团样"燥屎脉晕。久候有灼热指感。

2. 脉症

《金匮要略·痰饮咳嗽病脉证并治第十二》

第29条：腹满，口舌干燥，此肠间有水气，己椒苈黄丸主之。

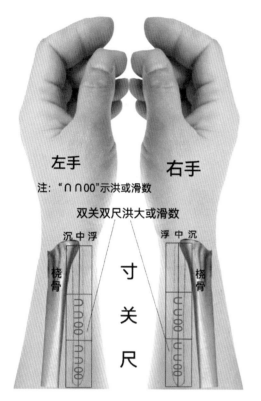

注："∩∩00"示洪或滑数

双关双尺洪大或滑数

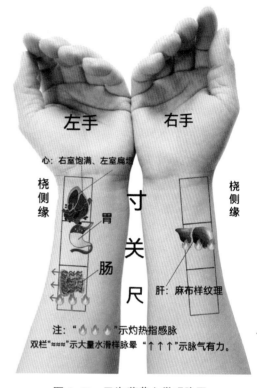

图 5-61 己椒苈黄丸宏观脉图　　　图 5-62 己淑苈黄丸微观脉图

3. 己椒苈黄丸脉象经验

己椒苈黄丸为阳明病脉象。因治"腹满，口舌干燥，此肠间有水气"之病而设方，包括了阳明里实热病与痰饮、腑实病机脉象。

从脉象看，此脉象与大陷胸丸似乎无异，两者之间的差别主要在于痰饮脉象的位置。己椒苈黄丸主治"此肠间有水气"，水饮在肠间，而大陷胸丸主治"病发于阳而反下之，热入因作结胸"，水饮在于胸。因而宏观脉象与微观脉象两种脉象表达位置都不同。宏观脉象，双关、双尺洪大或滑数，虽洪大滑数，但主要体现在双关、双尺部，水饮病在中焦之胃肠，腑实病在下焦之肠。

己椒苈黄丸水饮微观脉象： 于双尺上部可及大量"水滑样"异常脉晕。其下肠脉晕模糊，脉气按之有力，但久候有灼热指感。这是"此肠间有水气"的肠间水饮微观脉象，也是与己椒苈黄丸区别于其他脉象最主要的脉象特征。

除此之外，己椒苈黄丸脉象仍然具备与其他阳明病方证类似的阳明病脉象以及腑实脉象特征，前面有较多论述，不再赘述。

以上是以己椒苈黄丸脉象为主要的特征性脉象组成部分，具备上述脉象特征，不管是肝硬化腹水，或者是心衰的腹水，都可使用己椒苈黄丸，都可以取得良好疗效。以下是两个常见的己椒苈黄丸疾病脉象。

己椒苈黄丸心衰疾病微观脉象：左寸下可及心脉晕，心晕形大，但搏动无力，右心室脉晕偏大而饱满圆隆，而左心室脉晕偏小而扁塌。这种脉象是右心衰为主的全心衰脉象。倘若心脉周围再现"水滑样"脉晕，就会涉及心包积液和胸腔积液。如此患者，严重者同时出现双尺上部大量的"水滑样"腹水脉晕。此类患者同时出现阳明病脉象与腑实脉象，则可大胆用己椒苈黄丸。临床观察，对于胸水及腹水的消退，疗效都较好。

己椒苈黄丸肝脏疾病微观脉象：右关可及肝脉晕，肝晕形大，表面饱满而圆隆，切下肝内可及"麻布纹理样"异常脉晕。这是肝肿大以及肝硬化的特征性病脉象。这种患者或可出现肝内异常"团块样"占位脉晕，大多数肝内涩而现灼热指感。

但是假若是肝癌患者经过化疗后，则原来灼热指感脉象处慢慢变为冰冷指感脉象，这是癌细胞被暂时抑制的特殊脉象，只要冰冷指感特别明显，说明体内寒气上升，阳气不足，病情很快复发，并更加严重。但我们此处主要讨论的还是背后的病机，而非疾病本身。所以我们更应注重这种疾病脉象，伴随着灼热的阳明病脉象，同时伴随着肠间水饮的脉象：双尺上部大量的"水滑样"腹水脉晕，如此兼合的脉象才符合己椒苈黄丸病机，使用才能取得预期疗效。

我们观察的大量的临床病例，假若是慢性肝炎、肝硬化出现的腹水，符合己椒苈黄丸脉象而用之，大多数可取得较好的临床疗效，腹水大多数可以消退，甚至全部消退吸收，可保持多年的稳定。但是假若是肝癌出现的腹水，也可以部分消退，可减轻痛苦、减少症状，但疗效相对较差。

我们在辨证的同时，在辨别病机、方证脉象的同时，也对疾病脉象进行正确诊断，能帮助判断疾病的进展及预后。同样是符合己椒苈黄丸脉象特征，同样投用己椒苈黄丸，慢性肝炎、肝硬化腹水以及肝癌腹水疗效预后不同。

4. 己椒苈黄丸脉象用药加减

《金匮要略》方

己椒苈黄丸方：防己，椒目，葶苈（熬），大黄各一两。

上四味，末之，蜜丸如梧子大。先食饮服一丸，日三服，稍增，口中有津液。渴者，加芒硝半两。

己椒苈黄丸由防己、椒目、葶苈（熬）、大黄各一两组合成方。由逐水之防己、葶苈为君，佐泻阳明之大黄为臣，以蜜为丸。药味组合精简，但药简而力宏，其在临床消除胸水、腹水有无可替代的作用。即使是在其他虚证当中，也可以少量佐用，仍可起一定疗效。临床上水饮脉象严重者，重用防己、葶苈子，防己《药典》用量为 5~10 克，可以从 5 克起用，直到 18 克。葶苈子可以用到 24 克，逐水疗效倍加。

腑实脉象显著者，重用大黄，另"渴者，加芒硝半两"。

5. 己椒苈黄丸脉象与其他方脉象鉴别

己椒苈黄丸脉象需与大陷胸丸脉象相鉴别：两者皆为阳明病脉象，皆包括了阳明里实热病与痰饮、腑实病机脉象。大陷胸丸痰饮脉象以在胸、上腹为主，而己椒苈黄丸痰饮脉象以在肠间为主，痰饮病位脉象明显不同。己椒苈黄丸脉象出现特征性的微观脉象：双尺上部可及大量"水滑样"异常脉晕，其下肠脉晕模糊，脉气按之有力，但久候有灼热指感。可资鉴别。

十四、小陷胸汤脉象

1. 脉象图

宏观脉象（如图 5-63）：双寸浮而滑数。

微观脉象（如图 5-64）：右寸下可及肺脉晕，肺晕形大，饱满而圆隆，切下肺内可及"垂柳样"支气管纹理脉晕，其间，可及"黏胶样"痰饮脉晕。久候有灼热指感。左寸部尺侧缘可及弦边脉。

左关上可及胃脉晕，胃晕形大，饱满而圆隆，切下其内可及"水滑样"或"黏胶样"水饮脉晕。可及"颗粒样"异常脉晕。久候有灼热指感。左关尺侧缘可及弦边脉。

2. 脉症

《伤寒论·辨太阳病脉证并治（下）》

第 138 条：小结胸病，正在心下，按之则痛，脉浮滑者，小陷胸汤主之。

3. 小陷胸汤脉象经验

小陷胸汤脉象为阳明病脉象。因治"小结胸病，正在心下，按之则痛，脉浮滑者，小陷胸汤主之"之小结胸病而设方。包括了阳明里实热病与痰饮病机脉象。

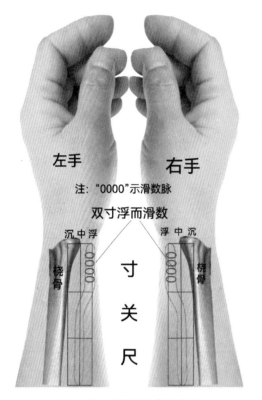

注："0000"示滑数脉

双寸浮而滑数

沉中浮　　浮中沉

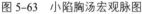

桡骨　　桡骨

寸

关

尺

图 5-63　小陷胸汤宏观脉图

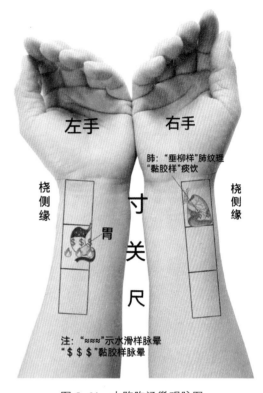

图 5-64　小陷胸汤微观脉图

小陷胸汤阳明病脉象：宏观双寸浮而滑数。滑数为阳明之脉，符合阳明病脉象之常理。但出于浮层，则有悖常理？因阳明属里实热，里热病即使不沉也不应浮起。但小陷胸汤脉象临床确实是浮脉，从宏观脉象脉上来解释很难解释得通。

从微观脉象看：微观脉象双寸下之心肺脉晕，形大饱满而圆隆，并不浮起，但寸部尺侧缘可及弦边脉。这个弦边脉是疼痛的症状脉象。他出于寸部尺侧缘，则胸部疼痛。出于关上部尺侧缘，则心下疼痛。因疼痛反应于胸部表层，这种表层疼痛的脉象带动作寸脉在微观脉象上出现上浮的脉象。假若在寸步出现相应出现胸骨柄脉晕或者于关部出现腹肌脉晕则需考虑表证存在。从此处微观脉象脉上可以进一步甄别有无表证。

小陷胸汤出现特征性的微观脉象：

小陷胸汤寸部微观脉象：右寸下可及肺脉晕，肺晕形大，饱满而圆隆，切下肺内可及"垂柳样"支气管纹理脉晕，其间，可及"黏胶样"痰饮脉晕。形大饱满为实象，圆隆为旺相之象、为阳明实象。"垂柳样"支气管纹理脉晕，为支气管炎，支气管肺炎，疾病脉象。"黏胶样"脉晕为痰饮脉象。久候有灼热指感。为阳明里热之象，而左寸部尺侧缘可及弦边脉，则为胸部疼痛症状脉象。

如此脉象则表达几个问题：第一，患者出现胸痛，咳嗽症状。第二，患者病机为阳明里热及痰饮。第三，患者没有出现表证脉象。第四，肺位在肺部上焦为主。

综合上面所述，很快能锁定小陷胸汤。临床使用疗效较佳。这种经过脉象结果指导辨证，不用再细问有无口干？有无潮热？有无畏冷？有无心烦？那些更主观的容易模糊并出差错的病证，直接明了病机、方证，直接可选用准确药方，临床更加便捷，疗效更加突出。

小陷胸汤关部微观脉象：左关上可及胃脉晕，胃晕形大，饱满而圆隆。为阳明旺相之形象。其内可及"水滑样"或"黏胶样"为水饮脉晕，可及"颗粒样"异常脉晕，为慢性胃炎和糜烂性胃炎、糜烂胃炎疾病脉象。久候有灼热指感为阳明里热脉象。左关尺侧缘可及弦边脉，为心下疼痛症状脉象。

如上述，脉象可知：患者为阳明里热夹痰饮，病在中焦之胃腑，为慢性胃炎或糜烂性胃炎患者，患者出现上腹部心下胀满疼痛症状。符合小陷胸汤脉证，可以选用小陷胸汤治之。

综上所述："正在心下，按之则痛，脉浮滑者，小陷胸汤主之"之小结胸病，在临床上多见于支气管炎，支气管肺炎，慢性胃炎，糜烂性胃炎等疾病，临床上只要符合小陷胸汤脉象特征，疗效较佳。

4. 小陷胸汤脉象用药加减

《伤寒论》方

小陷胸汤方：黄连一两，半夏半升（洗），栝楼实大者一枚。

上三味，以水六升，先煮栝楼，取三升，去滓，内诸药，煮取二升，去滓，分温三服。

小陷胸汤由黄连、半夏、栝楼实三味组合成方。由黄连清泻阳明实热为君，栝楼实、半夏化痰为臣，药味组合极为精简，但临床却常常使用。这是一张清热化痰方，为治小结胸病而设。脉数明显而微观脉象灼热脉象显著者，阳明里实热重，需重用黄连清泻里热。而痰饮脉象显著者，出现滑脉及"水滑样"或"黏胶样"脉晕者，重用半夏、栝楼实。

临床上，支气管肺炎患者属阳明病者，有发热、汗出、胸痛、咳痰，出现痰浓、痰黄、痰多的痰热临床症状，可以同时重用黄连与栝楼。黄连从 3 克起用，到 9 克则可。黄连苦寒，普通患者不管是汤药还者是颗粒药剂，很难用超过 10 克以上，但临床观察 3 到 9 克效果甚佳。

若是心下痛之胃病，黄连从 3 克起用，到 5 克则可，大量的黄连将很快从热证变为寒证，毕竟黄连苦寒败胃。胃病的热证，黄连经不起大用。

栝楼可清痰热，不管是胸痛或者心下痛，都可以使用。临床建议从 20 克起用，可以用到 30 克。患者会出现腹泻症状，但不影响疗效，反而提高疗效。要把腹泻把握在每日 3 到 5 次则可。假若胸痛比较明显，可以适当加枳实、厚朴。

5. 小陷胸汤脉象与其他方脉象鉴别

小陷胸汤脉象需与大陷胸丸脉象相鉴别：两者皆为阳明病脉象，皆包括了阳明里实热病与痰饮病机脉象。大陷胸丸之痰饮主要为水饮留聚于胸，而小陷胸汤之痰为痰热，故而小陷胸汤宏观脉象是以浮滑为主的浮滑数脉，而微观脉象出现"水滑样"或"黏胶样"水饮脉晕。大陷胸丸之脉不浮而处中位。

从常见疾病脉象看，小陷胸汤脉象出现"垂柳样"支气管肺炎病脉，而大陷胸丸证出现圆钝肺角或"水袋样"胸腔积液病脉。

两者不同，可资鉴别。

十五、葶苈大枣泻肺汤脉象

1. 脉象图

宏观脉象（如图 5-65）：双寸滑数。

微观脉象（如图 5-66）：右寸下可及肺脉晕，肺晕形大，饱满而圆隆，切下肺内可及"枯树枝样"或"茶树菇样"异常扩张支气管纹理脉晕，其间，可及大量"黏胶样"痰饮脉晕。久候有灼热指感。

2. 脉症

《金匮要略·肺痿肺痈咳嗽上气病脉证治第七》

第 11 条：肺痈，喘不得卧，葶苈大枣泻肺汤主之。

第 15 条：肺痈胸满胀，一身面目浮肿，鼻塞清涕出，不闻香臭酸辛，咳逆上气，喘鸣迫塞，葶苈大枣泻肺汤主之。方见上，三日一剂，可至三四剂，此先服小青龙汤一剂乃进。小青龙方见咳嗽门中。

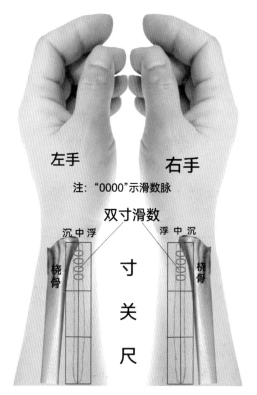

注："0000"示滑数脉

双寸滑数

沉中浮　浮中沉

桡骨　桡骨

寸
关
尺

图 5-65　葶苈大枣泻肺汤宏观脉图

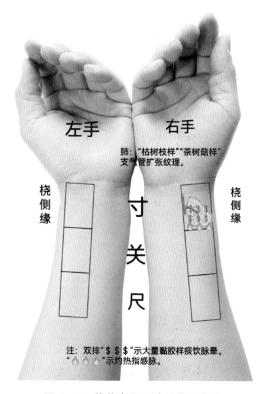

肺："枯树枝样""茶树菇样"
支气管扩张纹理。

桡侧缘　桡侧缘

寸
关
尺

注：双排"＄＄＄"示大量黏胶样痰饮脉晕。
"🌢🌢🌢"示灼热指感脉。

图 5-66　葶苈大枣泻肺汤微观脉图

《金匮要略·痰饮咳嗽病脉证并治第十二》

第 27 条：支饮不得息，葶苈大枣泻肺汤主之。

3. 葶苈大枣泻肺汤脉象经验

葶苈大枣泻肺汤脉象为阳明病脉象，因治"支饮不得息"之支饮而设方，包含阳明里实热病与痰饮病机脉象。

葶苈大枣泻肺汤阳明病宏观脉象：双寸滑数。滑数为阳明之脉，滑亦为痰饮病机脉象。从宏观脉象看脉象其与小陷胸汤、大陷胸丸脉象差别不大，只是小陷胸汤脉象有浮脉，与大陷胸丸之脉更接近。真正的方证脉象特征在微观脉象。

葶苈大枣泻肺汤阳明病微观脉象：右寸下可及肺脉晕，肺晕形大，饱满而圆隆。形大饱满而圆隆之脏形为实象，为阳明病微观脉象特征。

进一步切下肺脉晕内可及"枯树枝样"或"茶树菇样"异常扩张支气管纹理脉晕，此为慢性支气管炎和支气管扩张疾病脉象特征。进一步切脉，可及大量"黏胶样"痰饮脉晕。久候有灼热指感。此为里热痰饮壅盛之脉象。亦为葶苈大枣泻肺汤证之特征微观脉象。

葶苈大枣泻肺汤必须符合两个基础脉象特征和一个附加脉象特征：

基础脉象特征：第一，痰饮壅盛的大量"黏胶样"痰饮脉晕。第二，阳明里实热的久候灼热指感。

附加脉象特征：肺脉晕内可及"枯树枝样"或"茶树菇样"异常扩张支气管纹理脉晕疾病脉象。

符合上述脉象特征的，无论是慢性支气管炎、支气管扩张、肺心病或哮喘者，均可使用葶苈大枣泻肺汤，疗效显著。

葶苈大枣泻肺汤仅由葶苈、大枣二味药物组成，临床较少单用，但于复方中配合使用，屡建奇功！

4. 葶苈大枣泻肺汤脉象用药加减

《金匮要略》方

葶苈大枣泻肺汤方：葶苈（熬令黄色，捣丸如弹丸大），大枣十二枚。

上先以水三升，煮枣，取二升，去枣，内葶苈，煮取一升，顿服。

葶苈大枣泻肺汤由葶苈、大枣二味组合成方。方中葶苈子清热化痰为君，大枣甘平补脾为佐。临床上取用葶苈大枣泻肺汤之意者，大多数只添加葶苈子一味药，而大量用之，通常 15 克起用，可用到 30 克。其对痰热之大量黄稠痰，能很快起到清泻作用。

临床上请注意，黄稠难咯之痰，因阳热伤津，难免津液匮乏，应让患者大量补充水液，可以帮助痰液更快更容易咳出。多数患者服用葶苈大枣泻肺汤后，第一、二天咳嗽、咳痰没有减轻，反而加重，咳嗽频率更多，咳出大量黄稠痰。随着痰饮的大量排出，咳嗽随之慢慢减少，气喘亦近乎平易。这是服用葶苈大枣泻肺汤起效好转的反应，临床医生应熟知。

葶苈大枣泻肺汤虽药专力宏，但遇到久病顽疾者，常可加用僵蚕、蝉衣之虫类药清其顽痰。临床上疗效增色不少！

5. 葶苈大枣泻肺汤脉象与其他方脉象鉴别

葶苈大枣泻肺汤脉象需与大陷胸丸脉象相鉴别：两者皆为阳明病脉象，皆包括了阳明里实热病与痰饮病机脉象。大陷胸丸证有腑实脉象，这点与葶苈大枣泻肺汤证明显不同。

葶苈大枣泻肺汤证之里热痰饮微观脉象出现肺脉晕内大量"黏胶样"痰饮脉晕和"茶树菇样"异常扩张支气管疾病脉晕；而大陷胸丸脉象出现胃脉晕内可及大量"水滑样"痰饮脉晕和肺脉晕内圆钝肺角或"水袋样"胸腔积液疾病脉象。

两者痰饮脉象和疾病脉象皆不同，可资鉴别。

十六、泻心汤、大黄黄连泻心汤脉象

1. 脉象图

宏观脉象（如图5-67）：双寸、双关洪大或滑数。

微观脉象（如图5-68）：右寸下可及肺脉晕，肺晕形大，饱满而圆隆，涩而久候有灼热指感显著。

左寸下可及心脉晕，心晕形大，饱满而圆隆，搏动有神，按之上举有力，心前区及心晕久候涩而灼热指感显著。

左关上可及胃脉晕，胃晕形大，饱满而圆隆。其胃表可及"颗粒样"脉

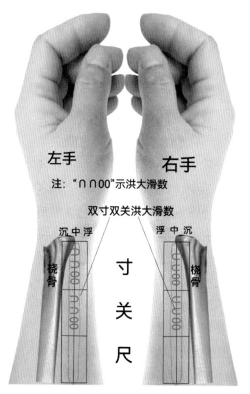

图5-67　泻心汤、大黄黄连泻心汤宏观脉图

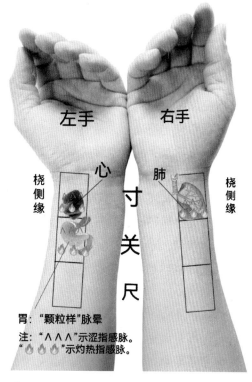

图5-68　泻心汤、大黄黄连泻心汤微观脉图

晕，久候涩而灼热指感显著。

2. 脉症

《金匮要略·惊悸吐衄下血胸满瘀血病脉证十六》

第 17 条：心气不足，吐血，衄血，泻心汤主之。

《金匮要略·妇人杂病脉证并治第二十二》

第 7 条：妇人吐涎沫，医反下之，心下即痞，当先治其吐涎沫，小青龙汤主之；涎沫止，乃治痞，泻心汤主之。

《伤寒论·辨太阳病脉证并治（下）》

第 154 条：心下痞，按之濡，其脉关上浮者，大黄黄连泻心汤主之。

第 164 条：伤寒大下后，复发汗，心下痞，恶寒者，表未解也。不可攻痞，当先解表，表解乃可攻痞。解表，宜桂枝汤，攻痞，宜大黄黄连泻心汤。

3. 泻心汤、大黄黄连泻心汤脉象经验

泻心汤、大黄黄连泻心汤脉象皆为阳明病脉象。泻心汤因治"心气不足，吐血，衄血"、大黄黄连泻心汤因治"心下痞，按之濡，其脉关上浮者"而设。因大黄黄连泻心汤只是泻心汤去黄芩而成方，病机又类似，只是辨方证侧重不用，故合而论之。两者皆为阳明里实热病脉象。

泻心汤、大黄黄连泻心汤阳明病宏观脉象：双寸、双关洪大或滑数。洪大、滑数皆为阳明之特征宏观脉象。皆里热炽盛之征象。从宏观脉象上看，亦和大陷胸丸脉象无异。三者之区别主要在于微观脉象。

泻心汤、大黄黄连泻心汤阳明病微观脉象：双寸之心肺脉晕，心肺晕形大，饱满而圆隆。心晕搏动有神，按之上举有力，皆久候有灼热指感。形大饱满而圆隆为阳明旺相有余（实象）之微观脉象，而灼热指感为阳明里热之脉象。"涩而灼热指感显著"为泻心汤、大黄黄连泻心汤之微观脉象特征之处。灼热指感较大陷胸丸显著，出于双寸、双关之处，为上焦、中焦里热炽盛之病机脉象。而泻心汤、大黄黄连泻心汤之微观脉象脉有区别吗？当然有。

泻心汤以上焦心火炽盛为主脉象：体现于心前区及心晕两个部分，久候均涩而灼热指感显著。心火炽盛，火燃于心中，外炽于心前，患者心中烦乱不安，失眠或有鼻衄，牙龈出血，"吐血，衄血，泻心汤主之"。

大黄黄连泻心汤以中焦胃热炽盛为主脉象：体现于左关上胃脉晕，胃晕形大，饱满而圆隆。其胃表可及"颗粒样"脉晕，久候涩而灼热指感显著。也是"涩而灼热指感显著"的胃热炽盛特征脉象。

这种灼热脉象范围大而指感强烈是特点。患者以胃中痞为主要症状，伴有心烦、口干、便秘等症，"心下痞，按之濡，其脉关上浮者，大黄黄连泻心汤主之"，这其中，关上浮者，对应微观脉象的关上胃晕形大、饱满而圆隆。

临床上宏观脉象关上也偏浮起，但浮起不明显，没有达到我们现代认识的浮脉。所以仲景这里表达的是相对脉，相对于其他位置偏浮，而非真正浮于表。

综上所述：泻心汤、大黄黄连泻心汤脉象两者脉象虽相似，但各有偏重，泻心汤以上焦心火炽盛为主脉象，而大黄黄连泻心汤以中焦胃热炽盛为主脉象。一个偏上焦心肺，一个偏中焦之胃。从宏观脉象上看，也是稍有偏重，则泻心汤脉象双寸洪大滑数为主，而大黄黄连泻心汤脉象双关洪大滑数为主，各有偏倚。

临床上看，这种脉象多见于高血压、糖尿病、甲亢患者。高血压伴高血脂出现洪大滑数脉，心率偏快脉象多见，偏于上焦者用泻心汤，血压、血脂、心率都能很快下降，但血压降到临界水平出现相对平台期，下降速度会变缓甚至波动。

糖尿病患者出现上述脉象也非常多见，同时见心烦、口干、失眠，泻心汤与大黄黄连泻心汤多有应用机会。开始偏上焦者可用泻心汤，随着血糖下降，后面都偏中焦热，大黄黄连泻心汤应有机会较多。临床上血糖下降到临界正常阶段会出现平台期现象，下降缓慢甚至波动，应考虑有太阴病和瘀血出现，相关篇章再论。

临床上甲亢患者心率快者使用后效果特别好，心率下降的同时，甲状腺功能各项指标转好，长期稳定性也良好，伴随的心烦、失眠症状很快好转，但应注意，甲亢患者症状与生化指标都好转，依然要服药半年，复发率才会降低。

4. 泻心汤、大黄黄连泻心汤脉象用药加减

《金匮要略》方

泻心汤方：亦治霍乱。

大黄二两，黄连，黄芩各一两。

上三味，以水三升，煮取一升，顿服之。

《伤寒论》方

大黄黄连泻心汤方：大黄二两，黄连一两。

上二味，以麻沸汤二升渍之，须臾绞去滓，分温再服。

泻心汤 3 味：大黄二两，黄连、黄芩各一两。大黄黄连泻心汤 2 味：大黄二两，黄连一两。两者组方仅差一味，功效却有所侧重。泻心汤 3 味用量均衡，但多黄芩一两，占比则有 1/3，清热则偏于上焦。而大黄黄连泻心汤以大黄为君，黄连为臣，偏倚于中、下焦。自然两者应用之时，则脉象各有侧重。

泻心汤皆苦寒之药，苦寒败胃，固使用以轻剂为准则，大黄一般 3 到 9克，黄芩 6 到 12 克，黄连 3 到 6 克。不宜太重。临床上如果脾胃较弱者，可加甘草、生姜、大枣，以滋脾胃后天之本，严格来讲，假如脾胃太弱，已涉及太阴，也可以考虑合并他方。

5. 泻心汤、大黄黄连泻心汤脉象与其他方脉象鉴别

泻心汤、大黄黄连泻心汤脉象需与大陷胸丸脉象相鉴别：三者皆为阳明病脉象，宏观脉象类同。但大陷胸汤证除了阳明里实热病外，还夹有痰饮、腑实病机脉象。大陷胸汤虽也滑数以滑为主。三者之区别主要在于微观脉象。

微观脉象，大陷胸丸出现胃脉晕内可及大量"水滑样"痰饮脉晕和肺脉晕内圆钝肺角或"水袋样"胸腔积液疾病脉象，这一点明显区别于泻心汤、大黄黄连泻心汤脉象。

而泻心汤与大黄黄连泻心汤脉象之区别如上，不再赘述。

十七、附子泻心汤脉象

1. 脉象图

宏观脉象（如图 5-69）：双关沉而洪大。

微观脉象（如图 5-70）：左关上可及胃脉晕，胃晕沉下，形大，饱满而圆隆。按之脉气无力。其胃表可及"颗粒样"脉晕，久候浅层有灼热指感，而深层透冰冷指感。

2. 脉症

《伤寒论·辨太阳病脉证并治（下）》

第 155 条：心下痞，而复恶寒汗出者，附子泻心汤主之。

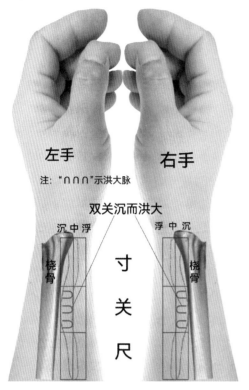
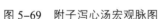

图 5-69 附子泻心汤宏观脉图

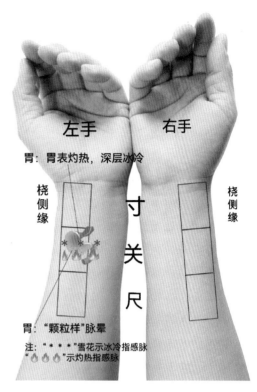

图 5-70 附子泻心汤微观脉图

3. 附子泻心汤脉象经验

附子泻心汤脉象为阳明太阴合病脉象，因治"心下痞，而复恶寒汗出者"之心下痞病证而设方，包含阳明里热及太阴里寒病机脉象，是典型的中焦寒热夹杂病机脉象。此脉象在宏观脉象很难体现出来，主要依靠微观脉象来进行辨方证。因为附子泻心汤宏观脉象还有其特征性，我们还要简略说一下。

附子泻心汤阳明太阴合病宏观脉象： 双关沉而洪大。附子泻心汤脉既沉又洪大，虽洪大但不数。如有数脉，则可排除附子泻心汤证。泻心汤脉本有滑数，附子泻心汤是在泻心汤的基础上加附子一枚，但所揭示的病机基础则不同，附子辛而大热，必有里寒才可用。本有里热，又有里寒，寒热夹杂，因热象被寒郁而不显，固本应滑数之脉隐而不显，但里热固然存在，仍有洪大之脉象存焉。阴寒盛于里，阳亢而阴伏，脉象自然沉伏于里而现沉脉。但从宏观脉象很难辨出寒热夹杂之证，故而，需要进一步于微观脉象辨证分析。

附子泻心汤阳明太阴合病微观脉象： 左关上可及胃脉晕，胃晕沉下，形大，饱满而圆隆，按之脉气无力。其胃表可及"颗粒样"脉晕，久候浅层有灼热指感，而深层透冰冷指感。这就是附子泻心汤冰火两重天的微观脉象。

此类患者平日脉象都是沉而透冰冷指感的，都是有严重的胃寒脉象与相应的临床症状，平时稍吃冰冷之品，则"心下痞，而复恶寒汗出"，饮用冷饮之类就出现上腹部胀满不适，大多病史较长，有慢性胃炎或慢性萎缩性胃炎病史。当出现附子泻心汤脉象时，大多数都是在急性发作期，突然出现上腹部胀满不适。脉象就会在胃脉晕深层冰冷指感的基础上，在胃脉晕浅层又出现灼热指感，这就是寒热夹杂脉象。从上述分析就可以看出，实际上寒热夹杂脉象大多数有先后、表里之分。同样在于中焦，都有先后之分，后边才夹杂在一起。

附子泻心汤临床上常常用于慢性萎缩性胃炎、慢性非萎缩性胃炎，特别适用于慢性萎缩性胃炎，有着卓越的疗效，可以逆转肠化（病理诊断）。慢性萎缩性胃炎肠化患者上腹部痞满，但较少出现疼痛，一旦夹杂轻微的疼痛，很多患者就符合附子泻心汤脉象特征，投用附子泻心汤后疗效显著。当然，有些患者也会夹杂其他病机，比如有瘀血病机，可以合用当归芍药散等。

关于附子泻心汤脉证"心下痞，而复恶寒汗出者，附子泻心汤主之"，条文之"恶寒汗出者"，有一部分患者会体现上腹部冰冷感，感觉上腹部如置有冰块，或者有冰凉风吹感觉，这种是里寒失于温煦的表现。但不能因为里寒症状而忘了有阳明里热的一面。从症状看，患者还会出现反酸后偶尔胸前灼热的感觉，从现代病理生理分析，胸前灼热有一部分是食管反流导致的症状感觉，但临床切不可以因西医病因来套用中医用药，而是要切实确定有寒热夹杂脉象才可以用附子泻心汤。

4. 附子泻心汤脉象用药加减

《伤寒论》方

附子泻心汤方：大黄二两，黄连一两，黄芩一两，附子一枚（炮，去皮，破，别煮取汁）。

上四味，切三味，以麻沸汤二升渍之，须臾绞去滓，内附子汁，分温再服。

附子泻心汤由泻心汤加附子一枚合成方，由泻心汤苦寒清泄阳明里热，由附子辛热温阳散寒，共治阳明太阴合病之病证。

故凡脉象中阳明里热显著者，患者心下痞伴随的口干、烦渴、失眠症状明显者，需重用泻心汤，以清泄阳明里热。

但凡太阴里寒脉象显著者，患者心下痞伴随恶寒、汗出、肢冷之里寒症状明显者，需重用附子温阳散寒。

附子泻心汤方单用疗效显著，合并他方，有时反而降效，至于临床用药"上四味，切三味，以麻沸汤二升渍之，须臾绞去滓，内附子汁，分温再服"，目前也都是按普通的汤药煎煮，附子先煎，从临床观察疗效显著，至于延用古代方法煎服能否增效，笔者未曾对比，希望同仁验证之。

5. 附子泻心汤脉象与其他方脉象鉴别

附子泻心汤脉象需与泻心汤脉象相鉴别：泻心汤脉象为阳明病脉，而附子泻心汤脉象为阳明太阴合病脉象。但附子泻心汤之太阴病宏观脉象不甚明显，需从微观脉象进行鉴别。

微观脉象出现寒热夹杂是附子泻心汤脉象主要的特征：微观脉象胃脉晕表面可及"颗粒样"脉晕，久候浅层有灼热指感，而深层透水冷指感。

十八、茵陈蒿汤脉象

1. 脉象图

宏观脉象（如图 5-71）：双关滑数。

微观脉象（如图 5-72）：右关可及肝脉晕，肝晕饱满而圆隆，按之脉气上举有力，切下肝内质感粗糙而涩指，或可及"细麻布纹理样"脉晕；或可见"满天星斗样"脉晕；久候有灼热指感。

右关部或可及胆囊脉晕，胆囊晕饱满而圆隆，切下其内可及粗糙胆囊壁及"砂粒状"结石脉晕或"桑葚样"息肉脉晕。久候有灼热指感。

左关上可及胃脉晕，胃晕饱满而圆隆。按之脉气有力。切入胃内可及"水滑黏胶样"异常脉晕，久候可及灼热指感。

2. 脉症

《伤寒论·辨阳明病脉证并治》

第236条：阳明病，发热汗出者，此为热越。不能发黄也；但头汗出，身无汗，剂颈而还，小便不利，渴引水浆者，此为瘀热在里。身必发黄，茵陈蒿汤主之。

第260条：伤寒七八日，身黄如橘子色，小便不利，腹微满者，茵陈蒿汤主之。

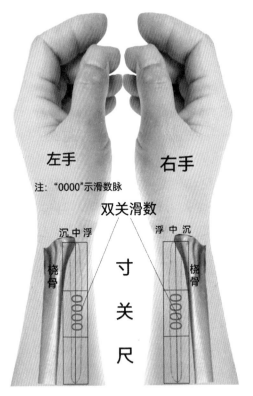

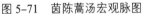

图 5-71 茵陈蒿汤宏观脉图

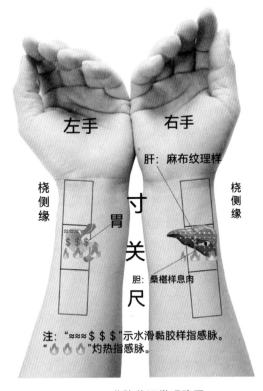

图 5-72 茵陈蒿汤微观脉图

《金匮要略·黄疸病脉证并治第十五》

第13条：谷疸之为病，寒热不食，食即头眩，心胸不安，久久发黄，为谷疸，茵陈蒿汤主之。

3. 茵陈蒿汤脉象经验

茵陈蒿汤脉象为阳明病脉象，因治"阳明病……此为瘀热在里。身必发黄""谷疸之为病……久久发黄，为谷疸"之瘀热阳黄病证而设方，包含阳明里热、湿热、瘀血病机脉象。

茵陈蒿汤脉象之阳明里热、湿热、瘀血病机脉象都集中表现于中焦关部脉。在宏观脉象出现双关滑数，表现极为简单的阳明里热脉特征，但无特殊之处，很难分辨是否有茵陈蒿汤方证，所以茵陈蒿汤脉象主要体现在微观脉象。

茵陈蒿汤右关微观脉象：右关可及肝脉晕，肝晕饱满而圆隆，按之脉气上举有力，此为阳明旺相有余之藏象。切下肝晕内质感粗糙而涩指，此为肝内瘀血脉象。同时有"细麻布纹理样"脉晕，可为脂肪肝或早期肝硬化疾病脉晕。

如果见"满天星斗样"脉晕，则为急性肝炎或肝功能异常疾病。久候有灼热指感，为阳明里热脉象。以上肝脉晕综合脉象体现的几种疾病脉象并非同时出现，大多数体现为一种疾病伴有肝功能异常脉晕，但是阳明里热脉象及瘀血脉象是必然出现的。

于右关或可及胆囊脉晕，胆囊晕饱满而圆隆，切下其内可及粗糙胆囊壁及"砂粒状"结石脉晕或"桑葚样"息肉脉晕，这是胆囊炎、胆结石疾病脉晕，同时亦出现久候有灼热指感的阳明里热脉晕。

茵陈蒿汤左关微观脉象： 左关上可及胃脉晕，胃晕饱满而圆隆，按之脉气有力，此为阳明旺相有余之藏象。切入胃内可及"水滑黏胶样"异常脉晕，此为湿邪阻滞于中焦之象。同时可及灼热指感。湿与热结，湿热胶着，患者常有恶心、呕吐、心下痞满及黄疸之症。

上述宏观脉象仅能看出阳明里热之大概情况，从微脉脉象，则可详细分辨湿热、瘀阻之病机。从微脉之疾病脉象，能够详细诊断肝胆相关疾病，并能够在未发黄疸症状之时准确诊断预判病情，准确使用茵陈蒿汤。

"伤寒七八日，身黄如橘子色……茵陈蒿汤主之。""阳明病……必发黄，茵陈蒿汤主之。""谷疸之为病……久久发黄，为谷疸，茵陈蒿汤主之。"条文当中，多指出"黄疸"症状为茵陈蒿汤必备之特征症状。但目前临床当中，我们根据脉象特征，分析病机，拓展其应用范围。

临床上，凡是符合以上脉象者，不管是脂肪肝，还是病毒性肝炎（甲肝、乙肝等）、药物性肝损伤、胆囊炎、胆囊息肉、胆结石等肝胆之病，在未出现胆红素升高和皮肤黄疸症状之时，我们就运用了茵陈蒿汤，临床疗效卓越。

需要说明的是，茵陈蒿汤脉象不一定出现腑实脉象，但方中大黄必用，患者使用后不一定出现腹泻症状反应，但可能出现小便颜色加深情况，这对增加瘀热从二便排出大有裨益。正如茵陈蒿汤方下所注："上三味……煮取三升，去滓，分三服。小便当利。尿如皂荚汁状，色正赤，一宿腹减，黄从小便去也。"

4. 茵陈蒿汤脉象用药加减

《伤寒论》方

茵陈蒿汤方：茵陈蒿六两，栀子十四枚（擘），大黄二两（去皮）。

上三味，以水一斗二升，先煮茵陈，减六升，内二味，煮取三升，去滓，分三服。小便当利。尿如皂荚汁状，色正赤，一宿腹减，黄从小便去也。

茵陈蒿汤 3 味；茵陈蒿，栀子，大黄。茵陈蒿：清热、利湿、退黄。《神农本草经》谓:"茵陈蒿,味苦,平。治风湿寒热邪气,热结黄疸。久服轻身,益气耐老。"目前春季采割的幼苗为"绵茵陈",秋季采割带有花蕾的为"茵陈蒿"。我们采用了目前规范茵陈蒿饮片入方。茵陈蒿六两,目前多从 24 克起用,可以用到 120 克,退黄疗效较佳。小儿黄疸亦常用茵陈蒿汤原方进行外洗,临床退黄疗效亦佳。

茵陈蒿汤成人肝胆疾病,可根据相应脉象常常用与小柴胡汤、大柴胡汤合用,疗效增进。但小儿黄疸常常用原方三味。

如果有明显的腑实脉象或有轻度便秘者,可以增加大黄用量。患者腹泻的同时注意补充水钠。假如患者腹泻日超五次,并有疲惫、口干等伤津之象,脉管亦相应变细。此时如果减掉大黄量,疗效将锐减!倘若增加生地黄、麦冬,虽可滋阴生津,但则增加湿热滞留,两难之中,最好的办法是用补液盐大量补充电解质及水分,以出为入,来衡定用量原则。同时,仍然大量使用大黄,腹泻次数增加,但津液不伤,患者不会出现疲惫、口干之伤津症状,但化湿、利尿、退黄疸、修复肝功能等功效增加。当然,若是小儿黄疸则不宜,小儿黄疸在外洗的同时,多晒太阳,有利于黄疸消退。

5. 茵陈蒿汤脉象与其他方脉象鉴别

茵陈蒿汤脉象需与大黄黄连泻心汤脉象相鉴别:两者皆为阳明病脉象。宏观脉象皆体现为双关滑数,需从微观脉象进行鉴别。

茵陈蒿汤阳明病脉象夹有湿热及瘀血脉象,微观脉象中出现肝晕内"质感粗糙而涩指""麻布纹理"等瘀血脉象。

大黄黄连泻心汤脉象出现胃脉晕"久候涩而灼热指感显著"等特征性中焦燥热脉象。

茵陈蒿汤脉象常常出现肝胆疾病脉象,而大黄黄连泻心汤脉象经常用于高血压、高血糖、甲亢等疾病。

两者从微观脉象、病机脉象、疾病脉象、临床病症均有较大区别。

十九、栀子豉汤脉象

1. 脉象图

宏观脉象(如图 5-73):双寸长而滑数。

微观脉象(如图 5-74):左寸下可及心脉晕,心位前移(远心端),心晕形大,饱满而圆隆,搏动有神,心率较快,心晕按之上举有力,心尖区脉晕质感粗糙而涩指。心前区及心晕久候有灼热指感。

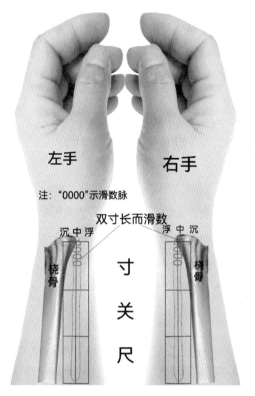

注："0000"示滑数脉

双寸长而滑数

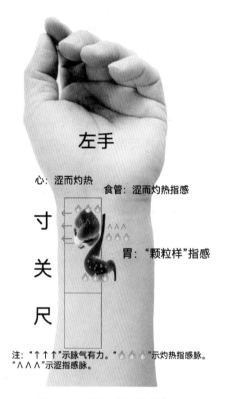

心：涩而灼热　　食管：涩而灼热指感

胃："颗粒样"指感

注："↑↑↑"示脉气有力。"ᐯᐯᐯ"示灼热指感脉。
"ᐱᐱᐱ"示涩指感脉。

图 5-73　栀子豉汤宏观脉图　　　　　图 5-74　栀子豉汤微观脉图

左寸部尺侧缘可及"扁管状样"食管脉晕，按之涩而有灼热指感。

左关上可及胃脉晕，胃晕饱满而圆隆。按之脉气有力。可及"颗粒样"异常脉晕，久候可及灼热指感。

2. 脉症

《伤寒论·辨太阳病脉证并治（中）》

第 76 条：发汗后，水药不得入口，为逆。若更发汗，必吐下不止。发汗吐下后，虚烦不得眠，若剧者，必反复颠倒，心中懊恼，栀子豉汤主之；若少气者，栀子甘草豉汤主之；若呕者，栀子生姜豉汤主之。

第 77 条：发汗，若下之，而烦热，胸中窒者，栀子豉汤主之。

第 78 条：伤寒五六日，大下之后，身热不去，心中结痛者，未欲解也，栀子豉汤主之。

《伤寒论·辨阳明病脉证并治》

第 221 条：阳明病，脉浮而紧，咽燥口苦，腹满而喘，发热汗出，不恶寒，反恶热，身重。若发汗则躁，心愦愦反谵语，若加温针，必怵惕，烦躁不得眠，若下之，则胃中空虚，客气动膈，心中懊憹。舌上胎者。栀子豉汤主之。

第 228 条：阳明病下之，其外有热，手足温，不结胸（康平本做"小结胸"），心中懊憹，饥不能食，但头汗出者，栀子豉汤主之。

《伤寒论·辨厥阴病脉证并治》

第 375 条：下利后，更烦，按之心下濡者，为虚烦也，宜栀子豉汤。

《金匮要略·呕吐哕下利病脉证治第十七》

第 44 条：下利后更烦，按之心下濡者，为虚烦也，栀子豉汤主之。

3. 栀子豉汤脉象经验

栀子豉汤脉象为阳明病脉象，因治"发汗，若下之，而烦热，胸中窒者"等之心中烦闷、胸中窒塞之症而设方，包含阳明里热、气逆、瘀血病机脉象。

栀子豉汤脉象出现普遍可见的滑数阳明病脉象，但也出现特征性的双寸长脉象。这种脉象是整体气血偏移于上焦，而脉气逆而上冲导致。栀子豉汤脉象主要体现在微观脉象的甄别。

栀子豉汤左寸部微观脉象：左寸下可及心脉晕，心位前移（远心端）。此为心脉气盛之象，患者出现平日性格较急，遇事火急火燎。这也是栀子豉汤脉象出现之初的基础脉象，以下脉象均在这个脉象之后逐步出现。

进一步把脉，患者心脉晕形大，饱满而圆隆，搏动有神。此形大饱满而圆隆之象为阳明旺盛有余之象。心率较快，心晕按之上举有力，此为心阳盛，鼓动气血而脉动较快。心尖区脉晕质感粗糙而涩指，此为心尖缺血疾病脉象，亦为瘀血之象。心前区及心晕久候有灼热指感，此为阳明里热之脉象。

综上所述左寸部脉象：心脉当中有瘀血之象，有气逆之象，亦有阳明里热之象。当患者出现心中烦乱、失眠、心急、胸闷、心痛等症状，可以用栀子豉汤治之。服用汤药之后，第一个解除的是心烦症状，第一个变化的脉象，是心位后移到寸下位而心前区及心晕久候有灼热指感的程度减轻，或单纯心脉晕有灼热指感而心前区没有灼热指感。

据临床当中的症状与脉象的变化，我们也认为栀子豉汤证最主要的是解除阳明里热。但阳明里热有好多种方药可以解除，栀子豉汤另有其特征。

栀子豉汤除了出现上述心脉晕以外，还常常出现左寸部尺侧缘可及"扁管状样"食管脉晕，按之涩而有灼热指感，这种是食管炎疾病脉晕，患者须同时有心脉特征出现才符合使用栀子豉汤的指征。但对于食管炎相关疾病，无论是胃食管反流病还是 Barrett 食管炎，均能取得卓越疗效。

栀子豉汤关部微观脉象：左关上可及胃脉晕，胃晕饱满而圆隆，饱满而圆隆为阳明旺相有余之象。按之脉气有力，为实象，可触及"颗粒样"异常脉晕，此为浅表性胃炎和萎缩性胃炎之特征性疾病脉象。久候可及灼热指感，此阳明里热脉象，出现此脉象须同时有心脉象特征出现才符合使用栀子豉汤的指征。

患者出现心中烦乱、口干、口渴、恶心及心下疼痛等症状，正如条文"伤寒五六日，大下之后，身热不去，心中结痛者，未欲解也，栀子豉汤主之"所说。

除上述所见栀子豉汤常见病脉以外，栀子豉汤临床上还常常用于治疗焦虑症。脉象出现心位前移（远心端），搏动有神，心前区及心晕久候有灼热指感脉象，出现失眠、心烦、懊恼、焦虑不安的症状，如条文"发汗吐下后，虚烦不得眠，若剧者，必反复颠倒，心中懊恼，栀子豉汤主之""……若发汗则躁，心愦愦反谵语，若加温针，必怵惕，烦躁不得眠，若下之，则胃中空虚，客气动膈，心中懊恼"中"虚烦不得眠""心愦愦反谵语""必怵惕，烦躁不得眠"等焦虑症症状。建议栀子从 10 克起用，可以增加到 24 克。可以起非常明显的清热除烦作用。大家在临床上可以再次验证。

4. 栀子豉汤脉象用药加减

《伤寒论》方

栀子豉汤方：肥栀子十四个（擘），香豉四合（绵裹）。

上二味，以水四升，先煮栀子，得二升半，内豉，煮取一升半，去滓，分为二服，温进一服。得吐者，止后服。

栀子豉汤由栀子、香豉 2 味药组合成方。栀子清热除烦为君，香豉为淡豆豉，是以为豆科植物大豆或黄豆为主要原料发酵加工而成。传统认为淡豆豉味甘苦，性寒，具有解表、除烦、宣郁、解毒功能。我们于临床除了应用淡豆豉以上功效以外，认为其还有消食、降逆、开胃等功效。栀子豉汤之用豆豉应有降逆、开胃之功，多数患者药后恶心减轻，食欲大增。在应用栀子豉汤时诸家轻视淡豆豉，我在临床中则重用、大量使用，临床疗效显著。

栀子豉汤药味组成精简，临床常入复方使用，若有少阳证，则加小柴胡汤；若有瘀血，常加当归芍药散，根据临床灵活使用，益增奇效。

5. 栀子豉汤脉象与其他方脉象鉴别

栀子豉汤脉象需与泻心汤脉象相鉴别：两者皆为阳明病脉象。皆有明显心烦症状，宏观脉象皆有滑数，微观脉象皆有心前区及心晕久候灼热指感，但仍然有区别：

栀子豉汤脉象：宏观脉象，双寸长而滑数，特殊寸长脉。而微观脉象，心位前移。这是栀子豉汤脉象区别于泻心汤脉象的最主要特征。微观脉象同有心前区及心晕久候灼热指感，但栀子豉汤心前区灼热甚于心晕，而泻心汤脉象心区灼热则较显著。

症状上栀子豉汤证更体现心中烦乱、懊恼之症。泻心汤证主要有口干、心气不定、吐血、衄血、心下痞等症，亦有心烦，但栀子豉汤证心中烦乱更加显著。

病症上栀子豉汤常用于焦虑症、食管病变，泻心汤更常用于高血压、心动过速、糖尿病、甲亢等病症。

二十、栀子厚朴汤脉象

1. 脉象图

宏观脉象（如图 5-75）：双寸长而洪大数，双关弦。

微观脉象（如图 5-76）：左寸下可及心脉晕，心位前移（远心端），心晕形大，饱满而圆隆，搏动有神，心率较快，心晕按之上举有力，心前区及心晕久候有灼热指感。

左关上可及胃脉晕，胃晕表面绷紧隆起而成弦。按之脉气有力。可及"颗粒样"异常脉晕，久候可及灼热指感。

2. 脉症

《伤寒论·辨太阳病脉证并治（中）》

第 79 条：伤寒下后，心烦腹满，卧起不安者，栀子厚朴汤主之。

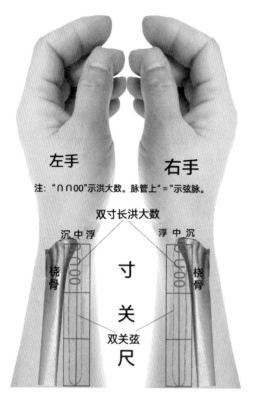

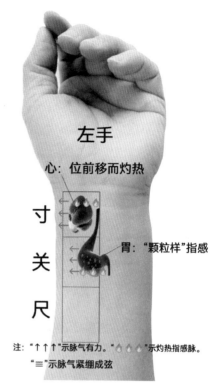

图 5-75　栀子厚朴汤宏观脉图　　　　图 5-76　栀子厚朴汤微观脉图

3. 栀子厚朴汤脉象经验

栀子厚朴汤脉象为阳明病脉象，因治"伤寒下后，心烦腹满，卧起不安者"心烦腹满之症而设方，包含阳明里实热、气滞病机脉象。

栀子厚朴汤阳明里实热、气滞病机宏观脉象： 双寸长而洪大数，双关弦。双寸长为上焦气血旺盛有余之象，脉气有力，脉之气血充盈而寸长。洪大数为阳明里热之脉象特征，而弦为气滞、气郁之脉象。宏观脉象较为明确地表达了阳明里实热及气滞病机，但辨方证仍然需要微观脉象。

有疑问的是：栀子豉汤宏观脉象，双寸长而滑数。而栀子厚朴汤在栀子豉汤的基础上去豆豉加厚朴、枳实之理气而成方。本基础脉象应该亦有滑数，奈何栀子厚朴汤脉象里不见滑数，但见洪大数？这是栀子厚朴汤脉象中有气滞之病机脉象，影响了整体脉象表达。气滞之病机出现弦脉，弦脉为脉管紧张度增高，而滑脉为脉管滑利度增高，弦脉的出现自然掩盖了滑脉的存在。甚至洪脉都不典型，主要体现的是大脉。栀子厚朴汤脉象脉管必粗大，这是实象之特征，医家当细辨。

栀子厚朴汤微观脉象： 微观脉象分为两部分。

第一部分是上焦心火炽盛脉象。 左寸下可及心脉晕，心位前移（远心端），心晕形大，饱满而圆隆，搏动有神，心率较快，心晕按之上举有力，心前区及心晕久候有灼热指感。心位前移为心之气血旺盛之象，患者当心中烦乱不安。心前区及心晕久候有灼热指感，提示心火炽盛，为心烦失眠之象。

第二部分是中焦胃腑气滞之脉象。 左关胃晕表面绷紧隆起而成弦，胃表绷紧隆起成弦为气机阻滞象，患者出现上腹部胀满，纳少等症，如条文"心烦腹满"症状描述。胃脉晕按之脉气有力，此为胃气未衰、脏气旺盛之象。脉中可及"颗粒样"异常脉晕，为慢性胃炎、浅表性胃炎之疾病脉晕。久候可及灼热指感，为阳明里实热之微观脉象。综上所述，既有胃腑气滞之脉象，同时有阳明里实热之脉象。此为栀子厚朴汤特征性脉象，可投用栀子厚朴汤，效如桴鼓。

栀子厚朴汤临床上常用于浅表性胃炎、萎缩性胃炎、幽门梗阻、胃溃疡等病症，符合上面两个脉象特征者，疗效较佳。

4. 栀子厚朴汤脉象用药加减

《伤寒论》方

栀子厚朴汤方：栀子十四个（擘），厚朴四两（炙，去皮），枳实四枚（水浸，炙令黄）。

上三味，以水三升半，煮取一升半，去滓，分二服，温进一服。得吐者，止后服。

栀子厚朴汤由栀子、厚朴、枳实3味药组合成方。栀子清热除烦为君，厚朴、枳实行气除满为臣，共奏清热除烦、行气除满的功效。

凡宏观脉象，双寸长洪大为特征者，而微观脉象心前区灼热指感明显者，阳明里热重，病家心烦不宁，当重用栀子清热除烦。

凡宏观脉象中关部弦者，微观脉象胃表绷紧隆起成弦者，气滞不行，病家腹部胀满，纳少，"心烦腹满，卧起不安者"，当重用厚朴、枳实行滞消满。

栀子厚朴汤多用于胃肠疾病，病家常有胃肠功能蠕动缓慢之症，应嘱患者相应注意减少饮食，每餐四、五分饱则可，清淡饮食，减少胃肠功能负担，有利于胃肠功能恢复。

需要说明的是，服法中有"……得吐者，止后服"。诸医家认为栀子无催吐功效，条文中有误！笔者认为，栀子厚朴汤证之"心烦腹满"为其上腹胀满，气机阻滞，胃失和降之功，自然会有恶心或呕吐之症或然出现，假如患者在服药当中出现呕吐，当止后服，呕吐缓解后再行服药。

5. 栀子厚朴汤脉象与其他方脉象鉴别

栀子厚朴汤脉象需与栀子豉汤脉象相鉴别：两者皆为阳明病脉象，皆有明显心烦症状。

栀子豉汤宏观脉象：双寸长而滑数。

栀子厚朴汤宏观脉象：双寸长而洪大数，双关弦。

栀子厚朴汤双关弦脉是与栀子豉汤脉象的主要区别点。

微观脉象两者亦不同：栀子厚朴汤微观脉象出现胃脉晕之胃表绷紧隆起成弦，这是其特征脉象。

二十一、黄连阿胶汤脉象

1. 脉象图

宏观脉象（如图 5-77）：双寸长而细数。左关沉细。

微观脉象（如图 5-78）：左寸下可及心脉晕，心位前移（远心端），心晕形瘦小，搏动无神，心率较快，心晕按之上举有力，心前区及心晕久候有灼热

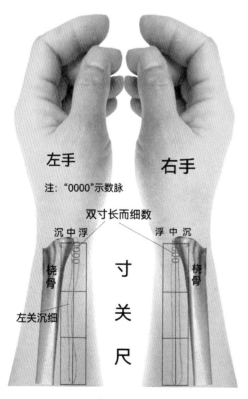

图 5-77　黄连阿胶汤宏观脉图

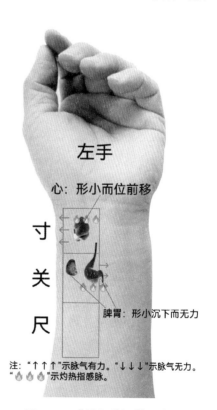

图 5-78　黄连阿胶汤微观脉图

指感。

左关脾胃脉晕沉下，形瘦小。按之上举稍无力。

2. 脉症

《伤寒论·辨少阴病脉证并治》

第303条：少阴病，得之二三日以上，心中烦，不得卧，黄连阿胶汤主之。

3. 黄连阿胶汤脉象经验

黄连阿胶汤脉象为阳明太阴合病脉象，因治"少阴病，得之二三日以上，心中烦，不得卧"之"心中烦，不得卧"之症而设方，包含阳明里实热、太阴血虚病机脉象。

这里所讲的黄连阿胶汤归经和之前所讲有所差别。冯世纶教授在《解读张仲景医学·经方六经类方证》中将黄连阿胶汤证归属于阳明病。而我们除了将其归属于阳明病以外，还有太阴合病，这是因为脉象当中患者出现太阴血虚的病机脉象。患者出现明显的细脉，细脉是血虚、血管充盈不足导致的脉象。除此之外，患者还有相应的太阴左关部沉细。左关为脾胃之区，脾胃为后天气血生化之源，脾胃亏虚，后天气血生化不足。故而出现相应的太阴血虚病机脉象。

患者因有太阴血虚，脉管变细，阳明脉本有的洪大脉象就不会体现，但数脉仍然能够表达出来，这种复合脉象导致原有病机脉象被掩盖的现象多有出现。我们这里解读脉象语言的时候，必须抽丝剥茧，达到本源。

黄连阿胶汤左寸心脉微观脉象：左寸下可及心脉晕，心位前移（远心端）。此前移之心脉为心气前趋之象，患者当出现心急如焚、心烦不宁之症。心位前移，患者体现更多的是急躁之性；心晕形瘦小，搏动无神，形小为亏虚不足之象，此为心血不足、心失濡养之血虚脉象，为太阴血虚之局部心脉表现；心率较快，心晕按之上举有力，心前区及心晕久候有灼热指感。此为心脉中阳明里热之微观脉象。

黄连阿胶汤左关脾胃脉微观脉象：左关脾胃脉晕沉下，形瘦小。沉下为脏气衰弱，机能下降，而显沉下。形小为亏虚不足之象，瘦小为血虚之形。按之上举稍无力，亦为亏虚不足之象。整体均表达脾胃脏气衰弱不举、血液亏虚之脉象。脾胃为太阴之里腑，故为太阴血虚之脉象。

综上所述：黄连阿胶汤脉象无论从宏观脉象表达的双寸长而细数、左关沉细，还是微观脉象中的心脉、脾胃脉象，均表现出阳明太阴合病脉象。患者出现明显的"心中烦，不得卧"。临床上其常常用于失眠，符合上述脉象，则可取得良好疗效。具有太阴血虚之病机，此类患者常常因为脑力工作导致心力交瘁，耗尽心血，而后出现心中烦乱不安，不能入睡。进展过程常为太阴血虚在前，阳明里热在后，共成阳明太阴合病之黄连阿胶汤病证。

黄连阿胶汤脉象有太阴血虚病机基础。妇人崩漏，阴血大量流失，血液亏虚，而后亦常常出现阳明里热失眠症状，这就符合黄连阿胶汤证。假若没有阴血亏虚之基础，只是单纯的阳明里热之心烦失眠症，可以用泻心汤，失眠症状可应手而愈。

因黄连阿胶汤脉象有太阴血虚为病机基础，还经常出现于更年期。更年期耗尽一生之阴血，血枯闭经之时，患者出现心中烦乱失眠、面部潮热之症，此时常常出现黄连阿胶汤脉象特征，投用黄连阿胶汤，失眠、心烦、潮热症状可应手而愈。

对于伤寒条文背后的病机深入理解，可以拓展其应用范围及临床疗效。特别是借用脉象之途径剖析其病机，洞悉黄连阿胶汤背后的太阴血虚之病机，对拓展黄连阿胶汤的使用有着重大意义。

我们通过深刻理解黄连阿胶汤的太阴血虚病机，把黄连阿胶汤应用于外伤手术后、出血过多后出现的失眠症状，应用于妇人分娩后阴血亏虚、烦躁、失眠的产后抑郁症，应用于大型手术后因术中有大量失血、输血的患者，麻醉退后的心烦不眠的术后患者，均取得卓越疗效。

4. 黄连阿胶汤脉象用药加减

《伤寒论》方

黄连阿胶汤方：黄连四两，黄芩二两，芍药二两，鸡子黄二枚，阿胶三两（或云三挺）。

上五味，以水六升，先煮三物，取二升，去滓，内胶烊尽，小冷，内鸡子黄，搅令相得，温服七合，日三服。

黄连阿胶汤由黄连、黄芩、芍药、鸡子黄、阿胶 5 味药组合成方。其中黄连、黄芩清热除烦为君，芍药、鸡子黄、阿胶滋阴养血为臣，共奏清热除烦、滋阴养血之功效。

目前临床上黄连阿胶汤主要用来治疗失眠症，但方中无一味安神之药。很多医家及患者为之诧异！要知道黄连阿胶汤条文无失眠之症，而是阴血亏虚、阳明里热、热扰心神导致了"心中烦，不得卧"，首先有"心中烦"，后有"不得卧"。这种患者能体现出来的失眠症状比较特殊，本来是有困倦睡意，但是无法入眠，心中烦躁，有的甚至坐立不安，来回走动，脾气较大，发无名火。个别医家认为方中缺少安神药，另加酸枣仁等安神之药，徒添"蛇足"。

方有鸡子黄一味，临床不可弃之。我们目前的做法是：汤药煎完滤出后，趁热用鸡蛋一枚，去蛋清，趁热加入汤药中，搅拌混合服下。汤药要有一定的热度，假若不热，鸡蛋会出现明显的腥味，可以适当加热煮熟。

5. 黄连阿胶汤脉象与其他方脉象鉴别

黄连阿胶汤脉象需与泻心汤脉象相鉴别：两者同为阳明病脉象，皆有明显心烦症状。方中组合同样有黄芩、黄连。

黄连阿胶汤除了阳明病脉象，还有太阴合病脉象，出现脉细的特征，而泻心汤脉象洪大。

从上述表现出来的脉象上看，两方有非常大的不同，但拿泻心汤做对比是因为很多人一看到心烦症状，就认为心火炽盛，这个阳明病的病机就容易混淆选方。只要有心火炽盛的患者，都会出现心烦失眠等不同程度的心神受扰症状。患者已出现心烦，当考虑属于阳明里热的时候，脉象中一细一大明显不同，就能立判虚实不同。黄连阿胶汤脉象之细脉明显带有太阴里虚特征，选方用药方向就不会偏。

二十二、《千金》三物黄芩汤脉象

1. 脉象图

宏观脉象（如图 5-79）：双寸、双关细小而数。

微观脉象（如图 5-80）：左寸下可及心脉晕，心晕形瘦小，搏动有神，心率较快，心晕按之上举有力，心前区及心晕久候有灼热指感。

右寸可及肺脉晕，肺晕形瘦小，按之上举有力，久候有灼热指感。

左关脾脉晕，形瘦小。或可及放射样纹理，久候有灼热指感。

2. 脉症

《金匮要略·妇人产后病脉证治第二十一》

附方《千金》三物黄芩汤：治妇人在草蓐，自发露得风。四肢苦烦热，头痛者，与小柴胡汤。头不痛但烦者，此汤主之。

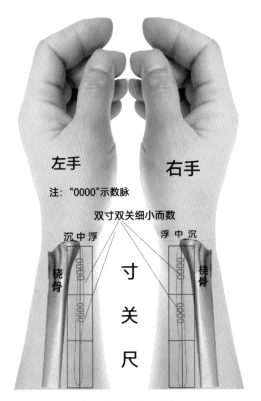

图 5-79 《千金》三物黄芩汤宏观脉图

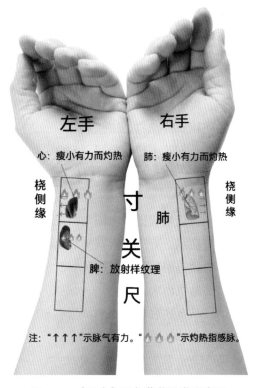

图 5-80 《千金》三物黄芩汤微观脉图

3.《千金》三物黄芩汤脉象经验

《千金》三物黄芩汤脉象为阳明太阴合病脉象，因治"妇人在草蓐，自发露得风。四肢苦烦热，头痛者，与小柴胡汤。头不痛但烦者"之"头不痛但烦者"之症而设方，包含阳明里实热、太阴阴血亏虚病机脉象。

《伤寒论》里面没有"阴虚里热"概念，但《千金》三物黄芩汤证却最接近这个概念。其阳明病的里实热病机与阴血亏虚的病机同时存在。《伤寒论》以另外一种（六经）视角进行解释。我们把阴血亏虚也归入太阴里虚的一种表现之一，会更加符合临床辨证。

所以《千金》三物黄芩汤就在阳明病的基础上，增加太阴合病。其出现太阴阴血亏虚的一个细小而数的宏观脉象。细为阴血充盈不足，数为里热。凡是出现阴血亏虚脉象，其脉管比血虚会更加细小，故为细小而数。有些人混淆了太阴阴血亏虚与厥阴病脉象。厥阴病脉象也出现细小而微的特征，但厥阴病见半表半里之阴脉，必然伴随出现弦脉（参看厥阴篇）。

《千金》三物黄芩汤寸脉微观脉象：双寸下之心肺脉晕，形瘦小，按之上举有力。而心脉晕搏动有神，心率较快，心前区及心脉晕、肺脉晕久候有灼热指感。瘦小之形为不足、亏虚之象，灼热指感为阳明里热之象。

《千金》三物黄芩汤左关脉微观脉象： 左关脾脉晕，形瘦小。或可及放射样纹理，久候有灼热指感。脏形瘦小，亏虚之象，此为太阴阴血亏虚脉象。而放射样纹理即是皮肤过敏或皮疹之象，此为或可脉，不一定出现，但凡是出现此类脉象者，则是皮肤痒或者有皮疹。

《千金》三物黄芩汤条文中治"治妇人在草蓐，自发露得风。四肢苦烦热，头痛者，与小柴胡汤。头不痛但烦者"，但临床当中笔者常常用于皮肤病及阴道炎病症。皮肤出现瘙痒、皮疹，如荨麻疹、湿疹、痒疹，符合上述脉象均可使用，疗效甚佳。临床上应用治疗皮肤病变疗效较佳，进一步思考，皮肤黏膜组织功能相近，阴道属于黏膜组织，进而拓展《千金》三物黄芩汤用于阴道炎的治疗。妇人患阴道炎而白带多、有瘙痒者，符合上述脉象者，疗效亦佳。

条文当中有"四肢苦烦热"，患者表现为手足心潮热，符合上述脉象可投用《千金》三物黄芩汤，当重用生地黄，可从 45 克起用，到 120 克，疗效佳。

4.《千金》三物黄芩汤脉象用药加减

《金匮要略》方

附方《千金》三物黄芩汤方：黄芩一两，苦参二两，干地黄四两。

上三味，以水六升，煮取二升。温服一升，多吐下虫。

《千金》三物黄芩汤由黄芩、苦参、地黄 3 味药组合成方。其中黄芩、苦参清阳明里热为君，地黄滋阴养血除热为臣。

《千金》三物黄芩汤重用生地黄（干地黄）四两，而黄芩一两、苦参二两之和才三两，干地黄占一半以上重量。从药物组成比重来分析，《千金》三物黄芩汤证以阴血亏虚为主要病机，以阳明里热为次要病机。

凡宏观脉象中细小而数以细小为显著者，阴血亏虚甚，当重用生地黄到 60 克以上，以滋阴血。

凡宏观脉象中以数为主者，当知阳明里热显著，黄芩、苦参重用。

倘若患者有皮肤病，以瘙痒为主诉者，当重用苦参。以手足心热者为主诉者，当重用生地黄。若有心烦，黄芩清之。

《千金》三物黄芩汤中服法有"上三味……温服一升，多吐下虫"，其中"多吐下虫"临床上较少见。古代卫生环境较差，蛔虫病可能较多，记得笔者于 2001 年刚参加工作时，还经常遇到蛔虫病及胆道蛔虫病，而如今，近 15 年来未见蛔虫病。这与目前的卫生条件以及青菜、水果农药残余过多有关。也未曾使用过《千金》三物黄芩汤治疗虫病。同仁有机会可以实践之。

5.《千金》三物黄芩汤脉象与其他方脉象鉴别

《千金》三物黄芩汤脉象需与黄连阿胶汤脉象相鉴别：两者同为阳明太阴合病脉象，同样出现脉细的特征，但《千金》三物黄芩汤之脉更加细小，呈现细小而数的特点。

从微观脉象上看，《千金》三物黄芩汤脉象出现心肺脉晕瘦小特征，有脾脉晕放射样纹理脉晕的特点。而黄连阿胶汤脉象有左关脾胃脉晕沉下、形瘦小、按之上举稍无力特点。

二十三、白头翁汤脉象

1. 脉象图

宏观脉象（如图 5-81）：双尺洪大滑数。

微观脉象（如图 5-82）：双尺下可及肠形脉晕，形大饱满圆隆。久候有涩而灼热指感。

右尺部桡侧缘，左尺部桡侧缘，可及结肠脉晕，形大饱满圆隆，可及"颗粒样"涩手异常脉晕，久候有涩而灼热指感。

2. 脉症

《伤寒论·辨厥阴病脉证并治》

第 371 条：热利下重者，白头翁汤主之。

第 373 条：下利，欲饮水者，以有热故也，白头翁汤主之。

《金匮要略·呕吐哕下利病脉证治第十七》

第 43 条：热利下重者，白头翁汤主之。

3. 白头翁汤脉象经验

白头翁汤脉象为阳明病脉象，因治"热利，下重者"之热利之症而设方，包含阳明里实热病机脉象。

白头翁汤阳明病宏观脉象： 双尺洪大滑数。双尺，病在下焦，洪大滑数为阳明里热之特征宏观脉象。单纯宏观脉象只能明确阳明里热、病在下焦这两个病机概念，进一步辨方证还需要微观脉象。

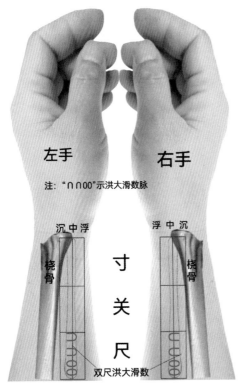

注："∩∩00"示洪大滑数脉

沉中浮　　　浮中沉

桡骨　　　桡骨

寸

关

尺

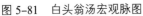

双尺洪大滑数

图 5-81　白头翁汤宏观脉图

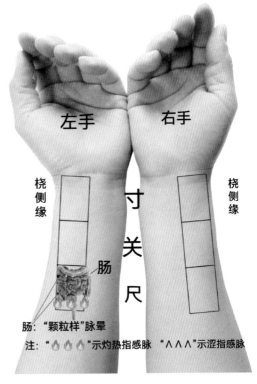

左手　　　右手

桡侧缘　　　　　　　桡侧缘

寸

关　肠

尺

肠："颗粒样"脉晕

注："∧∧∧"示灼热指感脉　"∧∧∧"示涩指感脉

图 5-82　白头翁汤微观脉图

白头翁汤阳明病微观脉象：双尺下可及肠形脉晕，形大饱满圆隆，久候有涩而灼热指感。形大饱满圆隆为旺相有余的实象，为阳明病脉象。而灼热指感为阳明里热之象。患者当出现相应口干、口渴、烦躁、发热、潮热之热证症状。肠形脉晕有涩指感，为肠炎之疾病脉象。

患者当出现相应腹痛、腹泻之症，正如条文"热利下重者，白头翁汤主之"，可投用白头翁汤，疗效显著。

右尺部桡侧缘、左尺部桡侧缘可及结肠脉晕，形大饱满圆隆。可及"颗粒样"涩手异常脉晕，久候有涩而灼热指感。此处"颗粒样"脉晕是结肠炎疾病脉。同时有阳明里热特征，患者可以出现腹痛、腹泻、脓样便、里急后重、肛门灼热的结肠炎症状，也可以出现发热、口干、口渴之症，如同条文中"下利，欲饮水者，以有热故也，白头翁汤主之"所述，投用白头翁汤，疗效亦佳。

白头翁汤临床上经常用于急、慢性肠炎，急、慢性结肠炎等症。只要出现相应的肠形脉晕，并有相应的阳明里热灼热脉象，均可投用，疗效都甚佳。

若电子肠镜出现肠息肉，微观脉象直肠脉晕里出现相应的"豆状颗粒样"

息肉脉晕，因大颗粒状可以理解为瘀血象，可以相应增加活血软坚散结之物，临床观察可以脱落肠息肉，取得较好疗效。目前做过肠镜的结肠炎息肉患者，大多数在镜下对较大息肉进行结扎切除术。但多数结肠息肉镜下术后复发率较高，白头翁汤在此则可大显身手，消除炎症，减少息肉术后复发率，可直接消除小的肠息肉，临床多方验证，疗效肯定。

根据白头翁汤脉象之下焦阳明里热脉象，盆腔炎亦可出现尺部脉灼热指感。部分盆腔炎患者出现会阴部里急后重症状，但电子肠镜又排除结肠炎，如条文"……下重者，白头翁汤主之"。我们直接把白头翁汤拓展应用于妇人热证盆腔炎，取得较好疗效。

4. 白头翁汤脉象用药加减

《伤寒论》方

白头翁汤方：白头翁二两，黄柏三两，黄连三两，秦皮三两。

上四味，以水七升，煮取二升，去滓，温服一升，不愈，更服一升。

白头翁汤由白头翁、黄柏、黄连、秦皮4味苦寒之药组合成方，用于阳明里热之热痢病证。临床必须强调双尺洪大滑数脉象之实象，绝对不能出现细脉之无力脉象。虽洪大滑数，但白头翁汤之量不可太大，毕竟是四味苦寒之物，叠加在一起，苦寒伤中败胃。苦寒直折，阳热可很快平息，但常有后遗上腹疼痛、食欲不振之象。这是苦寒败胃的表现，医家当中病则止，当然，并非停药，只是停苦寒药，适当加些白术、陈皮、甘草以健脾助运。

现代药理研究表明，黄连中的黄连素对肠炎有良好作用，但临床实践表明，上述症状单用黄连一味，药效不佳，还是白头翁汤组合疗效较好。所以我们在参考现代药理的同时，先遵循先圣临床经验，忠于临床。

对于里急后重症状严重者，可以重用白头翁，不管是肠炎还是盆腔炎积液，均可取得较好疗效。

5. 白头翁汤脉象与其他方脉象鉴别

白头翁汤脉象需与泻心汤脉象相鉴别：两者同为阳明病脉象，同样有黄连等苦寒之物组合成方。

不同的是泻心汤脉象之阳明里热偏重于上、中焦，其宏观脉象出现相应的双寸、双关洪大或滑数。而白头翁汤之阳明里热偏重于下焦，其脉象同样洪大滑数，却主要见于双尺部。

从以上宏观脉象则可区分清楚，当然微观脉象亦不同，白头翁汤脉象见相应肠疾病脉晕，而泻心汤脉象出现上、中焦的心肺疾病脉晕。

二十四、白头翁加甘草阿胶汤脉象

1. 脉象图

宏观脉象（如图 5-83）：双尺细软滑数。

微观脉象（如图 5-84）：双尺下可及肠形脉晕，形瘦小扁塌。久候有涩而灼热指感。

右尺部桡侧缘、左尺部桡侧缘可及结肠脉晕，形瘦小扁塌，可及"颗粒样"涩手异常脉晕，久候有涩而灼热指感。

2. 脉症

《金匮要略·妇人产后病脉证治第二十一》

第 11 条：产后下利虚极，白头翁加甘草阿胶汤主之。

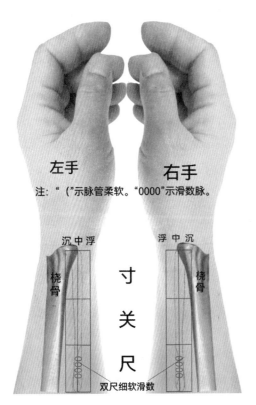

图 5-83　白头翁加甘草阿胶汤宏观脉图

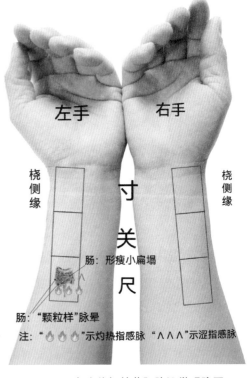

图 5-84　白头翁加甘草阿胶汤微观脉图

3. 白头翁加甘草阿胶汤脉象经验

白头翁加甘草阿胶汤为阳明太阴合病脉象。因治"产后下利虚极"之证而设方，包含阳明里实热、太阴气血亏虚病机脉象。

白头翁加甘草阿胶汤阳明太阴合病宏观脉象： 双尺细软滑数。白头翁汤之宏观脉象本应双尺洪大滑数，而白头翁加甘草阿胶汤只是在白头翁汤的基础上加甘草、阿胶两味药，为何脉象截然不同？只因白头翁加甘草阿胶汤之脉象除了含有白头翁汤之阳明病脉之外，另合并有太阴气血亏虚病机脉象。因气血亏虚，血虚而脉管充盈不足呈现细脉，气虚而脉管鼓动无力故呈现软脉。因阳明里热病机之洪大脉象被气血亏虚脉象掩盖，而呈现细软脉象。

故临床上发现双尺部的滑数脉，只要脉管出现细软，就应该清楚非单纯的下焦实热证，不能单纯考虑白头翁汤，而应考虑是否夹杂太阴气血虚的白头翁加甘草阿胶汤证，当然，患者会出现疲惫、无力等虚象。进一步确定是否为白头翁加甘草阿胶汤证还需要微观脉象进行鉴别。

白头翁加甘草阿胶汤阳明太阴合病微观脉象： 双尺下可及肠形脉晕，形瘦小扁塌。久候有涩而灼热指感。形瘦小扁塌为亏虚不足之象。肠脉晕涩指，为肠炎之疾病脉象。灼热指感，为阳明里热脉象。此谓"产后下利虚极，白头翁加甘草阿胶汤主之"之下利虚极之病证脉象，但不一定出现于产后。产后气血亏虚之象显著，若有下利之症现，易出现白头翁加甘草阿胶汤之脉证。但久利之后，或羸亏之人若有下利，也易出现白头翁加甘草阿胶汤之脉证。医者不可拘于条文。

白头翁加甘草阿胶汤双尺微观脉象： 右尺部桡侧缘、左尺部桡侧缘可及结肠脉晕，形瘦小扁塌。可及"颗粒样"涩手异常脉晕，久候有涩而灼热指感。结肠脉晕上可及"颗粒样"涩手脉晕，此为慢性结肠炎、溃疡性结肠炎或克罗恩病的疾病脉象。

若出现肠晕形瘦小扁塌之羸亏不足之象，同时出现灼热指感之阳明里热脉象，即符合白头翁加甘草阿胶汤之阳明太阴合病脉。此种结肠疾病之脉象常常出现于下利便脓血之病症。

患者如果同时出现"团块状"异常脉晕，应注意排查肠道占位性肿瘤，可以进一步做电子肠镜等排查。肠道肿瘤也常常出现伴有气血亏虚的白头翁加甘草阿胶汤脉证，可以投用白头翁加甘草阿胶汤治之，临床上便脓血、下利症状可以得到很好缓解。但是同样的脉象，溃疡结肠炎和克罗恩病也能得到很好的缓解，但两者预后截然不同，所以医者在辨证的同时，不能忘记辨病。

综上所述： 白头翁加甘草阿胶汤脉证常常出现于夹有太阴气血亏虚的白头翁汤证。正因为其夹有太阴气血亏虚脉证，所以常常出现于赢瘦、产后、久病之后的人，或白头翁汤证久病之后出现气血亏虚之象。

临床上慢性肠炎、慢性结肠炎、溃疡性直肠炎、肠道肿瘤出现便脓血症者，白头翁加甘草阿胶汤脉证均常常有使用机会。因为便脓血患者必须排查肠道肿瘤，特别是 40 岁以上的患者建议常规做电子肠道排查，早期的肠道肿瘤电子肠镜发现率高，有机会治愈。

除此之外，妇人月经量多或手术术后患者，若有下利之病，也易出现白头翁加甘草阿胶汤脉证，医者当敏锐洞察病机，遣方用药，提高临床疗效。

4. 白头翁加甘草阿胶汤脉象用药加减

《金匮要略》方

白头翁加甘草阿胶汤方：白头翁二两，黄连，柏皮，秦皮各三两，甘草二两，阿胶二两。

上六味，以水七升，煮取二升半，内胶，令消尽，分温三服。

白头翁加甘草阿胶汤由白头翁汤加甘草二两、阿胶二两组合成方，用于兼有气血亏虚之白头翁汤病证。方中白头翁汤清泄阳明之里热，而甘草二两滋养脾胃之源，阿胶养血、补血、止血，共治太阳太阴合病之下利病证。

凡是脉中滑数脉象显著者，则阳明里实热重，则应重用白头翁加甘草阿胶汤中的白头翁汤，以清泄阳明里热。

凡是脉中细软特征明显者，则太阴气血亏虚明显，应加甘草、阿胶以补气养血，以扶正驱邪。

方中阿胶一味药由驴皮提炼而成，药中含有少量血红蛋白，患者药后将出现大便变黑现象，若是与胃肠道出血不能区分，则应停药两天，大便会转为正常黄色。但若没有停药，取大便样本进行隐血试验，若出现阳性反应，将无法与胃肠道出血进行鉴别，医者当细辨。

5. 白头翁加甘草阿胶汤脉象与其他方脉象鉴别

白头翁加甘草阿胶汤脉象需与白头翁汤脉象相鉴别：两者同有阳明病脉象，同样治疗下利病证，白头翁加甘草阿胶汤又以白头翁汤为基础加味，需鉴别使用。

白头翁加甘草阿胶汤宏观脉象：双尺细软滑数。

白头翁汤宏观脉象：双尺洪大滑数。

从宏观脉象看，两者主要鉴别点在于细软脉。微观脉象上，白头翁加甘草阿胶汤出现肠形脉晕形瘦小扁塌之亏虚不足特征。

二十五、《千金》苇茎汤脉象

1. 脉象图

宏观脉象（如图 5-85）：双寸滑数。

微观脉象（如图 5-86）：右寸下可及肺脉晕，肺晕形大，饱满而圆隆，切下肺内可及"茶树菇样"扩张支气管脉晕，其间可及"大量团块样黏胶样"痰饮脉晕。久候有涩而灼热指感。

2. 脉症

《金匮要略·肺痿肺痈咳嗽上气病脉证治第七》

《千金》苇茎汤 治咳有微热烦满，胸中甲错，是为肺痈。

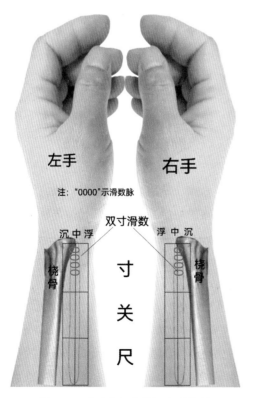

图 5-85 《千金》苇茎汤宏观脉图

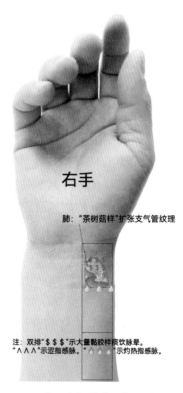

图 5-86 《千金》苇茎汤微观脉图

3.《千金》苇茎汤脉象经验

《千金》苇茎汤脉象为阳明病脉象，因治"咳有微热烦满，胸中甲错，是为肺痈"之肺痈而设方，包含阳明里实热及痰饮病机脉象。

《千金》苇茎汤阳明里热夹痰饮宏观脉象： 双寸滑数脉。数脉为阳明里热之脉象，滑脉为痰饮之脉，而寸部为热盛于上焦。此类上焦阳明夹痰饮病机在宏观脉象就可以一目了然，但是详细到方证，还需要依靠微观脉象。

《千金》苇茎汤阳明里热夹痰饮微观脉象： 右寸下可及肺脉晕，肺晕形大，饱满而圆隆。此形大饱满而圆隆为旺相有余之阳明病脉象。切下肺内可及"茶树菇样"扩张支气管脉晕，此为支气管扩张疾病脉象。"茶树菇样"脉晕形象展现了支气管末端扩张。

肺晕内可及"大量团块样黏胶样"痰饮脉晕，久候有涩而灼热指感，此两者为痰热之脉象。"大量团块样黏胶样"之痰饮脉晕中强调"大量团块样"或是《千金》苇茎汤痰饮脉象最具特征性的微观脉象。

在此脉象之下，说明肺部蕴藏大量黏稠痰饮。支扩患者常有咳嗽、咳痰，会咳出大量脓痰，特别在晨起、傍晚和就寝时咳痰最多，甚至有个别人出现咯血症状。

符合上述脉象可直接投用《千金》苇茎汤，但药后反而咳嗽、咳痰增加，并排出大量脓痰。这是服用《千金》苇茎汤后的正常反应，患者在继续排痰一天到三天后，相应的气喘、咳嗽、胸闷等症状慢慢缓解。假如排痰不顺，或痰质黏稠，是阳明里热伤津的表现，应大量补充水液，并侧卧位拍背帮助其排痰，随着大量痰液排出，病情很快缓解。

倘若患者伴有低热、口干、口苦、弦滑等脉症，患者应夹杂有少阳病证，可合用小柴胡汤。临床观察，合方药后，可以很快消除少阳病症状，并且可以很快地缓解合并肺部感染相关症状指标，相应的血象升高也能很快回降。

《千金》苇茎汤治疗支扩疗效肯定，可经得起临床反复验证。但是有部分支气管扩张症并非《千金》苇茎汤脉证，体现寒热夹杂和虚实之证，应根据脉象选用他方或合方使用，不可拘于疾病诊断。

《千金》苇茎汤脉象因具有阳明里实热及痰饮病机脉象，可临床拓展应用于相关疾病。如矽肺病，部分矽肺患者也出现相应的脉象，并有大量排痰症状。我们施用了《千金》苇茎汤后，患者出现相应的大量排痰反应。但是排痰后，各种症状均可缓解，甚至从矽肺的双肺CT扫描影像学检查和肺功能检测均可见不同程度好转，特别是肺功能检测，大部分患者均能明显好转。

4.《千金》苇茎汤脉象用药加减

《金匮要略》方

《千金》苇茎汤方：苇茎二升，薏苡仁半升，桃仁五十枚，瓜瓣半升。

上四味，以水一斗，先煮苇茎得五升，去滓，内诸药，煮取二升。服一升，再服，当吐如脓。

《千金》苇茎汤由苇茎、薏苡仁、桃仁、瓜瓣组合成方。其中苇茎清肺解毒、止咳排脓为君。薏苡仁、桃仁、瓜瓣利湿化痰为臣。《本经逢原》谓：苇茎中空，专于利窍，善治肺痈，吐脓血臭痰。芦根属芦苇之地下部分根茎，苇茎属芦苇之地上部分嫩茎。目前临床上鲜苇茎着实难于找到。假若药房没有专门苇茎，大多数药房是直接用芦根替代。从临床疗效观察，都能起到很好的疗效。建议苇茎从 30 克起用，可以用到 60 克。

倘若患者宏观脉象脉滑明显，而微观脉象有"大量团块样黏胶样"痰饮脉晕，说明痰饮非常严重又黏稠难化，可以在《千金》苇茎汤的基础上桔梗、僵蚕，可增加化痰排痰功效。

《千金》苇茎汤可以单用，也常合用射干麻黄汤、小柴胡汤、大柴胡汤等经方，但必须有相应的脉象为依据，疗效则倍加。

5.《千金》苇茎汤脉象与其他方脉象鉴别

《千金》苇茎汤脉象需与葶苈大枣泻肺汤脉象相鉴别：两者同时包括了阳明里实热病与痰饮病机脉象，又常常同用于支气管扩张。两者宏观脉象同样双寸滑数。

两者最大的不同是痰饮脉象:《千金》苇茎汤证出现特殊的"大量团块样黏胶样"脉象，体现《千金》苇茎汤脉象肺晕内有大量的黏稠难化的痰液。有人问：患者排出的痰就可以直接看出黏稠，为什么从脉象苦苦寻找？临床上有部分患者是没有明确大量排脓痰的症状的，但脉象中出现上述特殊性脉象，就可以直接投用《千金》苇茎汤，药后可以排出大量脓痰，可得到较为满意的治疗。

葶苈大枣泻肺汤脉象也有大量"黏胶样"痰饮脉晕，但没有成团成块特征。两者同有肺中痰饮，只是程度不同而已，临床上可以合用，但严重脓痰脉象还是《千金》苇茎汤更为对症，疗效也更佳。可以说排肺部脓痰非《千金》苇茎汤莫属。

二十六、薏苡附子败酱散脉象

1. 脉象图

宏观脉象（如图 5-87）：双尺沉涩而洪大或数。

微观脉象（如图 5-88）：于右尺部桡侧缘可及升结肠脉晕，肠脉晕形大而沉下，按之稍无力，于其盲端可及"毛毛虫样"阑尾脉晕，触之涩指。其四周涩"水滑指感"。右尺部脉尺侧缘可及弦边脉。

或可于右尺部桡侧缘升结肠脉晕及其盲端，肠脉晕形大而沉下，按之稍无力，其间出现"串珠样"升结肠脉晕外形态，触之涩指。其四周"水滑指感"脉象。

2. 脉症

《金匮要略·疮痈肠痈浸淫病脉并治第十八》

第 3 条：肠痈之为病，其身甲错，腹皮急，按之濡，如肿状，腹无积聚，

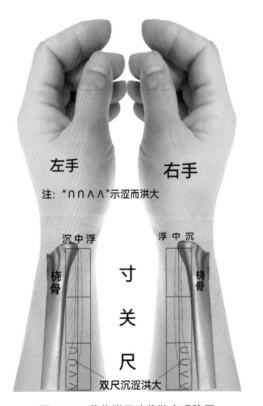

图 5-87 薏苡附子败酱散宏观脉图

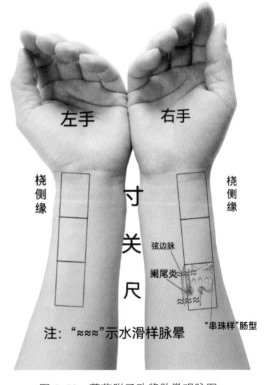

图 5-88 薏苡附子败酱散微观脉图

身无热，脉数，此为腹内有痈脓，薏苡附子败酱散主之。

3. 薏苡附子败酱散脉象经验

薏苡附子败酱散脉象为阳明太阴合病脉象。因治"治肠痈之为病，其身甲错，腹皮急，按之濡，如肿状，腹无积聚，身无热，脉数，此为腹内有痈脓，薏苡附子败酱散主之。"之肠痈之病而设方，包含阳明里实热、太阴寒饮及瘀血病机脉象。

薏苡附子败酱散阳明里实热及瘀血宏观脉象： 双尺沉涩而洪大或数。洪大或数为阳明里热之脉象，而双尺沉涩脉，此为病在里，涩为瘀血滞于里之脉象。从宏观脉象看，有阳明里热，有瘀血。需要进一步从微观脉象补充信息。

薏苡附子败酱散阳明里实热、太阴寒饮及瘀血病机微观脉象： 于右尺部右侧缘可及升结肠脉晕，肠脉晕形大而沉下，此形大为旺相有余之阳明实象，但沉下又为脏气衰弱、上举无力之不足太阴里虚象，这种既形大又下沉之象，都是先有阳明里热病，消耗正气，正不御邪，脏气衰弱而有沉下。既有沉下，则大多伴有无力的脉气，此沉下为虚象。

于结肠脉晕盲端可及"毛毛虫样"阑尾脉晕，触之涩指，知其为肠痈（包括阑尾炎）之病，伴有瘀血里结之征。

进一步循察病变四周环境，其四周有"水滑指感"脉象，此为痰饮之象；右尺部脉右侧缘可及弦边脉，此为右腹疼痛症状脉象。

从上述微观脉象可得信息：有阳明、太阴病脉，有瘀血、痰饮病机，为肠痈病证。肠痈之病，当右下腹疼痛，如条文"肠痈之为病，其身甲错，腹皮急，按之濡，如肿状，腹无积聚，身无热，脉数，此为腹内有痈脓，薏苡附子败酱散主之"。

薏苡附子败酱散克罗恩病疾病脉象特征： 克罗恩病出现相应的"串珠样"升结肠脉晕。除了疾病脉象不同，其他同样出现和阑尾炎相同的阳明里实热、太阴寒饮及瘀血病机脉象。同样施用薏苡附子败酱散，疗效甚佳。

薏苡附子败酱散临床上虽常常用于阑尾炎、结肠炎、克罗恩病等肠道疾病，但其背后病机包括阳明太阳合病及瘀血、痰饮病机脉象。

我们临床上将薏苡附子败酱散进一步拓展运用到其他病症，如化脓性扁桃体炎，其最初出现阳明里热及痰饮之症或少阳病夹痰饮。

但倘若患者体质较差，本身素有太阴亏虚之体质。阳明里热难于托邪外出，反而伤耗正气，出现明显的太阴合病。只要太阴里虚出现，就可以考虑薏苡附子败酱散。其中之附子专温太阴里寒，振荡正气，祛邪外出。胡希恕先生于此解释：附子主起振瘀滞之气作用。少量附子起振瘀滞作用，大量附子可温阳化瘀。若是脉沉明显、不数反迟的患者，就可以大量用附子。

4. 薏苡附子败酱散脉象用药加减

《金匮要略》方

薏苡附子败酱散方：薏苡仁十分，附子二分，败酱五分。

上三味，杵为末，取方寸匕，以水二升，煎减半，顿服，小便当下。

薏苡附子败酱散由薏苡仁、附子、败酱 3 味组合成方。全方总量有十七分，其中附子仅占二分，则以微量之附子起振瘀滞作用，同时消太阴里寒。薏苡仁、败酱清阳明里热、排痰消肿。

临床上有痰饮、瘀血脉晕，同时有阳明里热及太阴里寒脉象则可应用。凡是太阴里寒脉象显著者，可重用附子温阳化饮，若寒甚可加肉桂以助温阳。

若是治疗阑尾炎，应注意用大量薏苡仁、败酱清热排痰消肿，若是治疗克罗恩病，在薏苡附子败酱散的基础上应注意大便通畅，以防肠梗阻，可以加少量大黄、桃仁等药味。倘若用于化脓性扁桃体炎，可以加金银花、连翘、桔梗。根据不同病症灵活化裁，所加之药不离八纲原则，同时兼顾全方寒热虚实比重。

5. 薏苡附子败酱散脉象与其他方脉象鉴别

薏苡附子败酱散脉象需与大黄牡丹汤脉象相鉴别：两者同时包括了阳明里实热病，常用于肠痈之病。但两者虚实各有不同。

大黄牡丹汤脉象兼有腑实证及热毒夹瘀病机脉象，而薏苡附子败酱散脉象合并太阴病的里寒脉象。两者最明显的区别是腑实证及热毒与太阴里寒之差别。

临床上肠痈可见于大黄牡丹汤脉证，实象不足反见虚象则需考虑薏苡附子败酱散脉证。特征性的太阴里寒不足脉象：宏观脉象脉沉，微观脉象肠脉晕形大而沉下，按之稍无力。

二十七、猪苓汤脉象

1. 脉象图

宏观脉象（如图 5-89）：双关、双尺洪大滑数或尺浮。

微观脉象（如图 5-90）：双关下可及肾脉晕，肾脉晕皮质稍增厚而有涩指感，或肾盂稍有涩指感，按之脉气盛而上举有力。可有"水滑样"指感，久候有灼热指感。双尺中部或可及膀胱脉晕，可有"水滑样"指感，久候有灼热指感。双尺中可及细线样弦边脉。

2. 脉症

《伤寒论·辨阳明病脉证并治》

第 223 条：若脉浮发热，渴欲饮水，小便不利者，猪苓汤主之。

第 224 条：阳明病，汗出多而渴者，不可与猪苓汤。以汗多胃中燥，猪苓汤复利其小便故也。

《伤寒论·辨少阴病脉证并治》

第 319 条：少阴病，下利六七日，咳而呕渴，心烦不得眠者，猪苓汤主之。

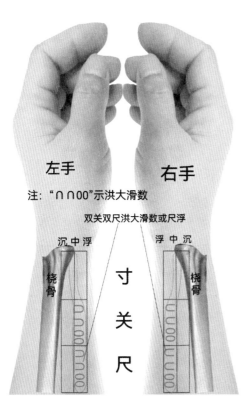

图 5-89　猪苓汤宏观脉图

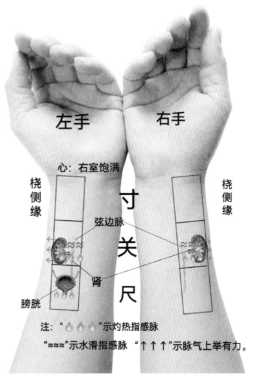

图 5-90　猪苓汤微观脉图

《金匮要略·脏腑经络先后病脉证第一》

第 17 条：夫诸病在脏欲攻之，当随其所得而攻之，如渴者，与猪苓汤，余皆仿此。

《金匮要略·消渴小便不利淋病脉证并治第十三》

第 13 条：脉浮发热，渴欲饮水，小便不利者，猪苓汤主之。

3. 猪苓汤脉象经验

猪苓汤脉象为阳明病脉象，因治"脉浮发热，渴欲饮水，小便不利者"之小便不利之病而设方，包含阳明里实热、水饮病机脉象。

猪苓汤阳明里实热、水饮病机宏观脉象： 双关、双尺洪大滑数。洪大滑数为阳明里实热脉象，而滑又包含痰饮、水饮之病，于双关、双尺部出现，病位主要在中焦、下焦。

猪苓汤脉象双关下部肾脉微观脉象： 双关下可及肾脉晕，肾脉晕皮质稍增厚而有涩指感，或有肾盂稍涩指感，此为肾炎及肾盂肾炎之疾病脉象。

可有"水滑样"指感，久候有灼热指感，这两者可提示既有阳明里热，又有水饮病邪。这里补充说明一点，肾脉晕不会随阳明里热而形状偏大，假若其脉晕形状偏大，多为肾脏真实增大，如肾移植后代偿性增大，但假若其脉晕形状偏小，多为肾脏真实病变萎缩，特别是肾脏脉晕变小，很可能是肾功能衰竭、肾萎缩，可以进一步进行影像检查及生化排查，不可忽视。

那肾脉之盛衰脉诊如何确定？通过肾脉晕之脉气盛衰而定，脉气上举有力者气盛，脉气上举无力者气衰。猪苓汤之脉象肾脉晕气上举有力，故为气盛之脉。

猪苓汤脉象或可于双尺中部循及膀胱脉晕，其中可有"水滑样"指感，久候有灼热指感，此为膀胱疾病脉象，"水滑样"指感及灼热指感同样表达了水饮病机及阳明里热病机。双尺中可及细线样弦边脉，为下腹部疼痛或者尿频、尿痛的症状脉象。

猪苓汤临床应用： 猪苓汤多出现中、下焦阳明里热病证夹水饮病机脉象，大多数见于泌尿系统疾病，如肾炎、肾盂肾炎、膀胱炎、尿路感染等病症，可出现相应的发热、口干、心烦、尿频、尿急、尿痛症状，如条文"脉浮发热，渴欲饮水，小便不利者，猪苓汤主之"。条文当中有脉浮，目前临床也见猪苓汤证中有脉浮，只有在尿痛症状极其严重的时候，于双尺部可出现浮脉。但大多数尿痛症状在出现脉浮之前，可先于微观脉象中出现"细线样弦边脉"。古代患者医疗条件有限，大多数患者疼痛严重时候才就医，可想而知，古代出现尺脉浮之脉象更为多见，仲景应是如实记载，不曾欺于后人也。

猪苓汤因其脉象病机认识而拓展应用于肾结石及痛风病。肾结石及痛风病均常有阳明里实热、水饮病机脉象，符合脉象都可以使用猪苓汤，加三棱、莪术、鸡内金、金钱草，可增加结石的排出率，结石的排出可能会引发肾绞痛，但疼痛过后，大多数都能排出，双肾结石直径小于 0.8cm 的效果最佳，但大于 0.8cm 的大块结石也能慢慢变小，只是病程较长。

痛风病患者使用猪苓汤的同时应大量喝水，每天不少于两升。猪苓汤可以溶解尿酸，但使用猪苓汤一个星期后，患者痛风发作频率反而增加，这是尿酸溶解的正常反应。在痛风发作期间，生化尿酸也会比服药前偏高，但随着后续治疗，尿酸的血生化检测数值会慢慢下降，直到正常。尿酸正常之后脉管中的灼热脉象也随之消失。

有趣的是，尿路感染也出现同样的脉象特征，感染控制，症状消失，相应的生化指标及尿常规正常，脉象中的水饮脉象及灼热脉象也全部消失，双尺部宏观脉象之洪大滑数也恢复如平脉。医者可以通过脉象监测疾病发生、发展及康复过程。

4. 猪苓汤脉象用药加减

《伤寒论》方

猪苓汤方： 猪苓（去皮），茯苓，泽泻，阿胶，滑石（碎）各一两。

上五味，以水四升，先煮四味，取二升，去滓，内阿胶烊消，温服七合，日三服。

猪苓汤由猪苓、茯苓、泽泻、阿胶、滑石 5 味组合成方。方中猪苓味甘淡而性平，有清热利水渗湿之功，为君药，佐茯苓、泽泻、滑石诸多利水渗湿之品，可见本方为清热利水之翘楚，非他方可比。因防利水太过，有阿胶一两反佐滋养阴血以润燥，同时有止血之功效，为仲景制方之妙，后学当从中其吸收养分，攻伐不可太过，可少量反佐。另因猪苓汤亦常治血淋之故，佐阿胶亦有止血之功。

临床上，猪苓汤证有小便不利之症，患者常惧怕喝水。若是尿路感染，反应鼓励患者多喝水，通过大量尿液冲洗，尿路感染反而更快得愈。若是痛风病，亦应大量喝水，可以帮助尿酸从小便排出，体内血中尿酸可以很快下降。

5. 猪苓汤脉象与其他方脉象鉴别

猪苓汤脉象需与五苓散脉象相鉴别：两者同有阳明里实热病，同有水饮病机脉象，同有小便不利之症，同有猪苓、茯苓、泽泻药味组合。

不同点在于五苓散脉象为太阳太阴阳明合病脉，有明显的太阳表虚证脉象存在，脉象当强调双寸浮细特征。猪苓汤证主要为阳明里实热病，脉象强调洪大滑数。虽然猪苓汤证偶尔也出现浮脉，但处于尺部，与五苓散之寸浮不同。

微观脉象鉴别：五苓散脉象主要出现心、胃肠异常脉晕，而猪苓汤脉象主要出现双肾、膀胱异常脉晕。

二十八、百合地黄汤脉象

1. 脉象图

宏观脉象（如图5-91）：双寸、双关细小而数或微数。

微观脉象（如图5-92）：右寸下可及肺脉晕，肺脉晕形瘦小，按之稍无力，切下肺内无夹杂。久候有灼热指感。

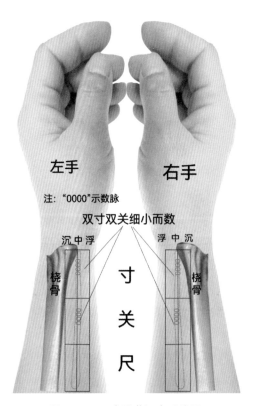

图 5-91　百合地黄汤宏观脉图

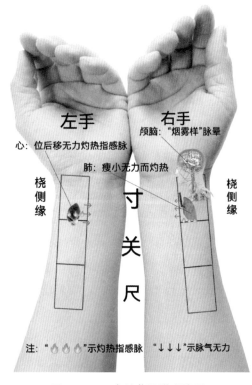

图 5-92　百合地黄汤微观脉图

左寸下可及心脉晕，心位后移（向心端），心脉晕形瘦小，搏动无神，按之脉气稍无力，心前及心尖区久候有灼热指感。

双寸上可及颅脑脉晕，切下颅脑内，可及"烟雾弥漫样"异常脉晕，久候稍涩而有灼热指感。

2. 脉症

《金匮要略·百合狐惑阴阳毒病脉证治第三》

第1条：百合病者，百脉一宗，悉致其病也。意欲食，复不能食，常默然，欲卧不能卧，欲行不能行；饮食或有美时，或有不用闻食臭时；如寒无寒，如热无热；口苦，小便赤；诸药不能治，得药则剧吐利。如有神灵者，而身形如和，其脉微数。

第5条：百合病不经吐下发汗，病形如初者，百合地黄汤主之。

3. 百合地黄汤脉象经验

百合地黄汤脉象为阳明太阴合病脉象，因治"百合病不经吐下发汗，病形如初者"之百合病而设方，包含阳明里实热、太阴阴虚病机脉象。

百合地黄汤证大多数医家认为只有阳明病，但患者"常默然……如寒无寒，如热无热；口苦，小便赤"，有阳明病证，非典型阳明病。里实热症状不是特别明显。百合地黄汤使用了百合与地黄两味药，虽属寒性，并无明显清阳明里热之功，却有滋阴润燥之效。脉象当中也出现较细小脉象，和单纯的阳明里实热不是特别符合。

百合地黄汤宏观脉象：双寸、双关细小而数或微数。数脉为阳明里热病证，而细脉为血虚、血管不充盈而细。小脉比细脉更细，为血伤及阴，是阴虚之脉。比细小之脉管更细者为微脉，微脉为气血阴亏至一定程度而体现。

百合地黄汤双寸下心肺微观脉象：右寸下可及肺脉晕，肺脉晕形瘦小，按之稍无力，形瘦而小为阴血亏虚不足之象，无力亦为虚象，血虚则稍无力，倘若气虚，则软而无力。切下肺内无夹杂。久候有灼热指感。无明显肺病，但肺形体小，患者会出现气短、倦怠、乏力、气促等虚象。灼热指感为阳明里热病证。

左寸下可及心脉晕，心位后移（向心端），心脉晕形瘦小，搏动无神，按之脉气稍无力。此后移之心脉，心气无力前趋，患者出现非常懒散无神之象，凡事无欲无求，对外界欲望降低，兴趣也降低。同时出现心前及心尖区久候灼热指感，患者会出现无名烦躁，或坐立不安，但真正行动起来又无所事事。正如条文"意欲食，复不能食，常默然，欲卧不能卧，欲行不能行"。

特别是心位后移明显而心尖灼热指感又明显者，内心动力少而心火大，矛盾加剧，行为变得乖张怪异。此种焦虑型抑郁症患者特别多见。患者属抑郁症，但心中又有焦虑，既焦虑又常兼强迫症行为。患者本身也异常痛苦，百合地黄汤却是此病之克星。大剂量的百合、大剂量的生地黄有着惊人疗效。患者能很快安定烦躁不安的心，进入较为疲惫、能入睡的状态，但非大量不能行。

百合地黄汤双寸上颅脑微观脉象： 个别患者，同时双寸上可及颅脑脉晕，切下颅脑脉晕内，可及"烟雾弥漫样"异常脉晕，久候稍涩而有灼热指感。这种患者会伴随脑部异常痛苦感觉，但描述不出是头痛、头晕还是头胀等明确感觉。有的患者甚至不敢睁眼，喜欢在黑暗房间中，一睁开眼睛，竟觉头部眩晕难受，躺着也难受，坐着也难受，如条文"欲卧不能卧，欲行不能行"

值得一提的是：有部分患者出现欲望降低症状，包括食欲、性欲都下降，出现明显的进食抗拒状态，如条文中所讲"意欲食，复不能食……饮食或有美时，或有不用闻食臭时"。患者对外界的关心也变得淡漠，兴趣索然，表现为傻傻地坐着和呆呆地看着前方，如条文"常默然"。如此多符合百合地黄汤之脉证，施之而显效。

临床上，百合地黄汤常常用于抑郁症、焦虑症和强迫症，也常常用于失眠的治疗。患者出现虚烦不眠之症，只要符合上述脉象，大剂量使用必得神效。

4. 百合地黄汤脉象用药加减

《金匮要略》方

百合地黄汤方：百合七枚（擘），生地黄汁一升。

上以水洗百合，渍一宿，当白沫出，去其水，更以泉水二升，煎取一升，去滓，内地黄汁，煎取一升五合，分温再服。中病，勿更服，大便当如漆。

百合地黄汤由百合、生地黄2味组合成方。方中百合、生地黄均为清热滋阴润燥之品。仲景原方生地黄汁一升，但目前临床很难取得鲜生地黄，更不用说生地黄汁了。常常都是用生地黄饮片替代，百合地黄汤中之生地黄必须用到90克以上方可起效，常常用到120克150克。假若生地黄小于30克，基本对本病（百合病）无效。百合也必须从60克起用，可以用到120克。

药后个别患者会出现便溏，属正常表现。有的人遇到焦虑症，在本方中加安神药，临床观察，疗效并无增加，假若患者有少阳病或少阳阳明合病，可以选择小柴胡汤或大柴胡汤合用，疗效增加。但两个处方建议分开煎煮并分开服药，可取得较佳疗效。

5. 百合地黄汤脉象与其他方脉象鉴别

百合地黄汤脉象需与柴胡加龙骨牡蛎汤脉象相鉴别：两者同有阳明里实热病脉象，同有心神不宁之症状，两者皆常用于抑郁症及焦虑症。

不同的是百合地黄汤脉象阳明太阴合病脉象，而柴胡加龙骨牡蛎汤脉象为少阳阳明合病脉象。百合地黄汤治疗抑郁症与强迫症多，而柴胡加龙骨牡蛎汤治疗焦虑症多。

宏观脉象上，百合地黄汤双寸、双关细小而数或微数，而柴胡加龙骨牡蛎汤双关弦滑数有力，双尺沉滑数有力。一阳一阴，脉之不同。

微观脉象上，百合地黄汤出现心肺脑脉晕异常，而柴胡加龙骨牡蛎汤出现心肝脉晕异常，同时有腑实脉象。

二十九、竹叶石膏汤脉象

1. 脉象图

宏观脉象（如图5-93）：双寸、双关细小无力而数。左关沉细小无力。

微观脉象（如图5-94）：右寸下可及肺脉晕，肺脉晕形瘦小，按之柔软无力，切下肺内或可及"枯树枝样"或"网格样"异常脉晕，有的同时出现"沙粒样"异常脉晕片，布满全肺。久候有涩而灼热指感。

左寸下可及心脉晕，心脉晕形瘦小，搏动无神，按之柔软无力，心前及心尖区久候有灼热指感。

左关可及胃脉晕，胃脉形瘦小而沉下。按之柔软无力。切下或可及"颗粒样"脉晕。

2. 脉症

《伤寒论·辨阴阳易差后劳复病脉证并治》

第397条：伤寒解后，虚羸少气，气逆欲吐，竹叶石膏汤主之。

3. 竹叶石膏汤脉象经验

竹叶石膏汤脉象为阳明太阴合病脉象，因治"**伤寒解后，虚羸少气，气逆欲吐**"之虚羸少气病而设方，包含阳明里实热、太阴气阴两虚病机脉象。

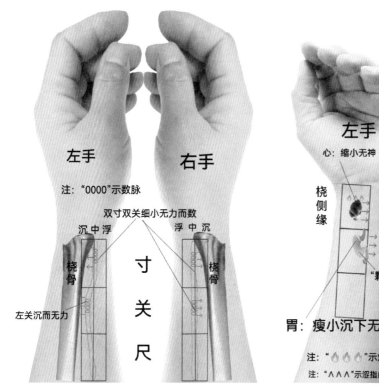

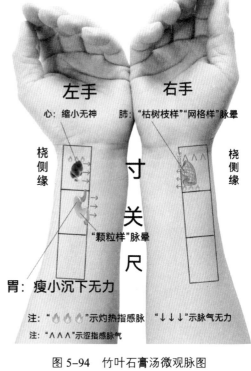

注："0000"示数脉

双寸双关细小无力而数

沉中浮　　　　　浮中沉

桡骨　　　　　　桡骨

左关沉而无力

寸

关

尺

图 5-93　竹叶石膏汤宏观脉图

心：缩小无神　　肺："枯树枝样""网格样"脉晕

桡侧缘　　　　　　　　　　桡侧缘

寸

"颗粒样"脉晕

关

尺

胃：瘦小沉下无力

注："🔥🔥🔥"示灼热指感脉　　"↓↓↓"示脉气无力

注："∧∧∧"示涩指感脉气

图 5-94　竹叶石膏汤微观脉图

竹叶石膏汤阳明太阴合病宏观脉象：双寸、双关细小无力而数。左关沉细小无力，病在上焦、中焦。细小脉为阴血亏虚之脉，无力脉象为气虚，脉气无力上举而柔软，故而细小无力脉为气阴两虚脉象。左关为脾胃脉区，脾胃为气血生化之源。左关沉下，脾胃亏虚，生化无源。

至此，有人会有疑问，太阴里虚，为什么有的有左关沉下脉象，有的无左关沉下脉象。这里是两个概念。太阴里虚是一个相对宏观的概念，主要是包括里虚与里寒两个部分，是全身气血阴阳（津）亏虚的状态。三部脉象代表全身状态，而左关代表局部脏腑状态。三部脉象的细小脉代表全身气阴亏虚状态，全身气阴亏虚可能是一时的状态，也有可能代表时间较久亏虚体质。左关代表局部脏腑状态，而左关沉下代表局部脾胃脏腑状态功能低下的气阴亏虚状态。假若有左关沉的太阴亏虚，一般时间较长，其太阴虚比较难以恢复。此种脉象可以对疾病预后及疾病发展进行预测。

竹叶石膏汤宏观脉象中左关沉下，要滋补太阴亏虚会较缓慢，所以竹叶石膏汤证大多数病情都是慢性病，或者是在慢性病的基础上发生，在治疗过程当中，进展会较慢，治疗后必须再调养一段时间。大多数竹叶石膏汤证患者本身有慢性的气血亏虚太阴体质，在这种体质的基础上容易发生竹叶石膏汤证。如条文所言"伤寒解后，虚羸少气，气逆欲吐，竹叶石膏汤主之"之"虚羸少气"体质。

竹叶石膏汤右寸下部微观脉象：右寸下可及肺脉晕，肺脉晕形瘦小，按之柔软无力，切下肺内或可及"枯树枝样"或"网格样"异常脉晕，有的同时出现"沙粒样"异常脉晕片，布满全肺，久候有涩而灼热指感。"枯树枝样"或"网格样"异常脉晕是慢性支气管炎、支气管肺炎和间质性肺炎的疾病脉象，"沙粒样"异常脉晕是矽肺的疾病脉象，这三种是竹叶石膏汤脉证当中很常见的疾病脉象。久候有涩而灼热指感，是阳明里热脉象，而肺形瘦小是阴血亏虚之象。按之柔软无力为脏气亏虚、无力上举的气虚象。

综上所述：通过微观脉象在疾病诊断的同时，又能够符合阳明里热及太阴里虚脉象，就可以使用竹叶石膏汤，对上面疾病所出现的咳嗽、咳痰、气喘、低热、口干、乏力等症状都可取得明显疗效。

但疾病预后有所不同。慢性支气管炎以及间质性肺炎都能见到良好的效果，病可痊愈。而矽肺及矽肺合并感染可以消除临床症状，肺部功能却无法完全痊愈。特别是三期或四期的矽肺很难逆转。这就是我们非常重视微观脉象的原因，虽然诊断辨证无误，但不同的疾病预后却截然不同。不同的疾病在辨证正确的情况下，治疗反应、治疗效果、进展也不同。

慢性支气管炎、支气管肺炎在竹叶石膏汤的治疗下，低热以及咳嗽、咳喘症状很快缓解。但间质性肺炎在同样的脉症下，不管是支原体感染或者衣原体感染，疗效包括症状消除、影像学好转程度都比较慢，但相比目前的抗生素治疗，疗效则非常好。

有些人认为辨证有错才疗效慢，但是遇到肺癌，辨证再正确，疗效也慢，预后也不良。所以对疾病的认识加上辨证论治，就可以如虎添翼，能够治疗很多目前很难解决的病症，最大发挥经方八纲六经辨证的功效。

竹叶石膏汤左寸下部微观脉象：左寸下可及心脉晕，心脉晕形瘦小，搏动无神，按之柔软无力，心前及心尖区久候有灼热指感。竹叶石膏汤证的微观脉象心脉晕主要是体现了太阴亏虚的体质脉象。心脉晕形瘦小，搏动无神，按之柔软无力，患者就出现疲惫无力、虚弱倦怠等症状，如条文"虚羸少气"。

竹叶石膏汤左关部微观脉象：左关可及胃脉晕，胃脉形瘦小而沉下，按之柔软无力，切下或可及"颗粒样"脉晕。左关部的脾胃脉晕沉下，说明脾胃功能机能下降。脉形瘦小为气阴亏虚脉象。脾胃为太阴之内腑。脾胃功能下降，患者多有长久的太阴亏虚体质，平常出现脾胃较弱的"气逆欲吐"症状。出现"颗粒样"脉晕是患者有慢性胃炎或萎缩性胃炎的病史，这种病史在竹叶石膏汤证中特别多见。患者平时比较容易恶心，兼有呼吸系统的咳嗽、咳痰就很容易呕吐。

综上所述： 竹叶石膏汤脉象为阳明太阴合病脉，包含了阳明里实热、太阴气阴两虚病机脉象，常常出现于支气管炎、支气管肺炎、间质性肺炎、矽肺等呼吸系统疾病。临床疗效较佳。

除了上述疾病以外，我们根据脉象、病机，拓展其应用范围，比如常常把竹叶石膏汤应用于顽固性唇炎，取得良好疗效。顽固性唇炎为长期口唇干裂、疼痛、瘙痒，患者常常出现阳明里热以及太阴气阴两虚特征性脉象，很多患者口唇干裂，体现出气阴亏虚为主，可以使用竹叶石膏汤，疗效较好。竹叶石膏汤还可以用于糖尿病、不明低热，符合脉象特征者效果较好。

4. 竹叶石膏汤脉象用药加减

《伤寒论》方

竹叶石膏汤方： 竹叶二把，石膏一斤，半夏半升（洗），麦门冬一斤（去心），人参二两，甘草二两（炙），粳米半斤。

上七味，以水一斗，煮取六升，去滓，内粳米，煮米熟汤成，去米，温服一升，日三服。

竹叶石膏汤由竹叶、石膏清阳明里热为君，麦门冬滋阴生津，人参、甘草益气补脾共为臣，半夏降逆止呕为佐而共组合成方。

凡阳明里热脉象显著者，出现数脉为主的脉象，应大量用石膏、竹叶清泻里热。凡脉细小等气阴亏虚严重者，应重用麦冬、人参、甘草以益气滋阴。

倘若是糖尿病患者，开始体现以阳明里热为主，应大量用石膏、竹叶，后面出现气阴双虚的时候，可以大量使用人参、麦冬，不然降糖过程将出现较久平台期，后期下降就比较困难。

慢性唇炎患者如果以干裂为主，是气阴虚较重，肺部慢性疾病一般应均衡阳明里热及气阴双虚而用药。倘若太阴病之气阴双虚较为显著，应该用大量人参、麦冬，麦冬量可以用到60克，对止咳平喘疗效甚佳。但咳嗽而呃逆明显，应该重用半夏止咳降逆。方中人参可用党参，但患者虚弱较甚，可以用西洋参10克到18克代替，可以增加疗效。太阴气阴双虚，可以酌加太子参24克。

5. 竹叶石膏汤脉象与其他方脉象鉴别

竹叶石膏汤脉象需与百合地黄汤脉象相鉴别：两者同有阳明太阴合病脉象。但脉象，症治、药物使用均不同。

竹叶石膏汤宏观脉象：双寸、双关细小无力而数，左关沉细小无力，体现细小无力特征。

百合地黄汤宏观脉象：双寸、双关细小而数或微数，体现细小但不见无力。也就是说，百合地黄汤证有阴血亏虚，但没有气虚。

两者微观脉象有较大差别，竹叶石膏汤脉象的肺胃脉晕异常较多，百合地黄汤脉象的心脑脉晕异常较多。

虽然病机及宏观脉象相似度较高，但两者微观脉象及用药完全不同，适用的病症也完全不同。，竹叶石膏汤更多用于呼吸道疾病，而百合地黄汤较多用于精神类疾病。

第六章　太阴病脉象

第一节　太阴病脉象特征

太阴病宏观脉图：如图6-1。

太阴病主提纲：《伤寒论》第273条："**太阴之为病，腹满而吐，食不下，自利益甚，时腹自痛，若下之，必胸下结鞕。**"这一条概括了太阴病的主要临床特征：太阴病属里阴证，病在里，胃虚饮聚，故腹满而吐，食不下；胃肠中寒饮停留，水饮不能收摄而见自利益甚。腹中寒，寒性收引，气机凝滞，不通则痛，则产生时腹自痛。倘若当成阳明里热而施清泻之法，里阳气受损，里寒益甚，寒凝气结，结而成胸下结鞕。"鞕"为中国古代兵器之一，鞕有软硬之分。硬鞕为铜、铁制成，软鞕多为皮革编制。"胸下结鞕"比喻胸下结块硬如"鞕"。

太阴病辅助提纲：《伤寒论》277条"**自利不渴者，属太阴，以其脏有寒故也，当温之，宜服四逆辈。**"太阴病之自利本因阳气不足，藏有里寒，

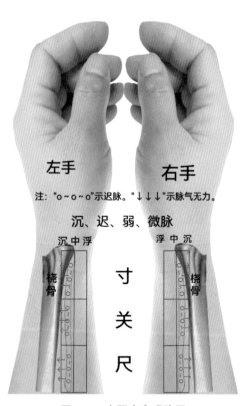

图6-1　太阴病宏观脉图

脾胃失于温煦，津液失却输布，水饮停留胃肠中而致，津液有余，自然口中不渴。藏有里寒法当温阳，宜用四逆辈温中助阳而散阴寒。

上述主提纲与辅助提纲表明：太阴病为里虚证与里寒证两大部分，常有痰

饮之病因病理产物。除此之外，太阴病还常有水湿、瘀血、食积等病因病理产物夹杂。

太阴病宏观脉象：

《伤寒论》第 92 条：**"病发热头痛，脉反沉，若不差，身体疼痛，当救其里，四逆汤方。"** 这里表述了太阴病四逆汤病证的太阴里虚证所出现的"沉"脉。

第 225 条：**"脉浮而迟，表热里寒，下利清谷者，四逆汤主之。"** 这里表述了太阴病四逆汤病证的太阴里寒证所出现的"迟"脉象，患者出现相应的"下利清谷"的寒象。

第 377 条：**"呕而脉弱，小便复利，身有微热，见厥者难治。四逆汤主之。"** 这两个条文集中表述了太阴病四逆汤病证的太阴里虚寒证阳气亏虚、机能下降所出现的"弱"脉象。

第 389 条：**"既吐且利，小便复利而大汗出，下利清谷，内寒外热，脉微欲绝者，四逆汤主之。"** 这里表述了太阴病四逆汤病证的太阴里虚寒证阳气衰败、机能严重沉衰所出现的"脉微欲绝"脉象。

综上所述：《伤寒论》对太阴病记载的主要脉象有沉、迟、弱、微脉。沉脉，邪正交争于里，脉应而沉下，故主病在里；迟脉，阳虚无以鼓动气血运行，或里寒太盛，寒性凝聚收引，脉动以缓而现迟脉；弱脉，为脉管中气血亏虚，血虚脉中无以充盈，气虚脉气无力上举，而显按之虚、柔软无力而为弱脉；微脉，为气血极度亏虚而显衰竭，血管中之血液稀衰，而显现极细之象，人体之阳气衰败，无力鼓动血脉，脉中之搏动虚衰无力，搏动似有若无而现微脉。

以上沉、迟、弱、微四种脉象都是阴性脉，多体现严重不足、下沉、消失、衰败、无力等阴性特征。病发于内之沉脉，脉搏次数下降之迟脉，脉管壁张力柔软无力之弱脉，脉管壁张力以及脉搏动幅度，乃至于脉管粗细度多属于最小值的微脉。

从以上四种脉象分析，微脉的各个要素都被削弱，代表气血阴阳极度虚衰，也相应体现出太阴里虚、里寒最典型严重的状态，是太阴病的代表脉象，也体现太阴病为阴之极、虚衰之极的阳虚阴盛的疾病特征。当然，微脉状态不一定达到阳虚阴盛之极限，但一定是阳虚阴盛之趋向。

基于这种上述宏观脉象概念的取象类比，我们对于太阴病的微观脉象进一步探讨、理解，对微观脉象中的"形"以"象"的思维进行有效的归纳，并历经临床验证，我们提出大概的模型：体现严重不足、下沉、消失、衰败、无力等阴性特征的形象为太阴病的微观脉象。

太阴病微观脉图：如图 6-2。

太阴病寸部微观脉象：右寸下可及肺脉晕，肺脉晕沉下，肺位稍后移（近心端），按之软塌无力，久候有冰冷指感。肺晕沉下为机能衰退下降之象，肺位后移为脏气不足、无力前趋之象，肺晕按之软塌无力，其内气血不足，无以充盈上举，虚而不实，而现软塌无力之象。冰冷指感为肺脏之内阳气衰微，无以温煦，寒气内生，透于肺表而现。

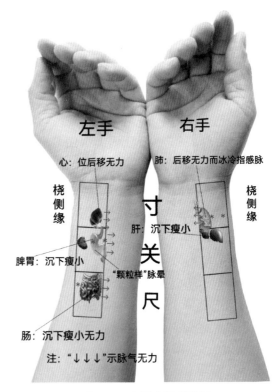

图 6-2　太阴病微观脉图

左寸下可及心脉晕，心脉晕沉下，心位稍后移（近心端），心搏缓慢，搏动幅度偏小，搏动无力而弱，搏动无神。心晕沉下亦为虚衰下降之象。心搏缓慢，搏动幅度偏小为心脉气血不足，无以充盈血脉；阳气亏虚，无力鼓动气血而搏动疲软则幅度偏小；阳气无力推动，搏动缓慢无力而弱。心位稍后移，是心脉阳气不足、无力前趋之象。搏动无神是指下心搏的一个特殊指感，气血充盈，自然心晕、心搏圆润透亮，而气血亏虚，心失血养，黯然失色，指下心搏疲惫无神。

以上心肺之脉体现太阴病的衰退、下降、不足等心肺脏器机能特征，涉及心肺为太阴病之较重状态之时。

太阴病心肺脉象的出现，将伴随着咳嗽、胸满、气喘、气促、乏力、疲惫、畏冷、四肢厥冷之临床症状。

太阴病关部微观脉象：右关可及肝脉晕，肝脉晕沉下，而形瘦小。左关可及脾胃脉晕，脾胃脉形瘦小而沉下，按之软塌无力。切下胃脉晕或可及"颗粒样"脉晕。久候有冰冷指感。肝、脾、胃脉晕形之瘦小而沉下，为肝脾胃脏器功能衰减下降之象。而脾胃脉晕软塌无力，为脏器气血亏虚、无力充盈、虚而不实之象。"颗粒样"脉晕则可见于太阴病常见的慢性胃炎、慢性萎缩性胃炎病史。久候有冰冷指感同样为阳气衰弱里寒生之脉象。

太阴病脾胃之脉象的出现，将伴随着口和、不渴、恶心、呕吐、腹胀、腹痛、腹泻等胃肠之里虚、水饮内盛的症状。如提纲条文"太阴之为病，腹满而吐，食不下，自利益甚，时腹自痛，若下之，必胸下结鞭"。作为纲领性条文，这是太阴病最重要的部分，也是太阴病最本质的部分。

因为脾胃为气血生化之源，为后天之本，太阴病为气血亏虚之极，血亏及阴，气虚及阳，可致气血阴阳亏虚。而脾胃又为气血生化之本，故称脾胃为太阴病之（里）本腑。本腑为本源之意，为太阴病之本。所谓治病求本，治疗太阴病，应注意或不离脾胃之本。

太阴病的尺部微观脉象： 双尺上可及肠形脉晕，肠脉晕形瘦小而沉下，按之软塌无力。切下肠形脉晕，或可及大片涩指感脉晕，久候有冰冷指感。此瘦小、沉下、软塌无力之象亦为太阴里虚之象。冰冷指感为里寒之象。肠腑之分清泌浊功能隶属于脾胃功能，为《伤寒论》之"胃"概念，都属太阴之里腑。但肠腑之分清泌浊功能包括津液输布，肠腑功能衰弱，分清泌浊功能亦减退，津液不布，留于肠道，则水饮生。肠道留饮不化则出现"自利益甚"。水饮阻滞阳气，里寒生而"时腹自痛"。

若见太阴病肠腑之脉象，患者出现相应的腹部疼痛、腹泻等症状。

太阴病病因病理产物脉象： 水饮脉象，"水滑黏腻样"脉晕，为水饮留注，聚而不化，久聚而成水饮之形，现于脉中而指下有"水滑黏腻"之指感脉晕。此脉晕一出，说明水饮病理之邪已显现。水饮作为病理产物，反过来作用和危害其他脏腑功能，成为其他疾病的病因，所以我们统称水饮为病因病理产物。

综上所述： 太阴病在宏观脉象脉上出现沉、迟、弱、微四种主要脉象，都是阴性脉象，而阳明病出现洪、大、滑、数脉，为主要特征的阳性脉象，一阴一阳刚好相反。太阴病在微观脉象上都出现心、肺、肝、脾、肠脏腑脉晕形瘦小而沉下、按之软塌无力等虚衰不足之虚象，阳明病之微观脉象出现形大而饱满圆隆、按之脉气上举有力的旺相有余之实象，亦一阴一阳，亦完全相反，亦体现了太阴病之里虚寒病机与阳明病之里实热病机之不同。

太阴病之脾胃肠衰脉晕为太阴病之核心、提纲脉晕，为本，而心肺虚衰脉晕为次要脉晕，为标。临床上注意标本之不同。

第二节　太阴病脉象详解

一、四逆汤脉象

1.脉象图

宏观脉象（如图 **6-3**）：沉、迟、弱或微脉，或兼寸短、尺短脉。

微观脉象（如图 **6-4**）：右寸下可及肺脉晕，肺脉晕沉下，肺位稍后移（近心端），按之软塌无力，久候有冰冷指感。

左寸下可及心脉晕，心脉晕沉下，心位稍后移（近心端），心搏缓慢，搏动幅度偏小，搏动无力而弱，搏动无神。

左关可及脾胃脉晕，脾胃脉形瘦小而沉下，按之软塌无力。切下胃脉晕或可及"颗粒样"脉晕。久候有冰冷指感。

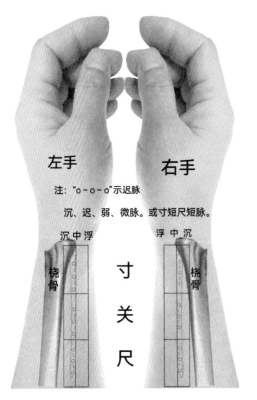

图 6-3　四逆汤宏观脉图

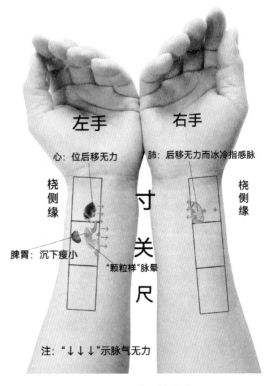

图 6-4　四逆汤微观脉图

2. 脉症

《伤寒论·辨太阳病脉证并治（上）》

第29条：伤寒，脉浮，自汗出，小便数，心烦，微恶寒，脚挛急。反与桂枝汤，欲攻其表，此误也。得之便厥，咽中干，烦躁吐逆者，作甘草干姜汤与之。以复其阳。若厥愈足温者，更作芍药甘草汤与之。其脚即伸。若胃气不和，谵语者，少与调胃承气汤，若重发汗，复加烧针者，四逆汤主之。

《伤寒论·辨太阳病脉证并治（中）》

第91条：伤寒，医下之，续得下利清谷不止，身疼痛者，急当救里。后身疼痛，清便自调者，急当救表。救里，宜四逆汤；救表，宜桂枝汤。

第92条：病发热头痛，脉反沉，若不差，身体疼痛，当救其里，四逆汤方。

《伤寒论·辨阳明病脉证并治》

第225条：脉浮而迟，表热里寒，下利清谷者，四逆汤主之。

《伤寒论·辨少阴病脉证并治》

第323条：少阴病，脉沉者，急温之，宜四逆汤。

第324条：少阴病，饮食入口则吐，心中温温欲吐，复不能吐，始得之，手足寒，脉弦迟者，此胸中实，不可下也，当吐之。若膈上有寒饮，干呕者，不可吐也，当温之，宜四逆汤。

《伤寒论·辨厥阴病脉证并治》

第353条：大汗出，热不去，内拘急，四肢疼，又下利厥逆而恶寒者，四逆汤主之。

第354条：大汗，若大下利而厥冷者，四逆汤主之。

第372条：下利腹胀满，身体疼痛者，先温其里，乃攻其表。温里，宜四逆汤；攻表，宜桂枝汤。

第377条：呕而脉弱，小便复利，身有微热，见厥者难治。四逆汤主之。

《伤寒论·辨霍乱病脉证并治》

第388条：吐利汗出，发热恶寒，四肢拘急，手足厥冷者，四逆汤主之。

第389条：既吐且利，小便复利而大汗出，下利清谷，内寒外热，脉微欲绝者，四逆汤主之。

《金匮要略·呕吐哕下利病脉证治第十七》

第14条：呕而脉弱，小便复利，身有微热，见厥者，难治，四逆汤主之。

第36条：下利，腹胀满，身体疼痛者，先温其里，乃攻其表。温里宜四逆汤，攻表宜桂枝汤。

3. 四逆汤脉象经验

四逆汤脉象为典型太阴病脉象，因治"既吐且利，小便复利而大汗出，下利清谷，内寒外热，脉微欲绝者""少阴病，脉沉者，急温之"等太阴病而设方，包含太阴里虚及太阴里寒两部分病机脉象。

四逆汤太阴病宏观脉象：沉迟弱，或微脉，或兼寸短、尺短脉。沉迟弱，或微脉，是太阴病两种最常见的宏观脉象。寸短、尺短脉是太阴病常见的兼脉。我们首先来分析太阴病典型的沉迟弱脉象。太阴病包含太阴里虚及太阴里寒两部分病机脉象，其寒中带虚，虚中带寒，只是有所侧重而已，并不能完全分开。

沉迟弱脉象就是太阴里寒的典型脉象。沉脉，病在里，迟脉为寒，体内阳气亏虚，无力鼓动脉管气血运行，脉搏缓解而成迟脉。体内阳气亏虚，脏器机能沉衰下降，脉象沉下。沉与迟相对于里寒脉象好理解。

脉象当中可出现弱脉，弱脉为沉软而无力脉的复合脉。太阴病有气血阴阳（津）之亏虚，气虚比较容易出现无力脉，而血虚则细。弱脉脉管柔软而无力，是以气虚为主、血虚为次的脉象。总体解读：沉迟弱是体现太阴里寒的脉象。弱脉是以气虚为主的不足脉象，气虚在阳虚之前，迟弱则为气虚及阳，以致阳气亏虚，阳气亏虚里寒则生，故而沉迟弱是体现太阴里寒之脉象。

而微脉是体现太阴之里虚象。微脉为脉来极细而软、应指若有若无、按之欲绝之象。如《脉经》："极细而软，按之欲绝，若有若无。"为阴阳气血诸虚。血虚则血管无以充盈而脉管细小，气虚无力上举而脉管柔软无力，气血双虚甚而致气血虚衰，达到这种程度就出现极细极软的微脉象。气虚甚而伤及阳，血虚甚而伤及阴，所以气血虚衰也可以伤及阴阳，导致阴阳气血诸虚。本质还是以气血虚衰为基础，所以微脉是太阴里虚的典型脉象。

寸短、尺短脉是太阴病常见兼脉，这个脉不一定出现，也不是太阴病的主要诊断脉象，而是常见兼脉。因太阴里虚寒，气血虚衰，无力上承于上焦头部而现寸短脉，无下达于下焦四肢之末而现尺短脉，故出现两种脉象，出现相应的两个临床病证。寸短将出现头晕、头痛、乏力等症，而尺短将出现四肢末端疼痛、厥冷等症。如条文的"……四肢疼，又下利厥逆而恶寒者，四逆汤主之"。

四逆汤太阴病右寸部微观脉象：右寸下可及肺脉晕，肺脉晕沉下，肺位稍后移（近心端），按之软塌无力，久候有冰冷指感。肺晕沉下，因脏器机能减弱下降，阳气不足，里寒盛，寒性收引，而脉气内敛，阳亢而阴降，故脉晕沉下。肺位稍后移亦是脏器机能减弱较甚而脏气无力前趋，而现脏位后移。肺晕软塌无力，是脏气衰弱、无力上承而现软塌无力之象。久候有冰冷指感是阳气衰弱、里寒盛之脉象。

四逆汤太阴病左寸部微观脉象：太阴病于左寸下可及心脉晕，心脉晕沉下，心位稍后移（近心端），心搏缓慢，搏动幅度偏小，搏动无力而弱，搏动无神。同时心脉晕沉下、心位稍后移亦是脏器机能减弱下降、阳气不足、里寒盛之象。心搏缓慢是太阴阳虚的重要脉象之一，心搏缓慢是心阳亏虚、无力鼓动脉搏而致心搏缓慢，这也是迟脉的微观脉象另一种表达方式。而搏动幅度偏小，搏动无力而弱，搏动无神。是太阴里虚的脉象。心脉气血亏虚，虚弱而现心脉搏动幅度偏小、无力而弱，气血亏虚，心神无以养，自然出现搏动无神，患者相应出现疲惫、乏力、倦怠、胸闷、气促之象。

四逆汤太阴病左关部微观脉象：左关可及脾胃脉晕，脾胃脉形瘦小而沉下，按之软塌无力。切下胃脉晕或可及"颗粒样"脉晕。久候有冰冷指感。下沉为阳气衰减之象，软塌无力为气血亏虚之象。脾胃形瘦小而沉下，说明脾胃机能下降、功能不足。

脾胃为气血生化之源，为后天之本，脾胃亏虚，生化无源，致周身气血亏虚，故亦称左关脾胃为太阴之内腑，也就是说脾胃是太阴病气血亏虚的根本脏腑之源。脾胃的功能关系到太阴气血亏虚的治疗是否起色扭转，可以预测太阴病轻重、太阴病治疗的进展，甚至太阴病预后转归。

综上所述：太阴病的微观脉象主要体现在心、肺、脾胃脉晕上。心、肺脉晕的衰减体现太阴病里虚证及里寒证两个病机，而脾胃脉晕的衰减揭示太阴病的本源脏腑。心、肺脉晕的衰减表现是太阴病之标，脾胃脉晕的衰减表现是太阴病之本。此处体现太阴病之标本不同，掌握好标本关系，可以进一步理解、治疗太阴病。

四逆汤临床上用途广泛，可以用于心、肺、胃、肠、妇科疾病，甚至肿瘤疾病，均可广泛应用。临床上其常用于整体体质衰落、免疫力下降时各种疾病，只要符合四逆汤脉象，均可使用，疗效显著，常用于肺心病、慢性支气管炎、哮喘、心律不齐、心动过缓、心衰、萎缩性胃炎、胃肠功能紊乱、慢性肾炎、肾病综合征、类风湿、风湿病、皮肌病、顽固性头痛、颈腰疼痛、雷诺综合征等各系统疾病。以上所讲，有人认为通治百病，非也，需要符合四逆汤脉证，临床使用，才可取得良好疗效。

4. 四逆汤脉象用药加减

《伤寒论》方

四逆汤方：甘草（炙）二两，干姜一两半，附子一枚（生用，去皮，破八片）。

上三味，以水三升，煮取一升二合，去滓，分温再服。强人可大附子一枚，干姜三两。

四逆汤由甘草、干姜、附子3味组合成方。其中附子一枚（生用，去皮，破八片），是四逆汤之君药，附子味辛、甘，性大热，有回阳救逆、补火助阳、散寒止痛之功效。此处生用力大效宏，更显回阳之功。附子有毒，现在《药典》规定用3克到9克，诸多"火神派"医家使用到60克、90克甚至100克以上。但临床中毒，不乏其人，用药需谨慎。笔者多年使用小量附子（3克到9克），亦取得良好疗效。大家不必追求大剂量使用，只要有效、高效则可。仲景条文中虽没有注明"附子中毒"一说，但亦注明"强人可大附子一枚"，反过来讲，虚人则不能大量使用。所以，古代用大量使用生附子可能也会引起不适反应，用药才有"强人"之分，大家不可不慎重。

附子如何安全使用？先煎半小时以上是基础，可以加蜂蜜和一倍生甘草合煎，如果使用到9克以上，建议煎一个小时。

5. 四逆汤脉象与其他方脉象鉴别

四逆汤脉象需与麻黄附子甘草汤脉象相鉴别：两者病虽不同，但脉象相似。病不同，讲的是：四逆汤脉象是太阴病的典型脉象，而麻黄附子甘草汤脉象是少阴病的典型脉象。两者所主病证显然不同，但都为阴证，都使用附子、甘草。方中仅仅有麻黄与干姜之不同。但恰恰这两药不同，道明了两者同是阴病，但有一表一里之迥异。

具有麻黄的麻黄附子甘草汤脉象因病在表，其脉象双寸浮缓而细微，或浮细而迟。脉浮是其特征和鉴别要点。

而四逆汤脉象因病在里，其脉象沉迟弱，或微脉，或兼寸短、尺短脉。脉象沉是里证，区分了两者之表里之根本不同。

从以上宏观脉象，则可区分出两者之根本不同。虽然微观脉象以及各种详细脉象也有差别，也可进一步鉴别，但临床上只要抓住最主要的矛盾，其他则可舍去，抓大放小，方向明了。

二、四逆加人参汤脉象

1. 脉象图

宏观脉象（如图6-5）：沉迟微脉。

微观脉象（如图6-6）：右寸下可及肺脉晕，肺脉晕沉下，肺位稍后移（近心端），按之软塌无力，久候有冰冷指感。

左寸下可及心脉晕，心脉晕沉下，心位稍后移（近心端），心搏缓慢，搏

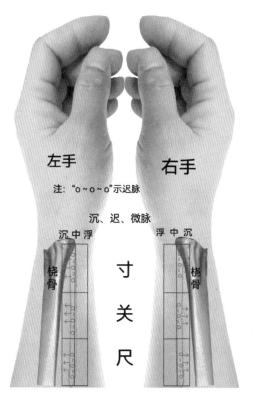

图6-5　四逆加人参汤宏观脉图

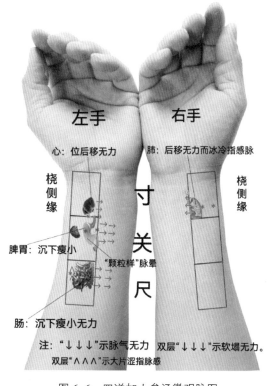

图6-6　四逆加人参汤微观脉图

动幅度偏小，搏动无力而弱，搏动无神。

左关可及脾胃脉晕，脾胃脉形瘦小而沉下。按之软塌无力。切下胃脉晕或可及"颗粒样"脉晕。久候有冰冷指感。

双尺上可及肠形脉晕，肠脉晕形瘦小而沉下，按之软塌无力。切下肠形脉晕，或可及大片涩指感脉晕，久候有冰冷指感。

2. 脉症

《伤寒论·辨霍乱病脉证并治》

第385条：（康平本有"吐利"）恶寒，脉微而复利，利止，亡血也，四逆加人参汤主之。

3. 四逆加人参汤脉象经验

四逆加人参汤为太阴病脉象。因治"（康平本有'吐利'）恶寒，脉微而复利，利止，亡血也，四逆加人参汤主之"等太阴病吐利、亡血而设方，包含太阴里寒及太阴气虚两部分病机脉象。

四逆加人参汤太阴病宏观脉象：沉迟微脉。脉象沉迟，里寒之象。微脉太阴气血衰竭之象，符合太阴病之里寒及太阴气虚两部分病机脉象特征。欲辨方证，进一步看微观脉象。

四逆加人参汤太阴病寸部微观脉象：右寸下可及肺脉晕，肺脉晕沉下，肺位稍后移（近心端），按之软塌无力，久候有冰冷指感。左寸下可及心脉晕，心脉晕沉下，心位稍后移（近心端），心搏缓慢，搏动幅度偏小，搏动无力而弱，搏动无神。

四逆加人参汤太阴病左关部微观脉象：左关可及脾胃脉晕，脾胃脉形瘦小而沉下，按之软塌无力。切下胃脉晕或可及"颗粒样"脉晕。久候有冰冷指感。上述之心肺脾胃之沉下、软塌无力、久候有冰冷指感等微观脉象符合太阴病脉象特征，与四逆汤脉象特征无异，可以偏向考虑四逆辈，进一步详察微观脉象。

四逆加人参汤太阴病双尺上部微观脉象：双尺上可及肠形脉晕，肠脉晕形瘦小而沉下，按之软塌无力。切下肠形脉晕，或可及大片涩指感脉晕，久候有冰冷指感。肠形瘦小而沉下，瘦为阴血亏虚，沉下为阳气不足而功能衰退之象。

肠脉晕有大片涩指感为肠炎之疾病脉象，说明患者有胃肠炎病史，此前有恶心呕吐、腹痛、腹泻症状。如条文"（康平本有'吐利'）恶寒，脉微而复利，利止，亡血也，四逆加人参汤主之"。脉中久候有冰冷指感为太阴里寒之象。四逆汤证仅有脾胃虚寒之象，未曾有肠腑虚寒之象。此脾胃肠腑阳气亏虚而里寒生。

脾胃为气血生化之源，肠腑为分清泌浊传导之官，为脾胃吸收气血水谷精华之前提基础。脾胃肠腑功能均衰弱，阳气亏虚，因气为阳之基础，气虚到衰竭才会到阳虚，故并称为阳气亏虚。但仲景条文称"亡血也"，实指阳气亏虚。"津、血"为涵阳之物，仲景称之亡"津、血"，实为"亡阳"，则为阳气衰弱之意。此须人参大补元气，以助回阳。故有肠腑之脉象者，应为四逆加人参汤脉象。

综上所述：四逆加人参汤在四逆汤的基础上加人参一两而成方，其脉象相似，亦在四逆汤的基础脉象上增加了肠腑脉晕虚寒脉象，从而加剧了太阴之本腑脾胃阳气亏虚的程度，太阴病之本受损严重，用药亦相应增生补脾胃元气之人参，以助脾胃生化功能恢复，恢复气血生化之本源，以达到治疗整体太阴里虚寒之病。

四逆加人参汤常常用于急性胃肠炎、吐泻、脱水、酸中毒、慢性胃肠功能紊乱、萎缩性胃炎、慢性胰腺炎、慢性结肠炎、胃肠肿瘤恶病质等急慢性疾病。符合上述脉象者，临床疗效甚佳。

4. 四逆加人参汤脉象用药加减

《伤寒论》方

四逆加人参汤方：甘草二两（炙），附子一枚（生，去皮，破八片），干姜一两半，人参一两。

上四味，以水三升，煮取一升二合，去滓，分温再服。

四逆加人参汤由四逆汤加人参一两组合成方，用于四逆汤脉证而阳气衰弱之"亡血"者。其中四逆汤回阳救逆，而人参大补元气、补脾生津、固脱。四逆加人参汤在使用的过程当中，更注重脾胃亏虚的本源，有胃肠疾病史者，或当下有严重的胃肠功能紊乱，则有更多的使用机会。

注重脾胃及肠腑的微观脉象特征，特别是肠腑脉象典型者，应大量使用人参。有的患者不体现胃肠道症状，但吃饭稍有不慎则上吐下泻，这也是胃肠功能薄弱的表现。但有些患者胃肠道表现、症状都不明显，但是有胃肠异常脉象，只要有相应的脉象，就可以使用四逆加人参汤。

人参目前临床上都用党参，临床上从 24 克用起，可用到 60 克左右。阳气虚弱重者可以西洋参代替，西洋参从 6 克用起，可用到 24 克左右，临床疗效比党参好。在煎法上，"上四味，以水三升，煮取一升二合，去滓，分温再服"，但目前一般是遵循现在的煎熬方法，则附子、甘草先煎一个小时，若用西洋参，则须另煎后混合服用。

5. 四逆加人参汤脉象与其他方脉象鉴别

四逆加人参汤脉象需与四逆汤脉象相鉴别：两者皆是太阴病脉象，同样是太阴里寒及太阴气血阴阳（津）亏虚，只是四逆加人参汤脉象偏重于太阴气虚，有明显的肠腑异常脉晕，在使用上注重胃肠道病史及胃肠道疾病。肠脉晕上面已有详细介绍，此处不再赘述。

三、茯苓四逆汤脉象

1. 脉象图

宏观脉象（如图 6-7）：沉迟微脉。左寸短，左关沉细而弦。

微观脉象（如图 6-8）：右寸下可及肺脉晕，肺脉晕沉下，肺位稍后移（近心端），按之软塌无力，久候有冰冷指感。

左寸下可及心脉晕，心脉晕沉下，心脉形瘦小，右室偏大指下偏实，左室扁塌，按之无力，心位明显后移（近心端），心搏缓慢，搏动幅度偏小，搏动无力而弱，搏动无神。

左关可及脾胃脉晕，脾胃脉形瘦小而沉下，按之软塌无力。切入胃内可及"水滑黏腻样"异常脉晕指感；久候有冰冷指感。

右关可及肝脉晕，肝脉晕沉下，而形稍大，切下肝晕内可及"黏腻样"异常脉晕指感。

2. 脉症

《伤寒论·辨太阳病脉证并治（中）》
第 69 条：发汗，若下之，病仍不解，烦躁者，茯苓四逆汤主之。

3. 茯苓四逆汤脉象经验

茯苓四逆汤为太阴病脉象，因治"发汗，若下之，病仍不解，烦躁者"而设方，包含太阴里虚寒及太阴水饮两部分病机脉象。

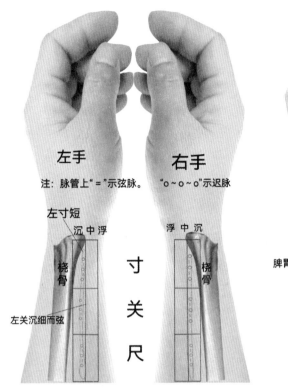

注：脉管上"="示弦脉。　"o~o~o"示迟脉

左手　右手

左寸短

沉中浮　　浮中沉

桡骨　　　桡骨

寸

关

尺

左关沉细而弦

图 6-7　茯苓四逆汤宏观脉图

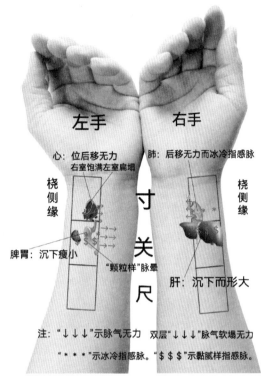

左手　右手

心：位后移无力　　肺：后移无力而冰冷指感脉
右室饱满左室扁塌

桡　　　　　　　　　　　　桡
侧　　　　　　　　　　　　侧
缘　　　　　　　　　　　　缘

寸

关

尺

脾胃：沉下瘦小

"颗粒样"脉晕

肝：沉下而形大

注："↓↓↓"示脉气无力　双层"↓↓↓"脉气软塌无力

"＊＊＊"示冰冷指感脉。"＄＄＄"示黏腻样指感脉。

图 6-8　茯苓四逆汤微观脉图

茯苓四逆汤太阴病夹饮宏观脉象：沉迟微脉。左寸短，左关沉细而弦。沉迟微脉为太阴病之特征，而左寸短为心脉气血衰弱之象。左关沉细而弦，为水饮之脉象。整体脉象为太阴夹饮之脉象，患者除了太阴病症状以外，还会有心悸、头晕、恶心、小便不利等水饮症状。

茯苓四逆汤右寸部肺脉微观脉象：右寸下可及肺脉晕，肺脉晕沉下，肺位稍后移（近心端），按之软塌无力，久候有冰冷指感。此肺晕之沉下、软塌、冰冷皆为太阴肺脉晕之一般特征。

茯苓四逆汤左寸部心脉微观脉象：左寸下可及心脉晕，心脉晕沉下，心脉形瘦小，右室偏大，指下偏实，左室扁塌，按之无力，心位明显后移（近心端），心搏缓慢，搏动幅度偏小，搏动无力而弱，搏动无神。

除了符合上述太阴病一般脉象特征以外，其另有其特殊的心脉外形表现：第一，心脉形瘦小，右室偏大，指下偏实，左室扁塌，按之无力，此为右心衰疾病脉象。亦可解读为左室以心搏泵血（动脉血）为主，以动为阳，左室以心之阳气为主要功能。右室以静脉血回流为主，以静应动，以静为阴，为阴血、为瘀血、为水饮。第二，心位明显后移，亦是心脉阳气衰竭无力前趋之象。此二者为茯苓四逆汤微观脉象特征性心脉象，此象表达了心之阳气衰弱而瘀血、水饮停留。

茯苓四逆汤关部微观脉象：左关可及脾胃脉晕，脾胃脉形瘦小而沉下，按之软塌无力，久候有冰冷指感。此为太阴里之内腑脾胃虚衰一般之脉象。进一步切入胃内，可及"水滑黏腻样"异常脉晕指感，此为水饮之微观脉象。

右关可及肝脉晕，肝脉晕沉下，而形稍大，切下肝晕内可及"黏腻样"异常脉晕指感。脉晕沉下为阳虚里病，形大为实象。"黏腻样"为水饮之象。我们看到脾胃与肝的水饮脉象表达不一致，临床经验告诉我们，像肝脏这种实性器官，其水饮都表达为较黏稠的"黏腻样"指感，而像胃肠这种空性器官，其水饮都表达为较"水滑样"的指感，但是在肺部两种指感都可出现。肝脉的水饮可能表现为恶心、水肿，而胃脉的水饮可能表现为恶心、呕吐及头晕症状，而上面所述右心室大的水饮脉象一般出现心悸、心慌、气促症状。

综上所述：茯苓四逆汤脉象出现了太阴里虚寒以及严重水饮脉象。患者将出现相应的心悸、水肿、头晕、恶心、小便不利以及太阴病的虚弱、疲惫、怕冷、腹泻等症状。

临床上其常常用于心衰、心律不齐、胃肠疾病、肾病综合征、水肿、梅尼埃病、严重贫血、低蛋白血症，只要符合上述脉象，疗效较佳。

"发汗，若下之，病仍不解，烦躁者，茯苓四逆汤主之"，条文中有"烦躁者"，此烦躁并非因为里热，而是水饮凌心、扰动心神而致，令人心悸。头晕亦有烦躁之症，医者应细辨。

4. 茯苓四逆汤脉象用药加减

《伤寒论》方

茯苓四逆汤：茯苓四两，人参一两，附子一枚（生用，去皮，破八片），甘草二两（炙），干姜一两半。

上五味，以水五升，煮取三升，去滓，温服七合，日二服。

茯苓四逆汤由四逆加人参汤加茯苓四两而组合成方，用于四逆加人参汤脉证而有水饮内盛之脉证。患者有迟微脉象，左关沉细者，太阴里虚寒重，重用茯苓四逆汤中之四逆加人参汤。而又出现宏观脉象左弦脉，微观脉象"水滑黏腻样"之水饮脉象重者，重用茯苓。

茯苓在条文中为四两，比人参一两多出三倍量。临床建议茯苓从 24 克起用，可用到 60 克。茯苓性味甘平无毒，可以大胆大量使用，可获奇效。

茯苓四逆汤证若出现水肿而烦躁者，应该限制水钠摄入，药后很快小便得利，水肿得消，烦躁也随之好转。

5. 茯苓四逆汤脉象与其他方脉象鉴别

茯苓四逆汤脉象需与四逆汤脉象相鉴别：两者皆是太阴病，同样是太阴里虚寒病。但茯苓四逆汤脉象有明显太阴水饮脉象之不同，临床上除了一般太阴病之沉迟微脉外，有特征性的微观脉象心脉晕及肝胃脉晕中出现的"水滑黏腻样"之水饮脉象，可供鉴别。

四、甘草干姜汤脉象

1. 脉象图

宏观脉象（如图6-9）：细微脉。左关沉细而稍弦。

微观脉象（如图6-10）：右寸下可及肺脉晕，肺脉晕沉下，肺位稍后移（近心端），按之软塌无力，切下肺内可及"枯树枝样"或"茶树菇样"病变支气管纹理，其间可及"水滑黏胶样"痰饮脉晕，久候有冰冷指感。

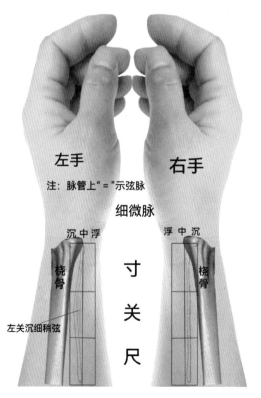

图 6-9　甘草干姜汤宏观脉图

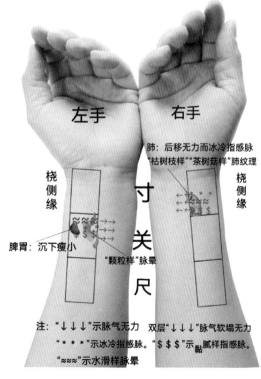

图 6-10　甘草干姜汤微观脉图

左关可及脾胃脉晕，脾胃脉形瘦小而沉下，按之软塌无力，有"颗粒样"异常脉晕。切入胃内可及"水滑黏腻样"异常脉晕指感；久候有冰冷指感。

2. 脉症

《伤寒论·辨太阳病脉证并治（上）》

第29条：伤寒，脉浮，自汗出，小便数，心烦，微恶寒，脚挛急。反与桂枝汤，欲攻其表，此误也。得之便厥，咽中干，烦躁吐逆者，作甘草干姜汤与之。以复其阳。若厥愈足温者，更作芍药甘草汤与之。其脚即伸。若胃气不和，谵语者，少与调胃承气汤，若重发汗，复加烧针者，四逆汤主之。

第30条：问曰：证象阳旦，按法治之而增剧，厥逆，咽中干，两胫拘急而谵语。师曰：言夜半手足当温，两脚当伸。后如师言。何以知此？答曰：寸口脉浮而大，浮为风，大为虚，风则生微热，虚则两胫挛，病形象桂枝，因加附子参其间，增桂令汗出，附子温经，亡阳故也。厥逆，咽中干，烦躁，阳明内结，谵语烦乱，更饮甘草干姜汤。夜半阳气还，两足当热，胫尚微拘急，重与芍药甘草汤，尔乃胫伸。以承气汤微溏，则止其谵语，故知病可愈。

《金匮要略·肺痿肺痈咳嗽上气病脉证治第七》

第5条：肺痿吐涎沫而不咳者，其人不渴，必遗尿，小便数。所以然者，以上虚不能制下故也。此为肺中冷，必眩，多涎唾，甘草干姜汤以温之。若服汤已渴者，属消渴。

3. 甘草干姜汤脉象经验

甘草干姜汤脉象为太阴病脉象，因治"肺痿吐涎沫而不咳者，其人不渴，必遗尿，小便数。所以然者，以上虚不能制下故也。此为肺中冷，必眩，多涎唾"之肺痿吐涎沫病而设方，包含太阴里虚寒及太阴肺胃寒饮两部分病机脉象。

甘草干姜汤太阴病宏观脉象：细微脉。左关沉细而稍弦。细微之脉为太阴里虚寒之脉象。左关沉细，沉为里，细为阴血亏虚。而弦脉为水饮之象，处于脾胃之左关位，为脾胃阴寒水饮之象。

甘草干姜汤右寸部微观脉象：右寸下可及肺脉晕，肺脉晕沉下，肺位稍后移（近心端），按之软塌无力，此为太阴之肺晕特征脉象。而肺内可及"枯树枝样"或"茶树菇样"病变支气管纹理，此为慢性支气管炎、支气管哮喘、支气管扩张的疾病脉象。其间可及"水滑黏胶样"痰饮脉晕，久候有冰冷指感，此为寒饮之脉象，患者将出现形寒、怕冷、四肢厥冷、痰多、气促、眩晕之症状。如条文"肺痿吐涎沫而不咳者，其人不渴，必遗尿，小便数。所以然者，以上虚不能制下故也。此为肺中冷，必眩，多涎唾，甘草干姜汤以温之。"

甘草干姜汤左关部微观脉象：左关可及脾胃脉晕，脾胃脉形瘦小而沉下，按之软塌无力，有"颗粒样"异常脉晕。切入胃内可及"水滑黏腻样"异常脉晕指感；久候有冰冷指感。瘦小、沉下、软塌均为太阴里虚寒象。"颗粒样"脉晕为慢性胃炎、萎缩性胃炎的疾病脉象。而"水滑黏腻样"及冰冷指感为寒饮脉象，则于脾胃内的太阴寒饮。

患者出现相应的腹中冰冷、疼痛、纳少、恶心、吐涎沫等症。如条文"……得之便厥，咽中干，烦躁吐逆者，作甘草干姜汤与之。以复其阳"。条文中有"烦躁吐逆"者，非阳明燥热，而是寒饮激动而致。条文中"以复其阳"大多认为前面津液属阳，此处亦应理解为以恢复津液。其实不然。甘草干姜汤证本身脾胃有寒饮，饮为津液代谢失常蓄留而致，本身并不伤津，何来恢复津液？而甘草干姜汤证本身有太阴里寒，里寒本因阳气亏虚、不能温煦而致，故此处本有阳虚。条文中"以复其阳"可以直接理解为恢复脾胃之阳气更为妥当。

综上所述：甘草干姜汤脉象虽同样是太阴病脉，但其主要的特征是肺胃寒饮病机脉象，并能体现形寒、肢冷、烦躁、恶心、吐涎沫、小便不利等症。临床上多用于慢性支气管炎、支气管扩张、慢性胃炎、萎缩性胃炎、幽门梗阻、胃轻瘫等，只要符合上述脉象，疗效甚佳。

4. 甘草干姜汤脉象用药加减

《伤寒论》方

甘草干姜汤方：甘草四两（炙），干姜二两。

上二味，以水三升，煮取一升五合，去滓，分温再服。

甘草干姜汤由甘草四两、干姜二两而组合成方。干姜温中化饮为君，甘草补脾益气化痰为臣，君臣一体，温化寒饮。此方有个奇妙之处，就是干姜为君，但甘草量却是干姜的2倍。为什么呢？干姜味辛，很多患者大量服用后，自觉非常辣，上腹部有烧灼感，但只要配用两倍甘草，这种感觉则能消失，在治疗胃中寒时，也就能大量使用干姜，更快消除寒饮。干姜不可用生姜代替，干姜温中，生姜止呕，两种药性确有不同。干姜若能清炒效果更佳。

患者有恶心、呕吐、大量痰涎的症状，经常甘草干姜汤一经服用，马上与痰涎一同吐出，如果是儿童，我们经常予灌肠途径使用，疗效更佳。成年人应少用灌肠，可少量频服，或者吐后半小时后原量补服，以维持药效。

5. 甘草干姜汤脉象与其他方脉象鉴别

甘草干姜汤脉象需与茯苓四逆汤脉象相鉴别：两者皆是太阴病，亦同样是太阴里虚寒夹饮病脉。两者不同的是，茯苓四逆汤脉象全身太阴寒象较重，出现沉迟微的宏观脉象，迟脉是其特征。而甘草干姜汤脉象肺胃寒饮较重，出现细微脉、左关沉细而稍弦的宏观脉象。左关沉细而稍弦是其特征。两者之不同，从宏观脉象就可明确，也可以进一步从微观脉象进行细分。

五、理中丸脉象

1. 脉象图

宏观脉象（如图 6-11）：左关沉细微。

微观脉象（如图 6-12）：左寸下可及心脉晕，心脉晕沉下，心脉形瘦小，按之无力，心位明显后移（近心端），心尖部有成片"粗糙质感样"脉晕，稍涩手。搏动幅度偏小，搏动无力而弱，搏动无神。

左关可及脾胃脉晕，脾胃脉形瘦小而沉下，按之软塌无力，有"颗粒样"异常脉晕。久候有大片冰冷指感。

双尺上可及肠形脉晕，肠脉晕形瘦小而沉下，按之软塌无力。切下肠形脉晕，久候有大片冰冷指感。

2. 脉症

《伤寒论·辨霍乱病脉证并治》

第 386 条：霍乱，头痛发热，身疼痛，热多欲饮水者，五苓散主之。寒多不用水者，理中丸主之。

《伤寒论·辨阴阳易差后劳复病脉证并治》

第 396 条：大病差后，喜唾，久不了了，胸上有寒，当以丸药温之，宜理中丸。

《金匮要略·胸痹心痛短气病脉证治第九》

第 5 条：胸痹，心中痞气，气结在胸，胸满，胁下逆抢心，枳实薤白桂枝汤主之，人参汤亦主之。（宋本、俞本、赵本"痞气"作"痞留"）。

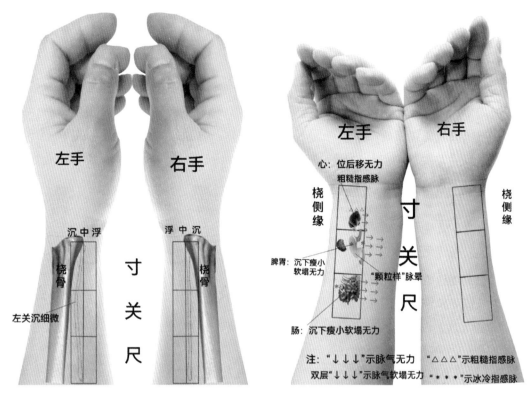

图 6-11 理中丸宏观脉图　　　　图 6-12 理中丸微观脉图

3. 理中丸脉象经验

理中丸脉象为太阴病脉象。因治"大病差后，喜唾，久不了了，胸上有寒，当以丸药温之"之胸上有寒而设方，包含太阴脾胃虚寒病机脉象。

理中丸太阴病宏观脉象：左关沉细微。理中丸脉象集中体现太阴脾胃虚寒病机，脉象亦集中表现于左关脾胃之区，可见沉而细微的里虚寒之脉象。

理中丸太阴病胃脉微观脉象：理中丸主脉象，左关可及脾胃脉晕，脾胃脉形瘦小而沉下，按之软塌无力，有"颗粒样"异常脉晕。久候有大片冰冷指感。此形瘦小而沉下软塌为太阴脾胃里虚寒一般脉象特征。"颗粒样"脉晕为慢性浅表性胃炎、萎缩性胃炎疾病脉晕，此为太阴脾胃里虚寒，患者常有胃病史。冰冷指感为阳虚里寒之脉象，理中丸此寒象面积成大片而存在，体现寒象更加显著。凡此特殊严重的脾胃里虚寒脉象，多为理中丸脉象，可见存在相应的上腹部痞满、疼痛、纳少之症状。

理中丸太阴病胃肠脉微观脉象：为理中丸兼合脉象。理中丸脉象除了出现胃脉晕异常，还出现肠脉晕异常。于双尺上可及肠形脉晕，肠脉晕形瘦小而沉下，按之软塌无力。切下肠形脉晕，久候有大片冰冷指感，这是同胃脉晕一起出现而与胃脉晕相似的太阴肠腑里虚寒脉象。患者会出现相应的便溏、腹泻症状。此为理中丸脉象中特征性兼合微观脉象。

凡是出现上述太阴脾胃里虚寒脉象，都可以直接辨证为理中丸脉象，为理中丸主脉象。倘若再出现太阴肠腑里虚寒兼脉象，则为理中丸之典型脉象。

理中丸或可出现的微观脉象：左寸下可及心脉晕，心脉晕沉下，心脉形瘦小，按之无力，心位明显后移（近心端），心尖部见成片"粗糙质感样"脉晕，稍涩手，搏动幅度偏小，搏动无力而弱，搏动无神。心脉形沉下瘦小而位后移，此太阴里虚寒一般脉象特征。心尖部见成片"粗糙质感样"脉晕，稍涩手，为心肌缺血或冠心病之疾病脉象。心气亏虚体现搏动幅度偏小，搏动无力而弱，搏动无神。

此处并没有体现心搏较慢，说明心之气虚并未衰竭到阳虚的程度，这也是与四逆辈鉴别的主要地方。需要说明的是，心阳虚寒并不会出现心中冰冷指感，倘若出现心中冰冷指感，再兼合散脉，为临终之脉象，那是阴阳离决、心阳暴脱之象，多数回天乏力。此处所言心脉为或可出现之脉，为理中丸常见疾病脉象，并非理中丸必然出现脉象。但此脉一现，患者胸中疼痛、疲惫、嗜睡，如条文"胸痹，心中痞气，气结在胸，胸满，胁下逆抢心，枳实薤白桂枝汤主之，人参汤亦主之"有心脉象，同时出现胃肠虚寒脉象，才可用人参汤（理中丸）。若没有胃肠虚寒脉象，只有胸痹症状，仅有上述心脉疾病脉象，为单纯太阴心脉阳气亏虚，可选用枳实薤白桂枝汤。

综上所述：太阴脾胃虚寒病机脉象，其中太阴脾胃里虚寒脉象为主脉象，以及太阴肠腑里虚寒兼脉象。只有主脉象与兼脉象同时出现，才可以使用理中丸，才符合理中丸的脉证。至于心脉象，是理中丸的或可常见脉象，不一定非出现不可。

理中丸被广泛用于脾胃疾病，如慢性胃炎、慢性萎缩性胃炎、胃肠道肿瘤、恶性肿瘤恶病质、慢性肠炎、慢性结肠炎、克罗恩病、溃疡性结肠炎的治疗，也常常用于心肌缺血、冠心病与虚寒体质的调理，临床上可取得不俗的表现。

4. 理中丸脉象用药加减

《伤寒论》方

理中丸方：人参，干姜，甘草（炙），白术各三两。

上四味，捣筛，蜜合为丸，如鸡子黄许大。以沸汤数合，和一丸，研碎，温服之，日三四、夜二服。腹中未热，益至三四丸，然不及汤。汤法：以四物依两数切，用水八升，煮取三升，去滓，温服一升，日三服。

若脐上筑者，肾气动也，去术加桂四两；吐多者，去术加生姜三两；下多者还用术；悸者，加茯苓二两；渴欲得水者，加术，足前成四两半；腹中痛者，加人参，足前成四两半；寒者，加干姜，足前成四两半；腹满者，去术，加附子一枚。服汤后，如食顷，饮热粥一升许，微自温，勿发揭衣被。

理中丸由人参、干姜、甘草、白术各三两组合成方。其中干姜温中、散寒、复阳为君，人参、甘草、白术健脾、益气、补虚为臣，共事益气、温中、散寒、复阳之功。整张处方重在补虚、温中阳，故脉象着重点在于脾胃虚寒，在于关沉而细微。沉甚者寒重，"寒者，加干姜，足前成四两半"。

胃寒而吐者，"吐多者，去术加生姜三两"。

胃脉晕大片冰冷指感者，"若脐上筑者，肾气动也，去术加桂四两"。

肠腑里虚寒脉象重者，腹中冷，腹泻者，"下多者还用术"。若胃肠脉象中夹有"水滑黏腻样"脉晕者，夹有水饮也，"悸者，加茯苓二两"。

凡胃脉见"颗粒样"脉晕，同时按之软塌无力者，中虚较甚，"腹中痛者，加人参，足前成四两半"。胃肠脉晕均有大片冰冷指感，则胃肠均虚寒重，"腹满者，去术，加附子一枚"。

上述条文之药味药量加减，可以用脉象明细指导，可丝丝入扣，分毫不差。

条文中有"服汤后，如食顷，饮热粥一升许，微自温，勿发揭衣被"。这里体现一个问题，凡是太阴脾胃虚寒者，皆不能饮冷，亦应添衣保暖，不可受外寒，以保全阳气，减少耗散正气，有利身体康复。

5. 理中丸脉象与其他方脉象鉴别

理中丸脉象需与甘草干姜汤脉象相鉴别：两者皆是太阴病，亦同样有太阴胃虚寒病脉，

同样有干姜、甘草药味组合。

不同的是，甘草干姜汤脉象有太阴肺胃虚寒夹饮病机，其宏观脉象左关沉细而稍弦。微观脉肺胃内可及"水滑黏腻样"脉晕，有明显的肺胃寒饮脉象。这是两方最主要的鉴别点。

而理中丸脉象更侧重于太阴脾胃虚寒病机，胃肠脉晕均出现久候有大片冰

冷指感脉晕，虚与寒象均重。

六、大建中汤脉象

1. 脉象图

宏观脉象（如图 6-13）：左关沉细弦。

微观脉象（如图 6-14）：左关可及胃脉晕，胃脉形瘦小而沉下，按之软塌无力，有"颗粒样"或"椭圆形凹陷缺损区"异常脉晕，久候有大片冰冷指感，左关部尺侧缘可及弦边脉。

2. 脉症

《金匮要略·腹满寒疝宿食病脉证治第十》

第 14 条：心胸中大寒痛，呕不能饮食，腹中寒，上冲皮起，出见有头足，上下痛而不可触近，大建中汤主之。

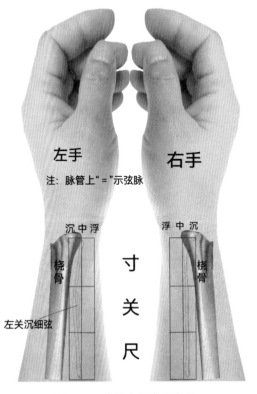

图 6-13 大建中汤宏观脉图

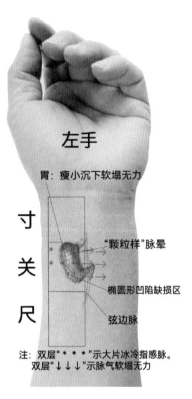

图 6-14 大建中汤微观脉图

3. 大建中汤脉象经验

大建中汤脉象为太阴病脉象，因治"心胸中大寒痛，呕不能饮食，腹中寒，上冲皮起，出见有头足，上下痛而不可触近"之腹中寒而设方，包含太阴脾胃虚寒病机脉象。

大建中汤太阴病宏观脉象：左关沉细弦。左关为脾胃之脉，沉细为里虚之脉象，弦脉者为疼痛、气滞、水饮。可从微观脉象进一步寻找病机。

大建中汤太阴病微观脉象：左关可及胃脉晕，胃脉形瘦小而沉下，按之软塌无力，此形瘦小沉下软塌为太阴病脉象特征。有"颗粒样"脉晕者为慢性胃炎、急性胃炎的疾病脉象。而"椭圆形凹陷缺损区"为胃溃疡、十二指肠溃疡疾病脉象。

久候有大片冰冷指感，为里寒较重。左关部尺侧缘可及弦边脉，为上腹部明显疼痛的症状脉象。综合表明：大建中汤证为太阴胃虚寒重证，伴有明显或剧烈上腹疼痛之症状。如条文中"心胸中大寒痛，呕不能饮食……上下痛而不可触近，大建中汤主之"。

临床上大建中汤多用于慢性胃炎、急性胃炎、胃溃疡、十二指肠溃疡、胆道结石、胰腺炎、肾结石、肾绞痛者，凡是符合大建中汤脉象特征者均可使用，临床可以取得不俗疗效。据伤寒条文，古代大建中汤可能用于胆道蛔虫，但目前胆道蛔虫较为少见，消化系统疾病则为多见。医者可根据脉象病机灵活运用。

4. 大建中汤脉象用药加减

《金匮要略》方

大建中汤方：蜀椒二合（去汗），干姜四两，人参二两。

上三味，以水四升，煮取二升，去滓，内胶饴一升，微火煎取一升半，分温再服；如一炊顷，可饮粥二升，后更服，当一日食糜，温覆之。

大建中汤由蜀椒、干姜、人参、胶饴组合成方。其中蜀椒、干姜温中、散寒、止痛为君，人参、胶饴健脾、益气、补虚为臣，共奏健脾温中、散寒、止痛之功。方中重用蜀椒、干姜，也体现病机应以脾胃里寒重者为主。

故凡是宏观脉象脉沉弦甚者，微观脉象大片冰冷指感者，为里寒重，应重用蜀椒、干姜温中散寒止痛。而宏观脉象脉较细者，微观脉象胃腑软塌无力者，里虚较重，应相应重用人参、胶饴以温中补虚。弦边脉重者，疼痛重，应重用蜀椒二合散寒止痛。

方中有蜀椒二合，干姜四两，一定要有足够量的胶饴配用，服用后才不会导致上腹烧灼感。部分医家不重视胶饴使用，疗效大打折扣。

条文服法："……分温再服，如一炊顷，可饮粥二升，后更服，当一日食糜，温覆之。"消化道疾病疼痛患者应流质饮食，"饮粥二升""当一日食糜"这一点务必重视。

5. 大建中汤脉象与其他方脉象鉴别

大建中汤脉象需与理中丸脉象相鉴别：两者皆是太阴病，亦同样有太阴胃虚寒病脉。

理中丸脉象里虚、里寒并重，脉象为左关沉细微；而大建中汤脉象侧重于里寒及疼痛，脉象为左关沉细弦。弦脉是其鉴别点。微观脉象上大建中汤脉象有弦边脉，这也是主要的鉴别脉象。

七、吴茱萸汤脉象

1. 脉象图

宏观脉象（如图6-15）：右寸长细弦，左关沉迟而细微。

微观脉象（如图6-16）：左关可及胃脉晕，胃脉形瘦小而沉下，按之软塌无力，有"颗粒样"异常脉晕，可及大量"水滑黏腻样"痰饮脉晕，久候有冰冷指感。

右寸上可及颅脑脉晕，其桡侧缘可及弧形弦边脉，切下颅脑内未及异常脉晕。

2. 脉症

《伤寒论·辨阳明病脉证并治》

第243条：食谷欲呕，属阳明也，吴茱萸汤主之。得汤反剧者，属上焦也。

《伤寒论·辨少阴病脉证并治》

第309条：少阴病，吐利，手足逆冷，烦躁欲死者，吴茱萸汤主之。

《伤寒论·辨厥阴病脉证并治》

第378条：干呕，吐涎沫，头痛者，吴茱萸汤主之。

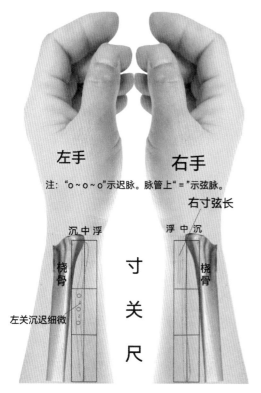

注："o~o~o"示迟脉。脉管上"="示弦脉。

图 6-15　吴茱萸汤宏观脉图

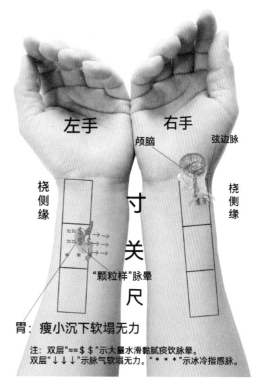

注：双层"≈≈$ $"示大量水滑黏腻痰饮脉晕。
双层"↓↓↓↓"示脉气软塌无力。"＊＊＊"示冰冷指感脉。

图 6-16　吴茱萸汤微观脉图

《金匮要略·呕吐哕下利病脉证治第十七》

第 8 条：呕而胸满者，茱萸汤主之。

第 9 条：干呕吐涎沫，头痛者，茱萸汤主之。

3. 吴茱萸汤脉象经验

吴茱萸汤脉象为太阴病脉象，因治"干呕，吐涎沫，头痛者"之头痛而设方，包含太阴里虚寒及痰饮病机脉象。

吴茱萸汤太阴病宏观脉象：右寸长细弦，左关沉迟而细微。右寸长为气血或邪盛于上焦之象。今寸脉细，故上焦为气血亏虚之象，脉长为邪盛于上也。弦为水饮、疼痛、气滞之象。此处应为头痛的水饮之邪盛。左关沉迟而细微，太阴脾胃虚寒之象。

吴茱萸汤太阴病胃脉微观脉象：左关可及胃脉晕，胃脉形瘦小而沉下，按之软塌无力，胃脉瘦小沉下软塌为太阴胃虚寒之象。"颗粒样"脉晕为浅表性胃炎、萎缩性胃炎之病理脉象。胃内可及大量"水滑黏腻样"脉晕，为胃中停饮之痰饮脉晕。久候有冰冷指感则为里虚之象。此胃脉表明几个信息：太阴脾胃虚寒，痰饮病机，常有胃肠道病史，可出现相应的上腹痞满、呕吐痰涎、小便不利，或有眩晕、心悸之症状。

吴茱萸汤太阴病颅脑脉微观脉象：右寸上可及颅脑脉晕，其桡侧缘可及弧形弦边脉，此为头痛症状脉象。切下颅脑内未及异常脉晕，可排除颅内占位肿瘤、脑血管意外等疾病。但这种颅内疾病脉象亦可能出现，但不是吴茱萸汤必须脉象，出现颅内异常脉象可能兼合其他病症。

综上所述：吴茱萸汤脉象由两大部分组成，第一，太阴里虚寒及胃中痰饮留滞病机脉象；第二，痰饮上逆上焦头痛脉象。两种脉象可以独立出现，也可以兼合出现。临床上常用于慢性胃炎、幽门不全梗阻、妊娠呕吐、神经性呕吐、神经性头痛、偏头痛、耳源性眩晕、眩晕症、耳石症、高血压、腔隙性脑梗等病症。临床上符合上述脉象，则可取得较佳疗效。

吴茱萸汤临床应用：

临床上吴茱萸汤治疗偏头痛可取得神奇疗效，但临床观察，偏头痛症状可见于颅脑器质性疾病，颅脑肿瘤则常常有吴茱萸汤证，经过吴茱萸汤治疗能够缓解，通过微观脉象，大多数肿瘤都能够及早发现。倘若颅脑异常脉晕不明显，应及早做颅脑 CT、颅脑核磁共振及时排查。虽然颅脑内的一些肿瘤符合吴茱萸汤证，也能取得一定疗效，但预后则不佳。我们通过微观脉象（或颅脑CT、颅脑核磁共振）可排除颅内肿瘤，虽然有效，但对预后的判断非常重要。

吴茱萸汤临床上对于眩晕症如耳源性眩晕（梅尼埃病）也能取得良好疗效。但要注意，应排除腔隙性脑梗等，但腔隙性脑梗符合吴茱萸汤证也取得良好疗效。但腔隙性脑梗等有可能发展为中风偏瘫，我们对预后要有足够的预判。可以说微观脉象在这边给中医临床带来了非常大的补充。

吴茱萸汤脉证对不同疾病的治疗，虽然疗效都较佳，但是疗程要求却不同。对偏头痛的治疗通常一周内起明显疗效，但要连续治疗 1 到 3 个月才能够长期稳定不复发或少复发，气温下降时候和情绪波动容易复发。常年顽固偏头痛，应该让患者在气候交换之前继续服药。如有较大情绪波动、失眠后，再补服药几天，我们通过一两年观察，大都可以彻底治愈。

吴茱萸汤对于腔隙性脑梗在两三周内也取得非常好的疗效，但患者变症较多，应该有颅脑 CT 或颅脑核磁共振追踪，治疗好转后，应该巩固 2 到 3 个月；对于慢性胃炎的治疗，只要注意饮食则可较为彻底。

假如是颅内肿瘤的治疗，即使是符合吴茱萸汤脉证，一般能够对头痛症状止痛两三个月，然后慢慢无效，出现相应的偏瘫、偏盲等并发症，非吴茱萸汤之无功也，而是病入膏肓也。

4. 吴茱萸汤脉象用药加减

《伤寒论》方

吴茱萸汤方：吴茱萸一升（洗），人参三两，生姜六两（切），大枣十二枚（擘）。

上四味，以水七升，煮取二升，去滓，温服七合，日三服。

吴茱萸汤由吴茱萸、人参、生姜、大枣 4 味组合成方。吴茱萸《神农本草经》谓之："温中下气，止痛，咳逆寒热，除湿血痹，逐风邪，开腠理。"《名医别录》："主痰冷，腹内绞痛，诸冷实不消，中恶，心腹痛，逆气，利五脏。"目前《中药学》教材认为吴茱萸有散寒止痛、降逆止呕、助阳止泻的功效。《中药学》在总结前面《本经》以下诸医家经验而成，具有普遍代表性。目前《药典》用量 2~5 克。临床上常常用 5 克。吴茱萸口感巨苦，难以入口，大量患者根本无法接受，但作为吴茱萸汤君药，有无可替代的地位。方中人参、姜、枣则是健脾补虚，以治太阴里虚寒证，脉沉迟细微明显者应予大量使用。

临床治疗头痛，应该重用吴茱萸；如呕吐明显者，应重用生姜；腹部痞满疼痛，应重用人参、姜、枣。反酸吐涎沫者，重用吴茱萸。

如果治疗顽固性头痛，可加大蜈蚣、全蝎、川芎。川芎应大量使用，从 24 克起用，可用到 40 克左右，对头痛的快速缓解能够起到很大作用。

假若治疗梅尼埃病，在吴茱萸汤的基础上，可以加泽泻 24 克，能够快速缓解眩晕症状。

5. 吴茱萸汤脉象与其他方脉象鉴别

吴茱萸汤脉象需与茯苓四逆汤脉象相鉴别：两者皆是太阴病，同样具有太阴里虚寒及水饮两部分病机脉象。

太阴里虚寒虽同，吴茱萸汤脉象重在脾胃虚寒，出现左关沉迟而细微。茯苓四逆汤脉象太阴里寒较重，出现整体脉象皆沉迟微等全身虚寒脉象。

茯苓四逆汤脉象出现心胃水饮停留脉象，出现特殊的心脉晕：心脉形瘦小，右室偏大，指下偏实，左室扁塌，按之无力；而吴茱萸汤脉象出现胃中大量"水滑黏腻样"痰饮脉晕及颅脑弦边头痛脉象。

八、附子汤脉象

1.脉象图

宏观脉象（如图 **6-17**）：沉迟而细微。

微观脉象（如图 **6-18**）：左关可及胃脉晕，胃脉形瘦小而沉下，按之软塌无力，有"颗粒样"异常脉晕。可及"水滑黏腻样"痰饮脉晕。久候有冰冷指感。

于寸关尺上部桡侧缘可及"长城齿轮样"脊柱脉晕。脊柱椎体顺列，其各关节间隙可及"胶样黏腻样"寒湿脉晕。于双尺中部可及斜行骶髂关节脉晕，其间亦涩手而有"胶样黏腻样"指感。

2.脉症

《伤寒论·辨少阴病脉证并治》

第304条： 少阴病，得之一二日，口中和，其背恶寒者，当灸之，附子汤

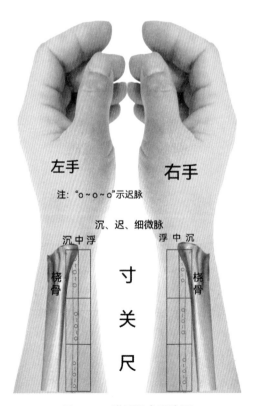

注："o~o~o"示迟脉

沉、迟、细微脉

图 6-17　附子汤宏观脉图

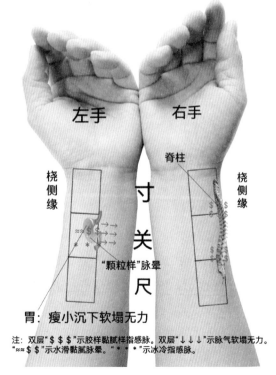

注：双层"$ $ $"示胶样黏腻样指感脉。双层"↓↓↓"示脉气软塌无力。"≈ $ $"示水滑黏腻脉晕。"* * *"示冰冷指感脉。

图 6-18　附子汤微观脉图

主之。

第 305 条：少阴病，身体痛，手足寒，骨节痛，脉沉者，附子汤主之。

《金匮要略·妇人妊娠病脉证并治第二十》

第 3 条：妇人怀娠六七月，脉弦发热，其胎愈胀，腹痛恶寒者，少腹如扇。所以然者，子脏开故也，当以附子汤温其脏。方未见。

3. 附子汤脉象经验

附子汤脉象为太阴病脉象，因治"少阴病，身体痛，手足寒，脉沉者"等骨节痛而设方，包含太阴里虚寒及寒湿病机脉象。

附子汤太阴病宏观脉象： 沉迟而细微。沉迟为里寒，细微为气血虚衰之象。整体表达了太阴里虚寒脉象。

附子汤太阴夹饮病机微观脉象： 左关可及胃脉晕，胃脉形瘦小而沉下，按之软塌无力，此为太阴里虚脉象。有"颗粒样"异常脉晕，为慢性胃炎、萎缩性胃炎疾病脉象。其中可及"水滑黏腻样"痰饮脉晕，为痰饮脉象。久候有冰冷指感，为里寒脉象。综合解读：太阴里虚寒夹有痰饮脉象。

附子汤寒湿病机微观脉象： 于寸关尺上部桡侧缘可及"长城齿轮样"脊柱脉晕。脊柱椎体顺列，其各关节间隙可及"胶样黏腻样"寒湿脉晕。于双尺中部可及斜行骶髂关节脉晕，其间亦涩手而有"胶样黏腻样"指感。脊柱及骶髂关节脉晕显形，说明有相应的骨关节病变。

但关节病变有寒湿、有瘀血、痰饮等多种病因，应进一步从脉中寻找。此中关节间隙可及"胶样黏腻样"脉晕，此为湿气聚于关节而成。湿遇温而化，遇寒而凝聚成形。脉中可见"胶样黏腻样"脉晕，为体内之湿已聚而成形。患者当肩、背、腰、膝等骨节疼痛。如条文"少阴病，身体痛，手足寒，骨节痛，脉沉者"。此为附子汤最具特征性的微观脉象，有此脉象同时有太阴病脉象，则可用附子汤。

综上所述： 附子汤脉象具有一般普遍特征的太阴病脉而为基础，同时具备附子汤证特征的寒湿病机微观脉象。具备两种脉象条件则可用附子汤。临床上常常用于风湿痛、类风湿关节炎、强直性脊柱炎、骶髂关节炎、颈椎病、腰椎间盘突出症、老年性关节炎，均可取得理想疗效。

特别是临床当中，其对于常见的类风湿关节炎、强直性脊柱炎、骶髂关节炎有着显著的疗效，无论是对临床关节疼痛症状的缓解，还有相应的生化免疫指标，多能够起很好治疗作用。强直性脊柱炎只要关节没变形，椎体之间没有形成竹节样增生改变，附子汤对脊柱功能受限能够起很大的改善作用。但假如关节已严重变形，大多只能缓解症状，降低相应理化免疫指标，变形则难于改变。

4. 附子汤脉象用药加减

《伤寒论》方

附子汤方：附子二枚（炮，去皮，破八片），茯苓三两，人参二两，白术四两，芍药三两。

上五味，以水八升，煮取三升，去滓，温服一升，日三服。

附子汤由附子、茯苓、人参、白术、芍药组合成方。附子《本经》谓："主风寒咳逆邪气，温中，金疮，破癥坚积聚，血瘕，寒湿踒躄，拘挛膝痛，不能行步。"《名医别录》："脚痛冷弱，腰脊风寒，心腹冷痛，霍乱转筋，下痢赤白，坚肌骨，强阴。"《中药学》教材：回阳救逆，补火助阳，散寒止痛。方中附子炮制，用量二枚，为方中之君药，此处重在"坚筋骨"而散寒止痛。方中之茯苓、人参、白术、芍药健脾益气而渗湿，扶正而祛邪。

凡脉中寒湿气重者，见骨关节脉晕中有"胶样黏腻样"脉晕者，则可重用炮附子温散寒湿。凡太阴脉盛，沉迟而细微之气血虚衰者，应重用茯苓、人参、白术、芍药以健脾益气。

5. 附子汤脉象与其他方脉象鉴别

附子汤脉象需与四逆汤脉象相鉴别：两者皆是太阴病，同样具有太阴里虚寒证，同样以附子为君药。

不同点：附子汤脉象有"胶样黏腻样"寒湿脉晕，出现关节疼痛特征症状，附子用炮附子，量独大，用二枚。

四逆汤脉象为典型少阴病脉，心肺脉晕虚寒衰弱为主要表现，附子生用一枚量。

九、桃花汤脉象

1. 脉象图

宏观脉象（如图6-19）：双关、双尺沉而细微。

微观脉象（如图6-20）：左关可及脾胃脉晕，脾胃脉形瘦小而沉下。按之软塌无力。切下胃脉晕或可及"颗粒样"脉晕。久候有冰冷指感。

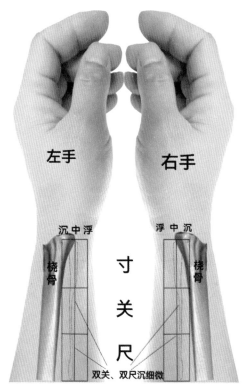

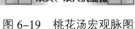

图 6-19 桃花汤宏观脉图

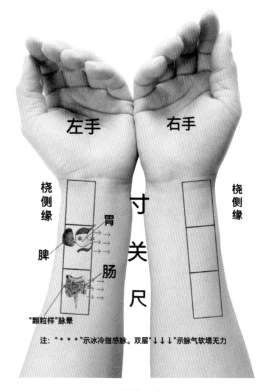

图 6-20 桃花汤微观脉图

　　双尺上可及肠形脉晕，肠脉晕形瘦小而沉下。按之软塌无力。切下肠形脉晕，或可及大片涩指感脉晕，久候有冰冷指感。

　　左尺桡侧缘可及结肠脉晕，形瘦小而沉下，按之软塌无力，其下可及"颗粒样"涩指脉晕，或可及"桑葚子样"息肉脉晕，久候有冰冷指感。

2. 脉症

《伤寒论·辨少阴病脉证并治》

　　第 306 条：少阴病，下利，便脓血者，桃花汤主之。

　　第 307 条：少阴病，二三日至四五日，腹痛，小便不利，下利不止，便脓血者，桃花汤主之。

《金匮要略·呕吐哕下利病脉证治第十七》

　　第 42 条：下利，便脓血者，桃花汤主之。

3. 桃花汤脉象经验

桃花汤脉象为太阴病脉象，因治"少阴病，下利，便脓血者"等下利便脓血者而设方，为太阴里虚寒证，以中下焦虚寒病机脉象为主。

桃花汤太阴病宏观脉象：双关、双尺沉而细微。沉病在里，细微为气血虚衰之象，于脉之双关、双尺部。病在中下焦，表达了桃花汤主要是中下焦里虚寒病机。

桃花汤太阴夹饮病机微观脉象：左关可及脾胃脉晕，脾胃脉形瘦小而沉下。按之软塌无力，切下胃脉晕或可及"颗粒样"脉晕。久候有冰冷指感，此为太阴病脾胃虚寒脉象。

双尺上可及肠形脉晕，肠脉晕形瘦小而沉下，按之软塌无力。切下肠形脉晕，或可及大片涩指感脉晕，久候有冰冷指感，此为太阴病肠腑虚寒脉象。

左尺桡侧缘可及结肠脉晕，形瘦小而沉下，按之软塌无力，此亦为太阴病肠腑虚寒脉象。其下可及"颗粒样"涩指脉晕，为结肠炎疾病脉晕。或可及"桑葚子样"脉晕，此为结肠息肉脉象。久候有冰冷指感为里寒脉象。

上述之脾胃肠结肠脉晕均符合太阴病之里虚寒微观脉象特征。从各个脉象看并无特别，但其特征是整体中下焦之消化系统的脾胃肠结肠脉晕全部为里虚寒。里虚涉及全部中下焦，涉及范围广，且全部有寒象，里寒范围较广，这就是桃花汤脉象特征。这种中下焦脾胃里虚寒会出现相应的上腹痞满、纳少、腹痛、腹泻、便脓血、少腹冷痛、小便不利等症状。如条文"少阴病，二三日至四五日，腹痛，小便不利，下利不止，便脓血者，桃花汤主之"。

桃花汤临床应用：常用于慢性肠炎、溃疡性结肠炎、克罗恩病、肠道肿瘤、肠易激综合征等病症，符合脉象特征，疗效较佳。

但大多数慢性肠炎，溃疡性结肠炎临床症状消失以后影像学检查（如电子肠镜）并没有完全显示改善，应再积极治疗到影像学检查阴性为止，疾病才算痊愈。当然，后面随着疾病的好转，病机会有所转变，应该以脉为导向，辨证施治。肠易激综合征一般没有脓血便，影像学检查也大多正常，这种患者治疗后，最主要的是情绪，情绪波动如紧张和疲劳都容易复发。

4. 桃花汤脉象用药加减

《伤寒论》方

桃花汤方：赤石脂一斤（一半全用，一半筛末），干姜一两，粳米一升。

上三味，以水七升，煮米令熟，去滓，温服七合，内赤石脂末方寸匕，日三服。若一服愈，余勿服。

桃花汤由赤石脂、干姜、粳米3味组合成方。方中赤石脂《神农本草经》谓："味甘，平。主黄疸，泄利，肠澼，脓血，阴蚀，下血，赤白，邪气，痈肿，疽、痔、恶创，头疡、疥搔，久服补髓益气，肥健不饥，轻身延年。"《名医别录》："味甘、酸、辛，大温，无毒。主养心气，明目，益精，疗腹痛，泄澼，下痢赤白，小便利，及痈疽疮痔，女子崩中漏下，产难，胞衣不出。久服补髓，好颜色，益智，不饥，轻身，延年。"《本经逢原》："赤石脂功专止血固下。仲景桃花汤下痢便脓血者，取石脂之重涩，入下焦血分固脱……火热暴注，初痢有积滞者勿用。"从《本经》后诸医家均认为其有主治"泄利，肠澼脓血"，有止血固下之功，故为方中之君药。

临床上符合中下焦之下元亏虚者应大量使用，临床上建议从30克起用，一般用到60克左右。临床使用发现赤石脂涩肠止泻功能强大，还是有邪热者皆不可使用，以防留邪，如《本经逢原》："……火热暴注，初痢有积滞者勿用。"故临床在使用当中腹泻脓血很快停止，应是止泻之功，并非疾病痊愈，赤石脂应中病则止，但治疗应继续不停。上述条文中"……日三服。若一服愈，余勿服"指的是赤石脂。过量使用赤石脂腹泻止后反增便秘。

5. 桃花汤脉象与其他方脉象鉴别

桃花汤脉象需与理中丸脉象相鉴别：两者皆是太阴病，同样具有太阴里虚寒，同样有脾胃虚寒病机。

不同点：

理中丸脉象以中焦脾胃虚为主，宏观脉象出现左关沉细微。

桃花汤脉象以中下焦里虚寒为主，中焦脾胃、下焦肠腑皆是虚寒之象，出现相应脉象：双关、双尺沉而细微。

除了宏观脉象之不同外，还可从微观脉象进一步鉴别。桃花汤微观脉象出现肠腑虚寒的结肠疾病脉晕等特征脉晕，可资鉴别。

十、大黄附子汤脉象

1. 脉象图

宏观脉象（如图6-21）：沉而细数。右脉细而紧弦，左脉细软无力。

微观脉象（如图6-22）：左关可及脾胃脉晕，脾胃脉形瘦小而沉下，按之软塌无力，切下胃脉晕或可及"颗粒样"脉晕。久候有冰冷指感。

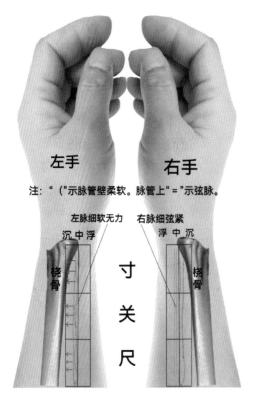

注:"("示脉管壁柔软。脉管上"="示弦脉。

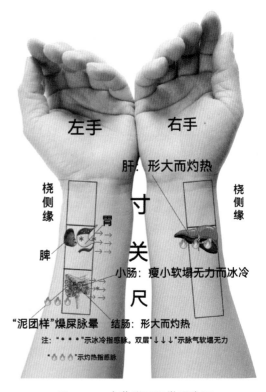

图 6-21 大黄附子汤宏观脉图

图 6-22 大黄附子汤微观脉图

　　双尺上可及小肠形肠脉晕，形瘦小而沉下，按之软塌无力。切下小肠形脉晕，久候有冰冷指感。左尺桡侧缘可及结肠、直肠脉晕，形稍大而沉下，其内可及"泥团样"燥屎脉晕，久候有灼热指感。

　　右关可及肝脉晕，肝脉晕形稍大，久候有灼热指感。

2. 脉症

《金匮要略·腹满寒疝宿食病脉证治第十》

　　第 15 条:胁下偏痛，发热，其脉紧弦，此寒也，以温药下之，宜大黄附子汤。

3. 大黄附子汤脉象经验

　　大黄附子汤脉象为太阴阳明合病脉象，因治"胁下偏痛，发热，其脉紧弦，此寒也，以温药下之"胁下偏痛者而设方，包含太阴里虚寒、阳明里实热两种病机脉象。

这是经方中比较特殊的一张药方。太阴病的病机为病位在里、病性虚寒，而阳明病的病机为病位在里、病性实热。同样病位在里，同时出现虚寒又实热，倘若用排除法辨证，就会出现矛盾与难题。病在里是热还是寒？是虚还是实？虽然如此矛盾，但脉象给我们一个很好的指引作用，同样在里，却同时存在着两种本来矛盾的病机。

大黄附子汤太阴阳明合病宏观脉象：沉而细数。右脉细而紧弦，左脉细软无力。整体脉沉而细数，沉为病在里，而细脉为里虚，数则有数。从传统的脉象分析，似乎有阴虚火热之象。但从六经八纲的角度来看，虚与热其实可以分开看待，虚为太阴里虚，而热为阳明里热，但并非所有的细数脉都可以这样解读。我们可以进一步从微观脉象上去补充依据。

右脉细而紧弦，左脉细软无力，也是大黄附子汤宏观脉象中的特殊脉象。患者右脉细，细为阴血亏虚，而紧为寒凝收引之象，故为寒象。弦脉本为气滞、水饮、寒邪，此处紧弦同显，所以脉管壁处于弦与紧之间的紧张度，则为寒邪也，也有疼痛之意。

如此患者应右胁疼痛，如条文"胁下偏痛，发热，其脉紧弦，此寒也，以温药下之，宜大黄附子汤"。出现这样的脉象，应该注意与少阳病脉象鉴别，少阳脉弦而有力，大黄附子汤脉一般紧弦，不会比正常脉更有力，还会稍无力。右脉细软无力，此为太阴里虚之象。

从上述脉象分析：关脉主要还是显示太阴里虚与阳明里热合病脉，对于其中出现的右脉紧弦，可以解读为右胁疼痛的症状脉象。

大黄附子汤太阴病微观脉象：左关可及脾胃脉晕，脾胃脉形瘦小而沉下，按之软塌无力。切下胃脉晕或可及"颗粒样"脉晕，久候有冰冷指感。

双尺上可及肠形脉晕，肠脉晕形瘦小而沉下，按之软塌无力。切下肠形脉晕，久候有冰冷指感。上述脾胃肠脉晕之形瘦小沉下、按之软塌均为太阴里虚寒之脉象。

大黄附子汤阳明病微观脉象：左尺桡侧缘可及直肠脉晕，形稍大而沉下，其内可及"泥团样"燥屎脉晕，久候有灼热指感。此形稍大而有实象，沉下病于里，故为里实，"泥团样"燥屎脉晕为阳明里热腑实之脉，患者应有便秘和便干的症状，有相应的口干、口渴、烦躁、失眠等阳明里热症状。

右关可及肝脉晕，肝脉晕形稍大，而有实象。久候有灼热指感，是阳明里热之实象。从上述脉象分析看出，里有虚实之分，寒热之异，常表现于左右不同脏腑。阳明之热若不体现于心脉及肠腑实脉，则常体现于肝脉晕，而脾胃脉更多体现虚象。

综合上述脉象： 大黄附子汤脉象既包含了太阴里虚寒，又包含了阳明里热脉象。

大黄附子汤临床应用： 临床上常常用于牙痛、右肋痛、便秘等症状。有太阴脾胃亏虚，又同时有阳明里热腑实脉象，倘若出现牙痛、牙龈肿痛，大黄附子汤有奇效，虽不能覆杯而愈，却常常可朝服夕愈。

大黄附子汤证常常出现右肋痛而非左肋痛，大黄附子汤也疗效出奇。拥有左右不同脉象的患者性格也怪异，常常较为浮夸，讲话绵中带刺，接诊应该小心谨慎。但左右脉力不同，则应该排除中风偏瘫，应进一步循察颅脑脉象，排查脑血管意外及颅内占位性变。倘若颅脑异常脉晕不明显，但左右手脉力明显不同，应借助颅脑 CT 和颅脑核磁共振排除。

便秘症状多数为里热腑实证，偏偏有如此大黄附子汤证的胃肠太阴里虚脉，出现结肠阳明腑实脉象。里虚寒与里实热同处下焦，患者出现便秘，也有其特征性，先便出硬结燥屎，后排出稀便。平日便秘，稍有饮食不济，则腹泻、便溏。

大黄附子汤也用于脑梗头痛，患者未出现偏瘫之时，有头痛、便秘之症，脉象符合太阴阳明合病，虽然颅脑 CT 有梗阻灶，仍然可以使用，疗效良好，很多人可以避免偏瘫。假如患者同时合并高血压、高血脂，也大多能下降。同仁可以多多验证。

4. 大黄附子汤脉象用药加减

《金匮要略》方

大黄附子汤方： 大黄三两，附子三枚（炮），细辛二两。

上三味，以水五升，煮取二升，分温三服。若强人煮二升半，分温三服；服后如人行四五里，进一服。

大黄附子汤由大黄、附子、细辛 3 味组合成方。方中大黄三两、附子三枚，均为大剂量。特别是炮附子三枚，比四逆辈量都大，同时佐细辛之辛热，体现了太阴里虚寒的严重程度。三两大黄之大剂量说明阳明里热腑实之重。若非大寒大热不可用此方。

5. 大黄附子汤脉象与其他方脉象鉴别

大黄附子汤脉象需与理中丸脉象相鉴别：两者皆含有太阴病，同样具有太阴里虚寒，同样有脾胃虚寒病机。

不同点：

大黄附子汤脉象为太阴阳明合病脉象，理中丸脉象为单纯太阴病脉象，以中焦脾胃虚为主，宏观脉象左关沉细微。

大黄附子汤证全身虚寒较甚，宏观脉象沉而细数，右脉细而紧弦，左脉细软无力，整体三部脉沉而细，而理中丸脉象出现局部左关沉细脉象。

从宏观脉象上看，很难辨出大黄附子汤证的阳明里热象，所以主要的鉴别点在大黄附子汤脉象出现与理中丸脉象同样脾胃里虚寒的脉象同时，出现了阳明里热腑实的微观脉象：直肠脉晕内"泥团样"燥屎脉晕，久候有灼热指感。

十一、小半夏汤脉象

1. 脉象图

宏观脉象（如图 6-23）：右寸稍浮，左关沉细而稍弦。

微观脉象（如图 6-24）：右寸下肺脉晕稍浮起。左关可及脾胃脉晕，脾胃脉沉下。按之胃底部胃壁缩小紧绷而僵直。切下胃晕内可及大量"水滑黏腻样"水饮脉晕。

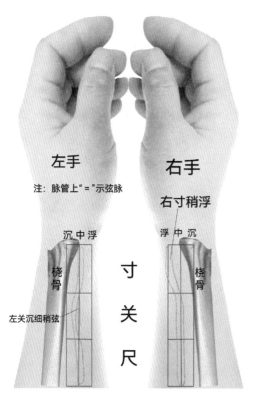

图 6-23　小半夏汤宏观脉图

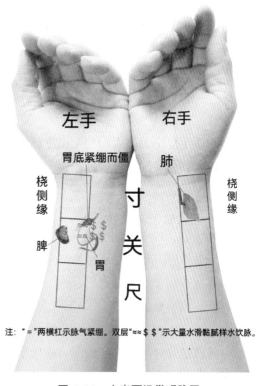

图 6-24　小半夏汤微观脉图

2. 脉症

《金匮要略·痰饮咳嗽病脉证并治第十二》

第28条：呕家本渴，渴者为欲解，今反不渴，《千金》作呕家不渴，渴者为欲解，本渴今反不渴。心下有支饮故也，小半夏汤主之。《千金》云：小半夏加茯苓汤。

《金匮要略·黄疸病脉证并治第十五》

第20条：黄疸病，小便色不变，欲自利，腹满而喘，不可除热，热除必哕。哕者，小半夏汤主之。

《金匮要略·呕吐哕下利病脉证治第十七》

第12条：诸呕吐，谷不得下者，小半夏汤主之。

3. 小半夏汤脉象经验

小半夏汤脉象为太阴太阳合病脉象，因治"诸呕吐，谷不得下者"等支饮呕吐者而设方，包含太阴水饮、太阳表证两种病机脉象。

小半夏汤太阴太阳合病宏观脉象：右寸稍浮，左关沉细而稍弦。右寸稍浮，浮为表证未解，患者可能出现相应的怕风、畏冷、汗出或无汗、头痛、肌痛等表证症状。左关沉细而稍弦，左关为太阴脾胃内腑，左关沉细为太阴里虚证。左关稍弦，弦为气滞、痰饮、疼痛。此处之弦代表何意，须微观脉象进一步诊察。

小半夏汤太阴太阳合病微观脉象：右寸下肺脉晕稍浮起，浮起之肺晕代表表证未解，肺浮以应表邪，患者会出现相应的表证。

左关可及脾胃脉晕，脾胃脉而沉下，沉下之脾胃脉为太阴脾胃里虚之象，但未见瘦小之虚象，应知脾胃虚弱，但未严重到虚衰。按之胃底部胃壁缩小紧绷而僵直，此为呕吐之胃壁肌收缩痉挛之象，出现此象，必有呕吐、恶心之症。胃晕内可及大量"水滑黏腻样"脉晕，为胃中大量水饮停留之象。脾胃脉晕体现了几个信息：太阴水饮，有恶心、呕吐症状。如条文"诸呕吐，谷不得下者，小半夏汤主之""心下有支饮故也，小半夏汤主之"。

综上所述：小半夏汤脉象既包含太阳表证，也包含太阴水饮之病机。用于由外邪里饮导致的呕吐病症。临床上常用于慢性胃炎、神经性呕吐、急性胃肠炎、食物中毒、胃肠型感冒等病症。只要符合小半夏汤脉象，同时有明显恶心、呕吐症状者，均可使用，疗效甚佳。小半夏汤为用治恶心呕吐之祖方，常常配用其他方合方治疗。临床的抓手是里饮之脉象。

4. 小半夏汤脉象用药加减

《金匮要略》方

小半夏汤方：半夏一升，生姜半斤

上二味，以水七升，煮取一升半，分温再服。

小半夏汤由半夏、生姜 2 味组合成方。方中半夏《本经》谓："主伤寒，寒热，心下坚，下气，喉咽肿痛。头眩，胸胀，咳逆，肠鸣，止汗。"《名医别录》："消心腹胸膈痰热满结，咳逆上气，心下急痛坚痞，时气呕逆、消痈肿，堕胎，疗痿黄，悦泽面目。生，令人吐，熟，令人下。"可见半夏古今认识一致：燥湿化痰，降逆止呕，消痞散结。

本方也是取半夏化痰、降逆止呕之功，为方中君药，配合生姜亦有降逆止呕之功，生姜有解表功能，同时能解太阳之表证。生姜半斤之重，止呕功能倍加。

临床上，生姜应小火久煎，不但不会挥发，反而可以煎出生姜之药中性味。家庭遇到外寒里饮之呕吐，倘若没有半夏，可以直接用生姜半斤（目前的半斤为 250 克）久煎趁热频服，服后当微汗出而效最佳。呕吐立可止也。

小半夏汤服法条文有曰："上二味，以水七升，煮取一升半，分温再服。"其中"以水七升，煮取一升半"为以七升之水提取一升，也寓久煎之意。"分温再服"强调一定要温服。小半夏汤如果没有温服，无法起到发汗作用，止呕的作用也大打折扣。医嘱应予详细告知。

5. 小半夏汤脉象与其他方脉象鉴别

小半夏汤脉象需与吴茱萸汤脉象相鉴别：两者皆含有太阴病，同包含太阴水饮病机脉象。

不同点：小半夏汤脉象为太阴太阳合病脉象，与吴茱萸汤脉象有太阳表证之不同，出现相应的寸浮脉。主要体现太阴水饮脉象，以及恶心呕吐的症状脉象。

吴茱萸汤脉象为太阴里寒夹饮，其寒及夹饮病机均重，同时有头痛症状脉象。

十二、干姜人参半夏丸脉象

1. 脉象图

宏观脉象（如图6-25）：左关沉而细小。

微观脉象（如图6-26）：左关可及脾胃脉晕，脾胃脉形瘦小而沉下。按之胃底部胃壁缩小而僵直。其间可及"颗粒样"脉晕，切下胃晕内可及"水滑黏腻样"水饮脉晕。久候有冰冷指感。

2. 脉症

《金匮要略·妇人妊娠病脉证并治第二十》

第6条：妊娠呕吐不止，干姜人参半夏丸主之。

3. 干姜人参半夏丸脉象经验

干姜人参半夏丸脉象为太阴病脉象，因治"妊娠呕吐不止"之妊娠呕吐而

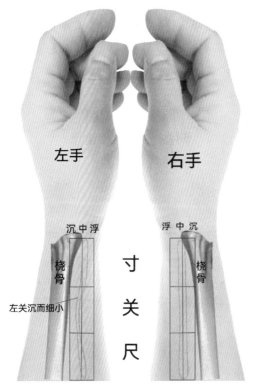

图6-25 干姜人参半夏丸宏观脉图

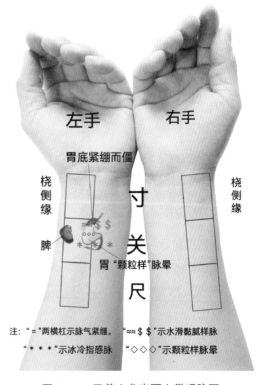

图6-26 干姜人参半夏丸微观脉图

设方，包含太阴脾胃里虚寒、太阴水饮两种病机脉象。

干姜人参半夏丸太阴病宏观脉象：左关沉而细小。沉为里病，细小为气血亏虚，左关为脾胃之区。综合：太阴脾胃里虚。

干姜人参半夏丸太阴脾胃里虚寒、太阴水饮微观脉象：左关可及脾胃脉晕，脾胃脉形瘦，为太阴脾胃里虚寒，小而沉下为太阴水饮。脾胃形瘦小而沉下为太阴脾胃里虚之象。按之胃底部胃壁缩小而僵直，为恶心呕吐之胃壁痉挛之症状脉象。胃内"颗粒样"脉晕，为慢性胃炎、萎缩性胃炎疾病脉晕。

切下胃晕内可及"水滑黏腻样"水饮脉晕，久候有冰冷指感，此两者为水饮、里寒之脉象。综合信息：太阴脾胃里虚寒、夹痰饮病机，有呕吐症状。和小半夏汤脉象对比，痰饮仍然存在，但脾胃虚、寒两个病机均较重。方中也使用了干姜、人参各一两，用意与病机恰好一致，干姜温脾胃之寒，而人参健脾之虚。

临床上也出现脾胃虚寒的两个较明显症状，上腹部痞满，食不下，恶心呕吐。如文中"妊娠呕吐不止，干姜人参半夏丸主之"。条文中说"妊娠"，非只能用于妇人和孕妇，只要符合上述脉象，男子亦可使用。

临床上干姜人参半夏丸常常用于慢性胃炎、慢性萎缩性胃炎、神经性呕吐、妊娠呕吐、幽门不全梗阻等，疗效甚佳。

4. 干姜人参半夏丸脉象用药加减

《金匮要略》方

干姜人参半夏丸方：干姜、人参各一两，半夏二两。

上三味，末之，以生姜汁糊为丸，如梧子大。饮服十丸，日三服。

干姜人参半夏丸由干姜、人参、半夏3味组合成方。方中人参益气健脾，干姜温中散寒，半夏燥湿化痰、降逆止呕、消痞散结，共奏温中健脾、化痰止呕之功。方中半夏二两占处方一半的量，也证明了本方证仍然以呕吐与痰饮为主，虚、寒为辅。但随着治疗，呕吐症状缓解，应减半夏量，加重人参、干姜量，以加强温中健脾之功。

人参、干姜可以随着左关脉沉而细小的程度来调整。脉太沉，寒气太重，重用干姜。脉太细，脾胃太虚，重人参。依脉象调药量，丝丝入扣。

5. 干姜半夏人参丸脉象与其他方脉象鉴别

干姜半夏人参丸脉象需与小半夏汤脉象相鉴别：两者皆含有太阴水饮病机

脉象。方中同用半夏。

不同点：小半夏汤脉象为太阴太阳合病脉象，有太阳表证之不同，出现相应的寸浮脉，主要体现太阴水饮脉象，里虚寒较轻：脾胃脉形沉下但无瘦小、无冰冷脉象。

干姜半夏人参丸脉象太阴里虚寒、太阴水饮病机均重，主要体现太阴里虚寒脉象：脾胃脉形瘦小而沉下，久候有冰冷指感。

十三、厚朴生姜半夏甘草人参汤脉象

1. 脉象图

宏观脉象（如图 6-27）：左关浮弦而无力。

微观脉象（如图 6-28）：左关可及胃脉晕，胃体隆起。按之柔软无力，其间可及"颗粒样"脉晕，切下胃晕内空虚无物。

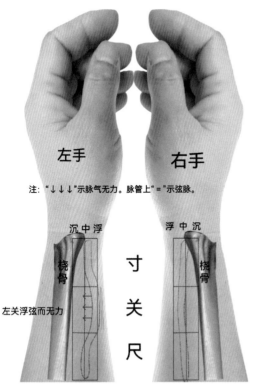

图 6-27　厚朴生姜半夏甘草人参汤宏观脉图

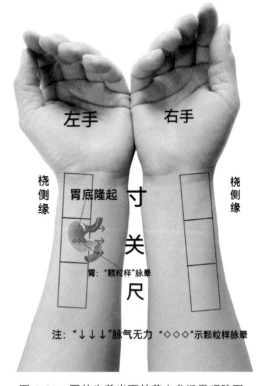

图 6-28　厚朴生姜半夏甘草人参汤微观脉图

2. 脉症

《伤寒论·辨太阳病脉证并治（中）》

第 66 条：发汗后，腹胀满者，厚朴生姜半夏甘草人参汤主之。

3. 厚朴生姜半夏甘草人参汤脉象经验

厚朴生姜半夏甘草人参汤脉象为太阴病脉象，因治"发汗后，腹胀满者"之腹胀满者而设方，包含太阴之胃中气虚、胃气滞两种病机脉象。

厚朴生姜半夏甘草人参汤太阴病宏观脉象：左关浮弦而无力。此关部之浮并非表证，而是"腹胀满者"之症状脉象，但是否症状脉象或属表证，可以从微观脉象进一步甄别。弦为气滞、痰饮、疼痛之脉，此处为气滞之脉象。综合表明：太阴胃腑气滞病机，有腹胀满症状。

厚朴生姜半夏甘草人参汤太阴病微观脉象：左关可及胃脉晕，胃体鼓起，此鼓起之象为胃失和降，胃中气滞，气滞胃内，累积益多，而撑胃体，故而有鼓起之外象。患者有应相上腹胀满不适、食不下之症。

按之柔软无力，切下胃晕内空虚无物，说明胀大之胃晕并非食积，亦非瘀血肿块。按之柔软无力，亦说明气滞之基础为虚，无力为气虚之象，处于胃脉，仍是胃中气虚夹有气滞之病机。

胃脉晕可及"颗粒样"脉晕，为慢性胃炎、萎缩性胃炎疾病脉晕。

胃脉综合表明：太阴之胃中气虚夹有气滞之病机，有腹胀满之主要症状。如条文"发汗后，腹胀满者，厚朴生姜半夏甘草人参汤主之"。

综上脉象所述：厚朴生姜半夏甘草人参汤脉象为太阴病脉，包含胃中气虚及胃气滞之病机脉象，主要的临床症状为"腹胀满者"。

临床上常常用于慢性胃炎、萎缩性胃炎、胃轻瘫等疾病，腹胀满为主症者。只要符合上述脉象，疗效较佳。

4. 厚朴生姜半夏甘草人参汤脉象用药加减

《伤寒论》方

厚朴生姜半夏甘草人参汤方：厚朴半斤（炙，去皮），生姜半斤（切），半夏半升（洗），甘草二两（炙），人参一两。

上五味，以水一斗，煮取三升，去滓，温服一升，日三服。

厚朴生姜半夏甘草人参汤由厚朴、生姜、半夏、甘草、人参 5 味组合成方。方中厚朴为君，《名医别录》谓："温中益气，消痰下气，治霍乱及腹痛胀满，胃中冷逆，胸中呕逆不止，泄痢，淋露，除惊，去留热，止烦满，厚肠胃。"《中药学》教材认为厚朴味苦、辛，温，有燥湿消痰、下气除满的功能。方中厚朴半斤之重，正取其下气除满之功，以下胃气，除腹满之症。半夏、生姜为臣助其降逆，甘草、人参健脾益气而补中虚。

故凡是气滞之脉象显著者，宏观脉象脉弦而微观脉象胃脉之胃体鼓起甚者，应重用厚朴、半夏、生姜以下气除满。倘若按脉无力，气虚明显者，应重用人参、甘草健脾补中以扶正。

但凡腹胀明显，重用厚朴生姜。纳少、乏力者，重用人参。甘草味甘，在此方中，气滞重者应少用，多用者可增加气滞之象，腹满之症消除更慢。临床可配合陈皮、枳实行滞之品。

5. 厚朴生姜半夏甘草人参汤脉象与其他方脉象鉴别

厚朴生姜半夏甘草人参汤脉象需与干姜半夏人参丸脉象相鉴别：两者皆为太阴病脉象，皆有太阴里虚证，同常用于消化道疾病。

不同点：厚朴生姜半夏甘草人参汤脉象包含胃气滞病机，有相应的弦脉及胃脉晕之胃体鼓起脉象，症状上有"腹胀满者"特征。

干姜半夏人参丸脉象太阴里虚寒、太阴水饮病机均重。主要体现太阴里虚寒脉象：脾胃脉形瘦小而沉下，久候有冰冷指感。症状上常常有"呕吐不止"症状。

十四、旋覆代赭汤脉象

1. 脉象图

宏观脉象（如图 6-29）：左关沉而细微。

微观脉象（如图 6-30）：左关可及脾胃脉晕，脾胃脉晕沉下。胃脉晕外形之胃底撑大而胃体瘦小如同"瀑布型胃"。按之柔软而脉气无力，其间可及"颗粒样"脉晕。

2. 脉症

《伤寒论·辨太阳病脉证并治（下）》

第 161 条：伤寒发汗，若吐，若下，解后，心下痞硬，噫气不除者，旋覆代赭汤主之。

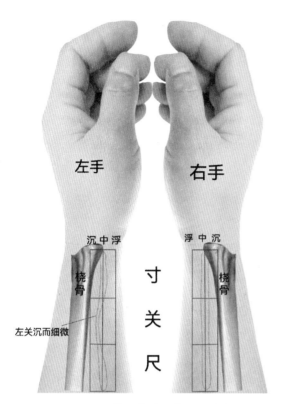

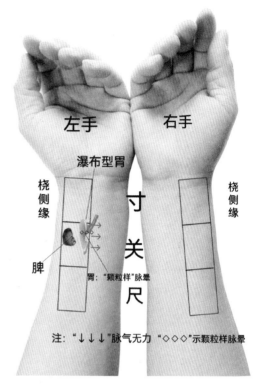

图 6-29 旋覆代赭汤宏观脉图 图 6-30 旋覆代赭汤微观脉图

3. 旋覆代赭汤脉象经验

旋覆代赭汤脉象为太阴病脉象，因治"伤寒发汗，若吐，若下，解后，心下痞硬，噫气不除者"之噫气而设方，包含太阴胃虚、气逆两种病机脉象。

旋覆代赭汤太阴病宏观脉象： 左关沉而细微。沉为里病，细微为气血虚衰，左关为脾胃之区。综合：太阴脾胃里虚。

旋覆代赭汤太阴病微观脉象： 左关可及脾胃脉晕，脾胃脉晕沉下。沉下之胃脉为脏气机能下降之象。胃脉晕外形之胃底撑大而胃体瘦小如同"瀑布型胃"。此胃形态特征为胃底之胃泡较大，其间可容纳大量气体。脉中见此胃形，胃之蠕动和降之功必然较差，大量胃气蓄留于胃底，患者必然出现上腹部胀满不适、嗳气之症状。

进一步诊察，按之胃脉晕柔软而脉气无力，说明胃气中虚而非实证。而"颗粒样"脉晕同样为慢性胃炎或萎缩性胃炎疾病脉晕。

综合上述胃脉晕：太阴胃中虚、胃气逆病机，有上腹痞满及嗳气症状，常见于慢性胃炎、萎缩性胃炎等病症。

旋覆代赭汤临床上常常用于慢性胃炎、萎缩性胃炎、胃轻瘫、幽门不全梗阻等表现为上部痞满以及嗳气症状的病症。只要符合上述脉象，均可使用，对治疗嗳气症状及增加胃肠蠕动疗效较佳。

旋覆代赭汤治疗胃中虚、胃气逆者，主要通过和胃降气来进行治疗，临床观察，大多能增强胃肠蠕动，所以在降逆气的同时，胃痞满症状能够减轻，因为气逆明显，临床当中可增加诸如枳实、厚朴等理气药来帮助降逆，有助于增强降逆气，消除痞满症状。

4. 旋覆代赭汤脉象用药加减

《伤寒论》方

旋覆代赭汤方：旋覆花三两，人参二两，生姜五两，代赭石一两，甘草三两（炙），半夏半升（洗），大枣十二枚（擘）。

上七味，以水一斗，煮取六升，去滓，再煎，取三升，温服一升，日三服。

旋覆代赭汤由旋覆花、人参、生姜、代赭石、甘草、半夏、大枣7味组合成方。方中旋覆花、生姜、代赭石、半夏4味均可降逆止呕、消痞散结。其中旋覆花《本经》谓："主结气胁下满，惊悸，除水，去五脏间寒热，补中，下气。"《名医别录》："消胸上痰结，唾如胶漆，心胁痰水，膀胱留饮，风气湿痹。"本方取其"补中，下气"之功而降嗳气之症。

方中代赭石重镇而降逆，佐以半夏、生姜多味降逆之品，故本方重在降逆止呕。但胃气逆有虚有实。实者降逆受阻，宜通宜泄。虚者，动力不足，宜补增益。两者虚实不同，方向不同。

旋覆代赭汤脉象有胃中虚之脉证，故应予补益，以益气降逆。方中人参、甘草、大枣健脾益气。以健脾胃之虚，增强脾胃功能，加强胃肠蠕动，和胃降逆。

故凡微观脉象胃形如同"瀑布型胃"，知胃气大量滞于胃中，不可和降，将气逆而上，而生嗳气之症，故而，应大量使用旋覆花、生姜、代赭石、半夏4味降逆气，止嗳气。但气降之后，若胃肠虚而无动力，将再次嗳气。故凡胃中虚之象开始不显，也宜少佐人参、甘草、大枣。倘若气已降，胃中虚脉象更显著，应大量人参滋补中气，以复胃气。

5. 旋覆代赭汤脉象与其他方脉象鉴别

旋覆代赭汤脉象需与小半夏汤脉象相鉴别：两者皆是太阴病脉象。方中同用半夏、生姜药味。

不同点：小半夏汤脉象为太阴太阳合病脉象，合太阳病脉，出现相应的寸浮脉，主要体现太阴水饮脉象，有胃中大量"水滑黏腻样"水饮脉晕特征。

旋覆代赭汤脉象太阴里胃中虚、气逆病机均重，主要体现气逆病机脉象，出现相应的嗳气症状，有特殊的微观脉象胃脉形："瀑布型胃"脉晕。

十五、《外台》茯苓饮脉象

1. 脉象图

宏观脉象（如图 6-31）：左关沉而弦细。

微观脉象（如图 6-32）：左关可及脾胃脉晕，脾胃脉晕沉下。胃晕表面紧绷而稍弦，其间可及"颗粒样"脉晕。切下胃内，胃体内指下空虚。胃晕之幽门处可及"水滑黏腻样"水饮脉晕。

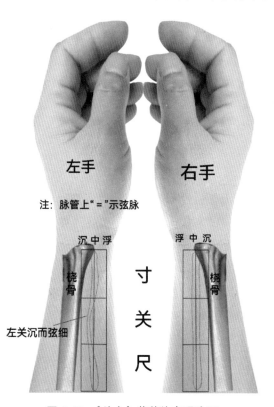

图 6-31 《外台》茯苓饮宏观脉图

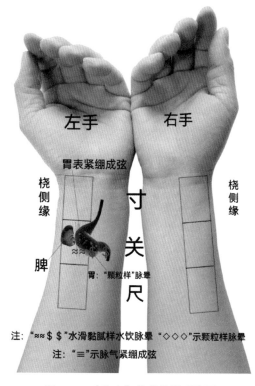

图 6-32 《外台》茯苓饮微观脉图

2. 脉症

《金匮要略·痰饮咳嗽病脉证并治第十二》

附方《外台》茯苓饮：治心胸中有停痰宿水，自吐出水后，心胸间虚，气满不能食，消痰气，令能食。

3.《外台》茯苓饮脉象经验

《外台》茯苓饮脉象为太阴病脉象，因治"《外台》茯苓饮 治心胸中有停痰宿水，自吐出水后，心胸间虚，气满不能食，消痰气，令能食"之气满不能食而设方，包含太阴胃虚、气滞、水饮三种病机脉象。

《外台》茯苓饮太阴病宏观脉象：左关沉而弦细。沉为里病，细为虚象，左关为脾胃之区。弦为气滞、为水饮。综合：太阴脾胃里虚夹气滞、水饮。宏观脉象较为模糊。临床上同样有左关沉而弦细宏观脉象者还有小半夏汤证的太阴水饮（此弦为水饮），大建中汤证的太阴脾胃虚寒（此弦主痛），甘草干姜汤证的太阴肺胃寒饮（此弦为水饮），茯苓四逆汤证的太阴里虚寒、水饮（此弦为水饮）。弦脉所表达的水饮为主，气滞为辅，含义基本一致，细脉表达为虚象，也基本一致。倘若要详细区分其中沉细脉象为何脏腑之虚，则需要微观脉象进一步详细诊察，才能区分开来。

《外台》茯苓饮太阴病微观脉象：左关可及脾胃脉晕，脾胃脉晕沉下。沉下之脉晕为机能下降之意。胃晕表面紧绷而稍弦，此为胃中气滞病机脉象，其间可及"颗粒样"脉晕，为慢性胃炎、萎缩性胃炎的疾病脉象。切下胃内，胃体内指下空虚，此为胃虚之象。胃晕之幽门处可及"水滑黏腻样"水饮脉晕，此为水饮脉象。

综合：太阴胃中虚夹气滞、水饮病机，常见于慢性胃炎、萎缩性胃炎。上述脉象患者出现相应的上腹部胀满疼痛、食不下、恶心、眩晕之病症。如条文"治心胸中有停痰宿水，自吐出水后，心胸间虚，气满不能食，消痰气，令能食"。

临床上《外台》茯苓饮常常用于浅表性胃炎、萎缩性胃炎、幽门不全梗阻、胃轻瘫等腹部胀满疼痛食不下者。符合脉象特征，疗效神奇。因其脉象夹有气滞、水饮，我们拓展用于盆腔炎白带多者，临床上亦取得良好疗效。

对于萎缩性胃炎的治疗，《外台》茯苓饮无疑有着良好的疗效。临床上治疗两三周，上腹胀满症状则消除或缓解，疗效满意。但是绝对不能中病而止，这只是疗效的开始，萎缩性的病理并未改变，应该是持之以恒，根据脉象调整药方，吃到三四个月，特别是有肠化的患者更应较长时间服药治疗，其中有大部分患者肠化可以逆转，萎缩性胃炎可以治愈，患者可以真正远离癌前期病变。当然，对于萎缩性胃炎肠化患者，可以适当增加诸如丹参、砂仁、莪术等理气活血药物，有助于肠化逆转，疾病痊愈。

4.《外台》茯苓饮脉象用药加减

《金匮要略》方

附方《外台》茯苓饮方：茯苓、人参、白术各三两，枳实二两，橘皮二两半，生姜四两。

上六味，以水六升，煮取一升八合。分温三服，如人行八九里进之。

《外台》茯苓饮由茯苓、人参、白术、枳实、橘皮、生姜7味组合成方。方中茯苓《本经》谓："主胸胁逆气，忧患惊邪恐悸，心下结痛，寒热烦满，咳逆，口焦舌干，利小便。"《本草衍义》："茯苓、茯神，行水之功多，益心脾不可阙也。"知本品具有利水渗湿、健脾、宁心的功效，为方中之君药。白术、橘皮亦健脾燥湿为臣。人参大补元气，枳实理气行滞为佐，共奏健脾、渗湿、理气之功效。

凡脉象中水饮重者，应重用茯苓利水渗湿。凡脉象中脾胃亏虚重者，应重用人参、白术补中健脾。凡脉象中气滞重者，应重用橘皮、枳实、生姜理气行滞、降逆气。

条文"上六味，以水六升，煮取一升八合。分温三服，如人行八九里进之"，用"如人行八九里进之"比喻消食之快，非药后行八九里也。但话说回来，胃中虚、气滞患者亦不宜久坐。目前，脑力劳动者、办公室电脑前久坐工作状态者普遍，有《外台》茯苓饮脉证者，应适当增加运动，有助于增强胃肠蠕动，同时，应该少食，流质饮食，最好食六分饱，以减少胃肠负担，促进胃肠疾病康复。

5.《外台》茯苓饮脉象与其他方脉象鉴别

《外台》茯苓饮脉象需与厚朴生姜半夏甘草人参汤脉象相鉴别：两者皆是太阴病脉象，同有胃中气虚、胃气滞病机脉象。

不同点：《外台》茯苓饮脉象包含太阴胃虚、气滞、水饮三种病机脉象。而厚朴生姜半夏甘草人参汤证包含太阴之胃中气虚、胃气滞两种病机。显然，两者之差在于水饮病机脉象。《外台》茯苓饮微观脉象于关胃晕之幽门处可及

"水滑黏腻样"水饮脉晕，此为两者之不同，可资鉴别。

十六、芍药甘草汤脉象

1. 脉象图

宏观脉象（如图6-33）：弦细。

微观脉象（如图6-34）：左关可及脾胃脉晕，脾胃脉晕沉下。胃形瘦小而胃晕表面紧绷而成弦，其间可及"颗粒样"脉晕或"椭圆形凹陷缺损区"脉晕。久候有轻灼热感。左关尺侧缘可及弦边脉。

左尺上桡侧缘可及腰椎脉晕，其腰间椎脉晕可及"熟米粒样"椎间盘突出脉晕，其后可及"柔软夹心饼样"腰肌脉晕。

2. 脉症

《伤寒论·辨太阳病脉证并治（上）》

第29条：伤寒，脉浮，自汗出，小便数，心烦，微恶寒，脚挛急。反与

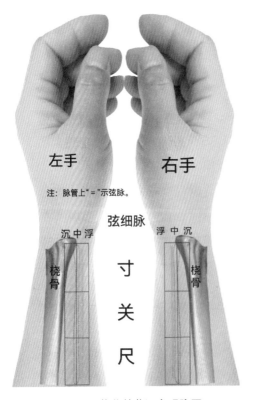

图6-33 芍药甘草汤宏观脉图

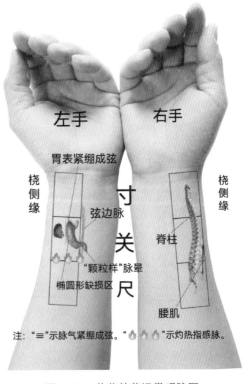

图6-34 芍药甘草汤微观脉图

桂枝汤，欲攻其表，此误也。得之便厥，咽中干，烦躁吐逆者，作甘草干姜汤与之，以复其阳。若厥愈足温者，更作芍药甘草汤与之。其脚即伸。若胃气不和，谵语者，少与调胃承气汤；若重发汗，复加烧针者，四逆汤主之。

第30条：问曰：证象阳旦，按法治之而增剧，厥逆，咽中干，两胫拘急而谵语。师曰：言夜半手足当温，两脚当伸，后如师言。何以知此？答曰：寸口脉浮而大，浮为风，大为虚，风则生微热，虚则两胫挛，病形象桂枝，因加附子参其间，增桂令汗出，附子温经，亡阳故也。厥逆，咽中干，烦躁，阳明内结，谵语烦乱，更饮甘草干姜汤。夜半阳气还，两足当热，胫尚微拘急，重与芍药甘草汤，尔乃胫伸。以承气汤微溏，则止其谵语，故知病可愈。

3. 芍药甘草汤脉象经验

芍药甘草汤脉象为太阴阳明太阳合病脉象，因治"伤寒……微恶寒，脚挛急……若厥愈足温者，更作芍药甘草汤与之"及"……夜半阳气还，两足当热，胫尚微拘急，重与芍药甘草汤，尔乃胫伸"之胫尚微拘急而设方，包含太阴里虚、阳明里热及太阳表虚病机脉象及痉挛疼痛症状脉象。

芍药甘草汤脉象为太阴阳明太阳合病这个说法和之前的太阴阳明合病说法有所不同。我们提出有太阳表虚证是因为芍药甘草汤证患者出现肌肉痉挛疼痛的临床症状，如"胫尚微拘急""两胫拘急"等肌肉表证症状，及出现相应的"柔软夹心饼样"腰肌脉晕，其也属太阳表虚证脉象。

芍药甘草汤太阴阳明太阳合病宏观脉象：弦细脉。弦为气滞、水饮、疼痛，此处之脉为疼痛之脉象。而细脉为里虚。综合：有太阴里虚之证，又有疼痛之症状。

芍药甘草汤太阴阳明太阳合病微观脉象：左关可及脾胃脉晕，脾胃脉晕沉下，胃形瘦小，此为太阴里虚之象。而胃晕表面紧绷而成弦，则为气滞疼痛之脉象。其间可及"颗粒样"脉晕或"椭圆形凹陷缺损区"脉晕，为慢性胃炎或胃溃疡之疾病脉象。久候有轻灼热感为阳明里热。左关尺侧缘可及弦边脉为上腹部疼痛脉象。

左尺上桡侧缘可及腰椎脉晕，其腰间椎脉晕可及"熟米粒样"脉晕为椎间盘突出脉晕。其后可及"柔软夹心饼样"腰肌脉晕，为肌肉痉挛疼痛脉晕，可出现腰椎间盘突出疾病脉象。本证又不单出现腰部疼痛，还会出现单（或双）下肢疼痛症状。如"……夜半阳气还，两足当热，胫尚微拘急，重与芍药甘草汤，尔乃胫伸"。

综上所述：芍药甘草汤脉象主要为太阴里虚、阳明里热及太阳表虚病机脉象及痉挛疼痛症状脉象，大多见于慢性胃炎、消化性溃疡、腰椎间盘突出、肌肉痉挛、皮肌炎等病症，可出现相应的上腹部疼痛及腰椎疼痛或肌肉痉挛疼痛症状。临床上只要符合上述脉象，以及严重痉挛疼痛症状，皆可使用，对于解除痉挛以及止痛效果显著。

临床上用于消化性溃疡，上腹部疼痛严重者施用芍药甘草汤，可以于短时间内迅速缓解。用于小腿抽筋肌肉痉挛也能迅速缓解，对于腰椎间盘突出腰部肌肉痉挛疼痛疗效显著。临床上可以根据脉象加入复方使用。

4. 芍药甘草汤脉象用药加减

《伤寒论》方

芍药甘草汤方：白芍药、甘草（炙）各四两。

上二味，以水三升，煮取一升五合，去滓，分温再服。

芍药甘草汤由白芍、甘草2味组合成方。方中白芍《神农本草经》谓："味苦，平，主治邪气腹痛，除血痹……止痛。"《名医别录》："味酸，微寒，有小毒。主通顺血脉，缓中，散恶血……中恶，腹痛，腰痛。"方中取白芍之和营养血与止痛功能可治"邪气腹痛，血痹"，可疗"腹痛、腰痛"之病症。甘草《本经》谓："主五脏六腑寒热邪气，坚筋骨，长肌肉，倍力，金疮肿，解毒。"《名医别录》谓："温中下气……通经脉，利气血，解百药毒。"方中取甘草温中、利气血，共奏温中养血、和营止痛、利气血之功。此方组方精简，重在和营止痛。

芍药甘草汤非大量不可取效，假若治疗胃溃疡之疼痛，建议从白芍45克起用，可用到60克之多。药后患者多有腹泻之反应，属正常反应，予补充水分即可。炙甘草建议从18克起用，可用到30克。大量炙甘草有水钠潴留之虑。若有水肿，减甘草量并加茯苓、车前子利水渗湿。

5. 芍药甘草汤脉象与其他方脉象鉴别

芍药甘草汤脉象需与小建中脉象相鉴别：两者皆有太阴太阳合病脉象，方中同包含芍药、甘草药味，同治腹中痛、四肢酸痛病症。

不同点：芍药甘草汤脉象包含太阴里虚、阳明里热及太阳表虚病机脉象及痉挛疼痛症状脉象，痉挛疼痛症状脉象是其特征，表证不明显，出现肌肉异常脉晕。方中白芍、甘草（炙）各四两，均重用。

而小建中脉象包含太阴里虚、太阳表虚病机脉象。太阴里虚及脾胃疾病脉象是其特征，虚象明显。方中白芍六两之多，养血补虚，同时有胶饴为伍。其脉出现明显的表证双寸浮缓脉。两者不同，可资鉴别。

十七、枳术汤脉象

1. 脉象图

宏观脉象（如图 6-35）：左关弦细。

微观脉象（如图 6-36）：左关可及脾胃脉晕，胃形瘦小而整个胃体表面均大片紧绷而成弦，其间可及"颗粒样"脉晕，胃表久候有轻灼热感，切下胃内，可及大量"水滑黏腻样"水饮脉晕。

2. 脉症

《金匮要略·水气病脉证并治第十四》

第 32 条：心下坚，大如盘，边如旋盘，水饮所作，枳术汤主之。

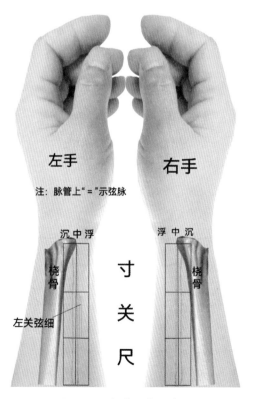

图 6-35 枳术汤宏观脉图

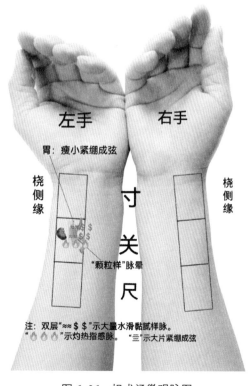

图 6-36 枳术汤微观脉图

3. 枳术汤脉象经验

枳术汤脉象为太阴阳明合病脉象，因治"心下坚，大如盘，边如旋盘，水饮所作"之"心下坚，大如盘"而设方，包含太阴里虚、阳明里热夹气滞、水饮病机脉象。

从组方来看，仅仅枳实七枚、白术二两二味药组成，背后病机似乎比药味更加复杂。从八纲六经分析药味：枳实药性苦、味辛，苦寒之物当泻阳明之里热。方中之证必对应阳明病。白术药性苦、甘、温，甘温之品应甘补而温里寒，当对应有里虚寒之太阴病。如此看来，枳术汤证当有太阴阳明合病。但以药测方、以药测证都易偏差，但不管病证如何讲，药物才是作用于人体发挥功效的直接媒介。经方离药讲证，容易落入空谈；完全讲药，则非经方。必须经文与方药结合分析，才谓之经方。我们再看条文"心下坚，大如盘，边如旋盘，水饮所作，枳术汤主之"，"心下坚，大如盘，边如旋盘"明确下结论"水饮所作"，所以明确有太阴阳明合病之基础背景，特别提醒"水饮所作"是其重点。

枳术汤水饮病机脉象：宏观脉象，左关弦细。弦脉为水饮之脉。若有全身症状，应出现眩晕、心悸、恶心、小便不利等水饮之症。此处为左关之弦。水饮之为患应病局部，处于中焦脾胃脏腑。

进一步微观脉象脾胃，胃脉晕内可及大量"水滑黏腻样"水饮脉晕，此为枳术汤之特征性水饮病机脉象。欲知详细，需进一步微观脉象脾胃之脉晕。

枳术汤左关脾胃脉微观脉象：左关可及脾胃脉晕，胃形瘦小而整个胃体表面均大片紧绷而成弦。瘦小之形为虚象，为太阴胃虚。紧绷而成弦为气滞之象。然而此处整体胃体均大片紧绷而成弦，说明气滞处于严重程度。当出现相应的上腹部胀满症状严重，严重到上腹部鼓起如盘，条文形容"心下坚，大如盘，边如旋盘"。古之旋盘今是何物诸家皆不知，但认识一致的是：大如盘，且边缘清楚。可见上腹胀满之形大且坚。也可结合胃脉晕内大量"水滑黏腻样"水饮脉晕而分析，知其胃中气滞严重，而水饮留聚亦严重。

至于"颗粒样"脉晕，为浅表性胃炎或萎缩性胃炎。而胃表久候有轻灼热感，有轻度阳明里热。

综上所述：枳术汤包含太阴里虚、阳明里热夹气滞、水饮病机脉象。其中气滞、水饮病机脉象较重而阳明里热脉象较轻。临床上常常用于慢性胃炎、萎缩性胃炎、幽门梗阻、胃轻瘫而表现为上腹部胀满严重者。符合上述脉象，疗效较佳。

4. 枳术汤脉象用药加减

《金匮要略》方

枳术汤方：枳实七枚，白术二两。

上二味，以水五升，煮取三升。分温三服，腹中𫐓，即当散也。

枳术汤由枳实、白术 2 味组合成方。方中枳实《神农本草经》谓："……除寒热结，止痢，长肌肉，利五脏，益气轻身。"《名医别录》谓："除胸胁痰癖，逐停水，破结实，消胀满，心下急痞痛，逆气。胁风痛，安胃气。止溏泄，明目。"可见枳实破气消积、化痰散痞之功。方中取其破气、化痰之功，治枳术汤证气滞、水饮之患，为方中之君药。

白术《本经》谓："主风寒湿痹……除热消食。"《名医别录》谓："……除心下急满及霍乱，吐下不止，利腰脐间血，益津液，暖胃消谷，嗜食。"方中取白术"除心下急满"健脾益气而燥湿之功。枳实、白术两味，共奏破气化痰、健脾燥湿之功，治太阴胃虚、气滞、水饮之症。方中没有明显清热之物，只因枳实味苦、性微寒，适用于阳明之里热。故知枳术汤证之阳明病并非其主要病证。

5. 枳术汤脉象与其他方脉象鉴别

枳术汤脉象需与《外台》茯苓饮脉象相鉴别：两者皆包含太阴胃虚、气滞、水饮三种病机脉象。

相同点：宏观脉象左关弦细脉，方中皆包含枳实、白术 2 药味，同治上腹胀满病证。

不同点：枳术汤证另外有阳明里热夹病脉象，出现相应的胃表久候轻灼热感。而《外台》茯苓饮证太阴胃中虚较重。宏观脉象关部因虚寒而沉，出现相应左关沉而弦细脉。微观脉象见胃脉沉下、胃体内指下空虚等胃中虚寒脉象。

十八、栝楼薤白白酒汤、栝楼薤白半夏汤脉象

1. 脉象图

宏观脉象（如图 6-37）：左寸稍弦紧。双关、双尺沉迟。

微观脉象（如图 6-38）：左寸下可及心脉晕，心脉沉下而心形瘦小，心表可及"短横行枯树枝样"硬化血管脉晕。心尖部有成片"粗糙质感样"涩而灼指脉晕。心搏缓慢而无神，搏动无力。或左寸尺侧缘可及弦边脉。

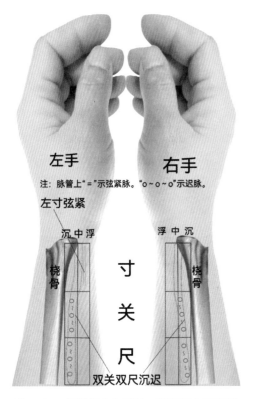

图 6-37 栝楼薤白白酒汤、栝楼薤白半夏汤
宏观脉图

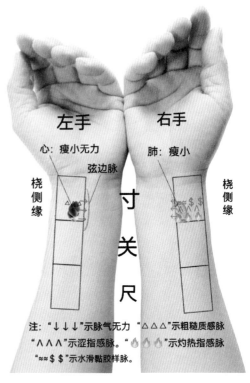

图 6-38 栝楼薤白白酒汤、栝楼薤白半夏汤
微观脉图

右寸下可及肺脉晕，肺脉沉下而形瘦小，切下肺内可及"垂柳样"异常支气管脉晕，其间可及"水滑黏胶样"痰饮脉象。久候有涩手而灼热指感。

2. 脉症

《金匮要略·胸痹心痛短气病脉证治第九》

第 3 条：胸痹之病，喘息咳唾，胸背痛，短气，寸口脉沉而迟，关上小紧数，栝楼薤白白酒汤主之。

第 4 条：胸痹不得卧，心痛彻背者，栝楼薤白半夏汤主之。

3. 栝楼薤白白酒汤、栝楼薤白半夏汤脉象经验

栝楼薤白白酒汤、栝楼薤白半夏汤脉象皆为太阴阳明合病脉象，因同治"胸痹之病，喘息咳唾，胸背痛，短气，寸口脉沉而迟，关上小紧数""胸痹不得卧，心痛彻背者"之胸痹之证而设方，同包含太阴里虚、阳明里热夹气滞、

瘀血、水饮病机脉象。因病机相同，而组方类似，故合而讨论。

栝楼薤白白酒汤、栝楼薤白半夏汤太阴阳明合病宏观脉象：左寸稍弦紧，双关、双尺沉迟。沉迟之脉是三部脉之基础，表明了本病之根本是阳虚里寒之证；左寸稍弦紧，弦紧之脉表疼痛、水饮、气滞之象，表现于左寸心脉，则心脉有水饮、气滞、疼痛。此为标也。这个脉象将出现胸闷、胸痛等胸痹症状，在胸痹发作的时候寸弦紧更加明显，紧脉会慢慢地转化到弦脉，也表明了疾病的加重。平时缓解期寸紧，或者寸沉迟，所以寸脉之紧弦为病之标，而三部之沉迟脉为本。如同条文"胸痹之病，喘息咳唾，胸背痛，短气，寸口脉沉而迟，关上小紧数，栝楼薤白白酒汤主之"。

条文中"寸口脉沉而迟，关上小紧数"，历来素有争论，亦未有定论。李心机在《"寸口脉沉而迟，关上小紧数"探赜》（中国中医药报2016.7.7）认为条文中似可诊断为"心绞痛伴房颤"，其脉来特点是在沉迟中间夹杂数疾之象，用迟数同脉的临床现象可解释。但仲景何等严谨之圣人，炙甘草汤证本有脉结代之描述，房颤何曾不属于结代之脉范畴内。胡希恕先贤于《胡希恕金匮要略讲座》中讲解："这个数是个错字，这肯定错了，应该是弦。"

我们于临床实践中发现，胸痹之冠心病心绞痛发作时出现左寸紧弦脉，部分患者在发作时迟脉也从此变为数脉。但紧弦脉是一定发生的，而数脉却不一定出现。本着中医忠于临床的事实，我们遵从胡老说法，应为稍弦紧脉。临床上，胸痹发作时左寸弦紧特别明显，也符合左寸心脉的寸口脉定义。

栝楼薤白白酒汤、栝楼薤白半夏汤同有心脉微观脉象：左寸下可及心脉晕，心脉沉下而心形瘦小，为太阴里虚之象。心表面"短横行枯树枝样"脉晕为冠状动脉硬化疾病脉象，为横行凸起成蝇弦象，取象比类，符合弦脉之象，可以理解为微观脉象之弦脉，局部有气滞之象。心尖部成片"粗糙质感样"涩而灼指脉晕，为冠心病心肌部缺血疾病脉象，"粗糙质感样"脉晕亦为瘀血之象。

心搏缓慢而无神，搏动无力，为心中阳气亏虚之象，为太阴之里虚。左寸尺侧缘可及弦边脉，为胸前区疼痛之症状脉象。心脉表达了太阴里虚夹有气滞、瘀血之病机，常见于冠心病、心肌缺血病症，有胸痛、胸闷之症状。如条文"胸痹不得卧，心痛彻背者，栝楼薤白半夏汤主之。"

栝楼薤白白酒汤、栝楼薤白半夏汤同有肺脉微观脉象：右寸下可及肺脉晕，肺脉沉下而形瘦小，此为太阴里虚之象。切下肺内可及"垂柳样"异常支气管脉晕，为支气管炎、肺部感染疾病脉象。肺晕间可及"水滑黏胶样"脉晕，为痰饮脉象。久候涩手而有灼热指感，是阳明里热之脉象。

肺脉表达了太阴里虚、阳明里热、痰饮病机脉象，常见于支气管炎、肺部感染之病症，有咳嗽、气喘、咳痰等症状，如条文"胸痹之病，喘息咳唾，胸背痛，短气……"

综上所述：栝楼薤白白酒汤、栝楼薤白半夏汤脉象同有太阴里虚、阳明里热夹气滞、瘀血、水饮病机脉象。

栝楼薤白白酒汤、栝楼薤白半夏汤脉象区别：相比较栝楼薤白白酒汤而言，栝楼薤白半夏汤脉象中瘀血、水饮病机脉象更加严重，而出现的胸痛以及咳嗽、气喘、咳痰症状也更严重。从组方来讲，栝楼薤白半夏汤也是在栝楼薤白白酒汤的基础上加半夏半斤而成方，是加强了化痰降逆之功，故其水饮病机略盛。

临床上栝楼薤白白酒汤、栝楼薤白半夏汤常常用于冠心病、心肌缺血、心绞痛、急性冠脉综合征、肺心病、心脏神经症等，表现为胸痛、胸闷、咳嗽、气喘、咳痰等症状者，符合上述脉象，临床疗效甚佳。

在冠心病的治疗过程中，多数患者有严重的典型或不典型心绞痛发作。不管发作严重不严重，建议常规嘱患者随身携带硝酸甘油等急救药品，紧急情况时可先于舌下含服，后送有条件的医院胸痛中心抢救。特别是冠脉狭窄程度在75%以上，目前建议置入支架。平时缓解期可使用中药。中医治疗，特别是门诊中医治疗，造影狭窄小于70%的患者较为安全。只要患者心态稳定，通过一段时间的治疗，冠心病的临床症状可以缓解，甚至很长一段时间都很平稳。有部分患者我们对比了治疗前后的冠脉造影的狭窄度，多数患者能够好转，甚至有的患者从最大狭窄度70%降到50%以下，取得神奇疗效。

4.栝楼薤白白酒汤、栝楼薤白半夏汤脉象用药加减

《金匮要略》方

栝楼薤白白酒汤方：栝楼实一枚（捣），薤白半升，白酒七升。

上三味，同煮，取二升，分温再服。

《金匮要略》方

栝楼薤白半夏汤方：栝楼实一枚（捣），薤白三两，半夏半斤，白酒一斗，上四味，同煮，取四升。温服一升，日三服。

栝楼薤白白酒汤由栝楼、薤白、白酒3味组合成方。栝楼薤白半夏汤在栝楼薤白白酒汤的基础上半夏半斤而成方。方中栝楼《名医别录》谓："主胸痹，悦泽人面。"《本草纲目》："润肺燥，降火，治咳嗽，涤痰结，利咽喉，止

消渴，利大肠消痈肿疮毒。"栝楼其味甘、微苦，性寒，用于阳明病，应知其无清热之力，故方中亦只能适用于有轻度阳明病者。方中主要取其"主胸痹""涤痰结"之功，治条文中之胸痹之症。

薤白《神农本草经》谓："气味辛苦温滑无毒，主治金疮溃败。"《名医别录》："味苦，无毒。除寒热，去水气，温中，散结，利患者。诸疮中风寒水肿以涂之。"方中取其"温中，散结"之功化胸中之痹痛。白酒温阳、化瘀，半夏燥湿化痰止咳，全方共奏温阳化痰、开胸利气之功。

凡是胸中痹痛严重者，脉象中气滞、瘀血、痰结均重者，应重用栝楼薤白开胸利气、化痰散结。凡咳嗽、气喘、咳痰重者，脉象当中"水滑黏胶样"痰饮脉象显著者，当重用栝楼与半夏以燥湿化痰、止咳平喘。

若治疗冠心病心绞痛，瘀血重者可加丹参、红花，以加强活血之功。倘若是冠脉综合征，有情绪紧张者，可加龙骨、牡蛎以镇静安神。冠心病情绪稳定特别重要，冠脉狭窄是发病的一部分原因，冠脉痉挛是另外一部分，心绞痛的发作与精神紧张、情绪不平稳有极大关系。临床当中，除了用药，应注意情绪的平稳以及睡眠的充足，不可过度劳力工作。

5. 栝楼薤白半夏汤脉象与其他方脉象鉴别

栝楼薤白白酒汤需与栝楼薤白半夏汤脉象相鉴别：两者同包含太阴里虚、阳明里热夹气滞、瘀血、水饮病机脉象。药物组成是栝楼薤白半夏汤在栝楼薤白白酒汤的基础上增半夏一味药。

不同点：栝楼薤白白酒汤治疗胸痹轻证，主要为太阴里虚、阳明里热夹气滞、瘀血病机脉象。而栝楼薤白半夏汤治疗胸痹重证，在栝楼薤白白酒汤脉象的基础上可见明显的水饮病机脉象。患者除了胸痹痛加重以外，还出现相应的咳嗽、咳痰、气喘等痰饮症状加重。临床上也应特别注意有没有并发肺部感染，若有感染可以加上化痰平喘药味。

十九、当归芍药散脉象

1. 脉象图

宏观脉象（如图 6-39）：双尺沉涩而细小。

微观脉象（如图 6-40）：双尺中可及子宫颈及子宫脉晕，形瘦小而下沉，子宫内膜脉晕薄而柔软，按之脉气无力。宫颈口涩手，其前可及"水滑黏腻样"脉晕。

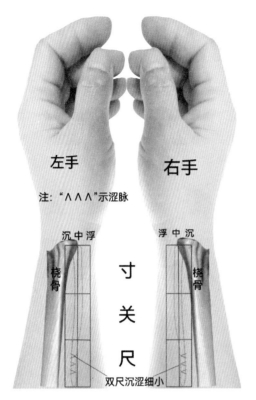

注："∧∧∧"示涩脉

图 6-39 当归芍药散宏观脉图

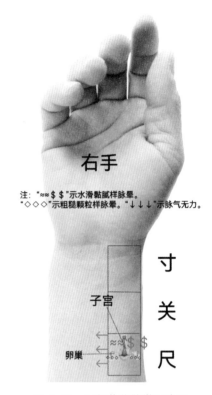

注："≈≈ $ $"示水滑黏腻样脉晕。
"◇◇◇"示粗糙颗粒样脉晕。"↓↓↓"示脉气无力。

图 6-40 当归芍药散微观脉图

双尺中子宫脉晕双侧可及卵巢脉晕。卵巢脉晕形瘦小而下沉，按之脉气无力，其表面凹凸不平，"粗糙颗粒样"指感。

2. 脉症

《金匮要略·妇人妊娠病脉证并治第二十》

第 5 条：妇人怀妊，腹中疞痛，当归芍药散主之。

《金匮要略·妇人杂病脉证并治第二十二》

第 17 条：妇人腹中诸疾痛，当归芍药散主之。

3. 当归芍药散脉象经验

当归芍药散脉象为太阴病脉象，因治"妇人腹中诸疾痛"之妇人腹中诸疾痛之症而设方，包含太阴气血双虚、瘀血、水饮病机脉象。

当归芍药散太阴病宏观脉象：双尺沉涩而细小。双尺为下焦，沉涩为瘀血

之症，细小为气血亏虚之症，里虚属太阴病，故为太阴气血亏虚夹下焦瘀血病机脉象。

当归芍药散太阴气血双虚、瘀血、水饮病机微观脉象： 双尺中可及子宫颈及子宫脉晕，其形瘦小而下沉，按之脉气无力，此形瘦小下沉之象为太阴气血亏虚之象。子宫内膜脉晕薄而柔软。内膜为气血之滋养而生，厚而月经来潮，此处薄而柔软，薄亦为不足之象，故为气血亏虚。宫颈口涩手，其前可及"水滑黏腻样"脉晕，为瘀血、水饮之脉。太阴气血亏虚，且显象于子宫，内膜又薄，患者当出现月经量少欲绝之象，又可见下腹部隐痛之症。

双尺中子宫脉晕双侧可及卵巢脉晕。卵巢脉晕形瘦小而下沉，按之脉气无力，此太阴气血亏虚之象。其表面凹凸不平，有"粗糙颗粒样"指感。此为瘀血之象。

综上所述： 当归芍药散脉象包含太阴气血双虚、瘀血、水饮病机脉象。

当归芍药散临床应用： 当归芍药散常常用于妇科月经量少等月经不调、痛经、不孕、不育、卵巢早衰、多囊卵巢综合征、宫颈疾病、白带异常、贫血等病症，临床上符合上述脉象均可使用。

临床上，当归芍药散对于卵巢早衰有着卓越的疗效，但是子宫卵巢的脉象一定要符合，疗效才好。有的患者脉象当中子宫卵巢脉晕都瘦小，实际彩超影像学里面也常常发现子宫卵巢比正常偏小，在此情况下，治疗会相对缓慢。闭经现象或月经量少现象，不会因为辨证正确、服用两三天中药月经就来潮，要有一段时间的滋养，才可能来月经。医者当有正确的辩证观，也要对疾病有足够的把握与认识。

当归芍药散证有些患者有贫血现象，且有相应的倦怠、乏力等相对太阴里虚证，这种里虚证当然不局限于下焦，而是全身性的。当然，下焦的虚证也或多或少有全身的影响。这是整体与局部的辩证观。

表现为贫血的太阴里虚，除了用当归芍药散治疗，应注意食补，含铁的食物应大量补给（针对缺铁性贫），有利于疾病的康复。特别是针对少女减肥后月经减少，全身太阴亏虚的症状比较明显，食补显得特别重要。

4. 当归芍药散脉象用药加减

《金匮要略》方

当归芍药散方：当归三两，芍药一斤，茯苓四两，白术四两，泽泻半斤，芎䓖半斤。

上六味，杵为散，取方寸匕，酒和，日三服。

当归芍药散由当归、芍药、茯苓、白术、泽泻、川芎6味组合成方。其中当归、芍药补血养血，以滋太阴阴血之亏虚。川芎行气活血，以化下焦之瘀血。白术益气健脾，茯苓、泽泻健脾利水渗湿，以化太阴水饮。全方共奏健脾益气、活血养血、利水化饮之功。

凡宏观脉象出现细而且小之脉，太阴里虚脉象显著，应重用当归、芍药以滋补太阴阴血。脉中涩象且子宫卵巢"粗糙颗粒样"指感之瘀血象重者，重用川芎以行气活血。脉中出现水饮脉象重者，重用茯苓、白术、泽泻健脾利水渗湿。水饮重亦可以白术、苍术合用，可增加燥湿利水之功。

方中芍药一斤，其他5味加起来近两斤。可见芍药占三分之一量。临床当中小腹疼痛明显或痛经者，应大量使用。当归芍药散常用于妇科，但不局限于妇科。临床上，男科前列腺炎、胃肠炎、冠心病等也有治验。

5. 当归芍药散脉象与其他方脉象鉴别

当归芍药散脉象需与桂枝茯苓丸脉象相鉴别：两者同包含太阴里虚、瘀血病机脉象，也常常用于妇科疾病及下焦瘀血。遇到同样太阴里虚夹瘀的患者临床需要鉴别使用。

不同点：桂枝茯苓丸脉象为太阳表虚、太阴里虚、瘀血、阳明里热脉象。相比之下，太阳表虚与阳明里热是其特征。而当归芍药散脉象另有水饮病机脉象，可鉴别使用。临床上两者常常合用，即同时杂合两者之病机脉象者可合用。

二十、枳实薤白桂枝汤脉象

1. 脉象图

宏观脉象（如图6-41）：左寸弦。双关、双尺沉细。

微观脉象（如图6-42）：左寸下可及心脉晕，心脉沉下而心形瘦小，心表可及"短横行枯树枝样"硬化血管脉晕。心尖部见成片"粗糙质感样"涩而灼热指感脉晕。心搏缓慢而无神，搏动无力。左寸尺侧缘可及柔软长条样胸骨柄脉晕。左寸、左关部尺侧缘可及较长而粗弦边脉。

左关可及脾胃脉晕，脾胃脉形瘦小而沉下，按之软塌无力，有"颗粒样"异常脉晕。久候有大片冰冷指感。

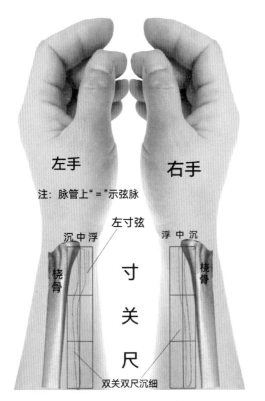

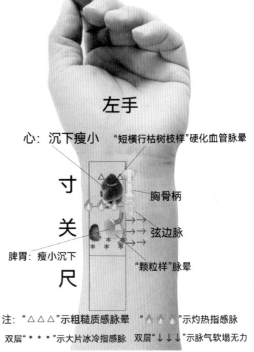

图 6-41　枳实薤白桂枝汤宏观脉图　　　　　图 6-42　枳实薤白桂枝汤微观脉图

2. 脉症

《金匮要略·胸痹心痛短气病脉证治第九》

第 5 条：胸痹，心中痞气，气结在胸，胸满，胁下逆抢心，枳实薤白桂枝汤主之，人参汤亦主之。（宋本、俞本、赵本"痞气"作"痞留"）。

3. 枳实薤白桂枝汤脉象经验

枳实薤白桂枝汤脉象为太阴阳明太阳合病脉象，因治"胸痹，心中痞气，气结在胸，胸满，胁下逆抢心"之胸痹之证而设方，包含太阴里虚、阳明里热、太阳表虚夹气滞、瘀血病机脉象。

枳实薤白桂枝汤太阴阳明太阳合病宏观脉象：左寸弦，双关、双尺沉细。关尺沉细为太阴里虚之脉象。左寸弦，为气滞疼痛之脉象。相比于栝楼薤白白酒汤、栝楼薤白半夏汤宏观脉象之左寸稍弦紧，此为脉管紧张度更高的弦脉，而非处于弦与紧之间的稍弦紧之脉，也说明了枳实薤白桂枝汤之气滞病机比栝楼薤白白酒汤、栝楼薤白半夏汤更加严重。其出现相应的"胸痹，心中痞气，气结在胸，胸满，胁下逆抢心"严重的胸胁满痛症状。

枳实薤白桂枝汤太阴里虚、阳明里热太阳表虚夹气滞、瘀血病机微观脉象： 左寸下可及心脉晕，心脉沉下而心形瘦小，心表可及"短横行枯树枝样"硬化血管脉晕。心尖部有成片"粗糙质感样"涩而灼热指感脉晕。心搏缓慢而无神，搏动无力。

上述脉象之太阴里虚、瘀血、气滞之病机与栝楼薤白白酒汤、栝楼薤白半夏汤无异。

有区别的是左寸、左关部尺侧缘出现较长而粗的弦边脉。而栝楼薤白白酒汤、栝楼薤白半夏汤之弦边脉仅局限于左寸尺侧缘，且细而短。此粗长弦边脉的出现亦表明气滞之象严重，胸胁胀满疼痛症状严重，出现如条文"胸满，胁下逆抢心"的严重状态。上述脉象也是枳实薤白桂枝汤最具特征的微观脉象。

左寸尺侧缘可及柔软长条样胸骨柄脉晕。胸骨柄脉晕居于人体之最表层。柔软之形为虚象，此为太阳之表虚。有此脉象出，患者一旦出现胸痛，必然伴随汗出之表虚证。大多数患者平时也有多汗之症，甚至有易感冒的体质病史。

左关可及脾胃脉晕，脾胃脉形瘦小而沉下，按之软塌无力，此瘦小沉下之胃脉为太阴脾胃里虚脉象。有"颗粒样"异常脉晕，为慢性胃炎、浅表性胃炎疾病脉晕。久候有大片冰冷指感，为阳衰里寒之脉象。

综上所述： 枳实薤白桂枝汤脉象包含太阴里虚、阳明里热、太阳表虚夹气滞、瘀血病机脉象，常常见于冠心病、心肌缺血、心绞痛、急性冠脉综合征、心脏神经症、慢性浅表性胃炎、萎缩性胃炎、胃食管反流病等，表现为胸痛、胸闷、胸胁胀满、上腹胀满疼痛等病症。若符合上述脉象处方，疗效甚佳。

枳实薤白桂枝汤临床应用： 枳实薤白桂枝汤在治疗冠心病心绞痛的时候，应注意排查心梗。这一类患者心电图、心彩超、冠脉造影、超敏肌钙蛋白等都是必须做的。本方对于未发生心梗的心肌缺血疗效挺好，对于心梗患者笔者目前没有相关经验，都是送往有资质的胸痛中心救治。冠心病心绞痛也会表现在心下上腹部，甚至双下颌、左腋窝位置，枳实薤白桂枝汤仍然有效。特别是出现于心下上腹部胀满疼痛者，应注意有没有太阴胃中虚现象，可同时给予人参汤（理中丸），如条文"胸痹，心中痞气，气结在胸，胸满，胁下逆抢心，枳实薤白桂枝汤主之，人参汤亦主之。"此类患者也有可能同时出现慢性胃炎，但脉证合和治疗则无异，所谓异病同治也。

慢性浅表性胃炎、胃食管反流病也常常出现类似枳实薤白桂枝汤脉证，这类患者没有心脏病变脉晕，但出现相应的食管病变脉晕，出现食管内侧"粗糙颗粒样"涩而灼热指感，出现同样的瘀血、阳明热及气滞脉象特征，施之枳实薤白桂枝汤，效佳。

如上所述，心血管疾病和消化系统的不同系统疾病，同样使用枳实薤白桂枝汤，无疑是均出现相应的脉象特征，符合太阴里虚、阳明里热、太阳表虚夹气滞、瘀血病机脉象。这一点提示了我们，从脉象之形来理解疾病。辨证论治主要是通过"取象比类"的抽象象思维来理解、解释脉象中相应的形与其对应的中医病因病机，并验之于临床。

4. 枳实薤白桂枝汤脉象用药加减

《金匮要略》方

枳实薤白桂枝汤方：枳实四枚，厚朴四两，薤白半斤，桂枝一两，栝楼一枚（捣）。

上五味，以水五升，先煮枳实、厚朴，取二升，去滓，内诸药，煮数沸，分温三服。

枳实薤白桂枝汤由枳实、厚朴、薤白、桂枝、栝楼5味组合成方。方中枳实《神农本草经》谓："……除寒热结，止痢，长肌肉，利五脏，益气轻身。"《名医别录》："除胸胁痰癖，逐停水，破结实，消胀满，心下急痞痛，逆气。胁风痛，安胃气。止溏泄，明目。"方中厚朴《名医别录》谓："温中益气，消痰下气，治霍乱及腹痛胀满，胃中冷逆，胸中呕逆不止，泄痢淋露，除惊，去留热，止烦满，厚肠胃。"枳实、厚朴共奏行气除满、化痰散痞之功。方中桂枝主要起和营解表的作用，栝楼、薤白宽胸散结。

凡脉弦显著者，以气滞为主者，重用枳实、厚朴行气除满。凡脉中表证明显，寸中可及胸骨脉晕，应重用桂枝和营解表降逆。如果关脉太阴里虚重者，可加白术、大枣。倘若瘀血重者，可加丹参、红花。此两者脉象在枳实薤白桂枝汤脉象中所占比重不大，方中也未曾明显体现，故应知气滞是枳实薤白桂枝汤证病机。

5. 枳实薤白桂枝汤脉象与其他方脉象鉴别

枳实薤白桂枝汤脉象需与栝楼薤白白酒汤及栝楼薤白半夏汤脉象相鉴别：栝楼薤白白酒汤及栝楼薤白半夏汤脉象两者同包含太阴里虚、阳明里热夹气滞、瘀血、水饮病机脉象（参看栝楼薤白白酒汤、栝楼薤白半夏汤篇）。枳实薤白桂枝汤脉象具有太阳表证及较为显著的气滞脉象，这是区分其他两方的要点。

二十一、芎归胶艾汤脉象

1. 脉象图

宏观脉象（如图 6-43）：双尺沉涩而细。

微观脉象（如图 6-44）：双尺中可及子宫颈及子宫脉晕，形瘦小而下沉。子宫内膜有"粗糙质感"的涩而轻灼热指感。宫颈口涩手，有轻灼热指感。

双尺中子宫脉晕双侧可及卵巢脉晕，卵巢脉晕形瘦小而下沉。其表面凹凸不平，有"粗糙颗粒样"指感。

2. 脉症

《金匮要略·妇人妊娠病脉证并治第二十》

第 4 条：师曰：妇人有漏下者，有半产后因续下血都不绝者，有妊娠下血者。假令妊娠腹中痛，为胞阻，胶艾汤主之。

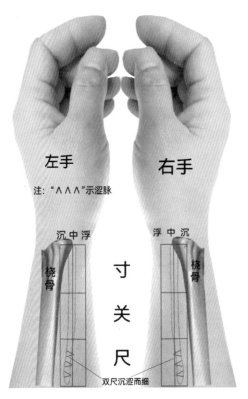

图 6-43　芎归胶艾汤宏观脉图

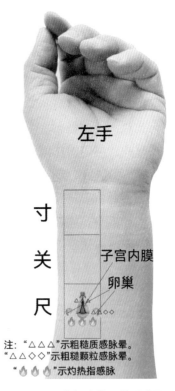

图 6-44　芎归胶艾汤微观脉图

《金匮要略·妇人杂病脉证并治第二十二》

第 12 条： 妇人陷经，漏下，黑不解，胶姜汤主之。臣亿等校诸本无胶姜方，想是妊娠中胶艾汤。方缺。

3. 芎归胶艾汤脉象经验

芎归胶艾汤为太阴阳明合病脉象，因治"师曰：妇人有漏下者，有半产后因续下血都不绝者，有妊娠下血者。假令妊娠腹中痛，为胞阻"之腹中痛、妊娠下血之症而设方，包含太阴阴血亏虚、阳明里热及瘀血病机脉象。

芎归胶艾汤太阴阳明合病宏观脉象： 双尺沉涩而细。双尺为下焦，沉涩为瘀血之症，细为阴血亏虚之症，故为太阴阴血亏虚夹下焦瘀血病机脉象。

此处脉为细，而当归芍药散脉象为细小之脉，相比脉管更细而显小，为气血双虚。倘若脉细微，为气血虚衰之象，涉及气衰及阳虚，如理中丸、附子汤脉证。随着脉之细→细小→细微，从阴血虚→气血双虚→气血虚衰、气衰及阳虚，不同程度进展，临床应予甄别。

芎归胶艾汤太阴阳明合病微观脉象： 双尺中可及子宫颈及子宫脉晕，形瘦小而下沉，此太阴里虚之象。可见子宫内膜"粗糙质感"、涩而轻灼热指感，宫颈口涩手，有轻灼热指感。"粗糙质感"为瘀血之象，而灼热指感为阳明里热之象。双尺中子宫脉晕双侧可及卵巢脉晕，卵巢脉晕形瘦小而下沉，其表面凹凸不平，有"粗糙颗粒样"指感。瘦小沉之卵巢脉晕符合太阴病脉象，而"粗糙颗粒样"质感则为瘀血之象。

上述子宫卵巢脉晕有瘦小、沉下之象，但无无力之象。沉下之脉晕为机能下降之象，其可能有气血阴阳亏虚的本质。而瘦小之象为阴血之亏虚，假若又有柔软无力之象，则有气虚。假若有冰冷指感，则有阳虚里寒。此处脏腑之虚象可如此递进：脏腑脉晕沉下→沉下又瘦小→沉下、瘦小又按之柔软无力→沉下、瘦小、按之柔软无力又冰冷指感。如此叠加，体现：机能下降（虚）→阴血亏虚→气血双虚→气血虚衰仍致阳虚里寒，这是不同程度的微观脉象亏虚不足脉象。

我们在此梳理了宏观脉象与微观脉象不同气血亏虚的程度的脉象差别，是为了让大家更好地理解脉象中的细小差异，为了更好地服务临床。

综上所述： 芎归胶艾汤脉象包含太阴阴血亏虚、阳明里热及瘀血病机脉象，常常见于月经不调、月经淋沥不尽、子宫内膜炎、子宫内膜增生症、功能性子宫出血、先兆流产等体现阴道出血症状为主的病症。符合上述脉象，临床疗效甚佳。

芎归胶艾汤临床应用：对于功能性子宫出血的治疗，应当注意芎归胶艾汤证还是以太阴阴血亏虚、阳明里热为主要病机，其瘀血病机较轻而居其次。瘀血较重者，不可轻易止血，止血之后，反而导致瘀血加重，应活血而止血。芎归胶艾汤以四物汤为基础，补血、养血、活血治太阴阴血亏虚之本，而胶、艾止血为治其标。

假如阴道出血是因为子宫内膜炎或子宫内膜增生症，在治疗的过程当中，也应注意让子宫内膜剥脱干净，让瘀血排到比较干净的时候才可以止血，假如瘀血已经排干净了，就可以以排瘀为止血，自然可达到止血目的。只有子宫内膜剥脱干净，只有宫内的瘀血排出干净，下一个月经周期才不会再出现阴道出血淋沥不尽的现象。如果不注意这个环节，就出现反复治疗、反复出血、无法治愈的恶性循环。

只有在先兆流产治疗的时候，务必先止血为第一要务。假若没有止血，就无法聚气血以养胎。在这种情况下，倘若芎归胶艾汤无法达到迅速止血的目标，还可以加仙鹤草、三七粉等止血之品，以增其效。

芎归胶艾汤补血养血有余而清热不足，假若其阳明里热脉象较为显著，光靠方中地黄、白芍清热是有难度的，可增加牡丹皮、白茅根等清凉之品。

"师曰：妇人有漏下者，有半产后因续下血都不绝者，有妊娠下血者。假令妊娠腹中痛，为胞阻，芎归胶艾汤主之"，条文明确芎归胶艾汤用于妇人的妊娠下血。

临床上其大量用于妇产科系统疾病，疗效显著，因其太阴阴血亏虚、阳明里热及瘀血病机，而可拓展用于其他出血性疾病，故取得良好疗效。

临床上其可用于血小板减少性紫癜、痔疮出血、胃肠道出血等，均取得良好疗效。

4. 芎归胶艾汤脉象用药加减

《金匮要略》方

芎归胶艾汤方：一方加干姜一两。胡氏治妇人胞动，无干姜。

芎䓖、阿胶、甘草各二两，艾叶、当归各三两，芍药四两，干地黄六两

上七味，以水五升，清酒三升，合煮，取三升，去滓，内胶，令消尽。温服一升，日三服，不差更作。

芎归胶艾汤由芎䓖、阿胶、甘草、艾叶、当归、芍药、干地黄7味药组合成方。其中当归、芍药、干地黄、芎䓖为四物汤补血养血活血。而阿胶《神农本草经》谓："主心腹内崩，劳极洒洒如疟状，腰腹痛，四肢酸疼，女子下血，安胎。"《名医别录》："主丈夫小腹痛，虚劳羸瘦，阴气不足，脚酸不能久立，养肝气。"可见阿胶有养血止血之功，为方中之君药。方中艾叶《药性论》谓："止崩血，安胎，止腹痛。止赤白痢及五藏痔泻血。""长服止冷痢。又心腹恶气，取叶捣汁饮。"《食疗本草》："金疮，崩中，霍乱，止胎漏。"方中取艾叶之"止崩血，安胎"，但其性味辛、苦，性温。

倘若阳明里热较显著者，在用艾叶的同时，可大量使用生地黄以制其温。方中仅芍药、干地黄为寒凉之品，处方应重视方中用量比例。原方中芍药、干地黄合为八两，而芎䓖、阿胶、甘草、艾叶、当归之温药合为十二两之多。八两为半斤，占方中之40%比重。阳明里热重者，处方应注意芍药、干地黄之比重不减或增加。生地黄有凉血止血之功，可以从40克起用，用到90克，对里热重者疗效甚佳。但其为滋腻之品，胃肠不好又导致便溏，便溏者可增艾叶之温经，同时增甘草之滋脾。

凡太阴血虚脉象重者，应大量滋补，芎归胶艾汤之四物汤首当重用。若瘀血脉象显著，注意川芎、当归的使用。严重者可根据脉象指导，合用诸如当归芍药散、桂枝伏苓丸、代抵当丸等。

5. 芎归胶艾汤脉象与其他方脉象鉴别

芎归胶艾汤脉象需与当归芍药散脉象相鉴别：两者同包含太阴里虚、瘀血病机脉象，也常常见于妇科疾病及下焦瘀血。

不同点：芎归胶艾汤脉象另有阳明里热与出血症状，其太阴里虚主要以太阴之阴血亏虚为主。而当归芍药散证太阴里虚为气血双虚，其脉不但细，而且细小，其微观脉象也表现为瘦小沉下又按之无力的气血双虚脉象，同时还有特有的水饮脉象。

两者虽然同时常常用于妇科疾病，临床上脉象迥异，使用应予甄别。

二十二、酸枣仁汤脉象

1. 脉象图

宏观脉象（如图 6-45）：双寸长而细数。

微观脉象（如图 6-46）：左寸下可及心脉晕，心脉晕形稍瘦，心位稍前移（远心端），心搏稍快而无神。心尖区有灼热指感。

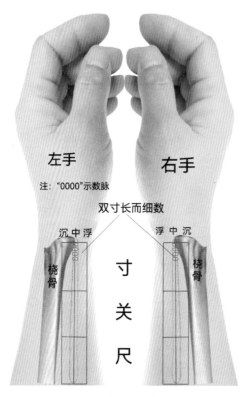

图 6-45　酸枣仁汤宏观脉图

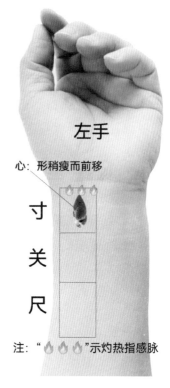

图 6-46　酸枣仁汤微观脉图

2. 脉症

《金匮要略·血痹虚劳病脉证并治第六》

第17条：虚劳虚烦不得眠，酸枣仁汤主之。

3. 酸枣仁汤脉象经验

　　酸枣仁汤脉象为太阴阳明合病脉象，因治"虚劳虚烦不得眠"之失眠症而设方，包含太阴阴血亏虚、阳明里热脉象。

　　酸枣仁汤太阴阳明合病宏观脉象：双寸长而细数。细脉为阴血亏虚之象，而数脉为阳明热象。寸脉长本为气血有余，而此脉细数而长，非气血有余，而是阳热有余而盛于上焦之脉象。此脉一出，必然有心烦、失眠、口干渴之症状伴随。

　　酸枣仁汤太阴阳明合病微观脉象：左寸下可及心脉晕，心脉晕形稍瘦，瘦为细虚之象。心位稍前移（远心端），心搏稍快而无神。前移而快为阳热亢进之象，而无神为虚象。心尖区有灼热指感，为阳明里热之象。同一个心脉既表现了阳热，又表现了虚象。医者应仔细甄别。患者会出现疲惫无神的虚象，同时出现烦躁不安、虚烦不眠的实象。

综上所述：酸枣仁汤脉象包含太阴阴血亏虚、阳明里热脉象，患者出现"虚烦不得眠"症状。酸枣仁汤用于多种疾病导致的失眠症，临床使用，疗效甚佳。

临床上，诸多医者对仲景文中"虚烦不得眠"与栀子豉汤之"烦躁不得眠"有着混淆的理解，需鉴别之。两者皆有阳明里热之证，故有心烦不得眠之症，又同时有心脉晕灼热指感。不同的是，酸枣仁汤之"虚烦不得眠"包含太阴虚证，其心脉晕形瘦而搏动无神，为虚象。而栀子豉汤之心脉晕饱满而圆隆，搏动有神，心率较快，心晕按之上举有力，为实象。两者虚实迥然有异。

倘若从症状上去鉴别："虚烦不得眠"之心烦不甚明显，只是觉得入睡困难。而"烦躁不得眠"之心烦则烦躁较甚，常常伴有口干、便秘之热证症状。但问诊其差别较小，脉晕差别则一目了然。

阳明里热除了表现为睡前烦躁，还表现为入睡"烦躁"。患者带着一颗烦躁之心勉强入睡，睡觉仍然躁动不安，旁人看之辗转反侧，睡卧不安。患者自身则噩梦纷飞，梦中内容包括攻击、打骂、身体飞升、事物飞扬、战争、搏击等激烈、亢进、对抗性质明显的阳性梦。

假如是虚证，明显表现另外一番景色：忧郁，悲怆，痛哭，梦见死人、送葬队伍、坟墓古葬，梦见已故亲人，独自一个人在黑屋子，坠落，下降，悬崖边缘，望见深处等情绪消极、低落等阴性梦景。

失眠症还可能出现常见的压力梦，梦中有各种紧张场景：赶考试赶场，考题全不会，被追杀，上台演讲，眼镜丢失，蒙眼看不清，过独木桥，过高空玻璃桥，可见如此诸多抑郁紧张的梦境，是气滞而致失眠。这种患者会出现相应的弦紧脉。

我们在此顺带简略地概括了失眠的常见三种梦境是为了大家更好地理解酸枣仁汤的"虚烦不得眠"之症。但限于主题与篇幅，我们不再深入探讨。

4. 酸枣仁汤脉象用药加减

《金匮要略》方

酸枣仁汤方：酸枣仁二升，甘草一两，知母二两，茯苓二两，芎劳二两 深师有生姜二两。

上五味，以水八升，煮酸枣仁，得六升，内诸药，煮取三升，分温三服。

酸枣仁汤由酸枣仁、甘草、知母、茯苓、芎䓖5味组合成方。其中酸枣仁《本经》谓："主心腹寒热，邪结气聚，四肢酸痛，湿痹。久服安五脏，轻身延年。"《名医别录》："主烦心不得眠，脐上下痛，血转久泄，虚汗烦渴，补中，益肝气，坚筋骨，助阴气，令人肥健。"方中酸枣仁既取其"久服安五脏，轻身延年"之外益强壮之功，又取其"心烦不得眠"之安神之功，为君药。茯苓健脾安神为臣，知母清热除烦、清阳明热同为臣药。川芎《本经》谓："主中风，入脑，头痛，寒痹，筋挛缓急，金疮，妇人血闭无子。"川芎有特殊的作用，引药"入脑"为使。

酸枣仁汤之酸枣仁必须大量，否则无功。建议从18克起用，可用到60克。但个人敏感性不同，有人用到18克疗效已经非常好，有人则需用到60克，但不可一下加到60克，安神太过，睡眠太久，反而出现头晕、头痛、周身酸软不适等症。所以酸枣仁应因人而异调到一个适合的药量，才能起到最佳疗效，让患者能够入睡，醒后又不会出现头痛、周身不适的状态。假若这种状态出现，是入睡太久，缺少运动，气血不行，周身经络瘀堵导致。应减少酸枣仁量，加大川芎量，良好状态便可很快恢复。

酸枣仁汤之知母可滋阴除烦。脉象当中，阳明里热明显，微观脉象心脉心尖区有灼热指感显著者，应大量使用。知母可以从12g起用，可用到45克，除烦疗效明显，特别是入睡困难、烦躁不安者用之，可缩短入睡时间。

5. 酸枣仁汤脉象与其他方脉象鉴别

酸枣仁汤脉象需与黄连阿胶汤脉象相鉴别：两者同包含太阴阴血亏虚、阳明里热脉象，临床常常同用于失眠症状治疗。

不同点：两者虽同包含太阴阴血亏虚、阳明里热脉象，好像相似，实则不然。

黄连阿胶汤证是以阳明里热为主、太阴阴血亏虚为次的病机，其表现为阳明里热炽盛的脉象与症状，出现心脉晕心搏上抬有力、心前区及心区都有灼热指感之脉象，出现"心中烦，不得卧"的烦躁不安、坐卧不宁之较为严重的心烦症状，及便秘之里热炽盛证症状。

酸枣仁汤脉象是以太阴阴血亏虚为主、阳明里热为次的病机脉象，它体现出虚证大于实证的特征，可出现心脉晕形稍瘦而无神的虚象，和单纯心尖区有灼热指感而不涉及心前区的较小面积阳明轻实象。

二十三、麦门冬汤脉象

1. 脉象图

宏观脉象（如图 6-47）：细小而数，左关沉而细小。

微观脉象（如图 6-48）：右寸下可及肺脉晕，肺晕外形瘦小，肺表久候有灼热指感。切下肺晕内可及"垂柳样"或"树叶片样"异常脉晕，可及"水滑黏胶样"痰饮脉晕。

右寸中部可及咽喉脉晕，其中可及"颗粒样"指感，久候有干涩而灼热指感。

左寸下可及心脉晕，心晕外形瘦小，心动稍快而有神，搏动稍无力。

左关可及胃脉晕，胃脉沉下，外形瘦小、脉气无力。

2. 脉症

《金匮要略·肺痿肺痈咳嗽上气病脉证治第七》

第 10 条：大逆上气，咽喉不利，止逆下气者，麦门冬汤主之。

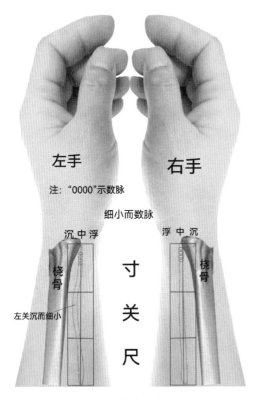

图 6-47　麦门冬汤宏观脉图

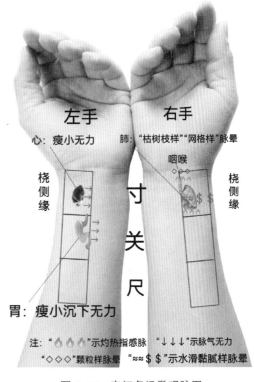

图 6-48　麦门冬汤微观脉图

3. 麦门冬汤脉象经验

麦门冬汤脉象为太阴阳明合病脉象，因治"大逆上气，咽喉不利，止逆下气"之大逆上气、咽喉不利者而设方，包含太阴阴虚、阳明里热脉象。

麦门冬汤太阴阳明合病宏观脉象： 细小而数，左关沉而细小。三部脉皆细小而数，细小者血虚及阴，为阴虚也。数脉为热象。此太阴阴虚而阳明里热之脉象。

麦门冬汤太阴阳明合病微观脉象： 右寸下及肺脉晕，肺晕外形瘦小，肺表久候有灼热指感。形瘦小为虚象，灼热为里热象，此太阴阴虚而阳明里热。切下肺晕内可及"垂柳样"或"树叶片样"异常脉晕，为慢性支气管炎或肺部感染疾病脉象。而"水滑黏胶样"脉晕则为痰饮脉象。此肺脉象表达了太阴阴虚而阳明里热夹痰饮脉象，相应出现了咳嗽、咳痰、气喘等肺部症状。

右寸中部可及咽喉脉晕，其中可及"颗粒样"指感，此为慢性咽喉炎的疾病脉象。久候有干涩而灼热指感，此为阳明里热伤津的脉象，出现了咽喉不利、咽痛、咽干等症状。

左寸下及心脉晕，心晕外形瘦小，心动稍快而有神，搏动稍无力，为太阴阴虚之脉象。

左关可及胃脉晕，胃脉沉下，外形瘦小、脉气无力。胃为太阴之本腑，胃脉晕沉下而瘦小无力，为太阴之胃中虚证脉象。无力偏气虚象。凡脉象涉及本腑，病已久矣，可见麦门冬汤证为久病而致，"非一日之寒"。

综上所述： 麦门冬汤脉象包含太阴阴虚、阳明里热及肺部、咽喉异常脉象。常常见于慢性肺炎、慢性支气管炎、间质性肺炎、肺纤维化、矽肺、过敏性支气管炎、慢性咽喉炎、慢性胃炎等，表现为咳嗽、气喘、咽部不利等病症。临床只要符合脉象，施之疗效甚佳。

麦门冬汤临床应用：

对于间质性肺炎的麦门冬汤脉证治疗，因阳明里热伤津，开始痰黏难咳，药后出现大量咳痰，这是好转现象，随着排痰一两天后，症状迅速好转，病情迅速向愈。患者可以增加水分摄入，能帮助恢复津亏状态，咳痰变得更加顺利。

肺纤维化的治疗尤其困难，但符合麦门冬汤脉证仍旧可以起一定疗效。影响呼吸者，应给一定氧疗，有助于中医发挥中药疗效。肺纤维化治疗时间较长，短时间内很难对比疗效，但长时间（一两个月）后，仍旧有一定的改善，此处麦门冬汤的麦冬一定要大量使用，可从 45 克起用，可以用到 60 克到 90

克，量大才有效。

慢性咽喉炎的治疗一定要注意，少说话，多喝水，戒烟酒。平常可以含服乌梅，增加咽喉津液生成，有利于慢咽的恢复。在方中，可加入蝉衣、僵蚕利咽之品，可增疗效。

麦门冬汤脉证常有慢性胃炎病史。患者脉象当中也常常可以诊察到慢性胃炎的疾病脉晕。患者常有上逆之症。何为上逆？有胃气上逆，有肺气上逆。胃气上逆者如食管反流，一股气上来，咽喉有烧灼感。咽喉的慢性炎症常为胃酸所致，所以慢咽的治疗，应注意慢性胃病的治疗，这是同一回事，而非不相关。此处假若有关脉沉细者，应大量以人参、半夏、甘草、生姜、大枣以健脾、降逆和胃。

麦门冬汤从理论及文献上来讲，可以治疗肺结核，诸医先贤也有相应经验。但目前肺结核属传染病，有疾控中心专病诊治，笔者没有相关经验，同行有机会可以验证之。

4. 麦门冬汤脉象用药加减

《金匮要略》方

麦门冬汤方：麦门冬七升，半夏一升，人参二两，甘草二两，粳米三合，大枣十二枚。

上六味，以水一斗二升，煮取六升，温服一升，日三、夜一服。

麦门冬汤由麦门、半夏、人参、甘草、粳米、大枣 6 味组合成方。其中麦门冬在《本经》的记载："主心腹结气，伤中伤饱，胃络脉绝，羸瘦短气。久服轻身，不老不饥。"《名医别录》："疗身重目黄，心下支满，虚劳客热，口干烦渴，止呕吐，愈痿蹶，强阴益精，消谷调中，保神，定肺气，安五脏，令人肥健。"方中取麦门冬之"羸瘦短气，久服轻身不老不饥"之强壮之功及"烦渴，止呕吐"滋阴降逆作用，为方中之君药。

故凡脉中太阴阴虚脉象明显者，麦冬应大量使用。临床上从 24 克起用，可以用到 60 克甚至到 90 克。麦门冬非大量不可取效，但大量的麦门冬可能煎出大量的汤药。

条文中有"以水一斗二升，煮取六升。温服一升，日三、夜一服。"如若没有服尽，夜餐加一服。《伤寒论》中"煮取六升"算是非常大的量，大多数"煮取六升"都会"去滓，再煎，取三升，温服一升，日三服"，最终只温服一升。所以麦门冬汤必须大量不间断频繁服用。

麦门冬汤脉象之左关沉而细小，沉之越甚，其胃越虚，应重用人参、甘草、生姜、大枣以健脾益气，固太阴之本源。人参可用党参替代，若胃中太虚可增加西洋参，以增补益强壮之用。

5.麦门冬汤脉象与其他方脉象鉴别

麦门冬汤脉象需与百合地黄汤脉象相鉴别：两者同包含太阴阴虚、阳明里热脉象，同样出现明显的细小而数宏观脉象。

不同点：麦门冬汤脉象之太阴阴虚主要表现在上、中焦，其微观脉象以肺、咽喉、胃脉晕异常为主要表现。

百合地黄汤脉象之太阴阴虚主要表现在上焦，其微观脉象以心肺、颅脑脉晕异常为主要表现。两者病机一致，而病变位置不同，主治及用药迥异。

二十四、泽泻汤脉象

1.脉象图

宏观脉象（如图6-49）：双寸弦。左关沉而无力。

微观脉象（如图6-50）：双寸上可及颅脑脉晕，切下颅脑内，颅内空虚指下如同无物，偶可及"烟雾弥漫样"异常脉晕，久候有稍涩而灼热指感。

左关可及胃脉晕，胃脉沉下，脉气无力，可及大片"水滑黏腻样"脉晕。

2.脉症

《金匮要略·痰饮咳嗽病脉证并治第十二》

第25条：心下有支饮，其人苦冒眩，泽泻汤主之。

3.泽泻汤脉象经验

泽泻汤脉象为太阴阳明合病脉象，因治"心下有支饮，其人苦冒眩"之冒眩症而设方，包含太阴胃气亏虚、阳明里热及水饮病机脉象。

泽泻汤太阴阳明合病宏观脉象：左关沉而无力，为气虚之脉。双寸弦，弦为水饮、气滞、疼痛之象。而寸为上焦，寸之弦，水饮凌于上焦，现头痛或眩晕之症。如此寸脉表明几个信息：太阴胃气亏虚，水饮凌于上焦，有头痛或眩晕之症。

泽泻汤太阴阳明合病微观脉象：双寸上可及颅脑脉晕，切下颅脑内，颅内空虚，指下如同无物，偶可及"烟雾弥漫样"异常脉晕，此为眩晕之象。久候有稍涩而灼热指感，为阳明里热之脉象。

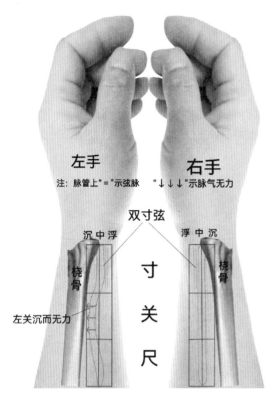
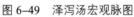

图 6-49 泽泻汤宏观脉图

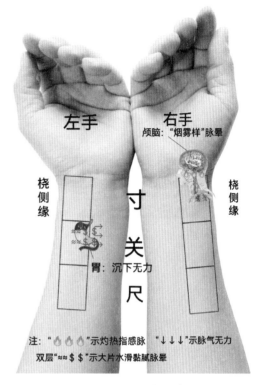

图 6-50 泽泻汤微观脉图

左关可及胃脉晕，胃脉沉下，脉气无力。脉晕沉下为机能下降、无力之脉，气虚之象。大片"水滑黏腻样"脉晕，此为大量水饮留聚胃中。综合胃脉晕信息：太阴胃气亏虚，胃中水饮留聚。

综上所述：泽泻汤脉象太阴胃气亏虚、阳明里热及水饮留聚胃中、凌于上焦病机脉象。临床上常常用于高血压、梅尼埃病、耳石症、腔隙性脑梗、颈椎病等表现有头部的眩晕、头痛症状的病症。符合上述脉象，疗效甚佳。

泽泻汤临床应用：

临床上高血压泽泻汤脉证的门诊治疗，要选择中危以下相对平稳的患者，假若是高危（血压 180/120mmHg 以上），建议先用降压药对症处理（或住院治疗），以防重大并发症出现，并且实时监控血压。脉证符合，药后当天就能够降压，多数人 1 到 3 周则能降到较为正常的水平。假若患者已经服用高血压药，不可突然停药，以防反弹。临床上未经降压药治疗的高血压患者疗效较好，但部分人比较顽固。高血压的中药治疗降到临界水平的时候，容易出现平台期。这个平台期的治疗容易出现波动并较为困难，要有一定的耐心，并较长时间吃药才能降下。

梅尼埃病的泽泻汤证患者眩晕较为严重，大多数伴有恶心、呕吐等症状，泽泻量要大才能起效，量小效缓或无效，建议泽泻从 24 克起用，可以用到 60 克。治疗前，可以做一下内耳的核磁共振，排查肿瘤。梅尼埃病患者经泽泻汤治疗后，内耳的迷路积水可以消退。对于内耳肿瘤，泽泻汤也能缓解眩晕症状，但是易反复，难以治愈，可以寻求外科途径帮助治疗。

腔隙性脑梗表现为泽泻汤脉证者，经治疗后眩晕症状很快缓解，但常常合并瘀血，可以与桂枝茯苓丸合用。症状缓解后并不代表疾病治愈，要再坚持治疗 1 到 2 个月，才能够真正逆转腔隙性脑梗，减少降低相应的并发症。

颈椎病表现为泽泻汤脉证者，眩晕症状多数也较为严重，经泽泻汤治疗，眩晕症状缓解后，多数转为其他证型。倘若有太阳表证而非少阴表证者，应给予相关汤药合用，不可死守一方。

4. 泽泻汤脉象用药加减

《金匮要略》方

泽泻汤方：泽泻五两，白术二两。

上二味，以水二升，煮取一升，分温再服。

泽泻汤由泽泻、白术 2 味组合成方。其中泽泻《本经》谓："味甘，寒。主风寒湿痹，乳难，消水，养五脏，益气力，肥健。久服耳目聪明，不饥，延年，轻身，面生光，能行水上。"方中取泽泻之"消水""久服耳目聪明"之功而治眩晕症。凡水饮脉严重者，重用之。

方中白术健脾益气，燥湿利水。左关沉无力显著者，脾胃气虚重，大量白术可加苍术合用。泽泻汤药虽二味，但效果神奇。假如病有他症，可以合并他方使用。

5. 泽泻汤脉象与其他方脉象鉴别

泽泻汤脉象需与吴茱萸汤脉象相鉴别：两者同包含太阴病及水饮病机脉象。同样上焦水饮症状。

不同点：吴茱萸汤脉象包含太阴里虚寒及痰饮病机脉象，太阴病表现以虚寒为主，出现相应沉迟脉象；而泽泻汤脉象为太阴胃气亏虚、阳明里热及水饮病机脉象，太阴病表现以胃气亏虚为主，出现相应沉而无力脉象。虽同为太阴病，但脉象侧重不同。

虽然同样表现为上焦水饮病机脉象，但颅脑脉晕表现不一，症状也不同。

吴茱萸汤脉象之颅脑脉晕，其桡侧缘可及弧形弦边脉，以头痛为主症；而泽泻汤脉象之颅脑脉晕，颅内空虚，指下如同无物，偶可及"烟雾弥漫样"异常脉晕，久候有稍涩而灼热指感，以眩晕症为主症。

二十五、茯苓杏仁甘草汤脉象

1.脉象图

宏观脉象（如图 6-51）：双寸细而弦。

微观脉象（如图 6-52）：左寸下可及心脉晕，心脉晕沉下，心脉形偏瘦，右室偏大而指下偏实，左室扁塌，按之无力，搏动无力而弱，搏动无神。

2.脉症

《金匮要略·胸痹心痛短气病脉证治第九》

第 6 条：胸痹，胸中气塞，短气，茯苓杏仁甘草汤主之，橘枳姜汤亦主之。

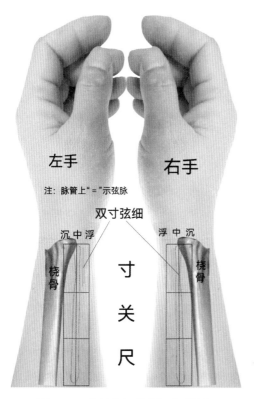

图 6-51　茯苓杏仁甘草汤宏观脉图

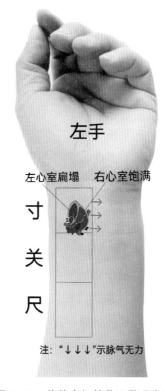

图 6-52　茯苓杏仁甘草汤微观脉图

3. 茯苓杏仁甘草汤脉象经验

茯苓杏仁甘草汤脉象为太阴病脉象，因治"胸痹，胸中气塞，短气"之胸痹而设方，包含太阴里虚、水饮病机脉象。

茯苓杏仁甘草汤太阴病宏观脉象：双寸细而弦。细为虚象，弦为气滞、疼痛、水饮，见于寸口，表达了上焦心脉亏虚、水饮停留之病机脉象。

茯苓杏仁甘草汤太阴里虚、水饮病机微观脉象：左寸下可及心脉晕，心脉晕沉下，心脉形偏瘦，此为太阴里虚之脉象特征。右室偏大而指下偏实，左室扁塌，按之无力。右室回静脉血、淋巴液，为水饮、为静、为阴。左室泵动脉血，为动、为阳。右室大则阴盛而水饮重。左室扁塌，按之无力，则为阳虚气弱之象。此心脉晕之阴盛阳衰水饮重之脉象特征。

搏动无力而弱，搏动无神，此心动无力，亦心中阳气亏虚之象。

综上所述：茯苓杏仁甘草汤脉象包含太阴里虚、心间有水饮病机脉象。这里用的"心间有水饮"表达不是特别正规，必须有大量的水饮脉象才符合水饮凌心的表达。心下有水饮又属于胃，所以暂且用"心间有水饮"来表达。大多数茯苓杏仁甘草汤脉证见于冠心病、心肌缺血、心包积液、心肌炎、肥厚性心肌病、病毒性心肌炎、三尖瓣反流、心力衰竭等，表现为短气、胸闷、小便不利者，符合上述脉象均可使用，疗效甚佳。

茯苓杏仁甘草汤临床应用：

冠心病茯苓杏仁甘草汤脉证患者胸闷症状都较轻，但不可忽视可能变为严重心绞痛、心梗的可能，应予重视。而对于三尖瓣反流、心力衰竭等病症，患者大多数有明显的气促症状。有些患者从问诊当中体现不出，当问爬楼梯的时候是否会喘，大多数患者则可准确表达。这种患者多数水饮脉象较重，小便不利，体现为小便较少。通过茯苓杏仁甘草汤治疗后，患者小便次数及小便量都变得较多，胸闷与气促随之缓解，体现心衰的心钠肽（ANP）指标也随之下降好转。

病毒性心肌炎的茯苓杏仁甘草汤脉证治疗，应强调患者卧床休息。患者心脏会因为炎症而变肥大，治疗初始阶段两个星期内大部分症状则可消除。但仍然必须再治疗 2 到 3 个月，不能剧烈运动一年以上，可减少并发症，确保心肌能够恢复正常。病毒性心肌炎较早时候会有咽痛、发热、脉弦等少阳病症状，符合少阳病脉证可以加小柴胡汤合用，疗效更佳。

肥厚性心肌病的茯苓杏仁甘草汤脉证患者胸闷、气促症状缓解周期都较长，大部分患者有瘀血病机脉象，有配合使用当归芍药散、桂枝茯苓丸等活血经方的机会。这类患者不但出现瘀血脉象，同时出现舌下脉络怒张，合用则疗程倍增。

4. 茯苓杏仁甘草汤脉象用药加减

《金匮要略》方

茯苓杏仁甘草汤方：茯苓三两，杏仁五十个，甘草一两。

上三味，以水一斗，煮取五升。温服一升，日三服，不差，更服。

茯苓杏仁甘草汤由茯苓、杏仁、甘草3味组合成方。其中茯苓《本经》谓："主胸胁逆气，忧恚，惊邪，恐悸，心下结痛，寒热烦满，咳逆，口焦舌干，利小便。"《本草衍义》："茯苓、茯神，行水之功多，益心脾不可阙也。"方中取其"主胸胁逆气""行水之功多"而利水渗湿、健脾之功。茯苓既可滋补太阴之里虚，又可化心间之水饮，一举两得，故为君药。

临床上茯苓大量才可建功，建议从30克起用，可用到60克。茯苓久煎才能出药之性味，如条文"以水一斗，煮取五升"。

杏仁《本草求真》谓："杏仁，既有发散风寒之能，复有下气除喘之力。"其有止嗽、化痰、平喘之功，只要符合水饮脉象，不一定要有咳痰和小便不利症状，均可使用。杏仁有小毒，量不宜太大。少部分人本来无痰，药后反而有轻度咳痰现象，属正常反应。

5. 茯苓杏仁甘草汤脉象与其他方脉象鉴别

茯苓杏仁甘草汤脉象需与泽泻汤脉象相鉴别：两者同包含太阴里虚及水饮病机脉象。

不同点：泽泻汤脉象为太阴胃气亏虚、阳明里热及水饮病机脉象，比茯苓杏仁甘草汤证多了阳明里热病。泽泻本身亦寒药，治在阳明。病机为水饮凌于上焦，有颅脑异常脉晕，有眩晕之症。

茯苓杏仁甘草汤脉象包含太阴里虚、水饮病机脉象。病机为水饮留聚心间，有心脉晕异常脉象，有胸闷气促症状。

二十六、甘草干姜茯苓白术汤脉象

1. 脉象图

宏观脉象（如图 6-53）： 双关、双尺沉细弦。

微观脉象（如图 6-54）： 左关可及胃脉晕，胃脉形瘦而沉下，有"颗粒样"异常脉晕，可及"水滑黏腻样"痰饮脉晕。

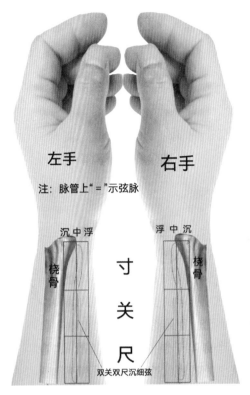

注：脉管上"="示弦脉

图 6-53 甘草干姜茯苓白术汤宏观脉图

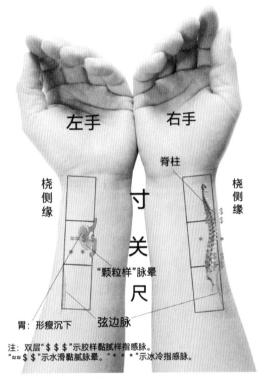

注：双层"＄＄＄"示胶样黏腻样指感脉。
"≈＄＄"示水滑黏腻脉晕。"＊＊＊"示冰冷指感脉。

图 6-54 甘草干姜茯苓白术汤微观脉图

于寸关尺上部桡侧缘可及"长城齿轮样"脊柱脉晕。脊柱椎体顺列，其各关节间隙可及"胶样黏腻样"寒湿脉晕，久候有冰冷指感。双尺桡侧缘可及弦边脉。

2. 脉症

《金匮要略·五脏风寒积聚病脉证并治第十一》

第 16 条：肾着之病，其人身体重，腰中冷，如坐水中，形如水状，反不渴，小便自利，饮食如故，病属下焦，身劳汗出，衣（一作表）里冷湿，久久得之，腰以下冷痛，腹重如带五千钱，甘草干姜茯苓白术汤主之。（《千金》作肾着汤）

3. 甘草干姜茯苓白术汤脉象经验

甘草干姜茯苓白术汤脉象为太阴病脉象。因治"肾着之病，其人身体重，腰中冷，如坐水中，形如水状，反不渴，小便自利，饮食如故，病属下焦，身劳汗出，衣一作表里冷湿，久久得之，腰以下冷痛，腹重如带五千钱"之肾着病而设方，包含太阴里虚、寒湿病机脉象。

甘草干姜茯苓白术汤太阴病宏观脉象：双关、双尺沉细弦。双关尺之沉细为太阴里虚，弦者气滞、疼痛、水饮。脉象表达了太阴里虚及下焦的气滞水饮之象。

甘草干姜茯苓白术汤太阴里虚、寒湿病机微观脉象：左关可及胃脉晕，胃脉形瘦而沉下，此为太阴里虚之象。有"颗粒样"异常脉晕，此为慢性胃炎疾病脉象。"水滑黏腻样"脉晕为痰饮之脉象。

于寸关尺上部桡侧缘可及"长城齿轮样"脊柱脉晕。脊柱显形，会有相应的脊椎疾病和腰椎疼痛症状。脊柱椎体顺列，其各关节间隙可及"胶样黏腻样"脉晕，此为骨骼、肌肉当中寒湿病邪脉象。久候有冰冷指感，为里寒之证。

微观脉象进一步细化了病机特征：有太阴里虚、胃中水饮、腰椎寒湿邪病机脉象。

综上所述：甘草干姜茯苓白术汤脉象包含太阴里虚、胃中水饮，腰椎寒湿邪病机脉象。患者常常有腰椎疾病以及腰椎疼痛症状，并常伴随胃肠疾病病史。临床本方常常用于强直性脊柱炎、腰椎间盘突出症、腰肌劳损、骶髂关节炎、类风湿关节炎等，表现为腰部沉重疼痛、转侧不利症状者，符合上述脉象均可使用，疗效较佳。

甘草干姜茯苓白术汤临床应用：

强直性脊柱炎、骶髂关节炎的甘草干姜茯苓白术汤证患者来之前可有严重的胃病，大多数患者也口服过非甾体类药物，很多医家认为是非甾体类药物导致的胃肠损害，实际上，这个因素只占其中的一部分，凡是太阴里虚患者，胃肠道疾病病史非常多见。这与患者本身太阴体质有关，一般要坚定停用各种对胃肠有伤害的药品，甘草干姜茯苓白术汤的治疗是富有疗效的。临床上症状缓解后，要相应再治疗 3～6 个月，直到影像学检查及生化免疫指标相对正常为止。临床上可以加用青风藤、鸡血藤、羌活等，有助于提高疗效。

腰肌劳损的甘草干姜茯苓白术汤证经过治疗，症状很快就能缓解，症状消失后则可停药，可以加狗脊、杜仲、巴戟天强筋壮骨增加疗效。腰肌劳损康复，要注意腰背肌力的锻炼，以防复发。

腰椎间盘突出症的甘草干姜茯苓白术汤脉证治疗，患者常常有腰椎沉重疼痛，同时也有双（或单）下肢放射性疼痛的相应症状。甘草干姜茯苓白术汤脉证还会出现相对四肢末节冰冷的伴随症状，寒性脉象明显则可以合用附子汤，放射性症状明显者可以加大蜈蚣、全蝎、牛膝、独活等药量，疗效显著。

4.甘草干姜茯苓白术汤脉象用药加减

《金匮要略》方

甘草干姜茯苓白术汤方：甘草、白术各二两、干姜，茯苓各四两。

上四味，以水五升，煮取三升。去滓，分温三服，腰中即温。

甘草干姜茯苓白术汤由甘草、白术、干姜、茯苓4味组合成方。其中干姜《本经》谓："主胸满咳逆上气，温中，止血，出汗，逐风湿痹，肠澼，下利。生者尤良。"《珍珠囊》："干姜其用有四：通心助阳，一也；去脏腑沉寒痼冷，二也；发诸经之寒气，三也；治感寒腹痛，四也。"方中取其"逐风湿痹""发诸经之寒气"之功而治寒湿之肾着病证，是为方中之君药。临床干姜一般用6到12克，若量太大，患者药后会有上腹部烧灼感，但配同等量或半量甘草则可缓解。

茯苓有利水渗湿之功，白术有健脾燥湿之效。凡是左关沉下而细脉象显著者，为太阴里虚甚，应予重用。白术、苍术合用，可增加健脾燥湿之功。

5.甘草干姜茯苓白术汤脉象与其他方脉象鉴别

甘草干姜茯苓白术汤脉象需与附子汤脉象相鉴别：两者同包含太阴里虚及寒湿病机脉象，常常用于筋骨疼痛疾病。

不同点：附子汤脉象之太阴病为太阴里虚寒，其寒象明显，而宏观脉象出现相应迟脉。甘草干姜茯苓白术汤脉象也出现太阴里虚，但其寒象不如附子汤证。这是两者最主要的鉴别要点。

二十七、苓甘五味姜辛汤脉象

1.脉象图

宏观脉象（如图6-55）：双寸弦。左关沉而细小。

微观脉象（如图6-56）：右寸下可及肺脉晕，肺晕形瘦小，其内可及"垂柳样"或"枯树枝样"脉晕，可及"水滑黏胶样"痰饮脉晕。久候肺晕有大片冰冷指感。

左关脾胃脉晕沉下，脾胃脉晕形瘦小，按之脉气上举无力。

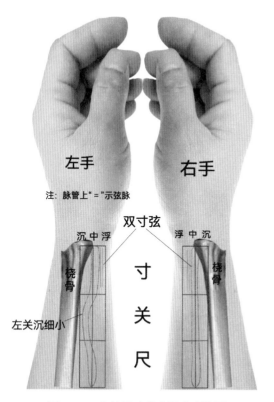

图 6-55　苓甘五味姜辛汤宏观脉图

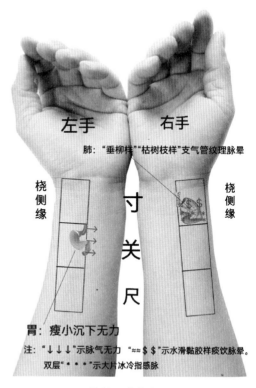

图 6-56　苓甘五味姜辛汤微观脉图

2. 脉症

《金匮要略·痰饮咳嗽病脉证并治第十二》

第 37 条：冲气即低，而反更咳，胸满者，用桂苓五味甘草汤去桂加干姜、细辛，以治其咳满。（即苓甘五味姜辛汤）

第 38 条：咳满即止，而更复渴，冲气复发者，以细辛、干姜为热药也。服之当遂渴，而渴反止者，为支饮也。支饮者，法当冒，冒者必呕，呕者复内半夏，以去其水。

第 39 条：水去呕止，其人形肿者，加杏仁主之。其证应内麻黄，以其人逐痹，故不内之。若逆而内之者，必厥。所以然者，以其人血虚，麻黄发其阳故也。

第 40 条：若面热如醉，此为胃热上冲熏其面，加大黄以利之。

3. 苓甘五味姜辛汤脉象经验

苓甘五味姜辛汤脉象为太阴病脉象，因治"冲气即低，而反更咳，胸满者，用桂苓五味甘草汤去桂加干姜、细辛，以治其咳满"之咳满设方，包含太阴里虚寒、水饮病机脉象。

苓甘五味姜辛汤太阴病宏观脉象：双寸弦，左关沉而细小。此弦为水饮，于寸部可见，为水饮凌于上焦。左关沉而细小，是太阴里虚之脉象，于关部出现，可见太阴之内腑脾胃亏虚之象。

苓甘五味姜辛汤太阴里虚寒、水饮病机微观脉象：右寸下可及肺脉晕，肺晕形瘦小，此太阴里虚之肺脉象，其内可及"垂柳样"或"枯树枝样"脉晕，此支气管炎、支气管肺炎之疾病脉象。可及"水滑黏胶样"脉晕为痰饮脉象。久候肺晕有大片冰冷指感，此为里寒之象。患者可出现相应的咳嗽、气喘、胸满。

左关脾胃脉晕沉下，脾胃脉晕形瘦小，按之脉气上举无力。此为太阴脾胃里虚之脉象。

综上所论：苓甘五味姜辛汤脉象包含太阴里虚寒、水饮病机脉象，其特征是肺部有里寒饮，常常见于慢性支气管炎、支气管肺炎、肺气肿、肺心病等，表现为咳嗽、气喘、胸满者，可用之。

苓甘五味姜辛汤类方临床应用：

临床上关于慢性支气管炎、支气管肺炎的苓甘五味姜辛汤脉证治疗，患者没有表证，没有相应的恶寒、发热、脉浮紧等症状，有明显的里饮症状，如咳嗽、咳痰，见"水滑黏胶样"痰饮脉晕。如条文"冲气即低，而反更咳，胸满者，用桂苓五味甘草汤去桂加干姜、细辛，以治其咳满"。

苓甘五味姜辛夏汤脉证：临床上可治疗肺气肿符合苓甘五味姜辛汤脉证患者，胸满、咳嗽、上逆较重。除了肺部水饮脉症更加严重以外，常常左关部也更沉，并出现水饮脉晕。胃内停饮患者常常在咳嗽的时候恶心、呕吐，或者平时食欲不振。这种肺胃水饮均较重者，可以在苓甘五味姜辛汤基础上再加半夏半升，则苓甘五味姜辛夏汤方，以增强化饮降逆之功。正如条文"咳满即止，而更复渴，冲气复发者，以细辛、干姜为热药也。服之当遂渴，而渴反止者，为支饮也。支饮者，法当冒，冒者必呕，呕者复内半夏，以去其水"。

苓甘五味姜辛夏杏汤脉证：临床上肺心病患者不但有肺部疾病，而且有心力衰竭，常常在符合苓甘五味姜辛汤脉证如胸满、咳嗽、上逆、恶心的基础上出现右心衰的水肿症状，会有面部水肿，也会有四肢浮肿。这种患者因为水饮泛滥，不仅咳喘上逆严重，而且出现浮肿。脉象当中会出现相应的右心室较大、左心室扁塌无力特殊的心间水饮脉象，可以在苓甘五味姜辛夏汤基础上再加杏仁半升（去皮尖），形成苓甘五味姜辛夏杏汤方。如条文"水去呕止，其人形肿者，加杏仁主之。其证应内麻黄，以其人逐痹，故不内之。若逆而内之者，必厥。所以然者，以其人血虚，麻黄发其阳故也"。其中"其证应内麻黄"因为既没有表证，而且太阴里虚较甚，麻黄发汗夺其津血，故而舍之不用。条文解释为"其证应内麻黄，以其人逐痹，故不内之。若逆而内之者，必厥。所以然者，以其人血虚，麻黄发其阳故也"。

苓甘五味姜辛夏仁黄汤脉证：临床上肺心病患者出现相应的水饮脉重和相应的心脉晕者，则符合苓甘五味姜辛夏杏汤脉证。患者还可能出现另外一种变证，则苓甘五味姜辛夏仁黄汤脉证。

何谓苓甘五味姜辛夏仁黄汤脉证？条文有曰："若面热如醉，此为胃热上冲熏其面，加大黄以利之。"此证患者在上述脉象的基础上增加了阳明腑实脉象：左尺桡侧缘可及直肠脉晕，形饱满粗大，其内可及"泥团样"燥屎脉晕。有上述腑实脉象者，应果断加大黄，以清泻阳明腑实。

以上，我们把苓甘五味姜辛汤、苓甘五味姜辛夏汤、苓甘五味姜辛夏杏汤、苓甘五味姜辛夏仁黄汤等四个方证脉象合并在一起讨论，是因为它们有承上启下的关系。如此合在一起讨论，既不扩大篇幅，又能上下衔接，更好理解。

当然，上述相应的汤脉证并不一定对应治疗相应的"病"（支气管炎、肺心病等）。我们提出相应疾病来举例讨论，是为了更清楚更好地理解脉证，而非对应关系。

4. 苓甘五味姜辛汤脉象用药加减

《金匮要略》方

苓甘五味姜辛汤方：茯苓四两，甘草、干姜、细辛各三两，五味子半升。

上五味，以水八升，煮取三升，去滓。温服半升，日三服。

苓甘五味姜辛汤由茯苓、甘草、干姜、细辛、五味子5味组合成方。其中细辛《本经》谓："主咳逆，头痛脑动，百节拘挛，风湿痹痛，死肌。"《药品化义》："细辛，若寒邪入里而在阴经者，以此从内托出。"方取其"主咳逆""寒邪入里……托出"之功，而治"冲气即低，而反更咳，胸满者"，可见其温肺化饮之功。干姜《本经》谓："主胸满咳逆上气，温中，止血，出汗，逐风湿痹，肠澼下。生者尤良。"亦具"主胸满咳逆上气，温中"之功。两者同为方中之君药，共奏温肺化饮、温中散寒之功效。

故凡是脉象中寒饮重者，见肺晕大片冰冷指感及"水滑黏胶样"痰饮脉晕，均需重用细辛、干姜以温肺化饮、温中散寒。凡太阴里虚甚者，见微观脉象脾胃脉晕形瘦小，按之脉气上举无力，应重用茯苓、甘草、干姜温中健脾燥湿。

五味子《本经》谓："主益气，咳逆上气，劳伤羸瘦，补不足，强阴，益男子精。"有强壮益气之功，又主"咳逆上气"，为方中之佐。五味子味酸，亦有酸敛止咳之功。故临床上化痰之后，痰饮已出，患者已无痰，但咳仍较重，此时应重用五味子以酸敛止咳。

5. 苓甘五味姜辛汤脉象与其他方脉象鉴别

苓甘五味姜辛汤脉象需与小青龙汤脉象相鉴别：两者同包含太阴病及水饮病机脉象，同常常用于咳嗽、气喘疾病。

不同点：小青龙汤脉象为太阳太阴合病脉，其证必须有太阳表证出现，有相应的浮紧之脉，这是其与苓甘五味姜辛汤最主要的鉴别点。

第七章　少阳病脉象

第一节　少阳病脉象特征

少阳病宏观脉图: 如图 7-1。

少阳病主提纲:《伤寒论》第 263 条:"少阳之为病,口苦、咽干、目眩也,"这一条概括了少阳病的主要临床特征:口苦、咽干、目眩。少阳病在半表半里,病未内陷于里,亦未能透邪于表,则邪热滞郁,阳气有余,阳性升腾,郁热上冲,行于孔窍,而现口苦、咽干、目眩也。

上述主提纲表明:太阴病病在半表半里,病性属阳,少阳郁热易于上升,易出现孔窍症状,如口苦、咽干、目眩等耳、鼻、眼、咽喉等症状。

少阳病辅助提纲:《伤寒论》第 264 条:"少阳中风,两耳无所闻,目赤,胸中满而烦者。"这条说明了少阳病的阳热病机。少阳阳热主要区别于阳明里实热。阳明里实热是属于病在里的实热壅盛病机,而少阳阳热主要是半表半里的郁热。病在半表半里,邪正分争剧烈而有郁热。外不能透表,内未陷于里,夹于半表半里,郁热于胸中而"胸中满而烦";热性上升,蒸腾于上,热入孔窍,而"两耳无所闻,目赤"。

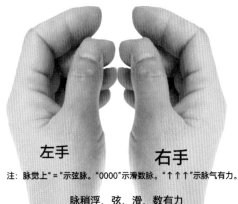

注: 脉觉上"="示弦脉。"0000"示滑数脉。"↑↑↑"示脉气有力。

脉稍浮、弦、滑、数有力

图 7-1　少阳病宏观脉图

《伤寒论》第 265 条："**伤寒，脉弦细，头痛发热者，属少阳。**"少阳阳热蒸腾于外而现发热，热蒸于上而现头痛之症。

《伤寒论》第 97 条："**血弱气尽，腠理开，邪气因入，与正气相搏，结于胁下，正邪分争，往来寒热，休作有时，嘿嘿不欲饮食。脏腑相连，其痛必下，邪高痛下，故使呕也。**"这条阐述了少阳病病因病机。肌肤腠理如人体之藩篱，病邪入侵，肌肤腠理首当其冲，假若营血充盈，卫气坚固，当肌腠紧密，皮毛紧闭，外邪难以入侵。若皮毛失守，邪入肌肤，营卫正气奋起抗争于皮表，则出现太阳表证。仅当营血亏虚，卫气不固，外邪乃入，先入于半表半里，后陷于里。所谓"血弱气尽，腠理开，邪气因入"。此"血弱"并非全身血弱，而是营血弱。此"气尽"也非周身气尽，仍卫气亏虚、卫外不固之意。如此则"邪气因入"于半表半里之位，"与正气相搏"于半表半里之位。此营卫亏虚无力，透邪于表，正气未衰，邪未内陷于里。故而产生半表半里之少阳病。

综上所述：我们从少阳病的主提纲及辅助提纲解读表明，少阳病之病位在半表半里。因正气未衰，邪正分争激烈，病性属阳，为半表半里之阳性病。

少阳病宏观脉象：

《伤寒论》第 265 条："**伤寒，脉弦细，头痛发热者，属少阳。**"这里表述了少阳病所出现的"弦细"脉象。弦脉为少阳病的主要特征脉象。少阳病病在半表半里，外不透于表，内不陷于里，气滞郁结。脉搏之鼓动，本着"气为血帅"，则脉中之血搏而推动，今气郁结，推动不畅，脉管壁成僵直之态，触之紧绷，则成弦脉。

故凡弦脉度（脉管紧张度）愈高者，气滞郁结之愈重；细脉者，脉中之营血亏虚，充盈不足也。此少阳病之病因所在，即"血弱气尽，腠理开"。故凡是脉管愈细，营血愈亏，正气愈弱，少阳之邪正分争愈弱，陷于阴者，指日可待。凡少阳病之治，应滋营血以固阳气，所谓"血为气之母"。

少阳病还出现滑数有力的脉象。滑数有力一般出现在阳明里热，焉何少阳病亦出现？少阳病出现滑数有力必兼细脉，也就是细而滑数有力。滑数有力体现的是阳热之证，少阳病有少阳阳热（郁热）病机，如条文"少阳中风，两耳无所闻，目赤，胸中满而烦者"，其少阳阳热郁于半表半里，热性炎上，阳性上升，上蒸孔窍，故而出现"两耳无所闻，目赤，胸中满"。但少阳阳热并非阳明里实热，其热轻蒸而非里热炽盛，虽亦出现滑数有力之热象，必兼细脉之虚象。其滑数亦不会太过，太过必向阳明转化。

少阳病脉象常处于稍浮之位，处于浮位与中层位之间的层面，轻"寻"而得。《诊家枢要》："持脉之要有三：曰举，曰按，曰寻。轻手循之曰举，重手取之曰按，不轻不重，委曲求之曰寻。"此位之脉象，体现"血弱气尽，腠理开"，外邪已乘虚而入于半表半里，但正气未衰，邪并未陷于里，故脉象仍稍浮。

综上所述：《伤寒论》对少阳病记载的主要脉象是弦细脉象。临床上根据少阳病条文背后的病机以及临床实践，我们发现，少阳病还有细而滑数脉，有稍浮之特征脉位。脉象总体体现了少阳病的病位在半表半里，具少阳气滞、少阳阳热（郁热）、营卫亏虚病机脉象。

基于上述宏观脉象概念的取象类比，我们对于少阳病的微观脉象进一步探讨、理解，对微观脉象中的"形"以"象"的思维进行有效的归纳，并验之于临床。

少阳病微观脉图：如图 7-2。

少阳病寸部微观脉象：右寸下肺脉晕稍浮起，肺表形态稍瘦，稍瘦之形为稍有虚象。表面绷紧而隆起成弦，为气滞、郁而不畅之象。肺脉晕内无纹理夹杂，按之脉气上举有力，为正气未衰。久候有轻热指感，为少阳阳热（郁热）之象。此"轻热指感"应区别于阳明病"灼热指感"的阳明里热之脉象。一轻、一重，同性质而程度不同。

左寸下心脉晕稍浮起，心脉晕形态稍瘦但略饱满，心搏动稍快，搏动有力而有神。形瘦略饱满之心脉晕为营血亏虚之象，处于稍浮之位，则病在半表半里。心形饱满，心搏动稍快而有力，为心阳充足，正气未衰。若心搏动较快，则有上焦郁热之象。

以上心肺之脉体现少阳病的心肺营血亏虚之象，但心阳充足，正气未衰。

少阳病心肺脉象的出现，将

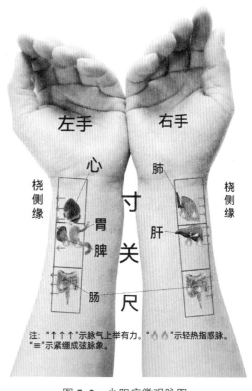

图 7-2　少阳病微观脉图

伴随着咳嗽、胸满、临床症状。

少阳病关部微观脉象： 右关下可及肝脉晕，肝脉晕形稍瘦而稍浮起，肝脉晕表面绷紧而隆起成弦，按之脉气上举有力。久候有轻热指感。此象形同心肺脉晕，亦是少阳阳热、气滞、营卫亏虚之象。但肝脉晕之成弦象较其他之脏腑来得明显。少阳之气滞之象，若在他处不显，此处必有显象。缘因肝为将军之官，有疏肝理气、行滞解郁之功，外应少阳病之阳热、气滞之象，可称为少阳病之本腑（里腑）。倘若其他脏腑皆无弦脉，单独肝脉有成弦之象，则病已入少阳之半表半里无疑。

左关下可及脾胃脉晕，脾胃脉晕形稍瘦而稍浮起，胃脉晕表面绷紧而隆起成弦，按之脉气上举有力，久候有轻热指感。此脉象同上，亦少阳病脉。此胃脉晕表面绷紧而隆起成弦之象，常偏左关桡侧缘。此弦亦是胃气滞而疼痛之象，偏于桡侧缘，疼痛亦随之偏于上腹部两边或肋下，如条文第146条："伤寒六七日，发热，微恶寒，支节烦疼，微呕，心下支结，外证未去者，柴胡桂枝汤主之。""心下支结"则言痛在两边。假若胃脉于尺侧隆起成弦，亦为气滞之象，则非少阳之气滞，但此象非绝对，应结合其他脉象而定。

少阳病之肝脉象的出现，将伴随着口苦、咽干、目眩、胸胁疼痛、寒热往来之症状，正如提纲条文第263条："少阳之为病，口苦、咽干、目眩也。"但肝脉象与心脉象同时出现，则既有肝弦之脉，亦有心阳热之脉象，则肝火上炎，少阳阳热蒸腾于上焦，出现症状如条文"少阳中风，两耳无所闻，目赤，胸中满而烦者"。

少阳病之脾胃脉象的出现，将伴随着"心下支结"的恶心、呕吐之症状。

少阳病尺部微观脉象： 双尺可及肠形脉晕，脉晕形稍瘦而稍浮起，肠形脉晕表面绷紧而隆起成弦，按之脉气上举有力。久候有轻热指感。此形稍瘦而稍浮起隆起成弦之脉象，亦是少阳气滞之脉象。久候有轻热指感则是少阳阳热之脉象。

见到少阳病肠腑之脉象，患者出现相应的腹部疼痛、腹泻等症状。如条文第172条："太阳与少阳合病，自下利者，与黄芩汤。"此处体现了一个问题，少阳病见少阳阳热，少阳阳热为半表半里之郁热，为轻热状态，热性上炎，阳性上升，其性上行，多表现为上焦、中焦及五官九窍之疾病，少有下焦之病。下焦见阳明之里热，虽热炎上，但病入于里而沉于下也。故下焦肠腑之少阳阳热应考虑是否合并阳明里热。如"太阳与少阳合病，自下利者，与黄芩汤；若呕者，黄芩加半夏生姜汤主之"。

我们对六经病脉的分析理解，讨论至此，不禁提出一个问题：半表半里的内涵是什么？《伤寒论》第97条："血弱气尽，腠理开，邪气因入，与正气相搏，结于胁下。"为何"结于胁下"而不结于他处？因胁之内为肝脏所藏？

《伤寒论》之太阳表证："太阳之为病，脉浮，头项强痛而恶寒。"而阳明里热证："阳明之为病，胃家实是也。"是不是可以理解为皮表之证都属于表证，而胃肠之证都属于里证？《伤寒论》第35条："太阳病，头痛发热，身疼腰痛，骨节疼痛，恶风无汗而喘者，麻黄汤主之。"这进一步说明了咳喘的肺部气管症状也部分归纳为太阳表证。

所以我们可以进一步理解"表"的概念：皮肤、上呼吸道及大支气管与外界空气常年相接触的并常年处于开放状态的部分，多属于表证的反应部分。

相反，解读一下"里"的概念证：口腔、食管、胃、肠（包括大、小肠）与食品消化物相接触的，常年处于闭合状态的，属于里证的反应部分。

除此之外，外不接触空气、内不接触食品消化物的部分，属半关闭状态的器官都可以归纳为半表半里的反应部分。如咽喉、眼、内耳，但处于关闭状态，偶尔与空气接触。偶尔出现接触空气之表证，偶尔出现半表半里证。肝胆位置外部不接触空气之表，内部不接触闭合的胃肠之里，常为半表半里的反应区。

这也就解释了少阳病"结于胁下"的胸胁疼痛等症。妇人输卵管、子宫、阴道亦处于半关闭状态，常年属于半表半里区域。但严谨来讲，应该说不表则里，中间可以没有半表半里。如阳明外证，出现高热汗出，没有胃肠道症状反应的里证反应，但是它同样属于阳明里证，也脱离了恶寒、无汗、脉浮等皮表肌肤的表证反应。脱离了表证，如果没有半表半里症状的反应，就属于里证。这就回到了症状反应的辨证上面来。我们这样归纳是为了更好地理解表证、里证及半表半里证的症状反应关系。因为症状反应容易混淆和出现辨证上的错误，所以我们认为脉象才能够准确反映疾病本质内涵，症状反应只是佐证与参考。

上面综合讲述了少阳病的宏观脉象以及微观脉象的特征，穿插讨论了半表半里及表证、里证的症状反应的概念内涵。为了更好地掌握脉象，理解症状反应与脉象的关系，以下分述了少阳病几个常见的脉证。

第二节 少阳病脉象详解

一、小柴胡汤脉象

1.脉象图

宏观脉象（如图7-3）：脉稍浮而弦细有力或弦细滑数。

微观脉象（如图7-4）：右关下可及肝脉晕，肝脉晕形稍瘦而稍浮起，肝脉晕表面绷紧而隆起成弦，按之脉气上举有力。久候有轻热指感。

左关下可及脾胃脉晕，脾胃脉晕形稍瘦，胃脉晕表面绷紧而隆起成弦，按之脉气上举有力。

2.脉症

《伤寒论·辨太阳病脉证并治（中）》

第37条：太阳病，十日已去，脉浮细而嗜卧者，外已解也。设胸满胁痛

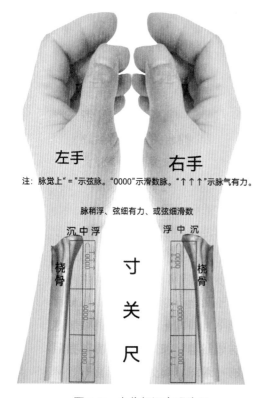

图7-3 小柴胡汤宏观脉图

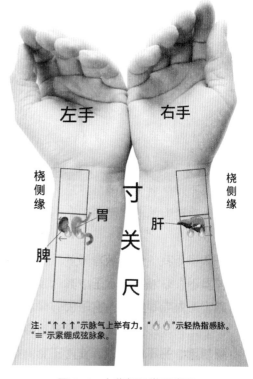

图7-4 小柴胡汤微观脉图

者，与小柴胡汤；脉但浮者，与麻黄汤。

第 96 条：伤寒五六日，中风，往来寒热，胸胁苦满，嘿嘿不欲饮食，心烦喜呕，或胸中烦而不呕，或渴，或腹中痛，或胁下痞硬，或心下悸、小便不利，或不渴、身有微热，或咳者，小柴胡汤主之。

第 97 条：血弱气尽，腠理开，邪气因入，与正气相搏，结于胁下。正邪分争，往来寒热，休作有时，嘿嘿不欲饮食，脏腑相连，其痛必下，邪高痛下，故使呕也，小柴胡汤主之。服柴胡汤已，渴者，属阳明，以法治之。

第 99 条：伤寒四五日，身热恶风，颈项强，胁下满，手足温而渴者，小柴胡汤主之。

第 100 条：伤寒，阳脉涩，阴脉弦，法当腹中急痛。先与小建中汤，不差者，与小柴胡汤主之。

第 101 条：伤寒中风，有柴胡证，但见一证便是，不必悉具。凡柴胡汤病证而下之，若柴胡证不罢者，复与柴胡汤，必蒸蒸而振，却复发热汗出而解。

第 103 条：太阳病，过经十余日，反二三下之，后四五日，柴胡证仍在者，先与小柴胡汤；呕不止，心下急，郁郁微烦者，为未解也，与大柴胡汤下之则愈。

第 104 条：伤寒十三日，不解，胸胁满而呕，日晡所发潮热，已而微利，此本柴胡证，下之以不得利，今反利者，知医以丸药下之，此非其治也。潮热者，实也。先宜服小柴胡汤以解外，后以柴胡加芒硝汤主之。

《伤寒论·辨太阳病脉证并治（下）》

第 144 条：妇人中风七八日，续得寒热，发作有时，经水适断者，此为热入血室。其血必结，故使如疟状，发作有时，小柴胡汤主之。

《伤寒论·辨阳明病脉证并治》

第 229 条：阳明病，发潮热，大便溏，小便自可，胸胁满不去者，与小柴胡汤。（康平本作"柴胡汤主之"）

第 230 条：阳明病，胁下硬满，不大便而呕，舌上白胎者，可与小柴胡汤。上焦得通，津液得下，胃气因和，身濈然汗出而解。

第 231 条：阳明中风，脉弦浮大，而短气，腹都满，胁下及心痛，久按之气不通，鼻干，不得汗，嗜卧，一身及目悉黄，小便难，有潮热，时时哕，耳前后肿。刺之小差，外不解。病过十日，脉续浮者，与小柴胡汤。

《伤寒论·辨少阳病脉证并治》

第 266 条：本太阳病不解，转入少阳者，胁下硬满，干呕不能食，往来寒热。尚未吐下，脉沉紧者，与小柴胡汤。若已吐、下、发汗、温针、谵语，柴胡证罢，此为坏病，知犯何逆，依法治之。

《伤寒论·辨厥阴病脉证并治》

第 379 条：呕而发热者，小柴胡汤主之。

《伤寒论·辨阴阳易差后劳复病脉证并治》

第 394 条：伤寒差以后，更发热，小柴胡汤主之。脉浮者，以汗解之；脉沉实（一作紧）者，以下解之。

《金匮要略·黄疸病脉证并治第十五》

第 21 条：诸黄，腹痛而呕者，宜柴胡汤。必小柴胡汤，方见呕吐中。

《金匮要略·呕吐哕下利病脉证治第十七》

第 15 条：呕而发热者，小柴胡汤主之。

《金匮要略·妇人产后病脉证治第二十一》

第 2 条：产妇郁冒，其脉微弱，呕不能食，大便反坚，但头汗出。所以然者，血虚而厥，厥而必冒，冒家欲解，必大汗出。以血虚下厥，孤阳上出，故头汗出。所以产妇喜汗出者，亡阴血虚，阳气独盛，故当汗出，阴阳乃复。大便坚，呕不能食，小柴胡汤主之。

附方《千金》三物黄芩汤：治妇人在草蓐，自发露得风。四肢苦烦热，头痛者，与小柴胡汤。头不痛但烦者，此汤主之。

3. 小柴胡汤脉象经验

小柴胡汤脉象为少阳病脉象，因治"伤寒五六日，中风，往来寒热，胸胁苦满，嘿嘿不欲饮食，心烦喜呕，或胸中烦而不呕，或渴，或腹中痛，或胁下痞硬，或心下悸、小便不利，或不渴、身有微热，或咳者"之半表半里之少阳病而设方。其为典型少阳病之半表半里偏阳病机脉象。其少阳病脉象可细分为少阳气滞、少阳阳热与营卫亏虚三部分病机脉象。

小柴胡汤少阳病宏观脉象：脉稍浮而弦细有力或弦细滑数。弦脉是少阳病的特征脉象。也是病在半表半里的特征性脉象。何也？弦脉本为气滞、疼痛、水饮之脉，何来半表半里？

少阳之病本因"血弱、气尽，腠理开，邪气因入，与正气相搏，结于胁下，正邪分争……"而致。其"血弱"所指营血弱，而非周身之血虚。其"气尽"所指卫气虚，而非周身之气虚。肌表之营卫亏虚，而导致"腠理开"，"腠理开"为肌表腠理疏泄、肌肤失之蕃篱。"邪气因入，与正气相搏，结于胁下，正邪分争"，此处之"结于胁下"，"结"则为气滞不行、气聚局部之意。

其正邪分争于半表半里，外不出于表，内不陷于里，郁于其中，滞而不行，故现气滞之脉弦之象。脉之愈弦，滞（结）之愈紧。所以弦脉程度（脉管壁紧张度）亦代半表半里之气滞程度。半表半里正邪分争可体现阳性特征，也可体现阴性特征。正邪分争激烈者为阳，而正邪分争沉衰者为阴。为阳则少阳病，为阴则厥阴病。

少阳病宏观脉象特征：脉稍浮之象，则脉浮于表，轻举触手可及；脉沉于里，则深按可及；脉居中层位，寻之可及。而举至寻之间可及者为稍浮之脉。《诊家枢要》："持脉之要有三：曰举，曰按，曰寻。轻手循之曰举，重手取之曰按，不轻不重，委曲求之曰寻。"此稍浮之脉不沉而稍浮，处浮位与中位之间，曰之稍浮。浮为表，沉为里，稍浮为表面半里。

少阳病属半表半里正邪分争之激烈者，因少阳病之体内阳气未衰减，阳气有余，奋起与病邪分争，脉象亦体现阳气有余的数脉、滑脉。所以少阳之脉必体现弦而数或弦而滑之脉，则既有半表半里之气机结滞，又有阳气奋争之力量，此亦为少阳阳热。少阳阳热为半表半里之阳热，与阳明里实热不同。少阳阳热位居半表半里，其阳热为微热之意。而阳明里实热之病位在里，其热为阳明里热，为里热炽盛之热。二者应予区分。

少阳病焉何出现细脉？此为少阳病之营卫亏虚病因导致。如条文"血弱、气尽，腠理开，邪气因入，与正气相搏"，此为少阳病之营卫亏虚脉象。

小柴胡汤少阳气滞、少阳阳热与营卫亏虚病机微观脉象：右关下可及肝脉晕，肝脉晕形稍瘦而稍浮起，此稍瘦之形为略虚之象。从微观脉象看，形稍瘦而未达到血虚的瘦小之象，两者稍有区别。但瘦之外形又为血虚之象，此形稍瘦，应是血虚不甚明显，故为少阳病之营卫亏虚病机脉象也。如条文"血弱、气尽，腠理开，邪气因入"。

肝脉晕形稍浮起，此亦少阳之特征。肝脉晕形不浮不沉，处于浮与中层位之间，真切表达半表半里之病位也。

肝脉晕表面绷紧而隆起成弦，按之脉气上举有力。此隆起成弦为气滞之象，是少阳气滞病机脉象；有力之脉气代表脏气未衰，正气尚存。肝晕表面久候有"轻热指感"。此为少阳阳热之微观脉象，可区别于阳明里热之"灼热指感"。

左关下可及脾胃脉晕，脾胃脉晕形稍瘦，胃脉晕表面绷紧而隆起成弦，按之脉气上举有力。此脾胃稍瘦之象亦表达脾胃功能稍微减弱之象，绷紧而隆起成弦亦是少阳气滞之象。

综上所述：小柴胡汤脉象为典型的少阳病脉象，包括少阳气滞、少阳阳热与营卫亏虚三部分病机脉象。宏观脉象，出现弦细有力或弦细滑数。微观脉象以肝胃脉晕异常为主要特征，出现相应的口苦、咽干、寒热往来、胸胁疼痛等柴胡汤脉症。如条文"伤寒五六日，中风。往来寒热，胸胁苦满，嘿嘿不欲饮食，心烦喜呕，或胸中烦而不呕，或渴，或腹中痛，或胁下痞硬，或心下悸、小便不利，或不渴、身有微热，或咳者，小柴胡汤主之。"

小柴胡汤临床应用：

小柴胡汤应用广泛，可用于呼吸系统（支气管炎，支气管肺炎，上呼吸道感染，流感等），心血管系统（冠心病、高血压、心脏神经症等），消化道系统（慢性浅表性胃炎，慢性萎缩性胃炎，胃食管反流病等），神经系统（肋间神经痛，偏头痛等），运动系统（颈椎病等），淋巴系统（扁桃体肿大，淋巴结肿大等），血液系统（血小板减少性紫癜，贫血等），泌尿系统（尿路感染，肾盂肾炎等），几乎各系统疾病都有涉及，虽然如此广泛，但疗效又异常之好。

小柴胡汤在《伤寒论》中有条文 20 条之多，对小柴胡汤的脉证论述非常丰富，但后学者容易混淆，"口苦、咽干、寒热往来、胸胁疼痛"被称为小柴胡汤之四大证。但《伤寒论》另有条文"伤寒中风，有柴胡证，但见一证便是，不必悉具"，让后学应用头痛不已，也一度引起了各种解释与学术纷争。难道柴胡证没有很严谨的内涵？非也！我们从众多纷飞的柴胡脉证当中，抓住了脉象这个主要本质特征。从脉象入手，直达少阳本质，任症状之繁飞，其核心病机不变，执简驭繁，能取得良好的临床效应。

小柴胡汤应用之广泛无法一一举例，现在将几个常见病证分述如下：

化脓性扁桃体炎的小柴胡汤脉症治疗。未学经方之前，针对化脓性扁桃体炎，扁桃体已经化脓，血象又高（血常规：白细胞、中性粒细胞高），抗生素是必用的。但后来我们发现多数化脓性扁桃体炎有明显的弦滑数脉，此弦脉于右寸、右关较为明显，特别是咽喉化脓、吞咽疼痛的情况下。有高热时则伴随着滑脉与数脉。符合小柴胡汤脉象，我们果断使用小柴胡加连翘、桔梗、薏苡仁等。高热重伴有口干、口渴，有阳明里热加石膏。

如此处理，大多数患者 1 到 3 天热退身凉，血象下降，扁桃体肿大、发脓消退，则告治愈。小柴胡汤在此处的应用，临床观察之下，疗效不亚于目前临床常用的抗生素，甚至在退热、退血象乃至于扁桃体的消肿、退脓各方面疗效指标都较好。

浅表性胃炎的小柴胡汤脉症治疗。出现相应的上腹部或者胸胁疼痛症状患者有口苦、咽干等少阳病症，并符合少阳病脉者，使用小柴胡汤，可以很快消除消化道症状，并可以在电子胃镜下见证其治愈。值得一提的是，符合脉证的小柴胡汤可以消除幽门螺杆菌的感染（Hp（＋）），临床上治疗一段时间，复查 Hp，大多数可以转阴，其中原理未经进一步研究，有待同行揭秘。另外，小柴胡汤不但能消除慢性胃炎的消化道症状，清除幽门螺杆菌的感染，还能提高胃黏膜功能。我们从胃功能三项检查（蛋白酶原Ⅰ、胃蛋白酶原Ⅱ以及胃泌素 17 的水平）治疗后，各个指标都趋向好转。

在经方的讨论当中，很多人忽视了现代医学指标，笔者在临床当中非常重视。虽然在仲景那个年代，肯定是没有上述临床医学检查指标。但生活于 21 世纪的我们，采用先圣之经方，治疗现代之疾病，仅仅满足于消除临床症状，并无法说服于人。

通常临床治愈，要从几个方面进行评估。临床症状的消除、影像、理化指标的恢复正常都是需要的。只是单纯消除临床症状，各种影像理化指标又处于不正常的情况下，是无法说明疾病已治愈的，既难以说服患者，也不符合治愈标准。这一点要引起大家重视。

4. 小柴胡汤脉象用药加减

《伤寒论》方

小柴胡汤方：柴胡半斤，黄芩、人参、甘草（炙）、生姜（切）各三两，大枣十二枚（擘），半夏半升（洗）。

上七味，以水一斗二升，煮取六升，去滓，再煎，取三升，温服一升，日三服。

若胸中烦而不呕者，去半夏、人参，加栝楼实一枚；若渴，去半夏，加人

参，合前成四两半，栝楼根四两；若腹中痛者，去黄芩，加芍药三两；若胁下痞硬，去大枣，加牡蛎四两；若心下悸、小便不利者，去黄芩，加茯苓四两；若不渴，外有微热者，去人参，加桂枝三两，温覆微汗愈；若咳者，去人参、大枣、生姜，加五味子半升，干姜二两。

小柴胡汤由柴胡、黄芩、人参、甘草、生姜、大枣、半夏7味组合成方。其中柴胡《本经》谓："主心腹肠胃结气，饮食积聚，寒热邪气，推陈致新。"《医学起源·药类法象》："柴胡，少阳、厥阴引经药也。妇人产前产后必用之药也。善除本经头痛，非此药不能止。治心下痞，胸膈中痛……引胃气上升，以发散表热。"方中取柴胡"主心腹肠胃结气""少阳、厥阴引经药也"之功治少阳病气滞（结）之症。

这里明确告诉大家，《本经》之时并没有和解少阳的说法。"和"法如何？理气散结！所以当弦脉气滞较为明显之时，应大量使用柴胡，同时可以加香附、郁金等疏肝理气解郁之品，胸腹部胀满也可以加枳壳、枳实、厚朴之品。小柴胡汤之胸胁疼痛有个特点：疼痛偏离中线，要么左，要么右，而多见于右侧。

黄芩《本经》谓："主诸热黄疸，肠澼泄痢，逐水，下血闭，恶疮疽蚀火疡。"《名医别录》："疗痰热，胃中热，小腹绞痛，消谷，利小肠，女子血闭，淋露下血，小儿腹痛。"方中取其"主诸热""疗痰热"之功，化少阳之阳热，脉象中滑数有力之少阳阳热者可重用之。

人参《神农本草经》谓："补五脏，安精神，定魂魄，止惊悸，除邪气，明目，开心益智。"《本草汇言》："补气生血，助精养神之药也。"方中取其"补五脏""补气生血"之功能大补元气，健脾生津，滋补恢复营卫气血。故凡脉中细而肝晕亦偏瘦，则可大量使用，配合方中甘草、生姜、大枣共匡营卫正元。

小柴胡汤作为少阳病基础方，有很多加减方法，若出现寸弦、胸闷，为气滞上焦，"胸中烦而不呕者，去半夏、人参，加栝楼实一枚"。

若寸弦滑数，为上焦气滞、痰热，患者当有胸闷、咳痰之症，"若渴，去半夏，加人参，合前成四两半，栝楼根四两"。

若左关细弦紧，另有太阴夹滞，"若腹中痛者，去黄芩，加芍药三两"；右关弦而有力，肝脉晕偏大，气滞而结甚，"若胁下痞硬，去大枣，加牡蛎四两"。

倘若左关出现"水滑样"水饮脉晕，"若心下悸、小便不利者，去黄芩，加茯苓四两"。

倘若脉浮于表，表证未解也，"若不渴，外有微热者，去人参，加桂枝三两，温覆微汗愈"。

若脉静不数不滑，少阳阳热不明显，"若咳者，去人参、大枣、生姜，加五味子半升，干姜二两"。

上述加减方法，依条文而根据临床经验，又增加脉象特征解释，验于临床，屡试屡验，百试不爽。

5. 小柴胡汤脉象与其他方脉象鉴别

小柴胡汤脉象需与柴胡桂枝干姜汤脉象相鉴别：两者皆为半表半里之脉象，同治胸胁疼痛之症。

不同点：小柴胡汤脉象为少阳病之典型脉象。柴胡桂枝干姜汤脉象为厥阴病之典型脉象。少阳病脉象弦细有力或弦细滑数，厥阴病脉象弦细小无力，一个是半表半里之阳性脉，一个是半表半里之阴性脉，虽病同位，然病性截然不同。

二、柴胡桂枝汤脉象

1. 脉象图

宏观脉象（如图 7-5）：双寸浮缓而细，关尺稍浮而弦细有力。

微观脉象（如图 7-6）：右寸下肺脉晕浮起，肺表形态扁平偏瘦，而肺表之气按之平整而柔软，肺脉晕内无纹理夹杂。

右关下可及肝脉晕，肝脉晕形稍瘦而稍浮起，肝脉晕表面绷紧而隆起成弦，按之脉气上举有力。久候有轻热指感。

左关下可及脾胃脉晕，脾胃脉晕形稍瘦，胃脉晕表面绷紧而隆起成弦，按之脉气上举有力。

2. 脉症

《伤寒论·辨太阳病脉证并治（下）》

第 146 条：伤寒六七日，发热，微恶寒，支节烦疼，微呕，心下支结，外证未去者，柴胡桂枝汤主之。

《金匮要略·腹满寒疝宿食病脉证治第十》

《外台》柴胡桂枝汤：治心腹卒中痛者。

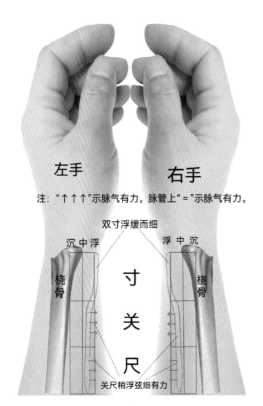

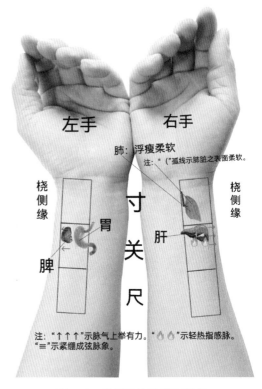

图 7-5　柴胡桂枝汤宏观脉图

图 7-6　柴胡桂枝汤微观脉图

3. 柴胡桂枝汤脉象经验

柴胡桂枝汤脉象为少阳太阳合病脉象，因治"伤寒六七日，发热，微恶寒，支节烦疼，微呕，心下支结，外证未去者"之支节烦疼、心下支结而设方，包含少阳病及太阳表虚病机脉象。

柴胡桂枝汤少阳太阳合病宏观脉象： 双寸浮缓而细，关尺稍浮而弦细有力。细为虚，浮于寸，营血亏虚也。脉动和缓，无热象。浮为表，又有亏虚之象，为太阳表虚证。关尺弦细，弦为气滞、疼痛、水饮之象，细为营血亏虚。稍浮则处半表半里之病位。而有力之脉说明正气未衰。综合之，病机为太阳表虚、少阳气滞、营卫亏虚，伴疼痛。

柴胡桂枝汤少阳病及太阳表虚病机微观脉象： 右寸下肺脉晕浮起，肺表形态扁平偏瘦，而肺表之气按之平整而柔软，肺脉晕内无纹理夹杂。浮起为表，而扁平、偏瘦、柔软皆为虚象，故为太阳表虚之脉象。

右关下可及肝脉晕，肝脉晕形稍瘦而稍浮起，肝脉晕表面绷紧而隆起成弦，按之脉气上举有力。久候有轻热指感。稍浮起之位为半表半里。而绷紧而隆起成弦为气滞（结）之脉象，脉气有力，正气未衰。轻热指感为少阳阳热之脉象。此为少阳病脉。

左关下可及脾胃脉晕，脾胃脉晕形稍瘦，胃脉晕表面绷紧而隆起成弦，按之脉气上举有力。形稍瘦为虚象，成弦为气滞，此营血亏虚而少阳气滞之脉象。

综上所述：有太阳表虚之脉症，有少阳病之气滞、少阳热、营血亏虚之脉象。患者当出现相应的表虚证，如机体疼痛、汗出；出现少阳病胸胁疼痛、寒热往来，恶心等症。如条文"伤寒六七日，发热，微恶寒，支节烦疼，微呕，心下支结，外证未去者，柴胡桂枝汤主之"。临床上常常用于上呼吸道感染、高热不退、流感、登革热、慢性胃炎、急性胃炎、强直性脊柱炎、急性风湿性关节炎等病症见柴胡桂枝汤脉证者。

柴胡桂枝汤临床应用：

流感的柴胡桂枝汤脉证治疗。患者出现高热、肌体疼痛、汗出等症状，施用柴胡桂枝汤后发热、肌痛很快好转，但可能于第二天下午又出现发热，病情并未痊愈，脉象不变者，仍然符合柴胡桂枝汤证，应坚持再用，三天之内必可痊愈。假如中间出现恶心较为严重者，关脉有"水滑样"水饮脉晕，可以加藿香、薏苡仁解表化湿，胃肠道症状则很快平息。

登革热柴胡桂枝汤脉证治疗。登革热国内比较少，但从国外如缅甸旅游回来的患者则较多。我们遇到过多例登革热体现柴胡桂枝汤脉证者，使用柴胡桂枝汤原方治疗很快热退，肌痛缓解，眼球疼痛等特殊症状也很快缓解。当然，愈后仍旧需要按传染病规范隔离。

强直性脊柱炎急性发作期柴胡桂枝汤脉证治疗。强直性脊柱炎急性发作期出现柴胡桂枝汤脉证比较多，患者腰、背、臀、足等肌体疼痛比较严重，但柴胡桂枝汤疗效神奇，疼痛很快消退。个别消退比较慢的，可以加青风藤、大蜈蚣等通经活络之品。但急性期过后，大多数并非柴胡桂枝汤脉证，应根据脉象"知犯何逆，依法治之"。

4. 柴胡桂枝汤脉象用药加减

《伤寒论》方

柴胡桂枝汤方：桂枝一两半（去皮），芍药一两半，黄芩一两半，人参一两半，甘草一两（炙），半夏二合半（洗），生姜一两半（切），大枣六枚（擘），柴胡四两。

上九味，以水七升，煮取三升，去滓，温服一升。

柴胡桂枝汤由柴胡、黄芩、人参、芍药、桂枝、生姜、甘草、半夏、大枣 9 味组合成方。其中小柴胡汤和解少阳郁热，而桂枝汤发汗解表、调和营卫，既解太阳表虚，又治少阳气滞阳热。故凡表证重者，脉浮缓甚，应重用柴胡桂枝汤中的桂枝汤，而脉弦甚、少阳病重者应重用其中之小柴胡汤以和解少阳。

凡是"发热，微恶寒，支节烦疼"之表证明显者，重用桂枝、白芍。凡是"微呕，心下支结"等少阳病明显者，重用柴胡、半夏。凡是"腹卒中痛者"，重用白芍、甘草和营止痛，如芍药甘草汤意，可重用白芍达 45 克到 65 克，腹卒中痛覆杯而愈。

5. 柴胡桂枝汤脉象与其他方脉象鉴别

柴胡桂枝汤脉象需与小柴胡汤脉象相鉴别：两者同包含少阳病脉象，同可治胸胁疼痛之症。

不同点：小柴胡汤脉象为典型少阳病脉，而柴胡桂枝汤脉象则为太阳少阳合病脉，有着独特特征的太阳表虚脉证，出现相应的脉浮缓及相应的肌痛、发热、汗出等表虚证症状。

三、四逆散脉象

1. 脉象图

宏观脉象（如图 7-7）：脉稍浮而弦细有力。

微观脉象（如图 7-8）：右寸下肺脉晕稍浮起，肺表形态偏瘦，表面绷紧而隆起成弦，肺脉晕内无纹理夹杂。按之脉气上举有力，久候有轻热指感。

或右关下可及肝脉晕，肝脉晕形稍瘦而稍浮起，肝脉晕表面绷紧而隆起成弦，按之脉气上举有力。久候有轻热指感。

或左关下可及脾胃脉晕，脾胃脉晕形稍瘦而稍浮起，胃脉晕表面绷紧而隆起成弦，按之脉气上举有力。久候有轻热指感。

或双尺可及肠形脉晕，脉晕形稍瘦而稍浮起，肠形脉晕表面绷紧而隆起成弦，按之脉气上举有力。久候有轻热指感。

2. 脉症

《伤寒论·辨少阴病脉证并治》

第 318 条：少阴病，四逆，其人或咳，或悸，或小便不利，或腹中痛，或泄利下重者，四逆散主之。

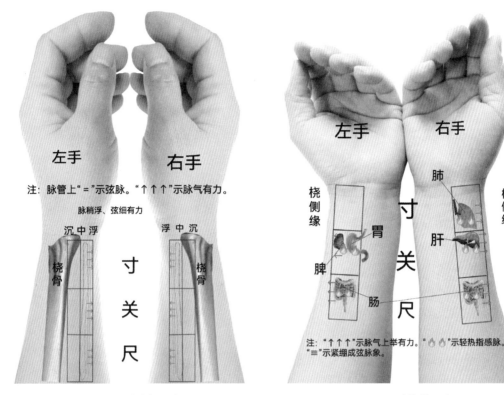

注：脉管上"＝"示弦脉。"↑↑↑"示脉气有力。

脉稍浮、弦细有力

图 7-7　四逆散宏观脉图

注："↑↑↑"示脉气上举有力。"🔥🔥🔥"示轻热指感脉。"≡"示紧细成弦脉象。

图 7-8　四逆散微观脉图

3. 四逆散脉象经验

四逆散脉象为少阳病脉象，因治"少阴病，四逆，其人或咳，或悸，或小便不利，或腹中痛，或泄利下重者"之腹中痛、泄利下重者而设方，包含少阳病气滞及少阳阳热病机。四逆散证属少阳病，以少阳病气滞病机为特征。

四逆散少阳病宏观脉象：脉稍浮而弦细有力。脉稍浮为病在半表半里，弦细之脉为少阳气滞而营卫亏虚也。脉有力为正气未衰。此为少阳病之典型脉象。但四逆散证以弦脉为主要特征，脉象弦度较甚（脉管壁紧张度比较大），此可区别于小柴胡之脉象。

四逆散少阳病气滞病机微观脉象：右寸下肺脉晕稍浮起，肺表形态偏瘦，表面绷紧而隆起成弦，肺脉晕内无纹理夹杂。按之脉气上举有力。久候有轻热指感；或右关下可及肝脉晕，肝脉晕形稍瘦而稍浮起，表面绷紧而隆起成弦，按之脉气上举有力，久候有轻热指感。或左关下可及脾胃脉晕，脾胃脉晕形稍瘦而稍浮起，胃脉晕表面绷紧而隆起成弦，按之脉气上举有力，久候有轻热指感。

或双尺可及肠形脉晕，脉晕形稍瘦而稍浮起，肠形脉晕表面绷紧而隆起成弦，按之脉气上举有力，久候有轻热指感。上述之肺、肝、脾胃、肠形脉晕皆形稍瘦而稍浮起，此病在少阳之半表半里，有形稍瘦之营卫亏虚之象。表面绷紧而隆起成弦为少阳气滞之象，此四逆散证之弦象较为显著，气滞重也。按之脉气上举有力，正气未衰。久候有轻热指感，为热之轻症——少阳阳热。

上述微观脉象之间有个"或"，是或可出现的意思，可以出现一种脉象，也可以两三种合并出现。出现于肺部之上焦则"其人或咳，或悸"，出现于脾胃则"或腹中痛"，出现于肠腑，则"或腹中痛或泄利下重"。其实四逆散证远不止上述或可出现脉象，可能出现其他脏腑脉晕，但出现四逆散脉象特征者，亦属四逆散脉证。

综上所述：四逆散脉象包含少阳病气滞及少阳阳热病机，以少阳病气滞病机为特征表现。临床上见于冠心病、慢性支气管炎、肋间神经痛、慢性胃炎、萎缩性胃炎、慢性肠炎、肠易激综合征、肠功能紊乱、阳痿、早泄、月经不调、痛经等多种疾病。符合四逆散脉象特征者，疗效甚佳。

四逆散临床应用：

肠易激综合征的四逆散脉证治疗。肠易激综合征出现了腹痛、腹泻、里急后重等症状，有一大部分人符合四逆散脉象特征，我们施用了四逆散，临床疗效较佳。患者常常会出现阵发性的蠕动紊乱、肠绞痛，方中可以大量用白芍，阵痛与不规则肠蠕动很快可以平息。如果仍然较顽固，可以加防风、陈皮，合痛泻要方之意，可增加疏肝理气止痛之功。肠易激综合征与情绪压力及生活不规则关系较大。应规则作息，避免情绪刺激与波动。

痛经之四逆散脉证治疗。此种痛经每逢经期必伴腹泻、腹痛，这种患者常常出现四逆散脉证。临床使用不但痛经好转，腹泻随之好转。奇怪的是，这类患者有小便不利症状。从常理推断，子宫的痛经，影响到周围肠功能蠕动，怎么样会影响排尿功能？但临床上确有部分患者同时伴有尿频、尿急，但小便常规检查却不见尿路感染的症状。这种患者不用增加利尿药，但凭四逆散则可痊愈。假如小便短少，可加茯苓一味。如条文"小便不利者，加茯苓五分"。

4. 四逆散脉象用药加减

《伤寒论》方

四逆散方：甘草（炙），枳实（破，水渍，炙干），芍药，柴胡。

上四味，各十分，捣筛，白饮和，服方寸匕，日三服。咳者，加五味子、干姜各五分，并主下利；悸者，加桂枝五分；小便不利者，加茯苓五分；腹中痛者，加附子一枚，炮令坼；泄利下重者，先以水五升，煮薤白三升，煮取三升，去滓，以散三方寸匕，内汤中，煮取一升半，分温再服。

四逆散由柴胡、甘草、枳实、芍药4味组合成方。其中柴胡《本经》谓："主心腹肠胃结气，饮食积聚，寒热邪气，推陈致新。"其理气止痛、行滞解郁为君药。枳实《神农本草经》谓："除寒热结……益气轻身。"《名医别录》："除胸胁痰癖，逐停水，破结实，消胀满，心下急痞痛……"其破气消积、化痰散痞为臣药。全方共奏理气行滞之功而治少阳病气滞病机。故脉弦甚者，气滞结甚，应予重用柴胡、枳实。胸胁腹疼痛甚者，可以合用枳壳加强行滞之功。芍药具有和营止痛之功，凡疼痛甚或阵发痉挛性疼痛而脉细者，予重用。

凡双寸弦而肺脉晕可及"垂柳样"支气管炎脉晕，患者胸胁疼痛而咳者，"咳者，加五味子、干姜各五分，并主下利"。

左脉浮细小者，卫阳虚甚，心失所养，"悸者，加桂枝五分"。双尺弦紧而稍沉，下焦可及"水滑样"水饮脉晕，"小便不利者，加茯苓五分"。

双尺沉下，尺脉中有冰冷指感，为合太阴之下焦里寒，"腹中痛者，加附子一枚，炮令坼"。

同时有"泄利下重者，先以水五升，煮薤白三升，去滓，以散三方寸匕，内汤中，煮取一升半，分温再服"以震荡下焦阳气。

可见，条文中加减并非全部用于少阳病，可见合并水饮、合并太阴病等，应据脉灵活加减使用。

5. 四逆散脉象与其他方脉象鉴别

四逆散脉象需与小柴胡汤脉象相鉴别：两者同是少阳病脉象，同可治胸胁疼痛之症。

不同点：小柴胡汤脉象为典型少阳病脉，有小柴胡汤脉象的少阳气滞、少阳阳热与营卫亏虚三部分病机脉象。而四逆散脉象虽也属少阳病脉象，但以少阳气滞病机为主，脉中以弦而有力为主要特征。应予区别使用。

四、黄芩汤脉象

1. 脉象图

宏观脉象（如图 7-9）：双尺脉弦而滑数有力。

微观脉象（如图 7-10）：双尺可及肠形脉晕，脉晕形态偏大，肠形脉晕表面绷紧而隆起成弦，按之脉气上举有力。久候有涩而灼热指感。

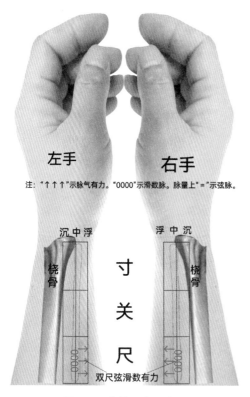

注："↑↑↑"示脉气有力。"0000"示滑数脉。脉量上"="示弦脉。

图 7-9 黄芩汤宏观脉图

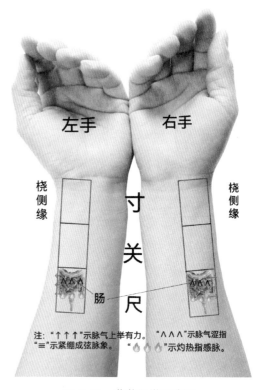

注："↑↑↑"示脉气上举有力。"∧∧∧"示脉气涩指
"≡"示紧绷成弦脉象。 "🔥🔥🔥"示灼热指感脉。

图 7-10 黄芩汤微观脉图

2. 脉症

《伤寒论·辨太阳病脉证并治（下）》

第 172 条：太阳与少阳合病，自下利者，与黄芩汤；若呕者，黄芩加半夏生姜汤主之。

《伤寒论·辨厥阴病脉证并治》

第 333 条：伤寒脉迟，六七日，而反与黄芩汤彻其热。脉迟为寒，今与黄芩汤复除其热，腹中应冷，当不能食，今反能食，此名除中，必死。

《金匮要略·呕吐哕下利病脉证治第十七》

《外台》黄芩人参汤：治干呕下利。《玉函经》云人参黄芩汤。本为黄芩汤，内容与《伤寒论》黄芩汤内容异，故改之。

3. 黄芩汤脉象经验

黄芩汤脉象为少阳阳明合病脉象，因治"太阳与少阳合病，自下利者"之自下利者而设方，包含少阳病气滞病机及阳明里实热病机。

黄芩汤少阳阳明合病宏观脉象：双尺脉弦而滑数有力。滑数有力为阳明里热之脉象。而弦本为少阳病之气滞，但此处脉象并无稍浮之位，缘于另有阳明里热合病。里热壅盛，少阳病之半表半里正邪分争则偏移向里，故而不体现稍浮之脉象。此为少阳阳明合病脉象。

黄芩汤少阳病气滞及阳明里实热病机微观脉象：双尺可及肠形脉晕，脉晕形态偏大，此偏大为实象。肠形脉晕表面绷紧而隆起成弦，此为气滞之脉象。按之脉气上举有力，正气未衰。久候有涩而灼热指感，为阳明里热之微观脉象。其中肠形涩脉象为肠炎之疾病脉象。

综上所述：黄芩汤证包含少阳病气滞病机及阳明里实热病机脉象特征，常见于急性胃肠炎、急性肠炎、急性痢疾等病症，见发热、口干、腹痛、腹泻、恶心等症状者，临床使用，疗效较佳。

急性胃肠炎的黄芩汤脉证治疗，应注意是否有食物中毒、饮食不洁等诱因。患者出现发热、腹痛、腹泻等症状，不一定出现口干、心烦、肛门灼热等明显的阳明里热证症状，只要有明显的滑数脉与灼热脉者，则可使用黄芩汤。假如腹泻次数增多，可能有口干等脱水症状，应大量补充水液，防止阳明津伤。但有些患者出现恶寒、肌痛、恶心症状，则有表证，"若呕者，黄芩加半夏生姜汤主之"。临床应知常达变。

4. 黄芩汤脉象用药加减

《伤寒论》方

黄芩汤方：黄芩三两，芍药二两，甘草二两（炙），大枣十二枚（擘）。

上四味，以水一斗，煮取三升，去滓，温服一升，日再夜一服。

黄芩汤由黄芩、芍药、甘草、大枣 4 味组合成方。其中黄芩《本经》谓："主诸热黄疸，肠澼泄痢……"《名医别录》："疗痰热，胃中热，小腹绞痛，消谷，利小肠……"方中取黄芩清热燥湿、泻火解毒而治"肠澼泄痢""小腹绞痛"之功效，为方中之君药。芍药、甘草清泻里热、养血缓中而止痛。

但凡脉中滑数，里热重者，患者发热、腹泻明显，则重用黄芩清泻里热。而脉弦者，腹中疼痛明显，气滞甚，当重用白芍、甘草。

5. 黄芩汤脉象与其他方脉象鉴别

黄芩汤脉象需与四逆散脉象相鉴别：两者同有少阳病脉象，同可用于腹痛、腹泻之症。

不同点：四逆散脉象为少阳病脉象，而黄芩汤脉象则为少阳阳明合病脉象。四逆散脉象有稍浮之象，而黄芩汤脉象沉而不浮。四逆散脉象为气血亏虚之象，相应出现脉细。而黄芩汤证为阳明里热之病机，出现相应的滑数有力之脉象，迥然不同，可资鉴别。

五、鳖甲煎丸脉象

1. 脉象图

宏观脉象（如图7-11）：双寸浮细，双尺弦而滑数有力。

微观脉象（如图7-12）：右关下肝晕饱满而肿大，而肝表面紧绷、稍隆起而成弦。切下肝内可及"麻布样纹理"涩而"粗糙质感"异常脉晕，按之质感偏硬。久候有灼热指感。

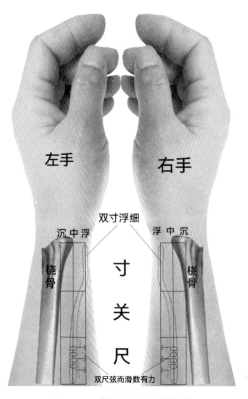

图 7-11　鳖甲煎丸宏观脉图

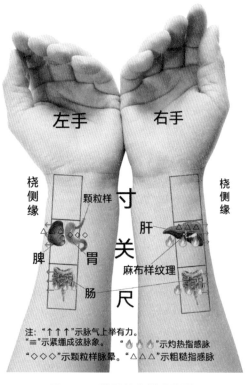

图 7-12　鳖甲煎丸微观脉图

左关脾晕饱满而肿大，按之实而质感偏硬，脉气上举有力，切下可及"粗糙质感"异常脉晕。

左关下胃晕饱满而隆起，胃晕之表面紧绷而成弦。可见胃晕内"颗粒样"异常脉晕，久候有灼热指感。

双尺肠脉晕沉而饱满有力，左尺桡侧缘可及直肠脉晕，其内可及"泥团块样"粪便脉晕。久候有灼热指感。

2. 脉症

《金匮要略·疟病脉证并治第四》

第 2 条：病疟，以月一日发，当以十五日愈；设不差，当月尽解；如其不差，当云何？师曰：此结为癥瘕，名曰疟母，急治之，宜鳖甲煎丸。

3. 鳖甲煎丸脉象经验

鳖甲煎丸脉象为少阳太阳阳明合病脉象，因治"病疟，以月一日发，当以十五日愈；设不差，当月尽解；如其不差，当云何？师曰：此结为癥瘕，名曰疟母，急治之"之疟母病而设方，包含少阳气滞、太阳表虚、阳明里实热、阳明腑实、瘀血多种病机脉象。

鳖甲煎丸少阳太阳阳明合病宏观脉象：双寸浮细，双尺弦而滑数有力。滑数有力为阳明里热之脉象。弦为少阳气滞，弦而滑数为少阳阳明合病脉象。而双寸浮细则为太阳表虚脉象。宏观脉象提示有少阳、太阳、阳明合病脉。

鳖甲煎丸少阳气滞、阳明里实热、阳明腑实、瘀血病机微观脉象：右关下肝晕饱满而肿大，此为里实之象，亦是肝肿大疾病脉象。而肝表面紧绷、稍隆起而成弦，此为气滞之象。切下肝内可及"麻布样纹理"涩而"粗糙质感"异常脉晕，按之质感偏硬，此为肝硬化、重度脂肪肝疾病脉象。久候有灼热指感，为阳明里热脉象。

左关脾晕饱满而肿大，按之实而质感偏硬，脉气上举有力，此为里实之象，亦为脾大之疾病脉象。切下可及"粗糙质感"异常脉晕，为瘀血之脉象。

左关下胃晕饱满而隆起，胃晕之表面紧绷而成弦，此为气滞之象。可见胃晕内"颗粒样"异常脉晕，为慢性胃炎、萎缩性胃炎疾病脉象。久候有灼热指感，为阳明里热脉象。

双尺肠脉晕沉而饱满有力，左尺桡侧缘可及直肠脉晕，其内可及"泥团块样"粪便脉晕。久候有灼热指感。此为阳明里热腑实脉象。

综上所述：鳖甲煎丸脉象为少阳太阳阳明合病脉象，包含少阳气滞、太阳表虚、阳明里实热、阳明腑实、瘀血多钟病机脉象，常常见于多种疾病导致的慢性肝炎、肝硬化、脾肿大等病症。原方为治疗疟母而设。疟疾久延不愈，致气血亏损，瘀血结于胁下，并出现痞块，名为疟母，类似久疟后脾脏肿大的病症。目前，我们国内疟疾非常少，更不用说疟母，笔者少有疟疾的治疗经验，但根治过相同的脉症病机。笔者将其拓展用于慢性乙肝导致的肝硬化、脾肿大或者重度脂肪肝，均取得惊奇的良好疗效。

鳖甲煎丸临床应用：

乙肝肝硬化的鳖甲煎丸脉症治疗。患者有慢性的乙型肝炎病史，当肝炎反复发作并转化为肝硬化的时候，胁下可摸到肿大的肝脏，如同条文"此结为癥瘕"。符合鳖甲煎丸脉症者，可以用之。通常要吃到三个月再做 B 超、做肝硬化测试，三个月为一个周期，疗效佳。

假如有腹水者，可以加茯苓，大腹皮利水渗湿，可以消除腹水。若变为早期阳明里热，且比较明显，大黄、芒硝可用，多数患者在一个月后，滑数脉象趋平，而腑实脉象消失。这个时候应该去芒硝，减大黄量。芒硝在此处对肝硬化并无法"软坚"，通腑之后，可弃之不用。

当肝脉晕内"麻布样纹理"与"粗糙质感"脉晕成片者，说明肝硬化较重的同时瘀血严重，在重用鳖甲、桃仁、赤芍的同时可加丹参。

我们临床上大多数用汤药，因为药房饮片不够充足，一般不用蜣螂、鼠妇，但临床上仍然取得良好药效，建议有条件的医者照原方使用。

乙肝肝硬化患者，有一部分患者常年累月有手足心潮热的感觉，有午后潮热的感觉，脉象也偏细小而滑数。脉太过细小，为病累及太阴，有太阴阴血亏虚可以加生地黄、沙参、麦冬以滋阴血，在较快消除手足心烦热的同时，可较快缓解肝硬化各种指标。

假若肝硬化、肝功能失常，有黄疸和胆红素升高等，可以配合茵陈蒿汤清泄阳明里热、利尿渗湿而退黄疸，有助于肝功能恢复正常。

4. 鳖甲煎丸脉象用药加减

《金匮要略》方

鳖甲煎丸方：鳖甲十二分（炙），乌扇三分（烧），黄芩三分，柴胡六分，鼠妇三分（熬），干姜三分，大黄三分，芍药五分，桂枝三分，葶苈一分（熬），石韦三分（去毛），厚朴三分，牡丹五分（去心），瞿麦二分，紫葳三分，半夏一分，人参一分，䗪虫五分（熬），阿胶三分（炙），蜂窠四分（熬），赤硝十二分，蜣螂六分（熬），桃仁二分。

上二十三味为末，取煅灶下灰一斗，清酒一斛五斗，浸灰，候酒尽一半，着鳖甲于中，煮令泛烂如胶漆，绞取汁，内诸药，煎为丸，如梧子大。空心服七丸，日三服。《千金方》鳖甲片十二片，又有海藻三分，大戟一分，䗪虫五分，无鼠妇、赤硝二味，以鳖甲和诸药为丸。

鳖甲煎丸由鳖甲、乌扇、黄芩、柴胡等23味组合成方。方中包含柴胡桂枝汤、桃核承气汤及蜂窠、鼠妇、䗪虫、蜣螂等虫类药。方中柴胡桂枝汤通津液、调和营卫、理气行滞而治少阳、太阳之病。而桃核承气汤祛瘀逐水、软坚散结，可清阳明里热而化诸癥瘕。而蜂窠、鼠妇、䗪虫、蜣螂等虫类药皆有解毒、通络、化瘀、软坚之功，以治癥瘕之疾。

方中鳖甲《神农本草经》谓："味咸，平。主心腹癥瘕坚积、寒热、去痞、息肉、阴蚀、痔、恶肉。"《名医别录》谓："无毒。疗温疟，血瘕，腰痛，小儿胁下坚。"《雷公炮制论》："治气、破块、消癥，定心药中用之。"诸家皆明，其可治"心腹癥瘕坚积"，可"治气、破块、消癥"，为方中之君药，临床上有着不可替代的作用，应大量使用。

5. 鳖甲煎丸脉象与其他方脉象鉴别

鳖甲煎丸需与大柴胡汤脉象相鉴别：两者同有少阳阳明合病脉象，同有少阳病及阳明里实热、阳明腑实病机脉象。

不同点：鳖甲煎丸为少阳太阳阳明合病脉象，有太阳表虚证病机脉象，出现相应的双寸浮细等脉象。鳖甲煎丸有严重的瘀血脉象，出现相应的肝脉晕内"麻布样纹理"与"粗糙质感"瘀血脉晕。两者之脉象迥然不同。

第八章　厥阴病脉象

第一节　厥阴病脉象特征

厥阴病宏观脉图：如图 8-1。

厥阴病主提纲：《伤寒论》第 326 条："厥阴之为病，消渴，气上撞心，心中疼热，饥而不欲食，食则吐蛔，下之利不止。"这一条概括了厥阴病的部分临床特征：消渴为上焦阳热，热灼津液，津不上承于口，而致口干、难解之消渴症。气滞于半表半里，郁而不行，阻于中焦，则"心中疼热""饥而不欲食"。邪正分争，气滞于半表半里，邪盛而不可外透于表，则邪气上冲，见"气上撞心"。若正气暂衰，邪气内陷于阴，阳气虚衰，下焦寒盛，则邪气下行，则"下之利不止"。

上述主提纲表明：厥阴病病在半表半里，病性属阴，表现出上热下寒的特征，包含厥阴气滞、上焦阳热及下焦阳虚寒盛病机。上热则口干、口渴、心中疼热，下寒则利不止。

厥阴病辅助提纲：《伤寒论》第 329 条："厥阴病，渴欲饮水者，少少与之愈。"

这条揭露了厥阴病的上焦阳热病机与阴血津亏虚病机关系。若是阳明里热，里热炽盛伤津，自应大渴不止。而主提纲"消渴"亦有上

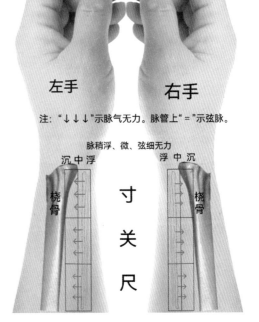

注："↓↓↓"示脉气无力。脉管上"＝"示弦脉。

脉稍浮、微、弦细无力

沉中浮　　　　浮中沉

图 8-1　厥阴病宏观脉图

焦阳热病机，上焦阳热，其热性自不及阳明里热，但上焦阳热仍可伤津，故有"消渴"之症。但此处"渴欲饮水者，少少与之愈"进一步说明，此处"渴欲饮水者"并非单纯热灼津伤因素存在，而是内有津血亏虚。体内津血亏虚，外饮水液以补充，"少少与之愈"，补足自然不渴而愈。津血同源，血衰及阴，故而阴血津亏是厥阴消渴之本。

那为什么仍有上焦阳热病机的说法？虽然背后的病机是阴血津亏虚，无以生津润泽而有口干、口渴。阴血津亏，阴无以涵阳，虚阳外越，而有阳热之现象，而阳热既生，返而伤津。故而应知阴血津亏是其本，上焦阳热是其标。

厥阴病辅助提纲表明：厥阴病之阴血津亏虚病机是其本，而上焦阳热病机是标。

综合厥阴病之主提纲及辅助提纲：厥阴病病在半表半里，正气已衰，邪内陷于里，邪正分争衰弱，病性为阴，包含厥阴气滞、上焦阳热、阴血津亏、下焦阳虚寒盛病机。

厥阴病宏观脉象：

《伤寒论》第 **338** 条："**伤寒，脉微而厥，至七八日肤冷，其人躁无暂安时者，此为脏厥。**"这里表述了厥阴病所出现的典型脉象"微"脉。微脉：极细而软，按之欲绝，似有似无。主阴阳气血虚衰。

这也是厥阴病一个基本病机内核：正气衰弱。假如没有正气衰竭，就不可能形成厥阴病。因为只有正气衰竭，半表半里的邪正分争才会内陷于阴。所以抓住厥阴病的特点，就是抓住阴阳气血虚衰、正气衰弱的基本特点。

从脉象看，只要是阴阳气血虚衰，都可能导致半表半里的邪正分争内陷于阴而成厥阴病。而微脉无疑就是阴阳气血虚衰最典型的脉象，也是厥阴病的最具代表性脉象。

《伤寒论》第 **327** 条："**厥阴中风，脉微浮，为欲愈；不浮，为未愈。**"这里所讲的"脉微浮"，其"微"不指微脉，而是"稍微"的意思，指脉管稍微浮起。所谓"脉微浮（脉稍浮）"是脉管处于浮层与中层位之间，既没有达到浮脉的皮层位置，也没有回归到正常中层位，处于半浮起状态，故称之为"脉微浮（脉稍浮）"，就是正文中所讲的"脉稍浮"，可改成"脉稍浮"。这里不是标新立异，而是为区别于微脉（后面全部称为脉稍浮）。

脉浮病在表，脉沉病在里，脉不浮不沉，是胃气中和。而稍浮之脉，则外近于表，内未及于里，则半表半里也，代表着邪正分争于半表半里病位。这既是厥阴病的病位脉象，也是少阳病的病位脉象。

《伤寒论》第343条："伤寒六七日，脉微，手足厥冷，烦躁，灸厥阴，厥不还者，死。"这里进一步阐述了脉微与厥阴病的关系。《胡希恕伤寒论讲座》："所谓脏厥者，就是脏气衰败而发生的厥冷，这一段呢就是说的脏厥……但是这个他说是半表半里的证候，而陷入于阴证这种厥冷，那肯定就是厥阴病，所以他灸厥阴……太冲穴。"胡老给我们讲得很清楚，这里所讲的脉微是厥阴病脏气衰败的脏厥症状的脉象。

也就是说，脉微已经是厥阴病比较典型的较重的一个状态，代表的是阴阳气血的亏虚。而阴阳亏虚又是气血亏虚到一定状态导致的，所以气血亏虚的"细脉"与"无力脉"也是厥阴病轻症的一个表现脉象之一。

综上所述：《伤寒论》对厥阴病记载的主要脉象是微脉、脉微浮（脉稍浮）两种脉象。临床上根据厥阴病条文背后的病机以及临床实践可发现，厥阴病还有细脉、无力脉、弦等脉象。

基于上述宏观脉象概念的取象类比，我们对于厥阴病的微观脉象进一步探讨、理解，对微观脉象中的"形"以"象"的思维有效地归纳出符合厥阴病脉中微观脉象"象"者，并验之于临床。

厥阴病微观脉象脉图： 如图8-2。

厥阴病寸部微观脉象特征： 左寸下可及心脉晕，心脉晕形瘦小而稍浮起，心搏弱而无力，搏动无神。心尖部及心前区有灼热指感。稍浮起之脉，为半表半里之位。心脉晕形瘦小，为有形之血虚弱之象。心搏弱而无力，搏动无神，无力、无神为无形之气虚弱之象、心脉气血亏虚之象。

右寸下可及肺脉晕，肺脉晕形瘦小而稍浮起，肺脉晕表面绷紧而隆起成弦，按之脉气上举无力。久候有轻热指感。肺形瘦小、稍浮起同为病在半表半里，为肺脉气血亏虚之象。表面绷紧而隆起成弦，为半表半里之气滞象。久候有轻热指

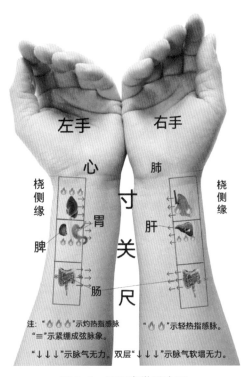

图8-2 厥阴病微观脉图

感，为上焦阳热之象。

以上心肺之脉象体现厥阴病之病在半表半里、心肺气血亏虚、正气已衰之象。厥阴病的心肺脉象的出现，将伴随胸胁满疼痛、口干、口渴之症状。

厥阴病关部微观脉象特征： 右关下可及肝脉晕，肝脉晕形瘦小而稍浮起，肝脉晕表面绷紧而隆起成弦，按之脉气上举无力。久候有灼热指感。左关下可及脾胃脉晕，脾胃脉晕形瘦小，胃脉晕表面绷紧而隆起成弦，按之脉气上举无力。久候有灼热指感。肝胃脉晕形同心肺，见稍浮起位、瘦小、脉气无力等厥阴之半表半里、气血亏虚之特征脉象。而久候有灼热指感为中焦阳热之象。

厥阴病之肝、脾胃脉象的出现，将伴随着咽干、消渴、目眩、胸胁疼痛、寒热往来之症状。肝脏居于胸胁，外承心肺，内接脾胃，处半表半里之位。故凡是半表半里之病，无论是少阳病或者厥阴病，都会体现胸胁疼痛之症。

厥阴病因正气已衰，邪正分争衰弱，所表现出来的为阴性特征的症状，如胸胁疼痛、心烦较少，寒热往来，寒多热少，咽干、消渴，而不口苦咽干。而且厥阴之气血较弱，无力上承，五官孔窍症状较少，即使出现，也必然伴随着明显虚证。厥阴之气血较弱，正不压邪，邪气内陷，将出现以胃肠症状为主要表现的里虚寒证。

厥阴病的尺部微观脉象特征： 双尺下可及肠形脉晕，肠形纤瘦而沉下，触之表面扁塌而柔软。按之脉气下陷，指下如虚。久候有冰冷指感。尺脉之肠形脉晕与上述寸关部的心肺肝脾胃脉晕一致，出现类似瘦小的气血亏虚脉象，但不同的是更加瘦小而变得纤瘦，体现出不但是气血亏虚，而且是气血衰竭，虚及阴阳，已致气血阴阳亏虚。其脉位也由稍浮变为沉下位，说明下焦病已陷于里。久候有冰冷指感，表明阳气虚衰、里寒盛。

厥阴病的尺部脉象真正表明半表半里之邪正分争，因正气虚衰，内陷于里，出现下焦里虚寒，这可区别于同样是半表半里证的少阳证。

探讨至此，我们不禁提出来一个问题：厥阴病上有上焦阳热，下有下焦寒盛。同样是半表半里之病的少阳病，也出现上焦阳热病机，只不过是没有下焦寒盛，而厥阴病的下焦寒盛表现为四肢厥冷、便溏、腹泻等太阴病类似症状。所以有学者认为厥阴病就是少阳病与太阴病的合病。笔者认为，这种表述是不严谨的、不全面的。

厥阴病可出现类似少阳病的半表半里邪正分争症状，但其分争的状态并不激烈，而是处于沉衰状态，与少阳病有所区别。另外，厥阴病出现的下焦寒盛症状不能等同于太阴病，只是与太阴病的下焦寒盛症状雷同。但太阴病绝不仅仅是下焦寒盛，也出现上焦的虚寒脉证，比如栝楼薤白半夏汤脉证、酸枣仁汤脉证、麦门冬汤脉证、泽泻汤脉证、苓甘五味姜辛汤等表现为上焦虚寒症状的太阴病脉证，但厥阴病绝不出现类似上焦寒证。

所以厥阴病自成体系，特征就是上热下寒，内在病机为气血阴阳亏虚，病位在半表半里，病性属阴。掌握了以上几点，厥阴病之辨，绝不会产生偏误。

以上我们综合讨论了厥阴病的概念，乃至《伤寒论》有关厥阴病脉象的记载，以及我们根据厥阴病病机、症状表现及宏观脉象的反复临床实践验证，所得出厥阴病微观脉象的特征，穿插讨论厥阴病与少阳病、太阴病的关系，及进一步分析厥阴病的内涵和特征概要。以下我们来详述厥阴病常见方证。

第二节 厥阴病脉象详解

一、乌梅丸脉象

1. 脉象图

宏观脉象（如图 8-3）：双寸、关脉稍浮而弦细小无力，双尺沉细微。

微观脉象（如图 8-4）：右关下可及肝脉晕，肝脉晕形瘦小而稍浮起，肝脉晕表面绷紧而隆起成弦，按之脉气上举无力。久候有灼热指感。

左关下可及脾胃脉晕，脾胃脉晕形瘦小，胃脉晕表面绷紧而隆起成弦，按之脉气上举无力。久候有灼热指感。

双尺下可及肠形脉晕，肠形纤瘦而沉下，触之表面扁塌而柔软。按之脉气下陷，指下如虚。久候有冰冷指感。

2. 脉症

《伤寒论·辨厥阴病脉证并治》

第 338 条：伤寒，脉微而厥，至七八日肤冷，其人躁无暂安时者，此为脏厥，非蛔厥也。蛔厥者，其人当吐蛔。今病者静，而复时烦者，此为脏寒。蛔上入其膈，故烦。须臾复止，得食而呕，又烦者，蛔闻食臭出。其人常自吐蛔。蛔厥者，乌梅丸主之。又主久利。

《金匮要略·趺蹶手指臂肿转筋阴狐疝蛔虫病脉证治第十九》

第 8 条：蛔厥者，乌梅丸主之。

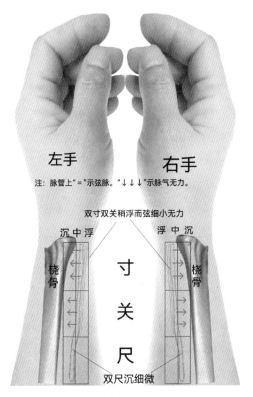

注：脉管上"="示弦脉。"↓↓↓"示脉气无力。

双寸双关稍浮而弦细小无力

沉中浮　　　浮中沉

桡骨　　　　桡骨

寸
关
尺

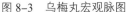

双尺沉细微

图 8-3　乌梅丸宏观脉图

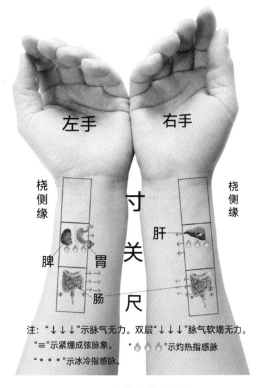

左手　　　右手

桡侧缘　　　　　　桡侧缘

寸关

脾　胃　　肝

肠　　尺

注："↓↓↓"示脉气无力。双层"↓↓↓"脉气软塌无力。
"≡"示紧绷成弦脉象。　"🔥🔥🔥"示灼热指感脉。
"＊＊＊"示冰冷指感脉。

图 8-4　乌梅丸微观脉图

3. 乌梅丸脉象经验

乌梅丸脉象为厥阴病脉象。因治"伤寒，脉微而厥，至七八日肤冷，其人躁无暂安时者，此为脏厥。非蛔厥也。蛔厥者，其人当吐蛔。今病者静，而复时烦者，此为脏寒。蛔上入其膈，故烦。须臾复止，得食而呕，又烦者，蛔闻食臭出。其人常自吐蛔。蛔厥者，乌梅丸主之。又主久利"之蛔厥及久利而设方，包含厥阴气滞、上中焦阳热、气血亏虚及下焦虚寒病机脉象。

乌梅丸厥阴病宏观脉象：双寸、关脉稍浮而弦细小无力，双尺沉细微。稍浮而弦细小之脉形同少阳病之半表半里气滞、营气亏虚脉象，但此为同处半表半里之厥阴气滞、气血亏虚。其细小之脉比少阳病之细脉更加衰弱而显细小脉，亦说明了厥阴之虚不仅营卫亏虚，而且是周身气血亏虚，其虚较重。

而处于双寸双关部，说明气滞、气血亏虚仅表达出现于上焦及中焦。一般双寸较弦，故而又以上焦为主；双尺沉细微，尺为下焦之部位，沉为里病，细微为气血衰竭、累及阴阳之象，为阴阳气血虚衰之象。厥阴病之宏观脉象体现病在半表半里而上焦气滞、气血亏虚和下焦气血阴阳亏虚。上焦偏实而下焦偏虚，但无法体现上热下寒之证。此寒热脉象，于微观脉象可循寻表达。

乌梅丸上焦、中焦微观脉象：右关下可及肝脉晕，肝脉晕形瘦小而稍浮起，肝脉晕表面绷紧而隆起成弦，按之脉气上举无力。久候有灼热指感。此稍浮起、绷紧成弦之象为半表半里气滞之象。脉气上举无力，正气已衰。久候有灼热指感，此上焦、中焦阳热之脉象。

左关下可及脾胃脉晕，脾胃脉晕形瘦小，胃脉晕表面绷紧而隆起成弦，按之脉气上举无力。久候有灼热指感。脾胃之脉晕类同肝脉晕，亦表达半表半里气滞以及上焦阳热之象。不同的是胃表成弦之象更常偏向胃晕之桡侧缘，胃脉之弦度一般低于肝脉之弦度。同样的灼热指感表达的中、上焦的阳热较盛。

厥阴病的肝脾胃微观脉象，应该与少阳病的肝脾胃微观脉象区分开来：少阳病的肝脾胃脉的形偏瘦，而厥阴病则不但营血亏虚，而且是周身气血亏虚，甚至伤及阴阳。故而，其形态表现出更加虚弱的瘦小形象。而厥阴病之脉气上举无力与少阳病脉气上举有力之别，亦表明厥阴病正气已伤，邪可能陷于阴。

乌梅丸下焦微观脉象：双尺下可及肠形脉晕，肠形纤瘦而沉下，沉下之位、纤瘦之形，示肠腑功能沉衰之极。触之表面扁塌而柔软，扁塌亦为腑气虚弱，无以充盈，柔软为气机不张而现弛缓之象。按之脉气下陷，指下如虚，为脏气不升、脏气下陷之象。久候有冰冷指感，为阳气衰弱、里寒内生之象。厥阴病的下焦微观脉象表明，下焦功能沉衰，下元阳气衰竭至极，阴寒内生。

综上所述：乌梅丸脉象包含厥阴气滞、上焦中焦阳热、气血亏虚及下焦虚寒病机脉象。临床上常常见于慢性结肠炎、克罗恩病、溃疡性结肠炎、肠息肉、肠道肿瘤、肠易激综合征、胆囊炎、胆道蛔虫等病症，表现为上热、下寒特征，有口苦、咽干、胸胁疼痛、腹痛、腹泻、下利不止、四肢厥冷之脉证者，符合脉象，应用效佳。

乌梅丸临床应用：

溃疡性结肠炎之乌梅丸脉证治疗。溃疡性结肠炎常常出现下利不止甚至下利脓血、腹痛之症，临床治疗相当困难。但假如出现上热之口苦、咽干之象，同时有下利清谷、小便清长、四肢厥冷之下寒象者，符合脉象特征，可以使用，疗效佳。

假若患者并没有口苦咽干之象，但有上热之脉象，如肝、胃脉晕成弦象而有灼热脉晕者，虽无相应症状，则可认定为上热。假若患者仅有下利脓血，并无下利清谷，小便清长之下症。只要脉象出现下寒脉象，肠腑扁塌而柔软，久候有冰冷指感，便可认定为下寒，可以施用乌梅丸。

溃疡性结肠炎常伴发出血，可以适当加三七粉、白及等止血之品。腹痛明显者可重用附子，以散下寒。

慢性结肠炎、肠息肉之乌梅丸脉证治疗。如同溃疡性结肠炎之治。但其肠息肉较为多见，增生严重或者较大者（超过2cm的息肉）可以镜下切除并做病理。较小的肠息肉镜下切除的部分人复发率较高，反复切除，反复增生。这部分患者中药治疗反而疗效更佳。符合乌梅丸脉证应重用乌梅，同时加僵蚕，合济生乌梅丸之意，可消除肠息肉并减少复发率。

4. 乌梅丸脉象用药加减

《伤寒论》方

乌梅丸方：乌梅三百枚，细辛六两，干姜十两，黄连十六两，附子六两（炮，去皮），当归四两，蜀椒四两（出汗），桂枝六两（去皮），人参六两，黄柏六两。

上十味，异捣筛，合治之，以苦酒（即酸醋）渍乌梅一宿，去核，蒸之五斗米下，饭熟，捣成泥，和药令相得，内白中，与蜜，杵二千下，丸如梧桐子大，先食饮，服十丸，日三服，稍加至二十丸。禁生冷、滑物、臭食等。

乌梅丸由乌梅、细辛、干姜、黄连等10味药组合成方。其中乌梅《神农本草经》谓："味酸，平。主下气，除热烦满，安心，肢体痛，偏枯不仁，死肌，去青黑痣，恶疾。"《名医别录》："无毒。止下痢，好唾，口干。"方中取其"味酸""止下痢"之功为方中君药；黄连、黄柏清上中焦阳热。而附子、桂枝、干姜、细辛、蜀椒温下焦虚寒；当归养血补血，人参健脾补气，共补气血之不足。

凡上热脉象重、脉中灼热脉象显著者，应重黄连、黄柏清泄上中焦阳热。凡是双尺脉沉细微而冰冷指感甚者，下焦虚寒重矣，应重用附子、桂枝、干姜、细辛、蜀椒以温里助阳、散下焦里寒。脉细小者重当归，而脉微者重人参。据脉调药，<u>丝丝入扣</u>，则疗效显著。

假如患者有便脓血者，而寸、关脉象之中灼热脉象显著，则上热重，可再加黄芩清热止血。假若肠中灼热脉象出现者，则非厥阴病，非乌梅丸可用，需详加甄别。

5. 乌梅丸脉象与其他方脉象鉴别

乌梅丸脉象需与桃花汤脉象相鉴别：两者同治下利不止、久利之病证，同有下焦虚寒病机脉象。

不同点：乌梅丸脉象为厥阴病脉象。虽有下焦虚寒病机脉，但同时有上焦阳热脉象，出现相应寸、关脉象之灼热脉象显著。而桃花汤脉象则为太阴病脉象，主要是中焦、下焦虚寒病机脉象，关尺部都出现相应的冰冷指感脉象。

二、柴胡桂枝干姜汤脉象

1. 脉象图

宏观脉象（如图 8-5）：双寸稍浮而弦细无力，双关沉细小无力。

微观脉象（如图 8-6）：右寸下可及肺脉晕，肺脉晕形瘦而稍浮起，肺脉晕表面绷紧而隆起成弦，按之脉气上举无力。切下肺内可见"垂柳样"支气管纹理。久候有轻热指感。

左寸下可及心脉晕，心脉晕形瘦而稍浮起，心脉晕稍隆起成弦，心搏无力，搏动无神。

右关下可及肝脉晕，肝脉晕形瘦小而沉，肝脉晕表面扁而柔软，按之脉气

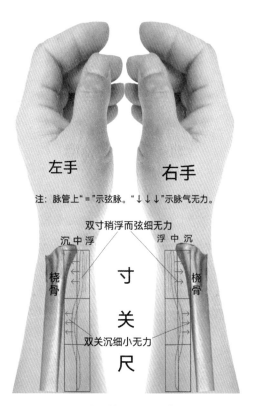

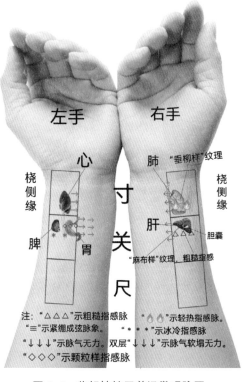

图 8-5　柴胡桂枝干姜汤宏观脉图　　　　图 8-6　柴胡桂枝干姜汤微观脉图

下沉。切下肝内可及"麻布纹理样"和"粗糙质感样"异常肝内脉晕。或于肝表可及粗糙指感胆囊脉晕。

左关下可及脾胃脉晕，脾胃脉晕形瘦小，胃脉晕表面扁塌而柔软，按之脉气下沉，切下胃内可及"颗粒样"脉晕。久候有冰冷指感。

2. 脉症

《伤寒论·辨太阳病脉证并治（下）》

第 147 条：伤寒五六日，已发汗而复下之，胸胁满微结，小便不利，渴而不呕，但头汗出，往来寒热，心烦者，此为未解也，柴胡桂枝干姜汤主之。

《金匮要略·疟病脉证并治第四》

附《外台秘要》柴胡桂枝干姜汤：治疟寒多，微有热，或但寒不热。服一剂如神。

3. 柴胡桂枝干姜汤脉象经验

柴胡桂枝干姜汤脉象为厥阴病脉象。因治"伤寒五六日，已发汗而复下之，胸胁满微结，小便不利，渴而不呕，但头汗出，往来寒热，心烦者，此为未解也"之胸胁满微结而设方，包含厥阴气滞、上焦阳热、营血亏虚及中焦虚寒病机脉象。

柴胡桂枝干姜汤厥阴病宏观脉象：双寸稍浮而弦细无力，双关沉细小无力。双寸稍浮而弦细无力为半表半里之病，或有胸胁疼痛之症，见于双寸，为上焦之病。细而无力，营气亏虚之象；双关沉细小无力，见于双关，为中焦之病，细小无力，气血亏虚之象。

柴胡桂枝干姜汤厥阴病宏观脉象与乌梅丸厥阴病宏观脉象鉴别：乌梅丸脉象寸关细小无力，尺脉微，整体气血亏虚比较严重。乌梅丸证之上病体现在寸与关，上病在上焦与中焦，而下病体现在尺，体现在下焦；而柴胡桂枝干姜汤证之上病体现在寸，上病仅在上焦。而下病体现在关，体现在中焦。两者对比发现：柴胡桂枝干姜汤之上下病矛盾，整体上移。乌梅丸则下焦较为虚寒。

柴胡桂枝干姜汤上焦寸部微观脉象：右寸下可及肺脉晕，肺脉晕形瘦而稍浮起，病在半表半里。肺脉晕表面绷紧而隆起成弦，为气滞之象。按之脉气上举无力，正气已衰。久候有轻热指感，为上有阳热之象。切下肺内可见"垂柳样"支气管纹理，为慢性支气管炎疾病脉晕。

左寸下可及心脉晕，心脉晕形瘦而稍浮起，心脉晕稍隆起成弦，此半表半里之脉象。心搏无力，搏动无神，此营血亏虚之脉象。

柴胡桂枝干姜汤心肺脉象表明：病在半表半里，有气滞、营卫亏虚、上焦阳热之象。

柴胡桂枝干姜汤中焦关部微观脉象：右关下可及肝脉晕，肝脉晕形瘦小而沉，瘦小之形为阴血亏虚之象。肝脉晕表面扁而柔软，按之脉气下沉，为脏气虚衰之象。切下肝内可及"麻布纹理样"和"粗糙质感样"异常肝内脉晕，此为慢性肝炎、肝硬化疾病脉象。肝表可及粗糙指感胆囊脉晕，为慢性胆囊炎疾病脉象。

左关下可及脾胃脉晕，脾胃脉晕形瘦小，胃脉晕表面扁塌而柔软，按之脉气下沉，切下胃内可及"颗粒样"脉晕，为慢性胃炎、萎缩性胃炎疾病脉象。久候有冰冷指感；脾胃之脉晕亦为气血虚衰之象，唯独冰冷指感为中焦阳虚、里寒之象，此象为下寒之特征性脉象。中焦出现此脉，患者出现相应的上腹部及双肋下胀满疼痛不适，如条文"胸胁满微结"。

柴胡桂枝干姜汤肝脾胃脉象表明：中焦比上焦更加亏虚，中焦同时出现明显的寒象。

综上所述：柴胡桂枝干姜汤脉象包含厥阴气滞、上焦阳热、营血亏虚及中焦虚寒病机脉象。临床上常常见于上呼吸道感染、慢性咽炎、反复低热、支气管炎、肺炎、慢性肝炎、肝硬化、胆囊炎、胆结石、慢性胃炎、萎缩性胃炎等病症，上热的口苦咽干、下寒的四肢厥冷等脉证者均可使用。

柴胡桂枝干姜汤临床应用：

支气管炎、肺炎的柴胡桂枝干姜汤脉症治疗。患者出现咳嗽、咳痰、胸胁疼痛，伴有口苦、咽干、四肢厥冷。口苦、咽干的症状可以被问诊所采集，四肢厥冷在南方夏天就难以被采集到，这就涉及少阳病与厥阴病的分辨。

只要没有出现滑数有力等阳性脉，又出现脉象无力等虚象，就可以定为厥阴病，当然，最好能够感循到左关中焦的冰冷指感脉晕，这是最直接的阳微里寒生的客观脉象。这种患者单纯用柴胡桂枝干姜汤疗效甚佳，假如咳嗽明显、无痰，可以加五味子。

慢性肝炎、肝硬化的柴胡桂枝干姜汤脉症治疗。患者胸胁苦满症状比较明显，基本不见寒热往来，口苦、咽干也可以出现，但是下寒症状却较少出现。依据脉象辨证，患者没有明显阳性脉，若体现下焦虚寒脉象，则符合上热下寒之厥阴病。

肝脏疾病的柴胡桂枝干姜汤治疗效果是良好的。如果胆红素偏高，上焦有热象，可加茵陈蒿、栀子泄热退黄，有人认为是加茵陈蒿汤，非也，厥阴病绝不加大黄。下法之后，厥阴病会出现更加虚寒之象，务必注意。

萎缩性胃炎的柴胡桂枝干姜汤脉症治疗。患者出现"胸胁满微结"，临床上出现左上腹或右上腹肋下疼痛，就很少出现上腹部正中疼痛。有的患者会有自觉症状，上腹部或脐周有冰冷感，或者说摸上去都觉得冰手。这部分患者的左关脉冰冷指感较为明显，有明显的中焦虚寒脉象，在使用柴胡桂枝干姜汤的同时注意加干姜量，桂枝可换成肉桂使用，以增强温中散寒之功。有些萎缩性胃炎患者胃酸很低，药物当中有牡蛎，可以制酸，从现代医学的角度看，似乎矛盾。但临床去牡蛎后药效不佳，还是遵从经方大量加牡蛎疗效更好。牡蛎可以从 45 克起用，到 65 克，对治疗"胸胁满微结"疼痛效果极佳。

4. 柴胡桂枝干姜汤脉象用药加减

《伤寒论》方

柴胡桂枝干姜汤方：柴胡半斤，桂枝三两（去皮），干姜二两，栝楼根四两，黄芩三两，牡蛎二两（熬），甘草二两（炙）。

上七味，以水一斗二升，煮取六升，去滓，再煎，取三升，温服一升，日三服。初服微烦，复服汗出便愈。

柴胡桂枝干姜汤由柴胡、桂枝、干姜、栝楼根、黄芩、牡蛎、甘草 7 味药组合成方。其中柴胡、黄芩清厥阴之上焦阳热。柴胡亦可理气、行滞治厥阴之气滞，身兼两职，故而方中重用柴胡半斤之多，医者应深知其意，不可减量。栝楼根滋阴生津，桂枝和营降冲，共奏调和营卫之功。方中干姜一味，为柴胡桂枝干姜汤点睛之笔，温中祛寒。假如方中没有干姜，就失去了厥阴之内涵。

凡脉中上热之象明显，患者口苦咽干者，应重用柴胡、黄芩清厥阴阳热。若下寒明显，则干姜重用，可桂枝易肉桂用之。

条文中"初服微烦，复服汗出便愈"，若是没有寒热往来之症，药后难有"汗出便愈"现象，医者不可拘泥。但胃病的治疗常有"初服微烦"的现象发生，患者应坚持服药，很快病愈，特别是慢性萎缩性胃炎的治疗，很难有"覆杯而愈"的神奇疗效，3 到 6 个月的治疗是必须的、符合客观需求的。

5. 柴胡桂枝干姜汤脉象与其他方脉象鉴别

柴胡桂枝干姜汤脉象需与乌梅丸脉象相鉴别：两者同治厥阴病，同有上热、下寒病机脉象。

不同点：乌梅丸脉象为厥阴病之重病脉象。虽同是下焦虚寒病机脉，但乌梅丸气血亏虚之脉象重于柴胡桂枝干姜汤脉象，体内阳微里寒也明显重于柴胡桂枝干姜汤脉象，而出现相应的细小而微脉象。另外，乌梅丸证阳虚下寒甚至出现异常脉晕。

三、黄连汤脉象

1. 脉象图

宏观脉象（如图 8-7）：脉数、双寸稍浮细而无力，双关沉细小无力。

微观脉象（如图 8-8）：左寸下可及心脉晕，心脉晕形瘦而稍浮起，心搏较快，心搏弱而无力，搏动无神。心尖部及心前区有灼热指感。

右关下可及肝脉晕，肝脉晕形瘦小而沉，表面扁而柔软，按之脉气下沉。

左关下可及脾胃脉晕，脾胃脉晕形瘦小，胃脉晕表面扁塌而柔软，按之脉气下沉，切下胃内可及"颗粒样"脉晕，胃内可及"水滑黏腻样"脉晕。久候

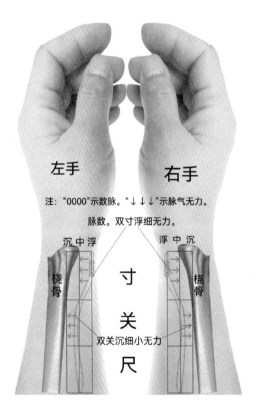

图 8-7 黄连汤宏观脉图

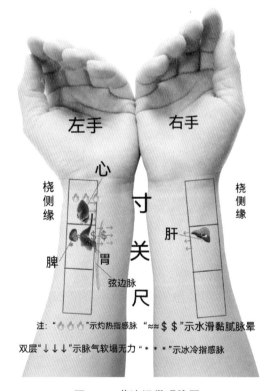

图 8-8 黄连汤微观脉图

有冰冷指感。左关尺侧缘可及弦边脉。

2. 脉症

《伤寒论·辨太阳病脉证并治（下）》

第 173 条：伤寒，胸中有热，胃中有邪气，腹中痛，欲呕吐者，黄连汤主之。

3. 黄连汤脉象经验

黄连汤脉象为厥阴病脉象，因治"伤寒，胸中有热，胃中有邪气，腹中痛，欲呕吐者"之腹中痛而设方，包含厥阴病之上焦阳热炽盛、营血亏虚及中焦虚寒、水饮病机脉象。

黄连汤厥阴病宏观脉象：脉数、双寸稍浮细而无力，双关沉细小无力。双寸稍浮而无力，病在半表半里。寸细而无力，上焦营卫亏虚。双关沉细小无力，为中焦气血虚衰之象。整体脉数、说明有阳热之象，寸细而关细小，上焦气血旺过中焦，"血为气之母"，上焦气血略盛，阳热自然趋向上焦，故而可知上焦之阳热。

黄连汤上焦寸部微观脉象：左寸下可及心脉晕，心脉晕形瘦而稍浮起，为心血亏虚。心搏弱而无力，搏动无神，为心脉气虚，心动无力，患者出现相应心慌、心悸之症状。心搏较快，为阳热较盛。心尖部及心前区有灼热指感，则为阳热炽盛。患者出现相应心烦、口干、咽干之上焦热证症状。

黄连汤心脉象表明：病在半表半里，有营卫亏虚、上焦阳热炽盛之象。

黄连汤中焦关部微观脉象：右关下可及肝脉晕，肝脉晕形瘦小而沉，表面扁而柔软，按之脉气下沉。此瘦小而沉为阴血亏虚之象，柔软、下沉为阳气亏虚之象。

左关下可及脾胃脉晕，脾胃脉晕形瘦小，胃脉晕表面扁塌而柔软，按之脉气下沉，此象同是气血亏虚之象。切下胃内可及"颗粒样"脉晕，为慢性胃炎、萎缩性胃炎之疾病脉象。胃内可及"水滑黏腻样"脉晕，为水饮脉象。久候有冰冷指感，为阳虚里寒盛之脉。左关尺侧缘可及弦边脉，为上腹部疼痛之脉象。

黄连汤肝脾胃脉象表明：中焦之肝脾胃脏气血亏虚，中焦阳虚里寒，中焦水饮停留，常有慢性胃炎及萎缩性胃炎疾病，有上腹部疼痛症状。

综上所述：黄连汤之寸部心脉体现上焦阳热炽盛、心脉气血亏虚。而关部脾胃脉尽显中焦虚寒、水饮病机脉象。临床常常见于慢性胃炎、萎缩性胃炎、胃食管反流病、心律不齐、阵发性心动过速等表现为心悸、心烦、上腹部疼痛、恶心等脉证者均可使用。

黄连汤床临应用：

慢性胃炎、萎缩性胃炎的黄连汤脉证治疗。慢性胃炎以上腹部胀痛为主症。有明显上热症状：口苦、咽干、口干、烦躁。通过黄连汤的治疗，上热症状很快就能缓解，这个时候可减黄连量。但烦躁症状减低的时候，并能够出现以脉细为主要矛盾的气血亏虚脉象，可能出现疲乏、心悸等特征，此时注意增加桂枝、人参量。特别是萎缩性胃炎的治疗，匡扶正气是很重要的一环。

水饮脉较重，有恶心者，可以加白术、茯苓、砂仁。治疗的后期以中焦胃寒脉象为主，应注意增加干姜、人参的量。

在慢性胃炎、萎缩性胃炎的黄连汤脉证治疗过程中，总体应遵循治疗早期较重的上热，上热清除后，体现为气血亏虚、水饮较重。

后期治疗中，可明显看到中焦胃虚寒较重的一个病机转换过程。但应该提出的是，这是慢性胃炎、萎缩性胃炎符合黄连汤脉证治疗的一个相对规律的邪正消长的过程。但假如慢性胃炎、萎缩性胃炎符合《外台》茯苓饮脉证治疗，则又是另外一番规律。

阵发性心动过速的黄连汤脉证治疗。患者出现以心烦、心悸为主要症状伴随着上腹部不适的特征。脉象当中上焦热的细数脉、心前区灼热指感的阳热脉象为主要特征。此时黄连汤中重用黄连以清阳热，但热以上焦为主，可以加黄芩佐之。

若患者心悸症状比较明显，心脉弱也相对明显时，则表明心血亏虚显著，应同时重用人参、桂枝量。上焦寸脉之心血亏虚多偏营血，可以同时加白芍滋补营血、泻上焦阳热。如此调整用药，可很快平息心悸、心烦，同时降低心率，得到治疗的功效。

从以上两个病可见，同样的黄连汤脉证，却表现不同主症特征，临床上根据脉象不同，药味应进行有侧重的加减。不同疾病的黄连汤脉证的病机转变也有所不同，应熟知。

4. 黄连汤脉象用药加减

《伤寒论》方

黄连汤方：黄连三两，甘草三两（炙），干姜三两，桂枝三两（去皮），人参二两，半夏半升（洗），大枣十二枚（擘）。

上七味，以水一斗，煮取六升，去滓，温服，昼三夜二。疑非仲景方。（康平本作"疑非仲景法"）

黄连汤由黄连、甘草、干姜、桂枝、人参、半夏、大枣 7 味药组合成方。其中黄连《神农本草经》谓："主热气，目痛眦伤泣出，明目，肠澼腹痛，下痢，妇人阴中肿痛。"《药类法象》："泻心火，除脾胃中湿热，治烦躁恶心，郁热在中焦，兀兀欲吐，心下痞满，必用药也。"方中取其"主热气、腹痛"及"泻心火，除脾胃中湿热"之清热燥湿之功，以清泻泄上焦阳热炽盛，为方中之君药。

桂枝《本经》谓："主上气咳逆，结气喉痹，吐吸，利关节。"《名医别录》："心痛，胁风胁痛，温筋通脉，止烦出汗。"方中取其"主上气咳逆"治"心痛"的和营降逆之功；人参大补元气，干姜温中化饮，半夏降逆止呕。方中黄连属寒，清上焦之热。干姜、人参温热，温补中焦虚寒，以治厥阴之上热下寒。

5. 黄连汤脉象与其他方脉象鉴别

黄连汤脉象需与柴胡桂枝干姜汤脉象相鉴别：两者同治厥阴病，同有上热、下寒病机脉象。

不同点：黄连汤脉象为厥阴病之轻病脉象。虽也有上热、下寒特征，但黄连汤脉象以上焦阳热炽盛为特征，出现相应的脉数、心尖区心前区灼热脉象显著，也出现相应的心烦、心悸等特征症状。

柴胡桂枝干姜汤脉象有厥阴气滞特征，出现相应的弦脉及肝脉晕成弦等气滞象，也出现相应的"胸胁满微结"特征症状。

四、半夏泻心汤脉象

1. 脉象图

宏观脉象（如图 8-9）：双关稍浮细，双尺沉细小无力。

微观脉象（如图 8-10）：左关下可及脾胃脉晕，脾胃脉稍浮，晕形上面胃底瘦小而胃体胃窦膨胀而大。胃脉晕表面柔软，可及"颗粒样"脉晕，胃内可及"水滑黏腻样"脉晕。胃表久候有灼热指感。

双尺下可及肠形脉晕，肠形纤瘦而沉下，触之表面扁塌而柔软，按之脉气下沉。久候有冰冷指感。

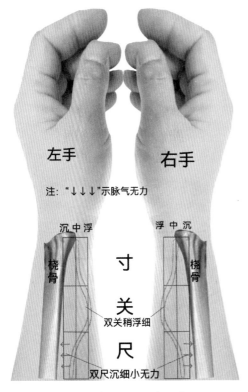

注："↓↓↓"示脉气无力

沉中浮　　浮中沉

桡骨　　　桡骨

寸

关

尺

双关稍浮细

双尺沉细小无力

图8-9　半夏泻心汤宏观脉图

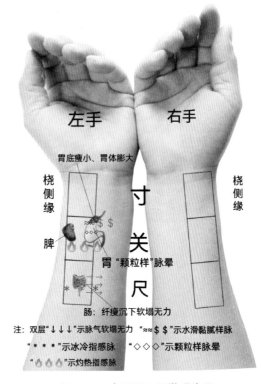

胃底瘦小、胃体膨大

桡
侧
缘

脾

桡
侧
缘

寸

关

尺

胃"颗粒样"脉晕

肠：纤瘦沉下软塌无力

注：双层"↓↓↓"示脉气软塌无力　"≈≈$$"示水滑黏腻样脉
"＊＊＊"示冰冷指感脉　　"◇◇◇"示颗粒样脉晕
"🔥🔥🔥"示灼热指感脉

图8-10　半夏泻心汤微观脉图

2. 脉症

《伤寒论·辨太阳病脉证并治（下）》

第149条： 伤寒五六日，呕而发热者，柴胡汤证具，而以他药下之，柴胡证仍在者，复与柴胡汤。此虽已下之，不为逆。必蒸蒸而振，却发热汗出而解。若心下满而硬痛者，此为结胸也。大陷胸汤主之；但满而不痛者，此为痞，柴胡不中与之，宜半夏泻心汤。

《金匮要略·呕吐哕下利病脉证治第十七》

第10条： 呕而肠鸣，心下痞者，半夏泻心汤主之。

3. 半夏泻心汤脉象经验

半夏泻心汤脉象为厥阴病脉象。因治"呕而肠鸣，心下痞者，半夏泻心汤主之。"之心下痞而设方，包含厥阴病之中焦阳热，胃中水饮、下焦虚寒病机脉象。

半夏泻心汤厥阴病宏观脉象：双关稍浮细，双尺沉细小无力。双关稍浮而无力，病在半表半里。双尺沉细小无力，为下焦气血虚衰之象。整体脉细、关细而尺细小无力，说明下焦的气血比中焦更加虚弱。"血为气之母"，中焦气血略盛，阳热自然趋向中焦，可知中焦阳热。

半夏泻心汤中焦关部微观脉象：左关下可及脾胃脉晕，脾胃脉稍浮，晕形上面胃底瘦小而胃体胃窦膨胀而宽大。此胃形上瘦下宽、胃窦膨胀说明胃蠕动下降，胃内有大量食物残渣蓄留，患者出现相应的上腹部胀满不适。胃蠕动不足，也说明胃功能下降，则胃气亏虚之象。胃脉晕表面柔软，可及"颗粒样"脉晕，此为慢性胃炎、萎缩性胃炎的疾病脉象。胃内可及"水滑黏腻样"脉晕，为胃中停水饮之脉象。胃表久候有灼热指感，为中焦阳热。

半夏泻心汤胃脉象表明病在半表半里，可见中焦阳热、胃中水饮病机。

半夏泻心汤下焦尺部微观脉象：双尺下可及肠形脉晕，肠形纤瘦而沉下，触之表面扁塌而柔软，按之脉气下沉。此为气血虚弱、肠腑功能沉衰脉象。久候有冰冷指感。为下焦肠中阳气亏虚、里寒盛。

综上所述：半夏泻心汤脉象包含厥阴病之中焦阳热、胃中水饮、下焦虚寒病机脉象。临床上常常见于急慢性胃炎、萎缩性胃炎、急慢性肠炎、溃疡性结肠炎、克罗恩病等胃肠道疾病，患者常常出现上腹部胀满不适、恶心、呕吐、腹泻等消化道症状，也可根据脉象病机，拓展用于盆腔炎、阴道炎等疾病。只要符合脉象特征，疗效较佳。

半夏泻心汤临床应用：

慢性胃炎、萎缩性胃炎的半夏泻心汤脉证治疗。临床上常常出现上腹部痞满不适、纳少、食不下、恶心、呕吐等症状，也可出现上腹部烧灼感、反酸等症状。

临床上符合脉象均可使用，疗效较佳。患者出现上腹部灼热感时，关脉也出现灼热脉象，应该重用黄芩、黄连清泄中焦之阳热。

患者一般不出现疼痛，假若出现疼痛，一般伴有胃脉晕成弦的气滞脉象，可以加枳壳、枳实行滞理气。

患者恶心明显，应重用半夏降逆止呕，严重者可加竹茹。气滞不加厚朴，降逆不加砂仁，是因为两者温热而中焦本有阳热。故选药应遵循八纲原则。

上腹部痞满不适症状缓解，说明胃蠕动功能已经好转。这个时候经常出现下焦虚寒脉象，其为主要矛盾，应着重用人参、干姜温下焦虚寒，巩固胃肠疾病疗效。

4. 半夏泻心汤脉象用药加减

《伤寒论》方

半夏泻心汤方：半夏半升（洗），黄芩、干姜、人参、甘草（炙）各三两，黄连一两，大枣十二枚（擘）。

上七味，以水一斗，煮取六升，去滓，再煎，取三升，温服一升，日三服。

半夏泻心汤由半夏、黄芩、干姜、人参、甘草、黄连、大枣 7 味药组合成方。其中黄芩《本经》谓："主诸热黄疸，肠澼泄痢，逐水，下血闭，恶疮疽蚀火疡。"《名医别录》："疗痰热，胃中热，小腹绞痛，消谷，利小肠，女子血闭，淋露下血，小儿腹痛。"方中取其"主诸热""胃中热"之清热燥湿之功，以除中焦阳热。

半夏《本经》谓："主伤寒寒热，心下坚，下气，喉咽肿痛。头眩，胸胀，咳逆，肠鸣，止汗。"《名医别录》："消心腹胸膈痰热满结，咳逆上气，心下急痛坚痞，时气呕逆、消痈肿、堕胎、疗萎黄，悦泽面目。生，令人吐，熟，令人下。"方中取其"主伤寒寒热，心下坚""心下急痛坚痞"之降逆、消痞、化饮之功，以消中焦胃中水饮。人参、大枣补益，干姜温中散寒，全方上清厥阴之中焦阳热，下温下焦肠腑之虚寒，以治厥阴之上热下寒之证。

5. 半夏泻心汤脉象与其他方脉象鉴别

半夏泻心汤脉象需与黄连汤脉象相鉴别：两者同治厥阴病，同有上热、下寒病机脉象。

不同点：黄连汤脉象为厥阴病之轻病脉象。虽也有上热、下寒特征，但黄连汤脉象之上热下寒为上焦阳热炽盛、中焦虚寒，以上焦阳热炽盛为特征，出现相应的脉数，心尖区心前区灼热脉象显著，也出现相应的心烦、心悸等特征症状。

半夏泻心汤脉象之上热下寒，为中焦热、下焦寒，出现双关稍浮细、双尺沉细小无力的关、尺为主要矛盾脉象，出现特征性的胃形脉晕：晕形上面胃底瘦小而胃体胃窦膨胀而大。

五、甘草泻心汤脉象

1. 脉象图

宏观脉象（如图 8-11）：双关稍浮细无力，双尺沉细小无力。

微观脉象（如图 8-12）：寸上可及口腔脉晕，其中可及"斑片样"涩而灼热指感脉晕。

左关下可及脾胃脉晕，脾胃脉稍浮，晕形上面胃底瘦小而胃体胃窦明显膨胀而大。胃脉晕表面柔软，按之脉气无力上举。可及"颗粒样"脉晕，胃内可及"水滑黏腻样"脉晕。胃表久候有灼热指感。

双尺可及肠形脉晕，肠形纤瘦而沉下，触之表面扁塌而柔软，按之脉气下沉。久候有冰冷指感。

双尺下可及前列腺脉晕（或子宫颈脉晕），触之涩而灼热指感。于其桡侧缘可及肛门肛管脉晕，触之有涩而灼热指感。

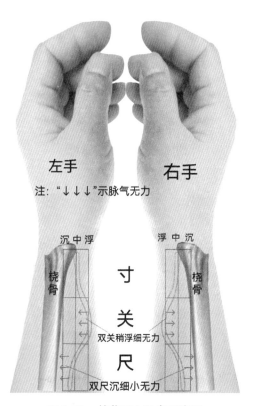

图 8-11 甘草泻心汤宏观脉图

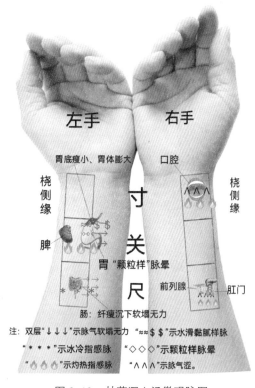

图 8-12 甘草泻心汤微观脉图

2.脉症

《伤寒论·辨太阳病脉证并治（下）》

第 158 条：伤寒中风，医反下之，其人下利日数十行，谷不化，腹中雷鸣，心下痞硬而满，干呕，心烦不得安。医见心下痞，谓病不尽，复下之，其痞益甚，此非结热，但以胃中虚，客气上逆，故使硬也，甘草泻心汤主之。

《金匮要略·百合狐惑阴阳毒病证治第三》

第 10 条：狐惑之为病，状如伤寒，默默欲眠，目不得闭，卧起不安。蚀于喉为惑，蚀于阴为狐。不欲饮食，恶闻食臭，其面目乍赤、乍黑、乍白。蚀于上部则声喝一作嗄，甘草泻心汤主之。

3. 甘草泻心汤脉象经验

甘草泻心汤脉象为厥阴病脉象、因治"伤寒中风，医反下之……腹中雷鸣，心下痞硬而满……但以胃中虚，客气上逆，故使硬也"及"狐惑之为病，状如伤寒，默默欲眠，目不得闭，卧起不安。蚀于喉为惑，蚀于阴为狐……"之心下痞及狐惑病而设方，包含厥阴病之中焦阳热、胃中水饮、胃中虚、下焦虚寒病机脉象。

甘草泻心汤厥阴病宏观脉象：双关稍浮细无力，双尺沉细小无力。对比半夏泻心汤之宏观脉象"双关稍浮细，双尺沉细小无力"，其中仅有关脉更加无力之差别，其他并未改变。说明甘草泻心汤证只是在半夏泻心汤证的基础上胃中虚显著。

甘草泻心汤中焦关部微观脉象：左关下可及脾胃脉晕，脾胃脉稍浮，晕形上面胃底瘦小而胃体胃窦明显膨胀而大。胃脉晕表面柔软，按之脉气无力上举。可及"颗粒样"脉晕，胃内可及"水滑黏腻样"脉晕。胃表久候有灼热指感。

对比一下半夏泻心汤之胃脉微观脉象，差别在于胃脉之形态"胃窦明显膨胀而大"，及胃脉气更弱的"胃脉晕表面柔软，按之脉气无力上举"，这亦说明甘草泻心汤证只是在半夏泻心汤证的基础上胃中虚显著，胃肠蠕动更加无力，胃腔内积累大量气体，而心下痞加重，而出现相应的"心下痞硬而满"。

甘草泻心汤胃脉象表明病在半表半里，为中焦阳热、胃中虚、胃中水饮病机脉象。

甘草泻心汤下焦尺部微观脉象：双尺可及肠形脉晕，肠形纤瘦而沉下，触之表面扁塌而柔软，按之脉气下沉。久候有冰冷指感。下焦肠中阳气亏虚、里寒盛，与半夏泻心汤脉象之肠腑脉晕无异。

甘草泻心汤还出现异于半夏泻心汤的口腔及肛门（或前列腺、子宫颈）异常脉象：寸上可及口腔脉晕，其中可及"斑片样"涩而灼热指感脉晕。口腔中触及"斑片样"异常脉晕，多为口腔溃疡或口腔扁平苔藓疾病脉晕。涩而灼热指感为阳热炽盛之脉象。

双尺下可及前列腺脉晕（或子宫颈脉晕），触之有涩而灼热指感。于其桡侧缘可及肛门肛管脉晕，触之有涩而灼热指感。前列腺或子宫颈出现涩脉，为前列腺炎或子宫炎症脉象。肛门肛管出现涩脉，多为肛门湿疹、肛周溃疡疾病脉象。灼热指感同为阳热炽盛之脉象，此脉象表面甘草泻心汤证在下寒的中间穿插了阳热，也是甘草泻心汤最具特色的脉象之一。

综上所述：甘草泻心汤脉象包含厥阴病之中焦阳热、胃中水饮、胃中虚、下焦虚寒病机脉象，仅在半夏泻心汤脉象的基础上多了胃中虚病机而已。其同样治疗慢性胃炎、萎缩性胃炎及慢性结肠炎等胃肠疾病，病机只是在半夏泻心汤证的基础上中气更虚，胃蠕动更差，心下痞满更加严重，出现"腹中雷鸣，心下痞硬而满"。

除此之外，甘草泻心汤治疗口腔、肛门、宫颈、前列腺疾病为其特色，如条文所讲的"狐惑病"。"狐惑病"相当于西医学的白塞综合征。白塞综合征是一种全身性免疫系统疾病，常常表现为反复口腔和会阴部溃疡，也出现皮疹、下肢结节红斑、眼部虹膜炎、食管溃疡、小肠或结肠溃疡及关节肿痛等，所以与"狐惑病"类似，临床用甘草泻心汤治疗，疗效神奇。

除此之外，我们还将其用于单纯的口腔溃疡与肛周溃疡疾病。口腔溃疡符合甘草泻心汤脉证，甘草量可加到 18 克到 24 克，疗效更佳。肛周溃疡疾病可以另加蒲公英、连翘、白鲜皮等。同时，肛周溃疡可以用外用药。

甘草泻心汤可用于宫颈疾病，包括 HPV 阳性者，只要符合脉象特征，加大甘草量就能取得很好的疗效。如果白带多，可以加白芷、苍术，痒者可加荆芥、防风。临床对于宫颈炎症、宫颈黏膜的修复起非常大的作用，且部分 HPV 阳性者，可以转阴。

4. 甘草泻心汤脉象用药加减

《金匮要略》方

甘草泻心汤方：甘草四两，黄芩、人参、干姜各三两，黄连一两，大枣十二枚，半夏半斤。

上七味，水一斗，煮取六升，去滓，再煎。温服一升，日三服。

甘草泻心汤由半夏泻心汤增甘草一两,共达四两而成方(参看半夏泻心汤篇)。甘草临床上建议从 18 克起用,可以用到 30 克。部分人用后由出现水钠潴留现象,可以适当减甘草量,加茯苓、车前子、大腹皮等利水渗湿药味,便可消退水肿。

5. 甘草泻心汤脉象与其他方脉象鉴别

甘草泻心汤脉象需与半夏泻心汤脉象相鉴别:略,上文已有详述,不再赘述。

六、黄土汤脉象

1. 脉象图

宏观脉象(如图 8-13):双关稍浮细,双尺沉细微无力。

微观脉象(如图 8-14):左关下可及脾胃脉晕,脾胃脉稍浮,晕形瘦小,胃脉晕表面柔软,可及"椭圆形凹陷缺损样"溃疡灶脉晕。胃表久候有灼热

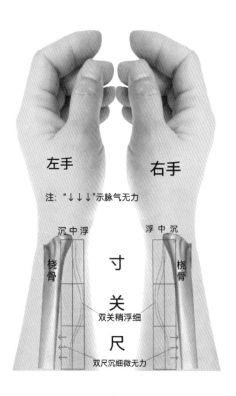

图 8-13 黄土汤宏观脉图

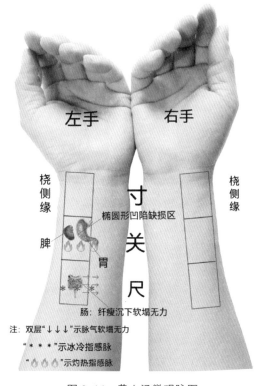

图 8-14 黄土汤微观脉图

指感。

双尺可及肠形脉晕，肠形纤瘦而沉下，触之表面扁塌而柔软，按之脉气下陷。久候有冰冷指感。

左尺桡侧缘可及降结肠脉晕，肠脉晕扁塌而柔软，按之脉气下沉，可及"颗粒样"脉晕。久候有冰冷指感。

2. 脉症

《金匮要略·惊悸吐衄下血胸满瘀血病脉证十六》
第15条：下血，先便后血，此远血也，黄土汤主之。

3. 黄土汤脉象经验

黄土汤脉象为厥阴病脉象，因治"下血，先便后血，此远血也"之远血而设方，包含厥阴病之中焦阳热、下焦虚寒病机脉象。

黄土汤厥阴病宏观脉象： 双关稍浮细，双尺沉细微无力。此脉与半夏泻心汤脉之"双关稍浮细，双尺沉细小无力"相比，差别仅在于尺部脉象更加虚弱而微，同样具有中焦阳热及下焦虚寒的脉象。细微则表示气血亏虚已虚及阴阳，体现下焦气血阴阳虚衰之象，出现下焦阳衰、阴寒盛病机。

黄土汤中焦关部微观脉象： 左关下可及脾胃脉晕，脾胃脉稍浮，此半表半里之病。晕形瘦小，胃脉晕表面柔软，此气血亏虚、脾胃功能沉衰之象。可及"椭圆形凹陷缺损样"脉晕，此为胃溃疡的疾病脉象。胃表久候有灼热指感，为中焦胃腑阳热之象。

黄土汤胃脉象表明： 病在半表半里，见气血亏虚、中焦阳热病机脉象，常有胃溃疡疾病出现。

黄土汤下焦尺部微观脉象： 双尺可及肠形脉晕，肠形纤瘦而沉下，触之表面扁塌而柔软，按之脉气下陷。久候有冰冷指感。左尺桡侧缘可及降结肠脉晕，肠脉晕扁塌而柔软，按之脉气下沉，可及"颗粒样"脉晕。久候有冰冷指感；沉下而纤瘦之肠形为虚弱沉衰之象。扁塌柔软下陷质感，为阳气虚衰之象。久候有冰冷指感，为里寒盛。"颗粒样"脉晕，为结肠炎疾病脉象。

黄土汤脉肠腑象表明： 下焦肠腑阳气虚衰、里寒盛，常有结肠炎疾病出现。

综上所述： 黄土汤脉象病在半表半里，上有气血亏虚、中焦阳热病机，下有下焦肠腑阳气虚衰、里寒盛病机，常常见于胃溃疡及结肠炎等疾病出现明显出血症状者。

黄土汤临床应用：

溃疡性结肠炎的黄土汤脉证治疗。溃疡性结肠炎也常常出现黑便或紫褐色的粪便，有寒型，有热型，假如患者较为虚弱，而尺脉出现微脉，这种明显下焦虚寒的患者，就必须先判断是否有上热。如果出现关脉的灼热指感热象，就符合寒热夹杂偏虚的厥阴病。

黄土汤不但止血疗效显著，治疗结肠炎疗效也很明显。止血之后可以继续用药，相关的腹痛、便溏、脓样便很快消除。止血之后不必减伏龙肝、阿胶用量，这两者除了止血功效以外，伏龙肝有温阳散寒功效，阿胶另有滋阴养血功效，一个助阳，一个补虚，仍然是对应溃疡性结肠炎基本病机治疗的。

4. 黄土汤脉象用药加减

《金匮要略》方

黄土汤方：亦主吐血衄血。

甘草、干地黄、白术、附子（炮）、阿胶、黄芩各三两，灶中黄土半斤。

上七味，以水八升，煮取三升，分温三服。

黄土汤由甘草、干地黄、白术、附子（炮）、阿胶、黄芩、灶中黄土而成方。其中灶中黄土《名医别录》谓："主妇人崩中，吐血，止咳逆，止血，消痈肿毒气。"《日华子本草》："治鼻洪，肠风，带下血崩，泄精尿血。催生下胞。"方中取其主"止血""肠风"之温中止血之功，为方中之君药。临床上建议从120克起用，可以用到250克。灶心黄土很重，即使是250克量也很小。但本方非灶心黄土不能取效，灶心黄土非大量不能有功。方中配合阿胶养血止血，生地黄、黄芩清中焦之热，附子配合灶心黄土温下焦之寒。全方清中温下，共治厥阴病之上热下寒之病证。

凡是中焦阳热比较明显，出现胃中灼热脉象，应重用生地黄、黄芩清中焦之阳热。凡是双尺脉微，肠腑"冰冷指感"脉象明显，为下焦阳微寒盛，重用附子、灶心黄土温阳散寒。虚寒太重，可加人参以大补元气。出血明显，可加白及、三七活血止血。

5. 黄土汤脉象与其他方脉象鉴别

黄土汤脉象需与乌梅丸脉象相鉴别：同为厥阴病，同有上热下寒病机，同有关细小无力、双尺沉细微宏观脉象。

不同的是：黄土汤脉象为厥阴病之中焦阳热、下焦虚寒病机脉象。上热局限于中焦脾胃，出现相应的脾胃异常脉晕及出血症状。

乌梅丸脉象包含厥阴气滞、上焦、中焦阳热、气血亏虚及下焦虚寒病机脉象。其上热包含了上焦，出现寸脉稍浮细小的特点。其上焦、中焦阳热较重，肝、胃脉晕皆出现灼热脉象，出现厥阴气滞病机脉象，有肝胃脉晕紧绷成弦的微观脉象脉特征，亦出现相应的胸胁疼痛等气滞症状。两者不同，可资鉴别。

七、温经汤脉象

1. 脉象图

宏观脉象（如图 8-15）：双关稍浮细，双尺沉细小无力而涩。

微观脉象（如图 8-16）：左关下可及脾胃脉晕，脾胃脉稍浮，晕形瘦小，胃脉晕表面柔软。胃表久候有灼热指感。

双尺可及肠形脉晕，肠形纤瘦而沉下，触之表面扁塌而柔软，按之脉气下陷。久候有冰冷指感。

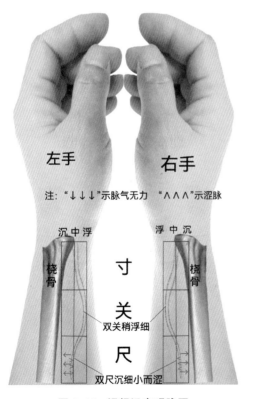

图 8-15　温经汤宏观脉图

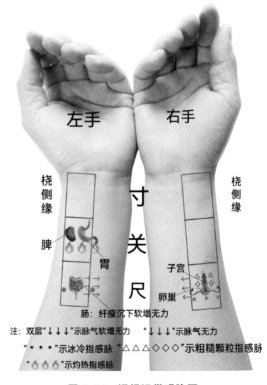

图 8-16　温经汤微观脉图

双尺中可及子宫颈脉晕，其下可及子宫脉晕。子宫脉晕瘦小而沉下，其中子宫内膜脉晕为"不均匀粗糙颗粒质感"或子宫体"小结节样"异常脉晕。子宫双侧可及卵巢脉晕，卵巢脉晕瘦小而沉下，其表面凹凸不平，有"粗糙颗粒质感"。子宫卵巢脉按之上举无力。久候有冰冷指感。

2. 脉症

《金匮要略·妇人杂病脉证并治第二十二》

第9条：问曰：妇人年五十所，病下利数十日不止，暮即发热，少腹里急，腹满，手掌烦热，唇口干燥，何也？师曰：此病属带下。何以故？曾经半产，瘀血在少腹不去，何以知之？其证唇口干燥，故知之。当以温经汤主之。

3. 温经汤脉象经验

温经汤脉象为厥阴病脉象，因治"问曰：妇人年五十所，病下利数十日不止，暮即发热，少腹里急，腹满，手掌烦热……瘀血在少腹不去，何以知之？其证唇口干燥，故知之"之瘀血在少腹而设方，包含厥阴病之中焦阳热、气血亏虚、下焦虚寒、下焦瘀血病机脉象。

温经汤厥阴病宏观脉象：双关稍浮细，双尺沉细小无力而涩。此脉与半夏泻心汤之"双关稍浮细，双尺沉细小无力"大同小异。大同是同样体现病在半表半里而中焦阳热、气血亏虚及下焦虚寒的病机脉象，小异是涩脉的出现，涩脉表达下焦瘀血较重。

温经汤中焦关部微观脉象：左关下可及脾胃脉晕，脾胃脉稍浮，晕形瘦小，胃脉晕表面柔软。胃表久候有灼热指感。此为中焦脾胃虚弱、气血亏虚、中焦阳明热之脉象。

温经汤下焦尺部肠腑微观脉象：双尺可及肠形脉晕，肠形纤瘦而沉下，触之表面扁塌而柔软，按之脉气下陷。久候有冰冷指感。此为肠腑功能沉衰、气血衰弱、下焦阳虚寒盛之病机脉象。

温经汤下焦尺部子宫卵巢微观脉象：双尺中可及子宫颈脉晕，其下可及子宫脉晕。子宫脉晕瘦小而沉下，为气血亏虚之象。其中子宫内膜脉晕"不均匀粗糙颗粒质感"或子宫体"小结节样"异常脉晕，为子宫内膜增厚症或子宫腺肌症疾病脉象，同时"粗糙颗粒质感"亦为瘀血脉象。

子宫双侧可及卵巢脉晕，卵巢脉晕瘦小而沉下，其表面凹凸不平"粗糙颗粒质感"亦体现气血亏虚及瘀血脉象。子宫卵巢脉气按之上举无力，久候有冰冷指感，此为阳气虚衰、阴寒里盛之脉象。

综上所述：温经汤为厥阴病脉象。其具体包含厥阴病之中焦阳热、气血亏虚、下焦虚寒、下焦瘀血病机脉象。其中下焦气血亏虚、下焦瘀血脉象较为显著，为其特征。临床上常常见于慢性结肠炎、肠功能紊乱、卵巢早衰、排卵障碍、幼稚子宫、子宫内膜增生症、子宫内膜炎、子宫腺肌症、痛经、月经不调、功能性子宫出血、不孕、习惯性流产等胃肠及妇科疾病。

温经汤临床应用：

功能性子宫出血的温经汤脉证治疗。功能性子宫出血在妇科尤其多见。患者出现经后月经淋沥不尽，或不规则阴道出血。温经汤脉象出现明显的子宫、卵巢脉晕瘦小，及"颗粒样"瘀血脉晕，其为主要脉象，兼有关脉之灼热脉象，子宫表面有久候冰冷脉象的上热下寒厥阴特征，就可以用温经汤。

如果脉中瘀血脉象严重者，温经汤药后会先出现阴道排出瘀块或褐暗色经血，排瘀完全以后，出血则可停止。

假若有瘀血脉象，而未经过排瘀现象，必然反复，未能自愈。倘若排完瘀血后，仍旧淋沥不尽，量小色不黑，子宫脉晕沉而缩小，此瘀血已排，以气血亏虚为主要矛盾，应大补气血，重用方中当归、白芍、阿胶、麦冬、人参，淋沥不尽很快停止。

子宫内膜增生症的温经汤脉证治疗。子宫内膜增生症亦出现月经淋沥不尽的临床表现。其子宫内膜脉晕出现"不均匀粗糙颗粒质感"且有明显增粗 此微观脉象明确表明有严重的瘀血。这种患者的治疗，用先予一二周的排瘀，在温经汤的基础上可以减阿胶用量，同时合用桂枝茯苓丸，以增活血化瘀之功。

患者药后月经淋沥不尽，不少反增，等增生的内膜剥脱干净后自然止血。倘若医生只想"止血"两字，并以止血为要务，此病必然反复，缠绵不愈。医者应该据脉谨守病机，对症用药，才能治愈。

慢性结肠炎、肠功能紊乱的温经汤脉证治疗。温经汤并非妇科专用，这类慢性结肠炎、肠功能紊乱就以腹泻为主症，患者出现水样便或不成形的便溏。患者大多数以下焦虚寒脉象为主，出现肠腑大片冰冷指感脉，兼有肠脉形瘦小、扁塌柔软的气血亏虚脉象。

使用温经汤，注意减少当归、白芍量，增加吴茱萸、桂枝量，可以加肉桂以助温阳散寒之功。温经汤表现出较好的止泻功能，也可以用于大量抗生素使用后肠功能紊乱、肠道菌群失调所致的腹泻，临床疗效奇佳。

4.温经汤脉象用药加减

《金匮要略》方

温经汤方：吴茱萸三两，当归、芎劳、芍药各二两，人参、桂枝、阿胶、牡丹（去心）、生姜、甘草各二两，半夏半升，麦门冬一升（去心）。

上十二味，以水一斗，煮取三升，分温三服。亦主妇人少腹寒，久不受胎，兼取崩中去血，或月水来过多，及至期不来。

温经汤由吴茱萸、当归、芎劳、芍药等12味药组合成方。其中吴茱萸《本经》谓："温中下气，止痛，咳逆寒热，除湿血痹，逐风邪，开腠理。"《名医别录》："主痰冷，腹内绞痛，诸冷实不消，中恶，心腹痛，逆气，利五脏。"方中取其"温中下气""利五脏"之助阳散寒止痛之功，携桂枝共治厥阴之下焦阳虚里寒盛之病。

方中阿胶、当归、白芍、麦冬滋阴养血，川芎、牡丹皮活血化瘀，而麦冬、牡丹皮又有清热泻火之功。人参、半夏、甘草、生姜健脾益气降逆。全方共奏清热、滋阴养血、活血化瘀、益气健脾、温中散寒止痛之功。

方中益气、养血、活血之品所占比重最重，故使用本方，必须抓住气血亏虚、阳虚瘀血之重心。凡是脉象不符合细小而涩，绝非本方可宜。脉象当中细小而涩，则可大量使用当归、白芍、人参、甘草、阿胶、麦冬、川芎、牡丹皮滋阴养血活血。

当然，吴茱萸、桂枝则是点睛之笔。气为血帅，血非气不行，虽气血已补，但气血无阳之温煦，则无以推动。故温中助阳是方中点睛之笔，必须有吴茱萸、桂枝之助阳，才能够推动气血达到虚弱之脏腑。凡是下焦虚寒太甚，出现大片冰冷指感，则需大量使用吴茱萸、桂枝。阳虚里寒太甚，可加肉桂助阳散寒。

5.温经汤脉象与其他方脉象鉴别

温经汤脉象需与黄土汤脉象相鉴别：同为厥阴病，同有上热下寒病机。

不同的是，黄土汤脉象为厥阴病之中焦阳热、下焦虚寒病机脉象。下焦虚寒较甚，有阳气虚衰之象，出现相应的双尺沉细微无力脉象，其微脉为特征，有脾胃异常脉晕及出血症状。

温经汤脉象之气血亏虚及瘀血病机是其特征，出现相应的涩脉特征，亦同时出现相应子宫、卵巢脉晕中"粗糙颗粒质感"的瘀血脉象。两者不同，可资鉴别。

八、八味（肾气）丸脉象

1. 脉象图

宏观脉象（如图8-17）：脉迟，双关稍浮细，双尺沉细小而稍弦。

微观脉象（如图8-18）：左关下可及脾胃脉晕，脾胃脉稍浮，晕形瘦小，胃脉晕表面柔软。胃表久候有灼热指感。

双关下可及双肾脉晕，肾脉晕下沉而形薄而轻柔，按之脉气上举无力。肾脉晕皮质脉晕质感稍厚，而肾盂脉晕内可及"水滑样"指感水饮脉晕。

双尺可及肠形脉晕，肠形纤瘦而沉下，触之表面扁塌而柔软，按之脉气下陷。久候有冰冷指感。

2. 脉症

《金匮要略·中风历节病脉证并治第五》

崔氏八味丸： 治脚气上入，少腹不仁。

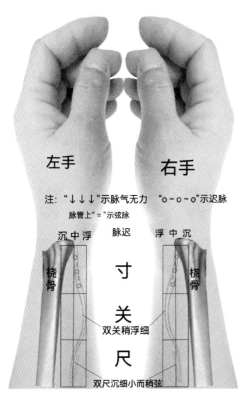

图8-17　八味（肾气）丸宏观脉图

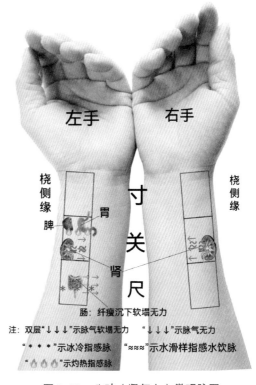

图8-18　八味（肾气丸）微观脉图

《金匮要略·血痹虚劳病脉证并治第六》

第 14 条： 虚劳腰痛，少腹拘急，小便不利者，八味肾气丸主之。附方为肾气丸。

《金匮要略·痰饮咳嗽病脉证并治第十二》

第 17 条： 夫短气有微饮，当从小便去之，茯苓桂枝白术甘草汤主之，肾气丸亦主之。

《金匮要略·消渴小便不利淋病脉证并治第十三》

第 3 条： 男子消渴，小便反多，以饮一斗，小便一斗，肾气丸主之。

《金匮要略·妇人杂病脉证并治第二十二》

第 19 条： 问曰：妇人病，饮食如故，烦热不得卧，而反倚息者，何也？师曰：此名转胞，不得溺也。以胞系了戾，故致此病，但利小便则愈，宜肾气丸主之。

3. 八味（肾气）丸脉象经验

八味（肾气）丸脉象为厥阴病脉象、因治"虚劳腰痛，少腹拘急，小便不利"之少腹拘急、小便不利者而设方，包含厥阴病之中焦阳热、阴血亏虚、下焦虚寒、下焦水饮病机脉象。

八味（肾气）丸厥阴病宏观脉象： 脉迟，双关稍浮细，双尺沉细小而稍弦。此稍浮病在半表半里。脉细，血虚。双尺沉而细小，小脉为血虚太过、血亏及阴导致阴血亏虚之象。弦为气滞、水饮、疼痛之脉象。此处稍弦而微观脉象脉非主疼痛的弦边脉，当作水饮、疼痛解读。而迟脉则阳虚寒盛之脉也。

八味（肾气）丸中焦关部微观脉象： 左关下可及脾胃脉晕，脾胃脉稍浮，晕形瘦小，胃脉晕表面柔软。胃表久候有灼热指感。此为中焦脾胃虚弱、气血亏虚、中焦阳明之脉象。

八味（肾气）丸下焦尺部肠腑微观脉象： 双尺可及肠形脉晕，肠形纤瘦而沉下，触之表面扁塌而柔软，按之脉气下陷。久候有冰冷指感。此为肠腑功能沉衰、气血衰弱、下焦阳虚寒盛之病机脉象。

八味（肾气）丸之脾胃与肠腑脉晕与温经汤等厥阴病脉雷同，体现气血亏虚、中焦阳热而下焦虚寒之病机脉象，体现厥阴病之上热、下寒特征。

八味（肾气）丸之双肾微观脉象：双关下可及双肾脉晕，肾脉晕下沉而形薄而轻柔，按之脉气上举无力，此为肾气亏虚。肾脉晕皮质脉晕质感稍厚，而肾盂脉晕内可及"水滑样"水饮指感，此为肾之利水功能下降而水饮内聚之特殊脉象。

综上所述：八味（肾气）丸脉象为厥阴病脉象，包含厥阴病之中焦阳热、阴血亏虚、下焦虚寒、下焦水饮病机脉象，而下焦虚寒、下焦水饮病机脉象是其特征。临床上其常常用于糖尿病、高血压、慢性肾炎、慢性肾盂肾炎、尿路感染、膀胱炎、特发性水肿、不孕不育、弱精症、无精症、发育迟缓、卵巢早衰、黄体功能不全等病症。

八味（肾气）丸临床应用：

慢性肾盂肾炎的八味（肾气）丸脉象证治疗。慢性肾盂肾炎常常表现为尿频、尿急、血尿以及低热、疲惫、倦怠、头晕等症状。临床上凡是符合八味（肾气）丸脉象特征者，可用八味（肾气）丸，疗效较佳。

初始治疗时，尿频、尿急、血尿症状较为明显，患者也表现出肾脉晕之肾盂有涩指感及"水滑样"指感脉晕，这明显为肾气下降、水饮留聚之脉象，应该重用肾气丸之茯苓、泽泻，患者尿道刺激症状很快缓解。

尿道刺激症状缓解后，全身症状便突显为主要矛盾。关脉的胃晕出现灼热脉象明显者，中焦阳热显著，患者会出现低热或者手足心潮热、心烦等症状，应该重用肾气丸中的生地黄、山茱萸、牡丹皮以清泄阳热。慢性肾盂肾炎所有的临床症状消失后，应该继续服药一到两个月，以绝后患。

弱精症的八味（肾气）丸脉象证治疗。弱精症大多数没有很明显的全身症状和局部症状，可重点从脉象当中解释。精子活力很低，尺脉迟而冰冷指感显著者，应重用附子、桂枝温阳散寒，可同时加菟丝子、补骨脂温肾助阳，可助精子活力提高。

但假若有明显的胃晕灼热脉象，患者出现手足心热症状，也应该重用生地黄、山茱萸、牡丹皮以清泄阳热，弱精症临床症状很快消失，大多数后面仅仅尺脉细小，应坚定不移地服用八味（肾气）丸二到三个月，并监测精子质量，直到尺脉有力，精子质量正常。

4. 八味（肾气）丸脉象用药加减

《金匮要略》方

肾气丸方：干地黄八两，薯蓣四两，山茱萸四两，泽泻三两，茯苓三两，牡丹皮三两，桂枝，附子（炮）各一两。

上八味，末之，炼蜜和丸梧子大。酒下十五丸，加至二十五丸，日再服。

肾气丸由干地黄、薯蓣、山茱萸、泽泻、茯苓、牡丹皮、桂枝、附子 8 味药组合成方。其中山茱萸《名医别录》谓："治耳聋、面疮、温中、下气、出汗、强阴、益精、安五脏、通九窍、止小便利、明目、强力。"方中取其"强阴、益精、安五脏"之功，配合干地黄、薯蓣共滋补阴血，而泽泻、茯苓利水渗湿，附子、桂枝助阳、温下焦虚寒。生地黄、牡丹皮性寒，另有清泄上焦阳热作用。全方共奏清上温下、滋补阴血、利水渗湿之功效。

肾气丸证有阴血亏虚病机，脉中太过细小而脏腑脉晕纤细者、阴血亏虚重者，除了重用干地黄、薯蓣、山茱萸之外可加黄精、女贞子、旱莲草，特别是血尿或者月经淋沥不尽患者尤其适宜。

但倘若是下焦虚寒重者，出现相应的尺脉沉迟，而冰冷指感脉晕严重者，除了附子、桂枝助阳外，若是弱精症或月经淋沥不尽，可以加用菟丝子、补骨脂。若是小腹不适，腰背酸冷，可以加杜仲、巴戟天助阳又强筋壮骨。

5. 八味（肾气）丸脉象与其他方脉象鉴别

八味（肾气）丸脉象需与温经汤脉象相鉴别：同为厥阴病，同有上热下寒病机。

不同的是：八味（肾气）丸脉象有阴血亏虚病机，其出现相应的双尺沉细小脉象，但没有气虚的无力脉，所以偏于阴血亏虚病机。其另有严重的下焦虚寒脉象和水饮脉象特征，出现相应的迟脉，有特征性的肾脉晕及"水滑样"脉晕。

温经汤脉象之气血亏虚及瘀血病机是其特征，出现相应的涩脉特征，亦同时出现相应子宫、卵巢脉晕中"粗糙颗粒质感"的瘀血脉象。两者不同，可资鉴别。

第九章 关于六经脉象性质的一些临床思考

第一节 太阳病若干脉象问题的思考

一、葛根汤及太阳表证脉象特征

我们深入地研究了葛根汤，发现了太阳病的部分脉象特点。

病例一： 患者，林某，女，27岁，以"腰痛6天为主诉"求诊，伴有畏冷、无汗等症。

患者宏观脉象尺部出现脉浮紧，微观脉象尺部的桡侧缘出现"夹心饼样"的腰部肌肉脉晕。这两种脉象同时出现，给了我们很大的启示。脉浮紧可辨证为太阳表实证，而"夹心饼样"的腰部肌肉脉晕出现本身就可提示有腰痛病症。故从脉象上分析，我们可得出本例为太阳表实证葛根汤方证的结论。而从症状上辨证，亦是太阳表实证之葛根汤方证，脉与证同步。宏观脉象提示表实证，而微观脉象肌肉的脉晕亦提示病在肌体表层，宏观脉象与微观脉象表达亦同步。

我们用葛根汤治疗后，腰痛的症状得以很快缓解。而复诊时相应的尺浮脉象及腰部肌肉脉晕也消失。

让我们进一步思考，从宏观及微观脉象看同样的患者。腰痛用葛根汤治愈后，微观脉象腰部肌肉脉晕随宏观尺脉浮的消失而消匿，而微观脉象腰部肌肉脉晕代表的是人体外周肌肉，那我们是不是可以认为，微观脉象中，人体肌肉最外围的肌肉脉晕与太阳表证有相关性。针对这个细节，再进一步深入思考与临床观察，我们发现，葛根汤的太阳表证与颈部的肌肉、肩背部的肌肉、腰部的肌肉以及这些肌肉的紧张度有关。

此后，我们观察到，太阳表证与后背肌肉，例如颈肌、头后枕下肌、腰背部肌肉、竖直肌、下腰部的骶棘肌都有相关性。这就意味着，在表之太阳病的这种阳性反应中，身体外周的皮肤和肌肉都会发生剧烈的反应。

如果仔细观察微观脉象，只要发现颈部肌肉的脉晕、背部肌肉的脉晕以及腰部肌肉的脉晕的呈现，就可以确诊为太阳病，也即有对应的太阳表证。

病例二：本例为葛根汤证腹痛患者。患者曾某，女，42岁，以"小腹疼痛伴有恶寒两周"就诊。

患者以双手托腹，弓身就诊。检查时，发现下腹部肌肉痉挛。脉诊：宏观脉象，尺部脉浮；微观脉象，子宫的脉晕并不出现瘀血、痉挛、肿块等可引起疼痛的异常脉象。但尺部脉尺侧缘出现了明显的"夹心饼"样的下腹肌肉脉晕。

根据浮脉属表，结合其他症状，判定为葛根汤证，便施用了葛根汤。

药后两天复诊，自诉服药后两个小时痛经、恶寒症状就都缓解了，自称镇痛效果比之前服用布洛芬、阿司匹林止痛都要好。药后两天，痛经已完全消失。

复脉诊，宏观脉象，尺部浮脉已回到中层位，而微观脉象，尺部尺侧缘的"夹心饼"样下腹肌肉脉晕也同步消失。

上述患者，也促使我们进一步思考，患者痛经又恶寒、无汗，符合太阳表实证，使用葛根汤，病痛最终能缓解，也证明了太阳表实证的诊断是正确的。从脉象的角度来看，宏观脉象尺部脉浮，说明并不单纯是寸部浮才属于太阳表证，尺部浮也可属于太阳表证。

这个痛经的葛根汤证患者的腹部的肌肉是痉挛的，与葛根汤证"颈项强直"的体征表现类似，吻合了葛根汤证中有肌肉痉挛这个体征特征。我们施用了葛根汤，临床验证，得到很好的疗效。

从微观脉象分析：痛经的葛根汤证患者，从微观脉象看到的是腹部肌肉的脉晕，对比之前腰痛的葛根汤证患者，从微观脉象诊察到的是腰背部的肌肉的脉晕。

从宏观脉象分析：之前腰痛的葛根汤证患者脉象，尺部浮脉，出现腰痛症状，属于太阳病。再看这个痛经的葛根汤证患者，她也是尺部脉浮，也出现葛根汤证，也属于太阳病的标准。

同样是浮脉，看不出太多的细微差别之处。从微观脉象进一步分析，同样出现"夹心饼"样肌肉脉晕，病位却有颈部、有腰部、有腹部之分。治疗上同样用葛根汤。

因此，我们进一步思考，认为腹部浅表肌层和颈腰部浅表肌层同为太阳表证的一个重要的组成部分，在微观脉象中可见类似征象。

病例三：此为胸部疼痛案例。患者，出某，男，25 岁，以自觉胸部疼痛 1 个月为主诉来诊。伴随恶寒、无汗症状。宏观脉象，寸浮紧，但仅仅是寸浮紧，并没有出现其他特征性的脉象改变，这和普通表证的寸浮并没有太大差别。而寸浮可见颈项强直，也可能是胸痛。可以进一步细分。颈项强直的寸浮偏于寸上，而胸部疼痛的寸浮偏于寸中和寸下部分，但个中差别不是特别的明显。若从微观脉象观察，就可以有效地细化补充。微观脉象，寸部出现胸骨柄脉晕，而患者心脏脉晕是良好的，年龄也较轻，才 25 岁。我们通过综合分析，认为他属于葛根汤证。据此脉象则知病痛在胸，故施用葛根汤。

药后三天，胸痛缓解。

通过效果验证，我们的诊断思路和用方是正确的，对太阳病的脉象也有了更深的感悟。葛根汤证微观脉象出现的胸骨柄这种胸部表层的脉象，亦属于太阳病，是太阳表证中的一种微观脉象。

通过对以上几例葛根汤证进行全面分析，我们从葛根汤证中，领悟到了太阳病的微观脉象：包括臀部的外围，颈肩部，胸背部的外面，腰背部的肌肉，乃至腹部前面肌肉，以及胸骨表前面的肌肉区域，都属于太阳表证微观脉象的一个脉象表达范畴内。

二、桂枝加桂汤与太阳表证脉象特征

太阳表证的脉象思考仍然没有完整，我们遇到一个典型病例：桂枝加桂汤案例。这是一种很明显的奔豚病，典型症状为"从少腹起，上冲咽喉、发作欲死，复还止"。

患者林某，女，38 岁，以"突然发作腹中一股气往上冲，冲至喉咙，感觉异常痛苦两年"为主诉来诊。肝胆脾肾 B 超，肝胆脾肾 CT 扫描，生化全套，心电图，电子胃镜，电子肠镜等检查未见异常。胃肠疾病、泌尿系统疾病已排查，未发现明显异常。当地三甲医院诊断为忧郁症，服过抗抑郁药、镇静剂等，但无显著效果。

初诊之时，问诊病史，此位患者并未有传闻中的硬气功或者是内丹之类的练功史。排除精神病史，没有发现任何明显的诱发因素。初诊脉诊时发现：宏观脉象，尺脉浮而细缓。分析：浮而偏细缓，浮缓在表，偏细是符合太阳表虚的宏观脉象的特征。因脉管细，为脉中营血不足，脉浮又在表，表虚无疑。患者又有奔豚典型的症状。微观脉象，关尺处出现"夹心饼样"肌肉脉晕。病位在肌表不在于里。

综合分析，我们立刻得出结论，最有可能的是桂枝加桂汤证。患者会出汗吗？平常无明显汗出，但是一旦发病，即觉全身出汗，周身湿透。从这个角度来看，这是一个很明显的太阳表虚的表现，可施用桂枝加桂汤。本来桂枝汤的桂枝是三两，桂枝加桂枝汤，桂枝又加了二两，所以我们将桂枝用量加大到30g。

患者服两剂药后，仍旧出现奔豚的气上冲症状，但是力量和速度都变慢了，整体病情得到缓解了。

经过这个病例治疗过程的脉象改变，我们认识并完善了太阳表证在微观脉象的表现：出现头、颈、背、腰、胸腹、上腹、下腹部等人体所以外周肌表肌肉脉晕。也就是说，只要有人体肌肤表层相应的脉象反应脉晕，它都属于太阳表证的微观脉象的特征性表现。

那类似的患者案例还有很多，我们从临床上反复地验证，比如手上肌肉部分，肩膀外后侧肌肉，还有臀部后外侧部分也分属于太阳表证脉晕出现的区域。比如说含有太阳表证的柴胡桂枝汤证，以及少阴病的麻附辛证，也属表证。我们后边会再涉及！

三、葛根汤及太阳表证的脉象特征再思考

从上述的葛根汤与桂枝加桂汤病案中，我们对太阳病的脉象有了初步的认识和理解。但后来我们继续思考，如果单凭宏观脉象的脉浮就能诊断出太阳病，而微观脉象又需要精细到是哪一块肌肉的脉晕，有没有如此精细的必要？如此精细脉象对宏观脉象的补充，是否能达到其临床价值？若没有，则是否有画蛇添足之多余？

不过，在之后的一些案例中，我们对最初的设想进行了进一步的完善。如此患者出现的葛根汤证。

患者林某，女，33岁，以"胸痛，胸闷3月余"为主诉来诊。微观脉象，心脏脉晕没有明显病变，肺部脉晕没有明异常。那么，这是单纯的太阳表证，还是已入里？有太阴病，或是有阳明病？除了患者自诉的其他症状上，就再也没有什么有价值的临床临床资料。那么回归到脉象上，她的宏观脉象为寸浮紧，有恶寒、无汗等表证症状，没有口干、心烦等里证，没有心脏病史，从微观脉象也未发现心脏有明显病变，排除了心梗与冠心病。故为纯表证无疑，我们决定用葛根汤来治疗。

疗效很神奇，胸痛、胸闷两日之内痊愈。

从上述病案，我们进一步思考，微观脉象还是能够有效并最大限度地补充宏观脉象，微观脉象的一些细节也能够更精准地帮助找到对应的方证。

四、从桂枝加黄芪汤病例看宏观脉象和微观脉象的关系

我们在临床上对脉象的重要性的认识，是在一次桂枝加黄芪汤病案中受到启发的。认识了宏观脉象和微观脉象的完美结合对临床指导的重要性。

这是个抑郁症案例。患者，女，41岁，以"精神萎靡不振，体形消瘦，体力不支，疲惫不堪两年余"为主要症状来诊。患者情绪格外低落，无畏冷、汗出、肌痛等表证，但出现了疲惫、倦怠、乏力、便溏等。从症状分析，疑为里证。

宏观脉象，双寸、双尺部浮细且无力，寸部短。浮的脉象是符合表证的，没有汗出的表虚症状，但是浮细缓脉符合太阳表虚，从宏观脉象看就是桂枝汤证的表现。从微观脉象看，排除了心脏疾病、肺脏疾病相关脉象，也排除胃部的疾病及肝部的疾病脉象。假如这些疾病都可排除了，那患者可诊断为忧郁症。

抑郁症的患者亦常常出现乏力、精神萎靡不振、失眠多梦、神经衰弱等症状，此患者又伴有便溏等太阴里证。脉象有脉浮、寸部短的特征，从宏观脉象分析，更符合桂枝加黄芪汤脉证。但表证的症状表现并不明显，我们还是要依靠脉象。若患者的脉浮缓是太阳表虚桂枝汤脉象，同时又出现无力脉与短脉的卫气亏虚特征，则为桂枝加黄芪汤脉象。

从微观脉象分析，患者大脑没有缺血脉象，双肺以及心脏没有出现异常脉象，排查了一系列的相关疾病后，我们决定用桂枝加黄芪汤。

药后第二天，患者精神好转。

分析：虽然患者并没有出汗的症状，但是根据脉象来判断，这是太阳表虚证。复观患者之前已用过较多的黄芪、党参类方剂，亦用过人参、高丽参等补气药，也曾用肉苁蓉、鹿茸等补阳药，亦有八珍汤等气血双补剂，但都无济于事。而我们据脉象辨为桂枝加黄芪汤证，而取得了神奇的疗效，这体现了凭脉辨证之神。

我们再回过头来看一下是如何用黄芪的？黄芪的用法需要循序渐进。桂枝加黄芪汤中，黄芪始用35克，因为患者脉象较为无力。第三天复诊，黄芪从35克增量到50克，药后两周后，患者恢复了活力。加减一月余，诸症平息，脉平和。

从初诊来看，仅依靠宏观脉象的脉浮特征，再加上脉气无力、寸短，就可以辨证为桂枝加黄芪汤脉证。但确认之前，我还从微观脉象上排除了肝炎、心肌炎、肺部疾病等这些重大疾病。所以从宏观脉象及微观脉象相结合分析，我们认为是太阳病表虚证、桂枝加黄芪汤脉证。临床疗效也证明了辨证是正确的。

这个病例之后，我们就很重视宏观脉象与微观脉象相互补充结合来构建经方脉象，做到一方一脉象。也进一步奠定了如何从临床病案研究界定伤寒六经病脉象特征，和如何进一步研究界定在六经病脉象下每一经方脉象特征的方法论，并对其进行了深入的探讨。

五、从桂枝加龙骨牡蛎汤认识太阳病脉

桂枝加龙骨牡蛎汤脉象："脉得诸芤动微紧，男子失精，女子梦交。"这其中的"芤脉"并非标准的"芤脉"，而"微紧"脉可以理解为表实证的紧脉。

不过，我们通常都明白。桂枝加龙骨牡蛎汤证是太阳的表虚证，它虽然有阳明合病，但离不开太阳表虚这个前提。

以下是男性阳痿案例。患者，男，31岁，自诉"阳痿、早泄伴汗出症状3年余"。

宏观脉象，寸、尺部脉浮细无力，尺浮无力，按之稍软而中空。患者未出现典型芤脉，但有"芤脉"象。微观脉象，有前列腺增生脉晕，有阳痿、早泄的微观脉象。从微观脉象看，前列腺的脉晕浮起而中间偏弱，亦为出现中空"芤"的现象，和"芤脉""象"是吻合的。所以说《伤寒论》里"诸芤动微紧"所表达的更接近微观脉象。

综合分析后，我们决定用桂枝加龙骨牡蛎汤。

药后两周复诊，患者自诉，病情得到缓解。之前早泄可短至一分钟，甚至只有几秒钟。目前可以延长至十几分钟，阴茎勃起硬度也较好。

药后三周，三诊，宏观脉象，脉缓，为阳气有失，故在桂枝加龙骨牡蛎汤基础上又加了白薇、炮附子，形成了二加桂枝加龙骨牡蛎汤。加附子以助阳。但白薇改用知母，因白薇这味药有些人会有恶心、呕吐反应。加知母是冯老经常使用的替代经验，效果也很好。

这个病案让我们对太阳表证有了进一步的深刻理解：如果说这个芤脉是典型芤脉，它就是不属于表证的。而此案例出现尺浮无力按之稍软而中空之"芤脉"象。同时微观脉象前列腺的脉晕亦出现而中间偏弱，亦出现中空"芤脉"

现象，且处于浮起层，即邪正交争于太阳之表。

宏观脉象既有浮而无力、浮而缓、浮而偏细的表虚之象，同时，微观脉象也出现相应的前列腺、下阴部、阴茎脉晕，而两者之间有什么联系吗？显然前列腺、下阴部、阴茎脉晕于肌表组织亦属于太阳之表层，因而，我们对太阳病之"太阳"这两个字进一步来理解，太阳病之病位，属于人体最外层之肌肉表层，偏离人体里层，不属于胸腔，不属于腹腔，不属于盆腔里面，都是相对在外的，与外表肌肉、皮肤组织相关。此病例脉象中下阴部、阴茎脉晕，可以属于太阳病的病症脉象反应部分。

六、半夏厚朴汤与太阳上焦病的认识

我们经过诸多经方的临床应用，对太阳病脉象有了进一步的理解，并不断寻找它的规律。其中半夏厚朴汤促进了我们对太阳上焦病的深刻理解。

半夏厚朴汤很特殊，它在冯老的《经方六经类方方证·解读张仲景医学》的经方六经类方阵里面，归类到了其他解表类方，大方向是归类到太阳病。那此方方证属于太阳病吗？我们从临床脉象中宏观与微观两个方面去理解这个特殊的药方。

案例一：

患者，张某，女，27岁，以"咳嗽，咳痰两周"为主诉就诊，伴有咽痒、痰白，无汗，无恶寒、无肌肉痛。宏观脉象：双寸浮缓，右寸部浮甚，左关部偏沉。从整体上来看，这是太阳表虚证。从症状上看，咳嗽有呛咳特征。我们首先要排除百日咳。进一步从微观脉象上看，肺部脉晕及咽喉脉晕没有异常，因而，我们大致排除了百日咳和白喉病。这应属于半夏厚朴汤脉证。患者宏观脉象寸口脉左关部偏沉，也提示有中焦痰饮之象，太阳太阴的合病是存在的，故施用半夏厚朴汤原方。据冯老经验把紫苏改成苏梗，加苏子。

药后患者呛咳症状很快得到缓解。

这个病案有没有什么特殊之处吗？特殊的是宏观脉象右寸浮甚。

案例二：

此案为胸满的半夏厚朴汤脉证。患者曾某，女，55岁，以"胸满一年余"为主诉就诊，伴咳嗽、咽痒、无痰。支气管镜、心脏冠脉造影（CT-A）等专科检查未见明显异常。初诊微观脉象，心脏没有明显疾病脉晕，咽喉有异常涩手脉晕。咽喉部脉晕是半夏厚朴汤证一个特征性的微观脉晕。患者同时还出现太阴病特征的水滑脉晕，又有浮缓的宏观脉。综合判断宏观与微观脉象，我们就确定为太阳表虚加太阴夹饮的脉象，属半夏厚朴汤方脉。

服用了半夏厚朴汤五天，患者就基本痊愈了。

回看患者病历，其已做过支气管镜、心脏冠脉造影（CT-A）等专科检查，都没有查出病因。但在六经八纲脉法中，从宏观脉象和微观脉象看，马上就能精准定位，它是分属于哪一个经病变，又属哪个方脉，故可精准找到药方、对症用药，提高临床效果。

案例三：

我们来看看另外一案例：患者陈某，男，29岁，以"喉咙不适、胸闷半年"为主诉来诊。患者自诉，半年前外感风寒，随后出现喉咙不适、胸闷，无畏冷、汗出、心烦、口干等症。初诊，微观脉象，食管有反流脉晕，咽喉有异常脉晕（水滑脉晕），同时出现浮于表的胸骨柄脉晕。我们认定这是太阳太阴合病夹饮的脉象，具有半夏厚朴汤特征的咽喉脉晕，属于半夏厚朴汤方脉。

此患者服药5天后，复诊，食管反流症状得到了缓解。

回顾患者病史，他之前服用了很多其他的方剂，如黄芪建中汤、香砂养胃丸、柴胡类方等，效果都不明显。我们现在用的半夏厚朴汤，就是根据患者的脉象来判断处方。对脉用方，病症得到快速解决。

总结上述3个案例，我们进行了深入的思考：半夏厚朴汤所表达的绝大多数症状及脉象特征，都主要集中表现在于人体上部，如咽喉和上支气管，其次是胸腔、颈部前面，症状多不会表现在下部。

因而，我们思考，太阳病中"太阳"这两个字，也包含着"高处、上面"的意思，可理解为太阳病包括了上焦，这是头、颈、胸的"上焦"。我们对太阳病的了解已经越来越接近它的本意了，则太阳病同时包含着两种含义：一，是太阳表达为向外、最外，身体之最外层，则是身体肌表。二，是太阳表达为向上的高处，则是头、颈、胸之人体上部，可见上焦症状。

太阳病的脉象，则必须先确定太阳病之表证，再确定太阳病之上部病证。太阳病之表证脉象再细分为表虚、表实两种。区分太阳病之表虚、表实，可据脉气有力无力、粗细来判断。则脉气无力又偏细属表虚，有力又偏粗或者偏正常或偏紧属表实证，易于区分，比临床症状辨别区分更加简单。

临床中，有些患者有腹部的症状、腰部的症状、胸部的症状，很难分是属于表证还是里证。若从宏观脉象看，不是特别明显的浮脉，但微观脉象中有人体外表的肌肉脉晕，可以单纯依据有微观人体表层肌肉的脉晕，辨脉得出有太阳表证的结论。通过宏观脉象结合微观脉象，两者互相补充，临床上对于太阳病的精准快速诊断，有较高临床实用价值。

七、葛根汤证无辅助症状据脉象辨证

在临床上，一些患者并没有明显的症状，所以我们只能根据脉象来判断。

我们来看一个案例，患者，女，42岁，以"头晕剧烈2个月"为主诉就诊。病史：2个月前，因头晕剧烈就诊于某三甲西医医院，颅脑CT扫描未见明显异常，血压正常，血常规正常，排除贫血。诊为梅尼埃综合征。用药（氟桂利嗪，敏使朗，扩张脑血循环药等），药后两周无明显效果。由医院院内转诊中医科，诊断为肝阳上亢，使用天麻钩藤汤1周无效，后辨为中气下陷，使用补中益气汤、归脾汤，都用了各1周，无效果。

患者经他人介绍，求诊我处。初诊，宏观脉象，寸脉浮，右寸浮长而紧。患者眩晕剧烈，无恶寒，无发热，无肌痛，无咳嗽，无鼻塞，无流涕，亦无皮肤搔痒，无汗出，大多数表证表现都没有。无恶心、呕吐、口干等里证。单纯表现为眩晕症状，程度较为剧烈，自我感觉伴有眼花、天旋地转感。

分析：患者从症状上看有无太阳表实证？怕冷吗？没有。有汗吗？没有。打喷嚏吗？没有。肌肉疼痛吗？没有？项强吗？没有。患者从微观脉象看，颅骨内无明显异常脉晕，颅脑脉晕外侧有弧形的肌肉脉晕。颈部出现"夹心饼样"的肌肉脉晕。从微观脉象分析，很明显为太阳表证，葛根汤方脉。

可是，患者没有任何的表证症状。据脉象，我们辨证为太阳表实证，果断地施用葛根汤。

服药后，第一天眩晕就开始好转，第二天下午眩晕的症状就消失了。

从以上病案来看，无伴随症可辨，单纯有眩晕症状，即眩晕剧烈，伴眼花。之前医者曾辨为肝阳上亢，而使用天麻钩藤汤，无效。此患者没有其他的症状，没有表证，没有里证，若据症状反应来辨证，那这个患者就无证可辨。

如果依据脉象来辨证，就有据可循。我们从宏观脉象，看到是浮紧，右寸浮紧甚，属于太阳表实证。微观脉象有特征性颈部"夹心饼样"肌肉脉晕，可供进一步辨方脉，是属葛根汤方脉。我们马上应用了与之对应的葛根汤。精准用药，患者也很快痊愈。那这个效果证明了我们的思路是正确的，据脉象辨证的方法是正确的，葛根汤方脉的总结也是正确的。

八、从桂枝麻黄各半汤观察太阳病的脉象特征

在没有任何辅助症状可以辨证的情况下，脉象显得尤为重要，我们再举一个病例来说明，这个病案中再次证明太阳病脉象的正确性。

患者曾某，男，4岁，皮肤瘙痒两周。患者手足身上都散发皮疹，皮疹外观凸起，触之碍手。患者年龄较小，诉说不完整，家长代诉，患儿皮肤瘙痒，夜晚加重。曾用过多种抗过敏、消炎、激素类的药膏，效果都不明显。查体时，发现患儿皮疹以后背、大腿后侧较多。患儿无汗出，无口干，未发现其有恶寒、发热、怕风症状，无明显表证。二便正常，大小便正常，没有明显里证。

患者宏观脉象：寸关浮缓，稍紧。微观脉象，左关脾胃脉晕处于浮层，而脾胃脉晕之表出现特殊的"水泡样"的脉晕。这种脉晕符合桂麻各半汤方脉。依据特征性的微观脉象，我们使用了桂麻各半汤。

药后3天，患儿皮肤瘙痒症状缓解了，皮疹也消退了。

这个病案体现了一个特殊的临床状况：没有辅症可辨，孩子又小，也难于问诊的情况。如此情况光凭症状反应很难判断，很有可能会出错。而依据脉象来辨证，却可以精准辨六经，辨方脉，精准处方。

从上述的病例中，我们认识到关部的浮脉也属太阳病宏观脉象，认识到处于浮层的脾脏脉晕的微观脉象，也属太阳表证。

我们对太阳病的脉象有了更深的了解，包括处于浮层的脏腑脉晕之表的脉象也都属于太阳病脉象表达的范畴，如处于浮层的肺脉晕之表、心脉晕之表、脾脉晕之表、胃脉晕之表都属于太阳病太阳表证微观脉象；但假如，是处于沉层的脏腑脉晕之里层。如处于沉层心脏脉晕之里，肺部脉晕之里，都属太阴或阳明里证的脉象范畴。上述脉象从临床验证起来切实可行，从疗效上验证也切实可行。

第二节　少阴病若干脉象问题的思考

一、谈一下少阴病定义及脉象思路

这里我们浅略地谈一下少阴病的脉象思路来源。

首先，我们来谈谈关于少阴的定义。根据冯老学习班和冯老主编的《经方

医学讲义》，少阴病的定义是："判定少阴病主要依据在于少阴病主提纲与辅助提纲，遇到表证，排除太阳病则是少阴病。"即少阴病的诊断方法是用排除法来下诊断的。有一个提纲与一个辅助提纲，这些大家比较熟悉，"少阴之为病，脉微细，但欲寐也"是主要提纲，辅助提纲是"有发热恶寒者，发于阳也。无热恶寒者，发于阴也"，辅助提纲。

以这两个提纲来诊断少阴病，是非常模糊的，临床上的实践当中带来了诸多困难，胡冯体系现进行了诸多补充解读：病位在表的阴性证候，即虚寒表阴证。这个定义在我们反复的临床实践当中，是正确的，经得起考验的，没有异议的。我们的脉象研究也遵循胡冯体系的少阴病定义，而去寻找相关的脉象特征。

首先我们界定少阴病病位在表，故其脉象多为浮。但是少阴病提纲就很明确地说"脉微细"。微脉的要素是脉管粗细度，比细脉更细。条文并没有提到浮脉，应该是省略了。由于少阴病是一种表证，因此我们认为，微脉应该在浮层，经过多次的临床试验，确认是浮而微。

我们从少阴病的一个比较常见的方证—麻黄附子细辛汤，来谈一下对少阴病脉象的认识。

我们的这些脉象定义，并不是凭空而来的，而是来自临床实践。所以，我们的每一次讨论，都是从案例开始的。麻黄附子细辛汤是少阴病里面比较特殊、典型的一个方证。它属于少阴太阴合病。

以下是一个病例。

案例：

患者，林某，女，38 岁，反复发作性头痛，经期加剧 18 年。发作期伴恶寒、汗出、恶心等症状。宏观脉象，双寸浮缓，细微，左关尺沉，沉细而无力。这就是少阴病的宏观脉象的典型特征。从宏观脉象特征看，患者可能就是少阴病。

微观脉象：寸上出现颅脑脉晕，内无异常脉晕。颅脑脉晕的外围出现扁、细、软特征弦边脉。微观脉象，类似太阳病葛根汤方脉象特征。葛根汤弦边脉属双边、张力偏高的阳性弦边脉。而此患者出现的弦边脉象明显不同，是纤细而柔软的阴性弦边脉。两者对比，同是弦边脉，有阴阳之性质不同。虽然可能出现相同的头痛症状，但是颅脑的弦边脉脉象性质不同。所以此病例不属于太阳表证的葛根汤方脉，更多的可能是少阴病的一些病症方脉。

从少阴病方脉入手，我们首先想到的是麻黄附子甘草的方证。不过，这位患者还兼有另外一种宏观脉象，那就是左关尺沉，沉细而无力。综合判定，她属于少阴太阴的合病脉，为麻黄附子细辛汤方脉，故施方麻黄附子细辛汤。

药后 2 周复诊，偏头痛得到缓解，后守方治疗，历经三个月经周期都未曾发作，病愈。愈后诊脉，患者宏观脉象从浮位回到中层位，脉管亦恢复到接近正常的平脉，而微观脉象，颅脑脉晕的弦边脉亦随之消失。而后随访时间长达一年多，头痛未再发作。

我们从这次头痛病案中的治疗过程总结：少阴病麻黄附子细辛汤宏观脉，双寸浮微细。微观脉，颅脑脉晕弦边脉，是柔软的阴性弦边脉。而上述少阴病脉象特征，可经服用麻黄附子细辛汤后回归正常。

如此，我们总结了少阴病的一个普遍特征性脉象：宏观脉象，脉浮而细微无力。微观脉象，于人体外表层的肌肉皮腠脉晕有纤细柔软无张力的阴性特征。

二、从麻附辛汤看少阴病寸部微观脉象特征

我们从以下病例当中谈少阴病微观脉象特征。

此病案亦属麻黄附子细辛汤证病案。患者王某，女，28 岁，以"颈、肩、手腕关节疼痛 3 年"为主诉来诊。患者自诉颈、肩、手疼痛时伴随恶寒、汗出症状，但无发热、口苦、咽干、便秘、心烦等症。理化检查支持"类风湿关节炎"的诊断，属类风湿关节炎早期。

初诊，宏观脉象，双寸浮细微，关尺沉细无力的。浮细微属于少阴病脉象特征，兼具关尺沉细无力则属少阴太阴合病。微观脉象，出现"柔软扁竹片样"的肩背肌肉脉晕。此微观肌肉脉晕与葛根汤方脉出现的肌肉脉晕特征不同，葛根汤脉晕是"夹心饼样"的粗壮的、张力偏高的、饱满的脉晕。两者一刚一柔，一阴一阳，表现不同。

我们根据微观脉象中阴阳不同特征性的肌肉脉晕，认为本病例中出现的"柔软扁竹片样"肌肉脉晕是少阴病表阴证所表达的具有柔性、阴性的特征性肌肉微观脉晕，而施用了麻附辛汤。

药后一个月复诊，宏观脉象，双寸浮脉回归到中层位，细微脉转为细脉。而微观脉象，寸上部桡侧缘"柔软扁竹片样"肌肉脉晕已消失。其颈、肩、手腕关节疼痛症状也随之痊愈。

疗效验证了辨证是正确的，也验证了相应少阴病脉象。

上述案例，从初诊治疗中宏观脉象少阴脉的浮细微脉，到治疗后的细脉，

以及微观脉象的"柔软的扁竹样"脉晕的消失，说明脉象随着疗效也得到了相应的缓解。从上述症状及脉象治疗前后的改变，及良好疗效的验证，我们再次确认："柔软扁竹样"肌肉脉晕，是少阴病微观脉的特征性脉象。

三、从麻附辛汤看少阴病尺脉的微观脉象特征

少阴病尺脉微观脉象特征，我们是从麻黄附子细辛汤案例中得到启发的。

患者林某，70 岁，男性，以"左大腿、小腿的疼痛 10 年余"为主诉就诊。CT 扫描：腰 4 ～ 5 突出。患者自诉左腿疼痛时明显伴有恶寒症状，但无汗出、发热等症。宏观脉象看，脉迟，关部沉细无力，尺脉浮而细微无力。微观脉象，尺部"柔软扁竹片样"腰部肌肉脉晕。

我们根据以往的经验，从宏观脉象看，尺脉浮而细微属少阴，关部沉细无力属太阴。患者从脉象上符合少阴太阴合病脉象，也符合麻附辛汤方脉，我们即对应开了麻附辛的药方。

药后 5 天，腿痛症状就缓解了。

分析：从患者 CT 扫描结果看，椎间盘突出压迫神经根较为严重，神经根压迫导致的腿痛是很难缓解的。在治疗过程中，只是开药，并没有结合针灸，但症状却很快就缓解了。疗效验证了辨证的正确性。

从上述病案可以看出，症状、脉象、经方以及效果成一个正反馈的一条线。症状、脉象符合少阴太阴合病，符合麻附辛方脉，然后效果证明了辨证思路的正确。

从上述病案，我们也总结出一个规律，少阴病宏观脉象变化不大，都可体现为浮细微或者偏缓的迟脉象，难于分辨出各个方证的异同。但从微观脉象看，可分辨不同方脉。

少阴病有个共同的细微观脉象特征：少阴病在表，有表层肌肉脉晕的出现，并符合阴性的"柔软扁竹片样"特征。

四、少阴病脉象的临床研究与探讨

我们不论研究太阳病脉，或者研究少阴病脉，首先都是从胡冯体系的辨证开始，从理论到疗效，记录脉象治疗前后变化，最终取得相应六经脉象规律，从而指导临床辨证论治，提高临床疗效。

辨证从证候的反应出发，再辨八纲、辨六经到辨方证，并记录治疗过程中脉象的变化，寻找六经八纲及方证间对应的宏观脉象与微观脉象，然后提炼出

相应脉象特征,再反过来指导临床实践,再从临床当中再次验证它的准确度和有效性。如此反复验证,从而得出六经八纲及方脉特殊的脉象特征。

比如有些人问,你能够从症状上辨六经、八纲,又从症状上再进行深入地辨方证,胡冯体系已经有了一个完整的体系,还需要那么繁琐地去看脉象吗。然后从宏观脉象看,你还觉得不够完整,还是很繁琐地去看微观脉象?这种六经八纲脉法对临床有何益处?有何意义?

这些问题实际上是缘于我们临床上遇到的困惑,比如说少阴病,在诊断上的外延与内涵都是模糊的。首先排除太阳病,然后有表证就能诊断为少阴病,这是使用排除法对少阴病进行诊断。但临床患者当中,很多病症是没有这么明显的症状特征的。既没有明显的恶寒,也没有明显的发热,从症状上判断就较为困难。但脉象中发现是细微的浮脉,马上就可以联想到少阴病,不用去排除,即可诊断少阴病。

其核心是:症状是疾病的外在反应,而脉象才能真实表达疾病内涵、疾病真相,表达气血盛衰,表达八纲、六经本质。把握脉象进行诊断,才能把握疾病本质,直达本原,精准用方,提高临床疗效。把握脉象才能对无症状的疾病进行辨证用方,才能快速区分疾病,更加便捷地服务于六经八纲辨证,更加便捷地辨方脉,提高临床疗效。从脉象角度解读六经八纲本质,更好服务临床。

比如,有些风湿性关节炎患者,不会出现明显的发热和恶寒。但是一看脉象,宏观脉象:尺脉浮细微。微观脉象:出现一个比较典型的"柔软扁竹片样"肌肉晕。符合少阴病脉象特征,就能够对少阴病进行诊断,无论患者是否出现恶寒、无汗、但欲寐,都可直接依据典型脉象下诊断。

对于一些症状的界定是有难度的,尤其是少阴病的"但欲寐",甚至在没有症状的情况下,难以区分是不是少阴病时,我们可以根据脉象来判断,依据脉象诊断,明确六经八纲及相应的方脉。

我们在临床当中收集了大量有效的案例来验证六经八纲脉象,再单纯使用六经八纲脉象去指导处方,可以取得良好的疗效。临床疗效验证了六经八纲脉法的研究思路是正确的。

五、从桂枝芍药知母汤看少阴病脉象特征

我们从桂枝芍药知母汤的临床实践中发现了少阴病特有的微观脉象。

案例一:

患者,男,75岁,以"双膝关节红肿热痛20年"为主诉,坐轮椅就诊。

查体，双膝关节肿大变形，膝关节出现痛风石沉积，功能严重受限。CT 扫描，双膝关节面粗糙。血尿酸 690μmol/L。诊断：痛风性关节炎。

脉诊：六脉浮细微而迟，是非常典型的少阴病宏观脉象。微观脉象，关尺之间有明显的双膝关节脉晕，膝关节脉晕偏浮，形纤瘦、瘦小；同时有很轻微的灼热指感，这就是阳明病的微观脉晕。综合脉象，患者有少阴病，有太阴病，有阳明病，多种病脉合病，所以我们第一时间就想到了桂枝芍药知母汤方脉。

药后第二天，患者疼痛加剧，但第三天、第四天疼痛就慢慢缓解了，第二周可以不靠轮椅自己走路来复诊了。

总结：患者有特征性微观脉象：膝关节脉晕，关节纤瘦特征。当然，脉象的正确性要依据临床效果来验证。随着这个患者关节疼痛的缓解，以及缓解后相应膝关节脉晕的消失，我们初步确认了少阴病微观脉象中，可呈现双膝关节纤瘦的特征脉晕。

从下面这例老人双膝关节退化性病变的病案，再进一步验证少阴病微观脉象的正确性。

案例二：

患者，女，66 岁，以"走路双膝疼痛 15 年"为主诉求诊。平日服用大量非甾体抗炎药，疼痛难于缓解。初诊，查体，双膝关节功能受限，下蹲屈膝 45 度。微观脉象，关尺部出现纤瘦膝关节脉晕。从脉象辨证看，比较符合麻附辛汤证。

患者投用了麻附辛汤。药后十天，双膝关节功能受限及疼痛症状出现不同程度的缓解。复诊时微观脉象，双膝关节的纤瘦脉晕也逐渐恢复常态。半年后，膝关节功能受限及疼痛基本缓解。再诊微观脉象，双膝关节的纤瘦脉晕消失。

以上案例也再次验证了膝关节纤瘦脉晕是少阴病微观脉象的一个特征性表现。

桂枝芍药知母汤在临床上应用广泛。

案例三：

此为渐冻人症案例。患者，男，45 岁，以"全身肌无力，双下肢瘫痪 12 年"为主诉就诊。患者由他人推轮椅进入诊室。诊脉时，宏观脉象，双寸、双关浮细微而无力。微观脉象呈现纤瘦的脊柱脉晕和明显脊髓脉晕，脊髓脉晕是柔软纤细的，而脊柱外面的肌肉也呈现柔软扁瘦肌肉脉晕，双尺部呈灼热脉象。

症状：不能走动，呼吸困难，大便困难，小便困难，双上肢肌肉三级肌力，双下肌肌力二级左右。肌张力都很低，出现软瘫状态。无口干、口苦，无便秘、便溏，无烦躁、失眠，无畏冷、汗出等症。

我们对患者病情的疑难程度是清楚的，知道要取得疗效是很难的。除了疾病特征症状以外无证可辨，我们决定从脉象入手。

根据脉象辨证，患者出现明显的少阴病脉象，可以施用桂枝芍药知母汤。但是患者又有明显的尺部灼热脉象，可以认定合有阳明病之阳明热盛，加石膏24g，以泻阳明里热。

服药一个月后，患者肌力有点缓解，检测发现上肢肌力从三级上升至四级，呼吸也比之前顺畅。双下肌肌力从二级上升至三级。

此患者依据脉象，符合少阴病微观脉象特征，符合太阴与阳明病脉特征，故据脉施用桂枝芍药知母汤。因阳明热盛，又加用石膏。病情比较复杂，虽不是单纯的少阴病，但此病患肌力能提高，就算是奇迹了。经治三个月，回访一年，至今这个患者还保持着我们当初给他治疗的肌力状态，疗效总体比较满意。

从这位患者的治疗和疗效的情况来看，我们可以肯定，少阴脉的微观脉象可呈现脊柱脉晕，呈现纤细柔软的颈椎、胸、腰骶椎阴性特征脉晕，以及纤细柔软的阴性特征的脊髓神经脉晕，也可呈现关节及肌肉相间的纤细柔软阴性特征脉晕。

六、从麻黄附子甘草汤看少阴病脉象特征

案例一：

患者，曾某，72岁，以"连续低温，卧床不起1月余"为主诉就诊。患者诉，1个多月来体温波动于37.6~38℃，伴有头痛、肩背疼痛、周身酸软、精神倦怠，微有咳嗽，无咳痰，但恶寒、无汗。从患者的表现来看，应该是少阴病。

当然，我们也要看他的脉象，宏观脉，双寸浮细微缓而无力，属于典型的少阴病脉。微观脉，因患者有轻度的咳嗽，我们先看肺部脉，肺脉晕外形纤

瘦，软塌无力，位置浮于表。从微观脉象看，也符合少阴病脉。故施予麻黄附子甘草汤。

服药一剂，当天下午热退身凉，精神好转。第二天即可起床，精神状态也好。从这个患者的治疗效果来看，上述的少阴病的麻黄附子甘草汤证的诊断是正确的。

以下是同样脉象的患者，但是表现症状却不一样。

案例二：

患者，陈某，男，70岁，家属代诉"眩晕，卧床不起两周"。送当地县医院就诊。血压120/76mmHg，体温36.5℃。血常规、生化全套、心电图、双肺CT、脑部CT未见明显异常。查体：肌张力正常。五官科会诊，未见明显异常。诊断：眩晕待查。家属万般无奈，办理出院。经人介绍到我处中医门诊。

初诊把脉，发现典型的少阴宏观脉：浮细微脉而迟。脉动53次每分钟。微观脉，肺部脉晕纤瘦扁塌无力。再观病情，患者没有咳嗽，无发热，无畏冷，卧床不起。问其头晕，答曰，眩晕。让他起坐，又诉说太晕，躺了下去，紧闭双眼。

从临床表现来看无表证，但从脉象上来看却符合少阴病脉。于是予麻附草汤。当天中午服药一剂，当天晚上起床，吃饭，第二天患者就痊愈了。

回顾上述患者，没有典型表证，无恶寒，无发热，无汗出，没有明显表证，亦无口干、心烦等里证。症状比较单一，只是眩晕、卧床不起。所有的检查都还正常。既然症状上难于辨证，那就从脉象来辨证。据典型少阴病脉，直接判断为少阴病，直接用麻附草汤，结果亦快速起效。

如果遇到类似的患者，很难做出正确的诊断，既不能排除太阳表证，也不能确定是否存在里证，这个时候脉象就显得尤其重要。据宏观脉象，浮细微，如难于完全判断是否为少阴病，可再从微观脉象进一步诊查。

如此，我们就摆脱了部分不确定性症状，也摆脱了部分无证可辨的局面，直接从脉象入手，可直接诊断为少阴病。临床的效果反馈过来，也验证诊断是正确的，疗效是验证脉象诊断正确性的唯一标准。

这样的病案说明一个问题：研究脉象，从临床当中来，到临床当中去，我们总结的脉象来源于临床，思路来源于临床。但是，是否正确，应从临床当中进一步去验证。比如，我们总结上述的少阴病脉象也遵循这样的一个规律。

七、从真武汤中看少阴病脉象特征

从真武汤证看少阴病的尺部脉象特征。

案例:

此为肾结石患者,林某,女,35岁,以"发作性左腰肋部绞痛2天"来诊。初诊时,微观脉象,尺部脉出现"柔软扁竹片样"腰部肌肉脉晕,肾晕中呈现水滑样脉晕,同时呈现肾结石脉晕。但单纯肾绞痛发作不足以下少阴病的诊断。但微观脉象,腰部的"柔软扁竹样"就属于之前总结的少阴病特征脉晕。再结合其水饮脉晕,综合判断这个患者符合少阴病真武汤方脉象,故开方真武汤。

患者服药一剂,两小时后,疼痛逐渐缓解。次日早上服药一剂,疼痛进一步缓解,于次日下午小便时排出来一枚0.6cm×0.6cm大小结石。随后,疼痛完全缓解了。

从患者症状来看,左腰肋痛放射到少腹部,疼痛非常激烈,呻吟不止。无发热,无恶寒,伴随小便不利症状。这个患者单纯依赖症状辨证是有一定难度的,我们直接从脉象上找到典型的特征脉象,即定性为少阴病。据水饮脉晕,就可判定为真武汤方脉。使用真武汤,疗效告诉我们,这样的诊断是正确的。

从疗效反证一直是我们研究脉象的不二法宝,特别是典型病例的典型脉象的临床验证经验尤其重要。

第三节 阳明病之太阳阳明若干脉象问题的思考

一、从麻杏石甘汤看太阳阳明合病的浮滑数脉象

我们从麻杏石甘汤里面寻找到了阳明病中的太阳阳明合病的宏观脉象特征。

案例:

患者林某,男,5岁,以"发热、咳嗽一天"为代主诉来诊。初诊宏观脉为浮紧脉,浮紧代表有外感表证的存在,诊为太阳表实证,处方麻黄汤。第2天复诊,恶寒减轻,发热加重,紧脉消失,其浮脉伴随的不是紧,而是滑数。

我们开始不太理解这里的滑数脉是怎样的一个情况,滑数本来就多见于里

热。它出现于浮部，明显不符合单纯里热的情况。但既然有滑数脉，则应考虑阳明里热。有阳明里热按理说脉象应该沉而滑数才对，而这时，合并有浮脉而变为浮而滑数。患者出现这样的特征脉象的时候，就考虑到太阳表证阳明里热合病。

复诊时，患者咳嗽、发热、体温 38.8℃已有 2 天整了。稍恶寒，看似表证未解。发热加剧。血常规：白细胞 $16×10^9$/升。双肺 CT 扫描：肺下野有感染阴影。诊断为小叶性肺炎。我们据浮而滑数宏观脉象，诊为太阳阳明合病、麻杏石甘汤方脉，故使用了麻杏石甘汤。

第 5 天，三诊，咳嗽、发热、恶寒等症状消失，脉静身凉。复查双肺 CT 扫描，炎症影像吸收，血常规白细胞从之前的 $16×10^9$/L 降到正常的 $5.5×10^9$/L 了。这其间，我们没有使用抗生素、抗病毒治疗，仅依据脉象指导使用经方治疗，效果是很好的。

我们来看一下这位患者的脉象治疗前后的改变：这位麻杏石甘汤证的患者，其发病第 1 天有浮紧脉，第 2 天复诊时我们就发现脉象的变化，从浮紧变为浮而滑数，而仍有畏寒，表证未解，所以我们认为这个紧脉是被阳明里热所掩盖的。

我们给他诊了两次脉，第 1 天和第 2 天，第 1 天是单纯太阳表实证，第 2 天出现高热，有肺炎的表现。患儿病情发展较快，宏观脉象就体现出滑数与浮紧相结合的复合脉象。脉本来是浮紧的，后面因为阳明里热上蒸，紧就被掩盖了，变为浮而滑数，出现了太阳阳明合病特殊浮而浮数脉象。

二、从麻杏苡甘汤看阳明滑脉特征

阳明病的滑脉与普通滑脉象比 有其特征性的一个改变。阳明病滑脉，脉的管径都偏粗、偏大，可以说，滑而洪大是阳明病滑脉的一个特征。

这种脉象特征的发现源于临床上一个麻杏苡甘汤证患者。

案例：

患者，林某，男，45 岁，以"咳嗽、发热 6 天"为主诉就诊。咳嗽，咳痰，痰多，且伴周身肌肉疼痛不适。初诊时，宏观脉象痰饮的滑脉特征特别明显，里热的洪大而数的脉象特征不明显；出现浮而滑，提示痰饮较重。

就其脉象来看，应属太阳阳明夹湿，我们施用了麻杏苡甘汤。服药第 1 天，患者出现咳嗽加剧，大量咳痰。第 2 天，咳嗽、肌痛逐渐缓解了，体温也降至正常，复察脉象，之前较为粗大的洪大滑脉，恢复成脉管不粗大的滑脉。嘱再服药 2 天。第 4 天后三诊，脉平。

我们从这个患者治疗前后脉象对比中，认识到了阳明病滑脉的特征：滑脉的脉管径都比较粗大，或者说阳明病滑脉多夹有洪或大脉的要素。这是区分其他病的特点，比如说太阴病也有滑脉，但太阴病滑脉没有这么粗大，而阳明病的滑脉明显更粗大，或者至少与正常滑脉一样大。这个是阳明病滑脉的一个特征。

三、从大青龙汤中看阳明洪大脉灼热脉象

我们从大青龙汤中认识到阳明病脉的洪脉、大脉，以及微观的灼热脉象。

案例：

患者，林某，女，26 岁，以"发热、恶寒、身痛，无汗 2 天"为主诉来诊。患者烦躁不安，周身疼痛。从症状来看，她很符合太阳阳明合病的大青龙汤证。

宏观脉象： 浮而洪大脉，脉管比正常要宽。微观脉象：左寸脉心前出现灼热指感脉晕，可见患者出现烦躁症状，有心前火灼，使她烦躁不安，坐立不安。

患者服用大青龙汤 2 天，很快就汗出、热退、身凉，身痛也缓解了。再诊脉象，不但宏观脉的洪脉、大脉消失，且微观的灼热脉象亦消失，趋于平脉。

我们仔细去分析患者脉象中两个特征，一是宏观脉象出现洪大的脉象，脉管比正常要粗，洪脉中脉搏波幅比正常要大。患者身热，有 40℃高热，无汗，机体疼痛比较明显。因无汗，所以肌表津液聚集较多，阳气充于肌表，则表实证特别明显。

第二个脉象特征，是微观脉象出现灼热指感脉晕。这个脉象对应的是烦躁的症状。这种烦躁程度与微观脉象出现心前灼热指感有对应关系，也和阳明里热有对应关系。

我们从上述病案当中认识到，这两种脉象都属于阳明病相关脉象。在后续脉案的观察当中，微观脉象灼热脉晕，不单处于心前区，也呈现于胃肠区，呈现于双尺部。这些观察也都从各种角度验证它是属于阳明热的微观脉象。

关于阳明病宏观脉象的洪大脉，洪脉与大脉是有意义上的区别的。洪脉出现脉管波幅变大，显示的是内热，而大脉则示脉径粗大，则是实证的表现。

四、从竹皮大丸看灼热脉属于阳明脉

通过竹皮大丸证病案，我们可以更好地理解灼热脉象属于阳明里热证的特征性脉象。

案例：

这例患者为绝经期综合征。林某，女，50岁，以"面部潮红，五心潮热、周身燥热2年余"为主诉就诊。患者燥热伴随烦躁不安，汗出不止。体温36.5℃，没有客观发热，但主观上自觉身体潮热。

初诊，宏观脉象出现双寸浮细。微观脉象，心前区灼热脉象。依据微观脉象的灼热脉晕，可判定有阳明里热，但宏观脉象上，没有洪脉、大脉这种阳明病脉象。所以我们只从微观脉象来判定有阳明里热。而据宏观脉象的浮细脉则可判定有表证。综合脉象判定：太阳阳明合病。因浮脉兼细，故太阳病判定为太阳表虚证，选用竹皮大丸。

患者服用竹皮大丸（易汤剂）半个月后，病情有所好转，面部潮红、五心潮热、周身燥热症状明显消退，出汗症状也明显好转，不再出现烦躁了。复诊脉象，宏观脉象，浮细趋平，而微观脉象，心前区灼热脉象则消失。

从这位患者治疗过程中，我们认识到心前区灼热这个微观脉晕是阳明里热的本质脉象，特别是心前区灼热脉与烦躁症状有着明确相关性。病例中，从患者的烦躁、周身燥热症状支持阳明病诊断。但患者没有洪、大、滑、数脉等阳明病宏观脉象依据的支持，我们单凭微观心前区灼热脉晕，认定是有阳明里热，结果从疗效上验证是正确的。

当然，有的人会问，根据烦躁即可认定阳明里热，何须脉诊，这种理解也不完全正确。比如《伤寒论》第61条："下之后，复发汗，昼日烦躁不得眠，夜而安静，不呕，不渴，无表证，脉沉微，身无大热者，干姜附子汤主之。"这里所讲的热象属于寒证，所以凭单一症状来寻求本质是会造成一定误判的。

我们通过竹皮大丸病案发现相关的阳明里热灼热脉晕，从后续的更多病例当中验证，灼热脉晕比烦躁、口干等症状更能真实揭示阳明里热本质特征。

后来，我们又发现的关部的灼热脉象、双尺部的灼热脉象，也属于阳明里热。阳明里热可以不出现发热、烦躁这样的症状，我们可以通过比较其他的病证来证明。

上述案例之烦躁症状，只有在心前区出现灼热脉晕才会一同出现，胃肠区出现灼热脉晕并不出现烦躁，但是仍然属于阳明里热证。所以说灼热脉象不属于症状脉象，它属于病机脉象的一部分。

五、从麻黄连翘赤小豆汤认识阳明病出现的灼热脉

我们又一次从麻黄连翘赤小豆汤证中发现了灼热脉和阳明病之间的联系。

案例：

患儿患有血小板减少症。陈某，女，7岁，以"双胫前多发紫癜3年"为主诉就诊。3年前患者无明显诱因出现双胫前多发紫癜，就诊于三甲医院血液科，经专科检查后诊断为"特发性血小板减少症"。曾用皮质激素、丙球等治疗，但历经3年均没能缓解。

初诊时，前臂、双胫前紫癜成片。血小板只有 12×10^9/L（参考值：（100～300）$\times 10^9$/L）很低，随时可能自发性出血。患者偶尔鼻黏膜出血，无口干、口渴，无便秘、便溏、咽痛、烦躁、畏冷、汗出等症。孩子年龄太小，为家人代诉。

脉诊，宏观脉象，浮滑，没有洪大，也没有数脉。微观脉象，出现左关部的脾区灼热脉晕。我们当即明确，除了太阳病以外合并有阳明里热。患者因为皮肤症状，又有脾区异常灼热脉晕，符合麻黄连翘赤小豆汤方脉。

施用麻黄连翘赤小豆汤，因为阳明热盛，重用了连翘。

第6天后复诊。血小板很快上升到 32×10^9/L，其间不用丙球，不输血。疗效出乎意料。

第12天三诊，血小板很快上升到 41×10^9/L。宏观脉象浮而不滑，而微观脉象的脾区灼热脉晕亦慢慢消退。

第18天四诊，血小板 32×10^9/L，不升反降，脉诊发现微观脉象的脾区灼热脉晕仍较明显，说明阳明里热依旧盛而未衰。在灼热脉象的指导下，加用石膏、知母合白虎汤意。用方6天。

第24天第五诊，患者血小板又升到了 53×10^9/L，后面稳定波动于（60～75）$\times 10^9$/L。整体情况良好。血液科亦认为中医疗效神奇。

从上述病例治疗前后脉象对比，临床疗效再次证实了灼热脉晕和阳明里热是相关的。特别是中间血小板的波动，灼热脉晕明显，重用白虎汤，病情再次好转，也直接证明了灼热脉晕与阳明里热的相关性。

六、从茵陈五苓散与五苓散的对比看微观脉象的重要性

通过茵陈五苓散和五苓散的比较，我们认识到微观脉象的重要性。

很多人在脉诊中，只关注宏观脉象，对微观脉象重视不足。宏观脉象主要是对六经八纲病机进行诊断。宏观脉象首先分析得出八纲脉象，从八纲脉象得出六经病脉象。但从六经八纲病机脉象到方脉这中间仍然有一个阶段，也就是说单凭宏观脉象难以指导对方证的辨证。同样都是太阳病，有很多证候可能。同样太阳阳明合病，也有多个药方可用。最终还是需要辨方证。

如：茵陈五苓散与五苓散，都是太阳阳明太阴合病，那用什么药方呢？如何选呢？

从宏观脉上看，两者相差不大，都有脉浮细数、双尺的沉弱，因为六经八纲病机相同，两者宏观脉象类同，辨方证需进一步看微观脉象。

看微观脉象主要是脏腑脉晕病症的辨证，经过对脏腑脉晕的分析，得出病症及病状的结论，同时可以辨方证的不同。

如：从微观脉象看，茵陈五苓散证可明显发现肝胆区的异常脉晕，肝区呈现灼热脉晕，出现涩象及麻布纹象脉晕。而五苓散证，主要是胃肠区出现异常脉晕，胃区中出现颗粒样、水滑样脉晕，肠区呈现相应的肠形脉晕、灼热指感脉晕。从中我们就区分开来五苓散与茵陈五苓散的应用区别。茵陈五苓散就是在五苓散的基础上加以茵陈蒿这味药，其用意是把药引导到肝胆方向以治肝病。

从上述茵陈五苓散与五苓散脉象对比，我们认识到，微观脉象有助于辨病症方证，而宏观脉象有助于辨六经八纲病机。

第四节　阳明病之少阳阳明合病若干脉象问题的思考

从大柴胡汤论少阳阳明合病的弦滑数脉象特征

患者曾某，男，56岁，以"高热22天"为主诉来诊。患者常伴有胸胁苦满、咳嗽、咳痰、咽干、口苦等少阳病热象。初诊，宏观脉象弦而滑数，不浮，接近中层位。

我们最初以为是少阳病小柴胡汤脉证，便使用了小柴胡汤。但服药2天，

患者症状并无显著改善，仍然是 39℃ 高热。

复诊时，宏观脉弦而滑数，脉象不处于浮位，接近中层位，脉管的宽度接近常人。总体脉象不显虚，以实为主。我们分析认为，此滑数脉并非示少阳病之阳热，而是阳明病之阳热。然后我们问患者有没有便秘？告知大便两天一解，且大便也不干硬，如此应属便秘。我们综合分析，认为不是单纯的少阳病，应是少阳与阳明合病的大柴胡汤证。于是施方大柴胡汤。

患者服药当天后就出现腹泻两次。早上吃药，下午热退。体温从 39℃ 降到 37.5℃。服药一剂体温已接近正常了。第三天，患者复诊的时候体温 36.5℃，已不再发热了，连续二十几天的发热已告痊愈了。

体温下降，病情好转，再看脉象，滑数的脉象要素减少了，弦脉象的脉管紧张度要素也下来了，整体的脉象都趋向平和。

以上病案治疗前后，起初因为有胸胁苦满、口苦、咽干症状，误以为是单纯少阳病，予以小柴胡汤，但没有效果。后面复诊时，我们分析少阳病脉象特征，应该是弦兼有细，该患者没有细的脉象，也没有虚的无力脉象，而小柴胡汤证应该有营卫亏虚病机脉象。如此实脉应合有阳明里热，为少阳与阳明合病，非单纯少阳病，所以我们立刻调整方向，施用了大柴胡汤，效果非常好。

此脉象说明：小柴胡汤证的弦细脉或细脉会在合并阳明病的情况下被掩盖，不体现为弦细滑数，直接呈现弦滑数脉。这也体现出单纯少阳病脉小柴胡脉象，与少阳阳明合病脉的大柴胡汤脉象有着显著差别。

我们讨论至此，应该再进一步于临床中验证。这是一位失眠患者。林某，女，22 岁，学生。以"难于入眠，心中烦躁 3 年"为主诉求诊。患者诉难于入睡，每日睡一两个小时，平日有便秘症状，无胸胁苦闷，无口苦、咽干等症状。初诊时宏观脉象也是出现弦滑数，脉管同样没有出现无力和细的虚象。根据前面的经验，我们认为她不属于单纯的少阳病，而是少阳与阳明合病，因为阳明里热掩盖了少阳病细脉之象。我立即施用大柴胡汤。

患者服药当日出现腹泻，当天晚上就能安然入睡，以前只能睡一两个小时，当晚能睡四个小时，心中不再烦躁。

第五天复诊，自诉能入睡到八个小时。患者高兴之余，不禁产生疑问：陈医生，你这个药与以前医生开的不一样，没有安神的药物，为什么能睡着？以前医生开的，都有什么酸枣仁、合欢皮、龙骨、牡蛎呢。你这个都没有，为什么反而睡得着呢。我冲之一笑。

如此一来，我们就可以确定了少阳阳明合病的大柴胡汤宏观脉象：脉弦而滑数，具备实象脉特征，不存在任何的虚象脉素。

第五节 阳明病之正阳阳明若干脉象问题的思考

一、从白虎汤认识洪大滑数与阳明病机的关系

案例一：

这是位高热的患者。林某，男，41 岁，持续高热 1 周。体温 39.5℃，双肺 CT 扫描、血常规未见明显异常。初诊，宏观脉象洪大滑数，是典型的阳明病白虎汤脉象，故使用大剂量的白虎汤。

用药后第一天，体温从 39.5℃降到 38.5℃，但当天晚上又升到 39 度。

当天复诊，滑数脉象仍旧显著，洪脉的搏动上抬波幅减低。洪脉很特殊的一个点就是搏动波幅，在脉搏的波动幅度起伏时，这个波幅抬起来了，比较高大而陡峭，形成洪波之势。而此时患者洪脉上抬波幅降低了，我们认为是阳明里热的热象下降了，里热之盛已经消退下来了，便让他继续服药。

第三天，三诊，体温就降到了 37.8℃。脉诊，滑数脉象亦平复了。洪脉特征洪波（脉搏搏动向上抬起的波幅）也削减了。

第五天，四诊，热退身凉，脉象趋向平脉。

在上述病案的治疗过程中，我们从初诊到四诊，对患者的脉象进行了动态的观察。从高热 39.5℃的正阳阳明白虎汤证，到治疗好的平脉的脉象，对比之下，我们发现，阳明病里热的程度和洪脉、滑数脉象有明显的相关性。尤其是代表阳明病里热特征性的洪脉中洪波（脉搏上抬幅度），就是阳明病里热最早出现改变的特征性脉象，且洪脉脉搏幅度越大，热象越盛，反之则轻。因而，我们认为，滑数脉不一定是阳明里热最特征性的脉象，而洪脉一定是阳明病阳明里热最具特征性、最能体现本质的脉象。

为证实这一点，再举一个病例。

案例二：

这是个糖尿病患者。林某，男，27 岁，以"突然出现消瘦、口干一月余"为主诉来诊。无口苦、无咽干等症。体形消瘦，自诉体重于 1 个月内突然降了

20多斤。

初诊，宏观脉象洪大有力，微观脉象有双尺涩脉晕的高血糖特征。查血糖：24.5mmol/L（空腹血糖）。

分析脉象：此病案宏观脉象为单纯洪大有力脉，没有滑脉要素。与前面高热患者脉象比较，本例患者有洪滑数脉，但前例患者有发热，心率较快，自然有数脉出现；此糖尿病案，脉象没有滑数，但出现阳明病里热的洪脉，洪脉搏动上抬，波幅大而有力，符合阳明病脉，我们便投用大剂量白虎汤，其中石膏就用到120克。

三天后复诊，空腹血糖14.1mmol/L。降糖效果良好。宏观脉象，洪脉波幅大减，搏动的力量也弱了不少。

第五天三诊，空腹血糖10.1mmol/L。复诊脉象，洪脉还在，脉力大减，越来越接近正常平脉。

第十五天四诊，患者空腹血糖8.2mmol/L。但此后一个半月的时间内，血糖于8.0mmol/L左右波动，难于下降。

后面复诊时，出现的脉象比平脉更加无力。我们分析，认为他有气虚病机，就改用了白虎加人参汤。药后空腹血糖降到7.2mmol/L，已经接近正常水平。洪脉消失，趋向正常平脉。

从上面两个病例的动态观察来看：将治疗效果与脉象动态对比，均显示，洪脉是阳明病中最具特征性的本质脉象。

二、从大承气汤看阳明腑实的微观脉象

案例一：

这是个典型的大承气汤病证患者。出某，男，42岁，以"便秘3个月"为主诉来诊。伴腹满、腹胀、腹痛等症状。初诊，宏观脉象，双尺脉滑数有力。我们在滑数有力的这一实脉下进一步观察微观脉象，发现在左尺部桡侧缘有"泥团块样"燥屎的脉晕。

根据滑数有力宏观脉象以及便秘等临床表现，可辨证为阳明腑实证，大承气汤证。

第三天复诊，患者诉服大承气汤后，当天下午出现腹泻，之后腹满、腹痛症状随之好转。诊脉，宏观脉象，尺脉的滑数有力脉象消失了。随之改变的是微观脉象，左尺桡侧缘的"泥团块样"燥屎脉晕也随之消失。两种脉象随着阳明腑实症状的缓解而同步消失，毋庸置疑，症状与脉象这两者之间具有相关

性。而表达阳明病脉的双尺脉滑数有力脉象，随着阳明腑实症状的缓解而同步消失，微观脉象的"泥团块样"燥屎的脉晕也随着阳明腑实症状的缓解而同步消失。我们分析认为，这个微观脉象的"泥团块样"燥屎的脉晕，就是表达阳明腑实证的特征性微观脉象。

在之后的病例中，我们不断去验证，下面这例患者没有便秘症状，而是出现了以"崩漏"为主诉的病案。

案例二：

林某，女，43 岁，以"反复阴道出血 42 天"为主诉来诊。初诊，宏观脉象，双尺脉滑数有力。患者诉阴道出血已经 42 天了，伴有明显烦躁症状，没有便秘。从症状、脉象分析属阳明病，但是，属于阳明的气分热证还是阳明腑实证，这就很难分辨了。患者没有发热、汗出这些外证，但有口干里证，却没有明显的便秘、腹胀的腑实证。

我们进一步观察微观脉象，发现她有"泥团样"燥屎脉晕，符合阳明腑实微观脉象，为阳明腑实证，大承气汤方脉，便施用大承气汤。

第四天，复诊，患者自诉服药当天腹泻五六次，晚上阴道出血量就减半了，第三天血就止了，复诊时已完全止住了。复诊脉象，宏观脉象，双尺下的滑数有力脉消失了；微观脉象，左尺部桡侧缘"泥团样"燥屎脉晕腑实脉象也消失了。

此后，我们更加坚定地认为"泥团样"燥屎脉脉晕象属于阳明腑实证特征性的本质脉象。再举个例子。

案例三：

这是个厌食患儿。张某，男，5 岁，以"厌食 1 年余"为代主诉来诊。初诊，查体，病儿腹部膨隆，按压张力较高，轻微抵抗。患儿太小，表述不是特别清楚。由其奶奶代诉。问是否有便秘症状？回答没有，就是不吃饭，口臭严重。

患儿宏观脉象，这种脉象儿童多见，因为男童禀纯阳之体。单凭宏观脉难以下定论，进一步观察微观脉象，发现有"泥团样"燥屎脉晕，属阳明腑实脉象。我们排除食积，不使用消食药，而是施用小剂量大承气汤。

三天后复诊，其奶奶代诉，药服当天，腹泻三次，索水无度。次天早上，孩子主动进食，下午开始叫饿。他奶奶非常高兴，说之前吃了多少保和丸，吃了多少健脾散都没效果。鸡内金找最好的，依旧无效。大承气汤一剂，两天解决。

上述三个病例中，不同的病症，相同的病机，相同的脉象。我们从动态的治病疗效，以及脉象的动态变化，去观察分析比较。我们坚信："泥团样"燥屎脉晕是阳明腑实的一种内在的本质微观脉象。

第六节　关于太阴病若干脉象问题的思考

一、从四逆汤认识太阴病的脉迟弱特征

我们从四逆汤认识了太阴病的脉迟弱特征。

案例：

患者曾某，24 岁，女，以"四肢冰冷 5 年"为主诉就诊。患者自诉手脚都非常冰冷，冬天时一天脚都没有温热感。从症状上辨证很明确，四肢厥冷是太阴病的典型症状。我们问她大便怎么样？大便正常，无便溏亦无便秘，也没有明显里热证。小便，则是喝水后就容易量多。脉象，宏观脉象，迟脉，50次/分左右。查体，手足都冰冷。辨为太阴病，四逆汤方证。

患者服药一周后，复诊：手足较温，病有起色，脉如前，守原方。

两周后，三诊，手足冰冷症状明显好转了。自诉，晚上睡觉时脚能较快暖和。三诊脉象，迟脉，脉动 60 次/分，迟脉状态好转。患者非常高兴，因为每年的体检都是窦性心动过缓，现在终于变成正常的心率了。

以上病案，从脉象及症状诊断为太阴病，到治疗后症状缓解及脉象的恢复，其中动态疗效与脉象的消长变化，我们可从中认识，迟脉是太阴病较重要的特征性脉象。

二、从四逆汤看太阴病的心肺微观脉象特征

案例一：

这是个心动过缓患者。患者，女，49 岁，以"胸闷，四肢冰冷 6 年"就主诉就诊。心率 50 次/分 左右。当患者心跳低于 50 次，胸闷就会加重，四肢冰冷也较明显。初诊，宏观脉象，出现迟脉、弱脉，按之无力。心跳慢，脉象迟。但是脉管不细，属弱脉。微观脉象，心脉晕与肺脉晕出现特征性的改变：位置向后移（向心端）。位置本来是在寸下，现又向后推了一下，就接近

寸关之间。我们据症状与脉象辨证为太阴病，四逆汤方脉。

患者服用四逆汤两个星期后，复诊，心率提高到 58 次 / 分，手脚冰冷、疲惫、胸闷全部明显好转。

我们又详细地观察微观脉象。之前向后移的心肺脉晕，也向前移进了一点。这一个微小的改变，让我们认识到：心肺脉晕后退的微观脉象特征，属于太阴病的一个特征性脉象。

案例二：

后来出现同样的一个微观脉象心肺脉晕后退的患者。患者林某，男，37 岁，以"嗜睡 2 年"为主诉来诊。

初诊宏观脉象，脉迟不甚明显，脉搏 60 次 / 分。但患者出现一个特征性的微观脉象，心肺脉晕都往后移。我们根据以往经验来看，此患者是太阴病的四逆汤证，便施方四逆汤。

服药三天，复诊，患者反馈疗效奇佳，自诉之前自觉天天都睡不够，一睡醒又想睡，现如今一觉醒来，就觉得神清气爽，睡得很香，心情很好。宏观脉象，发现心率没变，还是脉搏 60 次 / 分。但微观脉象，心肺脉晕已经悄悄前移，恢复到接近正常的脉位。

从两个病案对微观脉象心肺脉晕位置的治疗前后比较，我们可以肯定：心肺脉晕后移是太阴病特征性的脉象。

三、从理中丸病例看太阴病的脾胃微观脉象特征

案例一：

这是个胃痛患者，林某，女，42 岁，以"上腹部胀满疼痛 2 年余"就诊。伴轻度便溏，无口干、口苦等热证。电子胃镜报告：浅表性胃炎。脉诊中发现，宏观脉象，六脉均较弱。而微观脉象，左关部的脾胃脉晕出现软塌无力脉象，稍微往下一按，脉管就塌下去，一点上举脉气都没有，非常柔软。综合分析，我们判定她属于太阴病的理中汤证，施方理中丸。

患者服药一周后，复诊，上腹部胀满不适好转了。微观脉象，左关部脾胃脉晕软塌无力现象好转，比之前有了一点张力。脉象与症状同步好转，两者之间有了关联。

从以上病案，我们清晰地认识到，微观脉象，左关部脾胃脉晕软塌无力脉象，与太阴病脾胃里虚寒病机相关。软塌无力脉象是里虚寒本质的脉象。

案例二：

萎缩性胃炎患者。张某，男，26 岁，以"无饥渴感 2 年"为主诉就诊。自诉腹部不痛不胀，纳少，食欲不振，每餐只能进食小半碗米饭。大便正常，无便秘，无便溏，无恶心，无口干，无畏冷，无肌痛。从脉象来看，宏观脉象，六脉偏弱。但是从微观脉象看，左关部脾胃脉晕出现软塌无力象。根据这个特征性脉象，我们辨证为太阴病的理中丸方脉。

服药后一周，复诊。患者自诉有饥饿感了。诊脉，微观脉象，左关部脾胃脉晕软塌无力的脉象也好转了。

类似的脉象，我们又验证了另外一个完全不爱吃饭的小朋友。

案例三：

患儿，女，4 岁，由其母代诉，小儿厌食，不好喂饭 3 个月。无口干、口渴、便秘、便溏等症。脉诊，微观脉象，脾胃脉晕软塌无力，辨为太阴病的理中丸方脉，予理中丸。

服药一个星期后复诊，患儿母亲反馈，食欲好转。微观脉象，脾胃脉晕软塌无力脉象完全消失。儿童恢复较快。

以上三个病例，从相同的病机、相同的脉象、不同的症状多个角度来验证，微观脉象脾胃脉晕软塌无力的脉象特征，属于太阴病本质脉象特征。

第七节　少阳病中若干脉象问题的思考

一、从小柴胡汤看半表半里宏观脉象

我们从临床病例上发现了半表半里的特征性脉象。

案例一：

患者林某，男，39 岁，以"肩背疼痛 2 天"为主诉来诊。伴有轻微咽干，无明显咽喉疼痛。初诊时宏观脉象，浮脉紧，这是明显的表证。患者肩背酸痛，脉又浮紧。我们起初判定为太阳病的葛根汤证，故予葛根汤。

次天，复诊，诉咽喉疼痛，伴轻微的咳嗽，头痛，发热。体温 37.8℃。宏观脉象，稍浮而有力，之前脉象浮紧，如今反而下沉一点，处于稍浮层位（处于浮与中层位之间）。我们认为这是进入了少阳病的一个状态，但脉象层位很特殊，之前没有关注到这种特殊层位脉象。既没有沉到正常的中位层，也没有浮到触手可及的浮位层，就是这种处于稍浮的状态。。思考再三，我们判定为少阳病，小柴胡汤方脉。

两天后复诊。患者自诉，服用小柴胡汤 1 天后，咽痛、头痛、低热缓解了，两天就痊愈了，复诊脉象，脉趋向中层位，趋向平脉。

以上病案，让我们深刻记住了少阳病脉稍浮这种特殊层位脉象。之所以联想到这个脉象是属于半表半里，就是源于厥阴病第 327 条"厥阴中风，脉微浮而欲愈，不浮为未愈"。条文中厥阴病为病在半表半里，而脉象"微浮"之。少阳病病位也属于半表半里，脉象理应亦"微浮"。厥阴病属阴，脉应无力，本案例微浮而有力，有力属阳。所以，我们认为是少阳病。而此患者治疗当中较为顺利，疗效较好。因此，我们认为，这一"微浮"脉象与半表半里是相通相应的。

案例二：

除了上述小柴胡汤证咽喉疼痛病例，我们还有另一个小柴胡汤证胸胁疼痛病案。患者张某，女，34 岁，以"胸胁疼痛 2 个月"为主诉求诊。患者诉出现胸胁疼痛，无口苦、咽干，出现右胸及右肋下疼痛，也无恶心、呕吐。宏观脉象稍浮而有力，此脉象与上述病案脉象类似。我们据以往经验，认为是半表半里的阳证，即少阳病，施用小柴胡汤。

药后三天复诊，患者自诉胸胁疼痛消失了，再诊脉象，趋向平脉。

此病案让我们也再次验证了，"稍浮"脉属于半表半里病的特殊脉象。

二、从柴胡桂枝汤方证认识少阳病营卫亏虚病机脉象

我们从柴胡桂枝汤方证脉象中发现，小柴胡汤证有营卫亏虚的病机，而且会同时呈现脉细的现象。

案例：

患者周某，女，56 岁，以"关节、肩背痛 3 周余"为主诉来诊。伴上腹部轻度胀满、口苦、咽干，但无便秘。宏观脉象，双寸浮细而弦。我们判定为太阳少阳合病，属柴胡桂枝汤方脉。

药后两天，复诊，关节、肩背疼痛缓解了，但是咽喉痛加剧。宏观脉象，之前双寸浮细而弦，现进一步下沉至稍浮层位；脉管比之前更加细，呈现稍浮而弦细脉象。

我们认为，表证已解，变为半表半里之少阳病，施方小柴胡汤。

服药两天，复诊，患者所有症状均消失了。脉象，脉回中层位，趋向平脉。

从上述病案治疗过程分析疗效与脉象的关系，我们注意到，患者最初出现表证的时候，脉象也是偏细的；到太阳表证与少阳合病的过程当中，再到少阳病半表半里的时候，脉象变得更加纤细。而脉细，则表明了营卫气血亏虚，脉管不充，才使脉象更加细小。

脉象呈现在稍浮位，则表证已除，相应的机体疼痛亦缓解，表现为咽喉疼痛与心下支结，所谓"支"，就是心下的旁边，也就是右肋下疼痛不适。此时，我们判定病程彻底进入少阳病，不再是太阳少阳合病的柴胡桂枝汤证，故施方小柴胡汤。药后患者很快就痊愈了。

在以上病案治疗过程中，我们观察了脉象的演变。在脉象逐渐变细的演变过程中，逐渐出现了营卫亏虚这一内在的虚象，这是由表证转化为半表半里证的关键。其中营卫亏虚病机，实际是促使表证进入半表半里少阳病的一个重要的内因。从以上病例观察，我们很清楚地认识到：营卫亏虚，是少阳病的主要的病机之一。

三、从四逆散认识少阳病的气滞病机与弦脉关系

案例一：

这是个胸胁苦满患者。林某，女，41岁，以"口苦、咽干、胸胁苦满3个月"为主诉来诊。无便秘、心烦、畏冷、发热等症。宏观脉象，稍浮弦细，以弦为主要特征。

据脉象，弦主少阳，又为气滞。我们辨证为少阳病气滞，四逆散方脉，施方四逆散。

患者服四逆散5天后复诊，胸胁苦满症状就痊愈了。

我们分析观察此类弦脉患者，出现胸胁苦满等气滞症状较为多见。

案例二：

患者连某，女，28岁，以"左上腹部疼痛1个月"为主诉来诊。无口苦、咽干、便秘、腹泻、心烦等症。宏观脉象，稍浮而弦细。我们据弦脉，认为她是属少阳气滞病机，施方四逆散。药后5天，患者上腹部疼痛缓解了。

以上两个案例，一个是上腹疼痛，一个是胸胁苦满，不同病症，相同脉

象，且都使用四逆散治疗，都得到良好疗效。

经过多个案例验证，我们认为少阳病包含气滞病机，且脉象常表现为弦脉。

四、从小柴胡汤病案认识少阳病的滑数脉象

案例一：

患者曾某，男，32岁，以"发热，咽喉疼痛2周"为主诉来诊。来诊时体温38.8℃。查体：双侧扁桃体Ⅱ度化脓性肿大，查血常规，白细胞1.6万。诊断：化脓性扁桃体炎。宏观脉象，稍浮滑数脉，仍具备少阳病稍浮半表半里的层位脉象。虽弦脉不明显，但滑数脉象显著。患者本身发热，心率随之加速，脉象也变得数脉。

我们根据脉象与症状，辨证为少阳病，小柴胡汤方脉，施用小柴胡汤加金银花、连翘、桔梗、薏苡仁。

患者服药3天，复诊，双侧扁桃体Ⅰ度肿大。之前的化脓已消退。复诊血常规，血象白细胞从之前1.6万降到5000了，体温36.5℃，脉象也趋向平和。治疗效果反证了我们之前的诊断是正确的。

案例二：

这是个糖尿病案例。徐某，女，53岁，以"口干乏力3个月"为主诉来诊。伴有口苦、咽干。初诊当天空腹血糖：16.7mmol/L。宏观脉象，稍浮而滑数。据以往经验，我们辨为少阳病，小柴胡方脉，使用了小柴胡汤。

患者服药3天后，复诊，复查空腹血糖：11.2mmol/L。脉象趋于平脉，效果良好。

以上两个案例，不同病症，都体现出滑数脉象。而病情好转后，滑数特征亦随之好转。总结：两个病例从症状、诊断、治疗到预后的整个过程，用小柴胡汤来验证，确定了滑数脉象与少阳病之间的关系。

五、从小柴胡汤的病案中认识微观脉象紧绷成弦特征

案例一：

患者林某，女，48岁，以"右侧胸胁苦满2个月"为主诉来诊。伴有口苦、咽干，无目眩。患者否认心脏病、肺部疾病史。初诊微观脉象，肝脉晕

表面隆起，指感紧绷，而成弦状。宏观脉象，也呈现出稍浮而弦脉，两者同步。根据稍浮弦脉属少阳病，辨为少阳病小柴胡汤方脉。

患者服用小柴胡汤 10 天后复诊。为期 2 个月的右侧胸胁苦满痊愈了。复查脉象，宏脉弦脉已除，而微观脉象，肝脉晕表面紧绷成的弦脉晕亦消失平复。

案例二：

胃痛案例。张某，女，32 岁，以"右上腹肋下出现胀满疼痛 2 个月余"来诊，伴有恶心，无明显口苦、咽干。微观脉象，胃脉晕桡侧缘出现类似紧绷成弦的脉象。这种微观脉象的形态，符合我们之前认识的少阳病脉。

根据此脉特征来辨证，我们判定为少阳病，小柴胡汤方脉。

患者服用小柴胡汤后 5 天，复诊。患者右上腹肋下胀满疼痛痊愈了。微观脉象，胃脉晕桡侧缘紧绷成弦脉象也消失如常。

以上两个案例的治疗过程，证实了脉象变化与疗效动态相关，证实了胃部脉晕桡侧紧绷成弦脉象，是少阳病小柴胡汤固有的一种内在特征性脉象。

第八节　厥阴病若干脉象问题的思考

一、从乌梅丸病案认识厥阴病的脉微和下寒冰冷指感脉象

从乌梅丸病案认识厥阴病脉微。

案例：

这是慢性结肠炎病案。患者吴某，男，58 岁，以"腹痛、腹泻黏液便 13 年余"为主诉来诊。初诊时患者出现严重的腹泻，20 次／日，每天几乎半到一小时腹泻一次，严重影响日常生活及睡眠。且每次腹泻之前必有腹部绞痛，泻后痛止，伴有口干、体形消瘦。先后求诊于各大三甲医院，经电子肠镜等检查诊为慢性溃疡性结肠炎。13 年来奔波于各个医院，服用各种中西药均未起效。

初诊，宏观脉象，寸关脉微浮，双尺部脉沉而微，从轻指法到较重指法比较，脉管径由细到极细，几乎察觉不到搏动感。微观脉象，尺部出现冰冷指感脉，冰冷指感较重。此微脉，为气血阴阳衰弱现象。

据脉象辨证，稍浮为半表半里之病，双尺沉而微为下元衰弱、半表半里已经陷入里了。冰冷指感亦为下寒之象。我们辨为厥阴病，处方乌梅丸，重用乌梅 25g。

患者服用乌梅丸一个星期后复诊，自诉之前每天腹泻 20 次/日，现已减半，非常高兴。

复诊脉象，宏观脉象，之前双尺微脉，变成了细小脉。之前尺部的沉脉，也慢慢有了起色，向中层位回靠。微观脉象，之前尺部出现冰冷指感脉，而今指感明显回温。从脉象看，气血亏虚衰竭、下元虚寒的厥阴病虚弱脉象均有好转。

当然，疗效有待巩固。但良好的疗效，证明辨证思路正确性。效不更方，依乌梅丸化裁加减治疗 3 个月后，病趋痊愈了。

总结此病案，从初诊宏观脉双尺沉微脉，到治疗后从微脉变成小脉，再变成细脉，总体脉象脉管充盈度逐日恢复，表明气血从衰竭到亏虚的好转状态。虽然最终宏观脉仍然偏细，未能恢复到常人状态，但微观脉象尺部的冰冷指感脉却完全消失。

此病案，让我们深刻认识到：微脉和冰冷指感脉是厥阴病最具特征性的脉象。

二、从柴胡桂枝干姜汤看厥阴病的上热下寒的脉象特征

案例：

患者徐某，女，33 岁，职业为医生。以"连续腹泻 5 ～ 6 次每日已 3 年余"为主诉求诊。患者伴有口苦、咽干、烦躁，睡眠不安宁，上热症状明显。同时出现四肢厥冷（手足冷冰）、小便自利的这种下寒症状。整体症状有明显的上热又下寒特征，可以辨证这是厥阴病的柴胡桂枝干姜汤证。

宏观脉象，寸脉稍浮而弦细，尺脉沉细小；微观脉象，心、肺的脉晕稍浮瘦小，有轻热指感，尺脉的肠形脉晕瘦小而下沉，指感冰冷。微观脉象亦呈现上热下寒之厥阴病特征，处方柴桂姜汤。

患者服药 5 天后复诊，患者自诉口苦、咽干症状缓解了，睡眠好转了，大便也较之前更加成型，但是仍旧便溏，次数减少至 3 次/日。

复诊宏观脉象，之前寸脉稍浮而弦细，稍浮已向中间的中层位靠拢。上焦阳热的口苦、咽干、睡眠亦都同步改善；再看宏观脉象，之前双尺沉细小，现

在变为细脉，脉管径较之前粗了。再看下焦，便溏、四肢厥冷也同步缓解了。宏观脉象与症状成同步动态改善。

复诊微观脉象，之前较为瘦小而轻热指感的上热脉象及沉下冰冷指感的下寒脉象，即上热及下寒这两个微观脉象，也在症状好转的同时随之改善。寸脉的心肺脉晕瘦小有稍微比前更加的饱满了一点。其稍浮脉象，也随之向中间位靠拢。然后其沉下的尺脉肠形脉晕亦向中间位靠拢。本来一个倾斜的脉象慢慢变得平衡。

此病案，我们通过观察脉象从治疗中到治疗后的对比，从症状的好转与脉象的同步改善程度进行比较，认识到了厥阴病上热下寒的特征性脉象。

三、从半夏泻心汤进一步认识厥阴病下寒的特征性脉象

案例：

这是个胃痛的病案。林某，女，69岁，以"上腹部胀满疼痛，右侧肋下疼痛2年余"为主诉求诊。初诊宏观脉，寸稍浮而细，尺脉沉。微观脉象，寸、关轻微灼热指感脉。从微观脉象分析，有寸部轻微灼热指感脉，就有上焦的阳热，尺脉又没有明显的冰冷指感，为单有阳热，无下寒，我们认为是少阳病，就使用了小柴胡汤。

服药一周后复诊，患者症状无缓解，脉象如故。我们认为辨证无误，续原方一周。14天后三诊，患者已连续服用小柴胡汤两个星期，症状并无缓解。辨证方向应该有误。细问患者，偶有肠鸣，无便溏，无四肢厥冷。

我们通过更加详细地脉诊，发现宏观脉象尺脉比寸关脉还要细，也就是说，尺脉是细小脉，更加得虚，也更加得沉。整体脉象从寸到尺呈现倾斜的角度。

再看微观脉象，尺脉出现轻微的冰冷指感，这就意味着，此病属于上热下寒的厥阴病，而不属于少阳病。

我们当即调整方向，处方半夏泻心汤，其中干姜可用于温下。此患者服药一剂，就发微信反馈：心下堵塞感缓解，右肋下也不怎么难受了。

六经辨证，从少阳到厥阴，一阴一阳之变，在于下焦虚象与寒象的出现。起初，因为脉象不明显，没有明显的虚象。虽然之前出现的细脉，有营卫亏虚的一面，也属于少阳病病机。但是，病机本质必然更加虚弱，如果没有气血虚弱，就不会出现邪内陷入阴，就不会成为厥阴病。

　　而后，我们发现，宏观脉象尺脉更加沉、更加细，而变成小脉，又有轻度的冰冷指感脉象，就明确为有下寒。故调整方向，施方半夏泻心汤，转化成治疗厥阴病。患者病情随之好转，证明后面的思路调换是正确的。

　　从以上病案，我们认识到了少阳病与厥阴病的脉象区别，最关键的是下寒与虚寒脉象。

参考文献

［1］赵恩俭.中医脉诊学［M］.天津：天津科学技术出版社，2002.

［2］许跃远.象脉学［M］.太原：山西科学技术出版社，2015.

［3］许跃远.许跃远现代脉学精华（一）［M］.北京：中国中医药出版社，2020.

［4］许跃远.大医脉神［M］.太原：山西科学技术出版社，2010.

［5］许跃远.中华脉神［M］.合肥：安徽人民出版社，2007.

［6］庄田畋.中医心理学［M］.北京：人民卫生出版社，2019.

［7］刘红宁.中医心理学［M］.北京：中国中医药出版社，2019.

［8］姚树桥.医学心理学［M］.北京：人民卫生出版社，2019.

［9］王福顺.中医情绪心理学［M］.北京：中国中医药出版社，2015.

［10］柏树令.系统解剖学［M］.北京：人民卫生出版社，2010.

［11］冯世纶.六经八纲读懂金匮要略［M］.北京：中国中医药出版社，2017.

［12］陈日含.许跃远象脉学临床实录［M］.上海：上海科学技术出版社，2021.

［13］段治钧.胡希恕越辨越明释伤寒［M］.北京：中国中医药出版社，2017.

［14］冯世纶.六经八纲读懂金匮要略［M］.北京：中国中医药出版社，2017.

［15］段治钧.胡希恕金匮要略学习笔记［M］.北京：中国中医药出版社，2017.

［16］冯世纶.六经八纲读伤寒论［M］.北京：中国中医药出版社，2014.

［17］陈建国.经方脉证图解［M］.北京：中国中医药出版社，2017.

［18］陈孝平.外科学［M］.北京：人民卫生出版社，2005.